国家“十一五”重点图书
中国肿瘤医师临床实践指南丛书

小儿肿瘤

主　　编：施诚仁
副 主 编：（按姓氏笔画排序）
汤静燕　张广超　吴敏媛　金先庆
高解春　符仁义

北京大学医学出版社

图书在版编目（CIP）数据

小儿肿瘤/施诚仁主编. —北京：北京大学医学出版社，2007.5

（中国肿瘤医师临床实践指南丛书）

ISBN 978-7-81116-250-9

Ⅰ. 小… Ⅱ. 施… Ⅲ. 小儿疾病：肿瘤—诊疗 Ⅳ. R73

中国版本图书馆 CIP 数据核字（2007）第 039763 号

小 儿 肿 瘤

主　　编：施诚仁

出版发行：北京大学医学出版社（电话：010-82802230）

地　　址：（100083）北京市海淀区学院路 38 号　北京大学医学部院内

网　　址：http://www.pumpress.com.cn

E - mail：booksale@bjmu.edu.cn

印　　刷：北京佳信达艺术印刷有限公司

经　　销：新华书店

责任编辑：韩忠刚　　**责任校对**：格　言　　**责任印制**：张京生

开　　本：889mm×1194mm　1/16　　**印张**：24.5　　**字数**：621 千字

版　　次：2007 年 8 月第 1 版　2007 年 8 月第 1 次印刷　　**印数**：1－3000 册

书　　号：ISBN 978-7-81116-250-9

定　　价：65.00 元

中国肿瘤医师临床实践指南丛书编委会

编　者

（按姓氏笔画排序）

王　俊	上海交通大学医学院附属新华医院
王耀平	上海交通大学医学院附属上海儿童医学中心
卢新天	北京大学第一附属医院
刘锦纷	上海交通大学医学院附属上海儿童医学中心
刘钧澄	中山医大第一附属医院
汤永民	浙江大学医学院附属儿童医院
汤静燕	上海交通大学医学院附属上海儿童医学中心
郑　莹	上海市疾病预防控制中心
吴国华	上海交通大学医学院附属新华医院
吴晔明	上海交通大学医学院附属上海儿童医学中心
吴敏媛	首都医科大学北京儿童医院
李穗生	中山医大第一附属医院
张广超	天津医大肿瘤医院
张忠德	上海交通大学医学院附属上海儿童医学中心
张锡庆	苏州大学附属儿童医院
陈　静	上海交通大学医学院附属上海儿童医学中心
金先庆	重庆医大附属儿童医院
金润铭	华中科技大学协和医院
金惠明	上海交通大学医学院附属新华医院
陆冬青	上海交通大学医学院附属新华医院
施诚仁	上海交通大学医学院附属新华医院
祝秀丹	首都医科大学北京儿童医院
高解春	复旦大学附属五官科医院
顾龙君	上海交通大学医学院附属上海儿童医学中心
唐锁勤	北京解放军总医院
徐卯升	上海交通大学医学院附属新华医院
徐佳伟	华中科技大学协和医院
符仁义	四川大学华西二院
鲍萍萍	上海市疾病预防控制中心

序一

徐光炜

进入21世纪后，癌症的死亡率已跃居国内各种死因之首，尤其以40～65岁的中年组为甚。究其原因，恐与人口老龄化、抽烟恶习、工业化的进程及城市化的发展有关。世界上发达的工业化国家其癌症年发病率超过300/10万，其因盖出于此。据世界卫生组织统计，发展中国家的癌症发病率仅为150/10万，但随着经济的发展，癌症也将会相应的增长。我国癌症的发病，近年恐已近200/10万，而上海市则已达300/10万水平。传统的生活贫困地区的常见肿瘤如食管癌、胃癌、肝癌等的发病率仍居高不下，而富裕国家的肺癌、乳腺癌、结肠癌等多发肿瘤却已快速增长，大有后来居上之势，致使我国的肿瘤防治面临两方面的压力，今后二三十年内癌症的发病及死亡恐有增无减，前途颇为堪忧。

当然，控制癌症的策略重在预防，应坚持不懈地贯彻预防为主之原则。但在现实生活中，每日需要处理的是大量现患的癌症病人。鉴于癌症的防治研究近年来取得快速的发展，对癌症本质的认识逐渐加深，新的诊断技术及治疗方法也层出不穷，知识更新甚快，颇有紧于追赶的日新月异之感；再则，我国幅地广阔，人口众多，各地区间、不同医院间差别颇大，由于对疾病的认知不一，诊治方法又各不相同，导致治疗效果也就有较大差距。

因此，加强癌症防治知识的继续教育，规范各种癌症的诊治方法实乃当务之急。国外虽有NCCN等各种指南，但因国情不同，人种有异，仅可供参考。有鉴于此，经多次酝酿，决定由中国抗癌协会组织出版系列性的以各种常见癌症或诊疗方法为主的继续教育教材，以提高专业及非专业临床医师对各相关专业领域的基本知识和诊疗水平，计划每4～5年再版一次以更新其内容。与此相对应的还将同时出版各种癌症的诊疗指南，具体地规范各种癌症的诊疗工作，主要介绍适应我国国情的诊疗方案，也将介绍国外的新进展及国内经济欠发达地区应努力做到的最基本要求。考虑到诊疗工作知识更新的快速，此指南将1～2年再版一次，以适应临床工作之需。

由于此一系列专业书籍分别由各专业委员会集中国内从事该方面工作的著名专家分工负责撰写，因此专业水平应属一流，但鉴于各种癌症及主题各有所不同，文风也各异，更由于初次组织如此众多的专家撰写，错误、不足或考虑不周之处在所难免，盼读者诸君能予以谅解，并欢迎批评指正，以便再版时能有所改进。盼本系列读物之问世，将有助于提高我国癌症的诊疗水平。

徐光炜

中国抗癌协会理事长

2007年3月26日

序二

王耀平

随着我国人民生活水平的日益提高，医疗卫生事业的飞速发展，预防接种的普遍开展，儿童的疾病谱已有了明显改变，恶性肿瘤已成为儿童死亡的第二位主要病因。因此，大力开展儿童恶性肿瘤病因的综合性研究，以早期诊治，提高患儿的长期无病生存率及治愈率，已成为广大儿科医务工作者面临的首要任务。

由于儿童本身具有的生长发育特点，儿童恶性肿瘤谱及生物学特点，也与成人迥然不同。如：儿童恶性肿瘤中，急性白血病占第一位，而且绝大部分儿童恶性肿瘤，包括：急性白血病、淋巴瘤、肾母细胞瘤等，只要早期诊断，合理治疗，大多数患者可达到治愈，而无需作同种异基因造血干细胞移植，故预后也与成人肿瘤迥然不同。

近年来，小儿肿瘤专业委员会在中国抗癌协会领导下，经过全国儿童肿瘤专业人员的共同努力，在儿童恶性肿瘤的诊治水平方面，已接近或达到国际先进水平，抢救了不少患儿生命。全国已有上千例长期无病生存及治愈的患儿，我们已走向世界，与国际小儿肿瘤协会（International Society of Pediatric Oncology，简称“SIOP”）及国际癌症治疗及研究网络会（Network of the International Cancer Treatment and Research，简称“INCTR”）建立密切联系，人员交流并已成为其成员。

在中国抗癌协会领导下，由小儿肿瘤专业委员会编写的继续教育丛书，实际上是反映了国内外近年来在儿童肿瘤诊治方面的进展及经验，对提高儿童恶性肿瘤患儿的早期诊断及治疗疗效具有指导意义，是一本颇具参考价值的丛书，值得推荐。

当然，由于儿童肿瘤专业在我国还在起始阶段，临床经验及编写经验还不足。因此，在丛书中不可避免地还有不少缺点及错误，欢迎读者多多批评指正，以使这本丛书不断完善，为抢救我国肿瘤患儿的生命，为促进我国儿童肿瘤事业的发展，作出微薄的贡献！

王耀平
上海交通大学医学院附属上海儿童医学中心
2006 年 8 月 21 日

前言

施诚仁

随着儿科临床疾病谱的比例改变，医学模式的转变以及广大人民群众对卫生服务需求的不断提高，对儿童肿瘤疾病的诊治及预防已在儿科学中占有非常重要的地位。中国小儿肿瘤专业委员会在现阶段宗旨即是“合理规范儿童肿瘤的诊治，提高小儿恶性肿瘤的生存率”，这就需要我们广大儿科临床工作者，特别是在一线的医务人员及时更新自己的知识和技能，不断提高自身素质，为儿童健康提供高水平、高质量的卫生服务。

由中国抗癌协会组织的继续教育丛书之一《小儿肿瘤》，在各位编者的努力工作，积极支持下终于完成了。

《小儿肿瘤》的内容体现了新理论、新知识、新技术、新方法，反映了本学科的进展和发展前沿，具有较高的学术水平。对广大医务人员、医学院校师生也是一本有价值的参考教材。

本书的编写，得到了提供稿件的专家和项目主办单位的大力支持，特别也要提到小儿肿瘤专家王耀平教授在百忙中为本书撰写的“序”与部分章节，贺蓉、黄河清二位同志在书稿汇集、整理、编排中的大力帮助；谨在此一并致以衷心的感谢。当然，在本书章节编排以及内容上难免有错误和不妥之处，望同道们批评指正，以期修改后更适合于各位参考使用。

施诚仁
上海交通大学医学院附属新华医院
2006 年 8 月

目录 Contents

I. 总论

II. 各论

目录 Contents

总 论

第 1 章 儿童恶性肿瘤流行病学

儿童恶性肿瘤指发生在儿童时期的恶性肿瘤，一般指 15 岁以下儿童。欧盟和美国儿童肿瘤监测和研究除了儿童（0～14 岁）以外，一般还包括青少年（15～19 岁）。恶性肿瘤在儿童中较为罕见，其占所有恶性肿瘤的比例通常不超过 2%。但随着医疗技术的进步和生活水平的提高，传染病等严重威胁儿童生命的疾病得到基本控制，恶性肿瘤在整个儿童病死原因中逐步上升，成为儿童的主要死亡原因之一。在发达国家的儿童死亡中，恶性肿瘤占约 6%，是传染性疾病的 2 倍；发展中国家由于其儿童总死亡率较高，相对传染病和其他疾病而言，肿瘤的重要性较小，但这些国家可能存在未诊断或未报告。而在 5～14 岁年龄组，恶性肿瘤占总死亡比例在各个国家都明显较高，有些甚至接近 1/4（表 1－1）。在美国儿童主要的病死原因中，占第一位的是意外伤害，其次就是恶性肿瘤。上海市 2005 年死亡监测报告显示儿童前五位死因依次为先天异常、损伤中毒、新生儿病、恶性肿瘤和神经系统病，恶性肿瘤位居第四位，死亡率为 5.38/10 万。

表 1－1　部分地区儿童恶性肿瘤和传染性疾病死因占年龄组全死因比例（%）

国家	传染性和寄生虫疾病（ICD10：A00-B99）	恶性肿瘤（C00-C97）	
	0～14 岁	0～14 岁	5～14 岁
英国，2002	3.2	6.6	24.2
美国，2000	2.3	3.8	13.7
日本，2002	3.3	5.9	17.5
菲律宾，1998	18.9	2.0	5.4
巴拉圭，2000	15.7	3.1	14.7
埃及，2000	20.2	1.5	6.2
中国*，2005	2.6	6.1	16.9

引自：WHO Mortality Database（www. who. int/research /en/）

* 来源：2005 年全国死亡监测抽样数据

一、儿童恶性肿瘤流行情况

1. 发病情况

IARC 有关儿童恶性肿瘤发病率研究资料显示，儿童恶性肿瘤在全世界发病水平都较低，0～14 岁儿童恶性肿瘤年龄标化发病率通常为 70/100 万～160/100 万，不同地区和不同人群之间存在较大差异，瘤别分布也明显不同。据 IARC“世界五大洲癌症发病率”第 8 卷资料，世界部分国家（1993～1997 年）儿童恶性肿瘤发病率见表 1－2。

表 1-2　部分地区/国家儿童肿瘤发病率（1/100 万）（1993～1997 年）

地区/国家	男性儿童		女性儿童		男女比例
	粗率	标率（ASR）	粗率	标率（ASR）	
上海市区	126	129	96	103	1.41
天津市区	121	125	89	101	1.55
江苏启东	87	87	43	43	2.13
中国香港	134	139	122	127	1.17
印度，孟买	98	100	68	70	1.55
日本大阪	134	143	115	122	1.22
新加坡　华人	124	127	106	107	1.27
马来人	173	176	152	156	1.20
美国 SEER，白人	154	160	132	136	1.22
黑人	124	127	104	108	1.22
加拿大	150	156	138	142	1.15
芬兰	167	175	162	168	1.08
瑞典	166	169	132	136	1.32

不同国家儿童恶性肿瘤发病率不同。发达国家儿童恶性肿瘤发病率较高，亚洲和非洲国家发病率相对较低，但 HIV 感染流行区乌干达发病率高，其 66%的儿童恶性肿瘤为 HIV 相关性非霍奇金淋巴瘤和卡波（Kaposi's）肉瘤。不同地区儿童恶性肿瘤差异可能与多种因素有关，如医疗水平、经济水平、肿瘤登记质量、人口数量及人口普查质量，或者就是反映了不同人群真正发病情况不同。

男性儿童恶性肿瘤发病率较女性儿童为高，但比值大小各地区有差异（表 1-2），并且所有年龄段男性儿童发病率均较女性儿童高。不同年龄组儿童恶性肿瘤发病率也不同，5 岁以下儿童恶性肿瘤发病率较高。表 1-3 为上海市 2002～2003 年儿童恶性肿瘤发病数据，共确诊 15 岁以下上海市户籍儿童恶性肿瘤 310 例，总发病率为 114.1/100 万，其中男性儿童为 123.0/100 万，女性儿童为 104.9/100 万，男女比例为 1.21。

表 1-3　2002～2003 年上海市儿童恶性肿瘤不同性别各年龄组年发病率（1/100 万）

性别	0 岁	1～4 岁	5～9 岁	10～14 岁	总发病率
男	103.5	142.5	122.9	117.7	123.0
女	139.6	161.9	88.0	91.5	104.9
平均	121.5	152.2	105.5	104.6	114.0

儿童恶性肿瘤在不同年龄组的好发肿瘤类型也不同，如婴儿期为肝母细胞瘤、视网膜母细胞瘤、神经母细胞瘤和肾母细胞瘤的发病高峰。欧洲儿童肿瘤监测信息系统项目（ACCIS）资料显示，婴儿最常见的瘤别是神经母细胞瘤（28%），1～4 岁最常见的瘤别是白血病（41%），而 5～9 岁为中枢神经系统肿瘤（28%）。10 岁后，胚胎肿瘤如视网膜母细

胞瘤、肾母细胞瘤和肝母细胞瘤几乎很少发生，而其他肿瘤如淋巴瘤、上皮癌、生殖细胞肿瘤和骨肿瘤则较为常见。

近几十年来，儿童恶性肿瘤发病率在许多国家呈上升趋势，如美国儿童肿瘤发病率从1975年的115/100万上升至2002年的146/100万，年平均变化率（APC）为0.7%；英国在1962～1998年期间儿童恶性肿瘤上升35%，年平均变化率0.8%，如图1-1所示；欧洲ACCIS资料分析也发现20世纪90年代较70年代总发病率年平均上升1.0%（$P<0.001$），其中70年代和80年代之间为0.8%（$P<0.001$），80年代和90年代之间为1.3%（$P<0.001$）。各种不同瘤别中，白血病（APC=0.7%）、淋巴瘤（APC=1.4%）、中枢神经系统肿瘤（APC=1.3%），神经母细胞瘤（APC=2.0%）、软组织肉瘤（APC=1.8%）和生殖细胞肿瘤（APC=2.3%）显著上升（$P<0.001$）；肾脏肿瘤年平均上升1.1%（$P=0.017$），肝脏肿瘤年平均上升1.0%（$P=0.027$），骨肿瘤平均上升0.4%（$P=0.023$）；视网膜母细胞瘤仅在0岁年龄组显著上升（APC=2.3%，$P=0.018$）；上皮性癌没有明显的变化趋势。但也有地区儿童恶性肿瘤发病率表现为没有明显上升趋势或呈现轻微下降趋势，如上海市区1972～1998年资料显示男、女儿童恶性肿瘤发病率呈下降趋势，分别降低了3.9%和15.7%。目前关于儿童肿瘤发病率上升的原因尚不清楚，可能与诊断水平的提高和报告情况的改善有关，而实际真正发病率增加及引起发病率增加的各种因素仍需进一步研究。

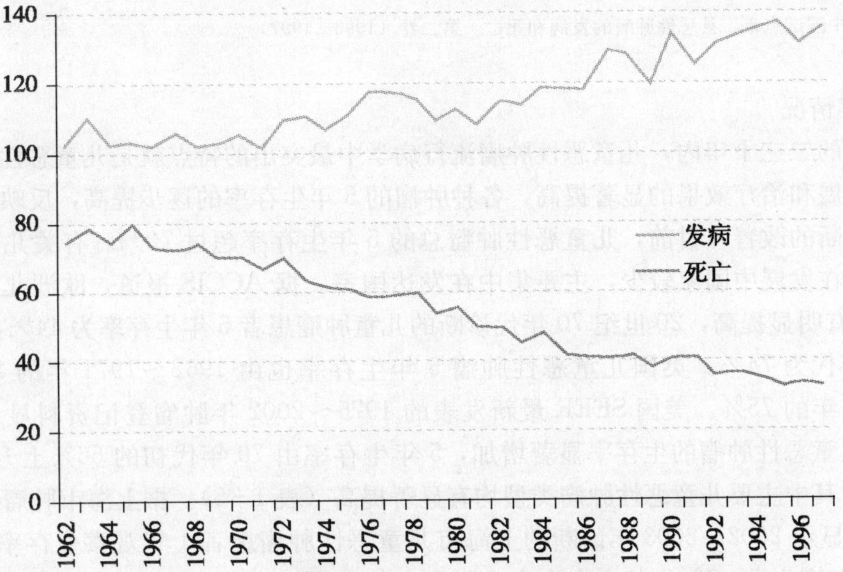

图1-1　英国1962～1998/2001期间0～14岁儿童恶性肿瘤发病和死亡趋势

资料来源：UK Childhood Cancer Research Group，National Registry of Childhood Tumours. 2004.

2. 死亡情况

随着诊断水平的提高和治疗技术的发展，儿童恶性肿瘤的治疗效果也得到了相应的改善，死亡率明显降低。英国1962～2001年期间儿童恶性肿瘤死亡率明显下降，平均每年下降2.6%（图1-1）。美国1975～2002年儿童恶性肿瘤死亡率各个年龄组均明显下降，0～4岁组年平均下降2.7%，5～9岁组年平均下降3.5%，10～14岁组为2.7%。不同国家/地区发病率、诊断、治疗等方面存在差异，导致儿童恶性肿瘤死亡率也明显不同。据近期WHO死亡数据库，世界部分国家儿童恶性肿瘤死亡率见表1-4。

表 1-4 不同地区恶性儿童肿瘤死亡情况（1/100 万）

地区/国家	时间	男性儿童		女性儿童	
		粗率（CR）	标率（ASR）	标率（ASR）	粗率（CR）
上海市区*	1993～1997	67	-	49	-
天津市区*	1993～1997	55	-	39	-
江苏启东*	1993～1997	60	-	36	-
委内瑞拉	1994	52	52	40	40
墨西哥	1995	50	50	42	42
希腊	2002	38	39	27	27
中国香港	2002	26	23	24.6	24
日本	2002	21	21	19.0	19
新加坡	2002	32	34	20.2	20
美国	2001	26	26	23.8	24
加拿大	2001	31	32	21.3	21
芬兰	2003	36	35	17.7	17
瑞典	2001	30	32	36.6	38
英国	2002	35	34	26.1	27

数据来源：WHO 死亡数据库（www-dep. iarc. fr）

* 摘自：中国试点市、县恶性肿瘤的发病和死亡　第二卷（1993－1997）

3. 生存情况

在过去的二三十年内，儿童恶性肿瘤流行病学中最突出的特点就是儿童恶性肿瘤治疗技术的持续发展和治疗效果的显著提高，各种肿瘤的 5 年生存率的逐步提高，反映儿童肿瘤的预后得到不断的改善。目前，儿童恶性肿瘤总的 5 年生存率超过 70%。有关儿童恶性肿瘤生存率资料在发展中国家较少，主要集中在发达国家。据 ACCIS 报道，欧洲儿童恶性肿瘤 5 年生存率有明显提高，20 世纪 70 年代诊断的儿童肿瘤患者 5 年生存率为 44%，80 年代为 64%，90 年代为 74%。英国儿童恶性肿瘤 5 年生存率也由 1962～1971 年的 25%上升至 1992～1996 年的 75%。美国 SEER 最新发表的 1975～2002 年肿瘤登记资料显示在过去近 30 年间，儿童恶性肿瘤的生存率显著增加，5 年生存率由 70 年代初的 56%上升至 90 年代末的 79%，其中主要儿童恶性肿瘤类型均有显著提高（表 1-5）。据上海市肿瘤登记资料初步分析结果显示 2002～2003 年诊断的上海市儿童恶性肿瘤患者 1 年观察生存率为 72.6%，3 年观察生存率为 58.8%，其中白血病 1 年和 3 年观察生存率分别为 72.8%和 54.0%，淋巴瘤 1 年和 3 年观察生存率分别为 76.9%和 69.2%，脑和中枢神经系统肿瘤 1 年和 3 年观察生存率分别为 56.0%和 47.3%。

表 1-5 美国 SEER 发布的不同时期诊断的 15 岁以下儿童肿瘤 5 年相对生存率（%）

部位	1974～1976 年	1980～1982 年	1986～1988 年	1992～1994 年	1995～2001 年
全部	55.9	65.0	70.5	77.2	78.6*
白人	56.0	65.4	71.7	78.4	79.9*
黑人	56.8	61.6	63.2	74.2	73.0*

续表

部位	1974～1976 年	1980～1982 年	1986～1988 年	1992～1994 年	1995～2001 年
骨	54.6	54.0	63.4	74.6	71.3*
脑和 CNS	54.8	55.5	63.4	67.9	72.7*
霍奇金病	78.3	91.0	89.9	94.0	95.1*
白血病	45.2	62.5	70.2	76.1	80.2*
急性淋巴性	53.2	71.2	78.2	83.6	86.4*
急性髓性	14.3	24.7	33.0	45.5	52.4*
神经母细胞瘤	52.9	53.1	59.6	70.5	66.1*
非霍奇金淋巴瘤	45.0	61.0	69.7	79.7	86.0*
软组织	60.5	65.4	67.0	75.2	72.6*
肾母细胞瘤	74.4	86.3	90.9	92.7	91.8*

引自：http://seer.cancer.gov/csr/1975_2002/results_merged/ sect_28_childhood_cancer.pdf

* 与 1974～1976 年比较有显著差异（$P<0.05$）

4. 主要儿童恶性肿瘤类型流行情况

儿童恶性肿瘤主要集中在造血系统、中枢和交感神经系统以及间叶组织。常见的儿童恶性肿瘤为白血病、脑瘤、淋巴瘤、神经母细胞瘤、肾母细胞瘤、软组织肉瘤、骨肉瘤、尤文肉瘤、视网膜母细胞瘤等。与成人肿瘤相比，儿童肿瘤具有其特殊性，为此国际癌症研究中心（IARC）在 Birch 和 Marsden 编制基础上参照 ICD-O 第二版对儿童肿瘤分类（International Classification of Childhood Cancer，ICCC）进行了修订，ICCC 侧重于肿瘤的组织细胞类型，能反映儿童恶性肿瘤特点。ICCC 共分 12 大类：

Ⅰ 白血病
Ⅱ 淋巴瘤和网状内皮组织恶性肿瘤
Ⅲ 中枢神经系统（包括颅内和脊髓）肿瘤
Ⅳ 交感神经系统恶性肿瘤
Ⅴ 视网膜母细胞瘤
Ⅵ 肾脏恶性肿瘤
Ⅶ 肝脏恶性肿瘤
Ⅷ 恶性骨肿瘤
Ⅸ 软组织肉瘤
Ⅹ 生殖细胞和滋养细胞及其他生殖腺恶性肿瘤
Ⅺ 癌和其他恶性上皮肿瘤
Ⅻ 其他和未特指类型恶性肿瘤

儿童肿瘤的专门编码 ICCC 更适合对儿童肿瘤的病因、治疗、预后等方面进行资料收集、比较和分析，目前国际上主要的儿童肿瘤登记处均采用 ICCC，为病因、诊断、治疗和预后研究提供基础数据和流行病学依据；同时在有详实统一的儿童肿瘤监测资料基础上，可进一步开展儿童肿瘤多中心合作研究。

上述 12 大类儿童肿瘤分类中，白血病、中枢神经系统（CNS）肿瘤和淋巴瘤是其中最常见的三种儿童恶性肿瘤。加拿大 1995～2000 年资料显示白血病占所有儿童恶性肿瘤的

32.3%，CNS肿瘤占21.9%，淋巴瘤占9.9%。不同年龄阶段主要瘤别分布不同，其中婴儿期最常见的儿童恶性肿瘤是神经母细胞瘤（22%），其次是白血病（17%）和CNS肿瘤（13%）；1～4岁间最常见的是白血病（43%）、CNS肿瘤（16%）和神经母细胞瘤（9%）；随着年龄增加，淋巴瘤所占比重增大，5～9岁间最常见的是白血病（30%）、CNS肿瘤（30%）和淋巴瘤（12%）；而在10～14岁间，CNS肿瘤成为最常见的儿童恶性肿瘤（25%），其次是白血病（23%）和淋巴瘤（20%）。美国和欧盟儿童肿瘤资料也显示白血病、CNS肿瘤和淋巴瘤是最常见的三种肿瘤。上海市2002～2003年的资料显示，前三位儿童肿瘤分别是白血病、CNS肿瘤和淋巴瘤，分别占所有儿童恶性肿瘤的29.7%，24.2%和8.4%（图1-2），男女儿童不同瘤别发病率略有不同（图1-3）。

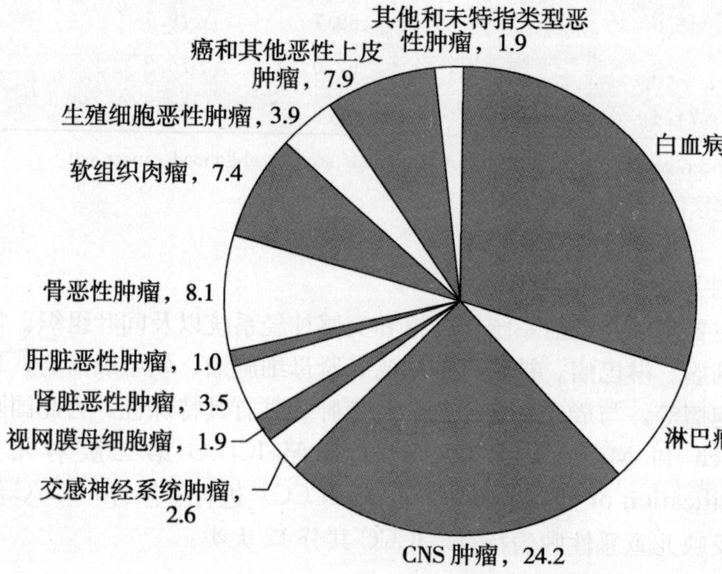

图1-2　2002～2003年上海市儿童恶性肿瘤不同瘤别分布（%）

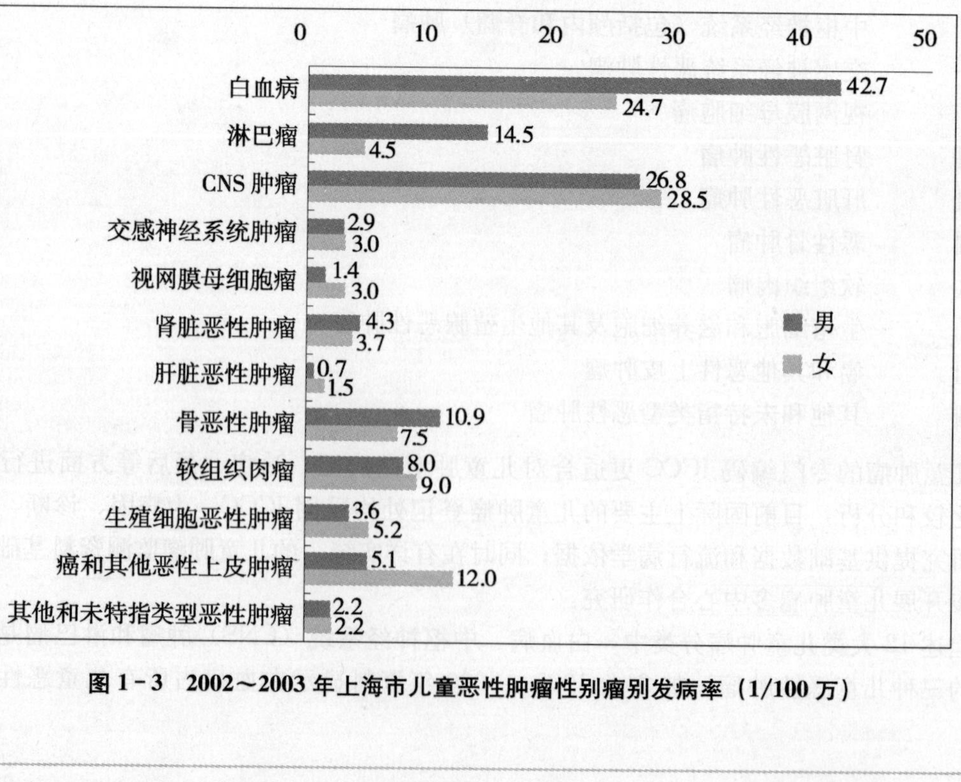

图1-3　2002～2003年上海市儿童恶性肿瘤性别瘤别发病率（1/100万）

下面分别叙述主要儿童恶性肿瘤类型的流行病学特点。

(1) 白血病

白血病是最常见的儿童恶性肿瘤，北美、西欧等地区白种人以及中国香港和新加坡地区发病率高达 40/100 万，而东欧、日本、拉丁美洲和部分中东地区为 20/100 万～30/100 万，美国黑人和印度仅为 15～20/100 万，最低见于撒哈拉以南非洲地区。儿童白血病有两大主要类别，急性淋巴性白血病（ALL）和急性髓性白血病（AML），其中 ALL 约占 80%，并且不同地区差异较大。AML 发病率一般为 4/100 万～10/100 万，不同地区差别较小。近几十年来儿童白血病发病率呈上升趋势，美国 SEER 报告 1975～2002 年期间白血病发病率升高，年平均变化率（APC）为 0.7%，其中淋巴细胞性白血病 APC 为 0.9%。上海市区 1972～1998 年期间男性儿童白血病变化不很明显，但淋巴细胞性白血病发病率呈上升趋势，上升 57.8%，每年增加 1.4%。儿童女性白血病发病率降低 25.3%，但淋巴细胞性白血病发病率变化不大。

随着治疗水平的提高，生存率也有明显提高，采用化学疗法治疗急性淋巴细胞白血病，治愈机会约为 70%；同样的疗法，急性髓性白血病的治愈机会仅为 30%。以骨髓移植来治疗慢性粒细胞白血病，治愈机会为 60%。美国 ALL 5 年生存率为 79%，而 AML 生存情况较 ALL 差，5 年生存率仅为 41%。

(2) 淋巴瘤和网状内皮组织恶性肿瘤

恶性淋巴瘤是一种起源于淋巴造血组织的恶性肿瘤，在儿童恶性肿瘤发病中占第 3 位，约占 10%～15%。多见于 4～12 岁儿童，男性较女性高，恶性淋巴瘤主要有两种类型：霍奇金病（Hodgkins Disease，HD）和非霍奇金淋巴瘤（Non-Hodgkins' Lymphoma，NHL）。在这两大类型中，HD 在国外约占 1/4，NHL 则占 3/4 左右；而在我国，前者仅占 8%～10%。西亚和北非地区儿童 HD 发病率最高，约为 7/100 万，印度和拉丁美洲地区发病率也较高，如美国 1998～2002 年 15 岁以下儿童 HD 发病率为 5/100 万，而在东亚种族人群中发病率通常小于 3/100 万。NHL 最高的发病率是在非洲，特别是以 Burkitt 淋巴瘤（BL）为显著，在非洲和巴布亚新几内亚地区 BL 是该地区最常见的儿童肿瘤；在非 BL 高发地区，以地中海和中东国家及部分拉丁美洲地区 NHL 发病率最高。

随着诊断和治疗水平提高，淋巴瘤患者的生存率也有明显提高，美国 1974～1976 年期间诊断的 HD 和 NHL 的 5 年相对生存率分别为 78.3% 和 45.0%，而 1995～2001 年则分别上升至 95.1% 和 86.0%。

(3) 中枢神经系统（CNS）肿瘤

包括颅内和脊髓肿瘤。在发达国家，中枢神经系统（CNS）肿瘤是第二大儿童恶性肿瘤，仅次于白血病，发病率为 25/100 万～40/100 万，约占所有儿童恶性肿瘤的 10%～20%。在发展中国家发病率相对较低，通常低于 15/100 万，这可能与未就诊和确诊有关。在美国，黑人儿童较白人儿童发病率低，加州西班牙裔较非西班牙裔发病率低。以色列非犹太人较犹太人发病率低，新加坡马来西亚人较华人低，提示可能与种族有关，但也不能排除经济较差人群就医困难所致。多个国家资料显示儿童 CNS 肿瘤发病率上升。1980 年代美国发病率突然升高，特别是较低级别神经胶质瘤，这与 MRI 技术广泛采用有关。而英国西北部在 45 年期间神经胶质瘤和原始神经外胚叶瘤（PNET）持续升高与环境危险因素暴露有关。美国1975～2002 年期间 CNS 肿瘤发病率上升 56.5%，APC 为 1.2%。上海市区 1972～1998 年期间儿童 CNS 肿瘤发病率变化不大，2002～2003 年全市 CNS 中枢神经系统发病率为 26.5/100 万。

CNS肿瘤中超过一半是星形细胞瘤，其他常见类型包括成神经管细胞瘤，原始神经外胚叶瘤（PNET），脑干神经胶质瘤，室管膜瘤和视神经胶质瘤。其高发年龄段是0～7岁。

CNS肿瘤预后与肿瘤类型有关，有些脑肿瘤的治愈率高达80%（生殖细胞肿瘤），但有些恶性程度较高的肿瘤类型，尤其发生在年幼孩子身上的，能够治愈的机会颇低。美国1995～2001年期间CNS肿瘤5年相对生存率为72.7%。

（4）软组织肉瘤

约占所有儿童恶性肿瘤的6%，其中起源于肌肉组织的横纹肌肉瘤是最常见的软组织肿瘤，这种病源自肌肉细胞，普遍生长在头、颈、骨盆或手脚等部位。较常在男孩子身上发生，通常影响2～6岁的儿童。欧洲、美国横纹肌肉瘤发病率为4～6/100万，亚洲大部分地区发病率相对较低。印度发病率仅为2/100万～3/100万，可能与未明确诊断有关；而英国南亚裔儿童发病率较低则提示低危险，与基因易感性有关。

大约60%横纹肌肉瘤患者能够完全治愈。如果肿瘤没有扩散，治愈率会更高。晚期病人肿瘤扩散，治愈率低。美国资料显示，近20年来，软组织肉瘤预后没有明显改变，5年生存率为71%。

（5）恶性骨肿瘤

约占所有儿童恶性肿瘤的4%，几乎所有儿童恶性骨肿瘤均为骨肉瘤和尤文肉瘤(Ewing's肉瘤)。尤文肉瘤，又称为未分化网织细胞肉瘤，起源于骨髓的间充质结缔组织的肿瘤。不同地区或种族之间骨肉瘤发病率差异较小。黑人和东亚地区儿童尤文肉瘤特别少，提示可能存在保护性基因。有研究报道日本人和欧洲高加索人尤文肉瘤患者基因存在差异。

通过化疗联合放疗/手术治疗手段，早期恶性骨肿瘤患者5年生存率可达60%～70%。美国资料显示，骨肉瘤和尤文肉瘤的5年生存率有了明显提高，分别达65%和59%。

（6）肾脏恶性肿瘤

约占所有儿童恶性肿瘤4%，主要是肾母细胞瘤（Wilms瘤），其比例超过90%，其他肾恶性肿瘤包括中胚层肾瘤、肾细胞癌、肾透明细胞肉瘤和肾恶性横纹肌样瘤。肾母细胞肿瘤是婴儿与幼童常见的腹部恶性肿瘤之一，大部分患者在1岁前发病，1至3岁的幼儿最常见，可影响单侧或双侧肾脏。非洲和美国黑人发病率为9/100万～12/100万，白人发病率相对较低，为6/100万～10/100万，而东亚地区发病率小于5/100万。不同种族肾母细胞瘤差异提示与基因有关。

经治疗的肾母细胞肿瘤大部分可以完全痊愈。在过去几十年，肾母细胞瘤生存率有明显提高，美国1974～1976年期间肾母细胞瘤5年相对生存率为74.4%，而1995～2001年上升至91.6%。

（7）交感神经系统肿瘤

此类肿瘤约占所有儿童恶性肿瘤的5%，是婴儿期最常见的肿瘤。几乎所有的儿童交感神经系统恶性肿瘤都是神经母细胞瘤（NB）。神经母细胞瘤是一种起源于颈部、胸部、腹部或骨盆的神经组织的实体瘤，但通常起源于腹部的肾上腺，也有在颈及盆腔等部位生长。肿瘤生长迅速，可能在早期已经扩散，诊断时常已发生转移，常见转移部位为淋巴结、肝、肺、骨和骨髓。三分之二的儿童神经母细胞瘤患者诊断时年龄小于5岁。在北美、欧洲等地区有较高的发病率，而在非洲、亚洲和中南美洲地区发病率较低。

神经母细胞瘤是唯一一种可以进行人群筛检的儿童恶性肿瘤，日本和其他国家曾开展此项目。在德国开展的1岁儿童神经母细胞瘤早期检测研究结果发现筛检没有降低Ⅳ期神经母细胞瘤的发病率和死亡率。尽管神经母细胞瘤在出生时就已存在，但通常不会进展为侵袭性恶性肿瘤，在婴儿期开展筛检可能会导致过度诊断。与 CNS 恶性肿瘤相反，1 岁以内婴儿生存率最高，随年龄增加而下降。神经母细胞瘤手术能完全切除的早期病人和小于 1 岁的患儿，治愈率达 90%，晚期病人治愈率低。美国 1995～2001 年期间神经母细胞瘤 5 年相对生存率为 66.1%。

(8) 视网膜母细胞瘤

约占所有儿童恶性肿瘤 2%左右，是一种累及眼睛视网膜的罕见肿瘤，有时也累及松果体。视网膜神经母细胞瘤在任何年龄均可发生，但主要发生在 5 岁前儿童，是婴儿最常见的眼部恶性肿瘤。视网膜母细胞瘤有遗传性和非遗传性两类，约 40%为遗传性，60%为非遗传性。其中遗传性包括所有双侧病例和小部分单侧病例，通常发生在年龄较小儿童。发展中国家，特别是撒哈拉以南非洲地区，视网膜母细胞瘤发病率较高；在美国，黑人儿童较白人发病率高。世界各地区或不同种族间双侧视网膜母细胞瘤发病率差异较小，其在发展中国家总发病率较高，主要是发生单侧视网膜母细胞瘤的危险较高，为非遗传性。视网膜母细胞瘤治疗效果较好，5 年生存率达 94%。

5. 第二原发肿瘤（second primary tumours，SPT）

随着儿童恶性肿瘤治疗水平的提高，存活儿童肿瘤患者数越来越多，并且生存时间也显著延长，因此儿童肿瘤患者的长期生存状况和生活质量成为目前关注的重点，尤其是第二原发肿瘤（SPT）。儿童肿瘤患者发生 SPT 的危险较一般人群高，其诊断后 25 年内发生 SPT 的危险约为 4%。引起儿童肿瘤患儿发生 SPT 的原因主要有两类：一是与治疗相关的因素，包括放射治疗、某些特殊化疗药物如烷化剂等；二是儿童肿瘤患者某些特殊的基因综合征，包括神经母细胞瘤、Li-Fraumeni 综合征、家族性肠息肉病和遗传性视网膜母细胞瘤。

骨肿瘤和白血病是最常见的第二原发肿瘤。骨肿瘤，主要是骨肉瘤，是遗传性视网膜母细胞瘤患儿最常见的第二原发实体瘤，也是其他类型恶性肿瘤患儿最常见的第二原发实体瘤之一，约 7%的视网膜母细胞瘤存活患儿和 0.5%其他儿童肿瘤患儿在诊断后 20 年内发生原发骨肿瘤，与 Rb 基因和放疗中骨暴露以及烷化剂有关。英国报道肿瘤诊断后 6 年内约有 0.2%的患儿发生白血病，是预期白血病发生数的 6 倍，与烷化剂或表鬼臼毒素（epipodophyllotoxin）使用有关，并且累积暴露越大危险越大。其他第二原发肿瘤还包括乳腺癌、甲状腺癌、唾液腺癌、皮肤癌和脑癌等。

目前有关儿童肿瘤存活患儿发生第二原发肿瘤危险的研究，在如下方面还有待更多的证据：特殊肿瘤治疗和 SPT 之间的潜伏期；不同治疗间的相互作用；治疗和患儿基因特征间的相互作用；治疗和生活方式（如吸烟、饮食）间的相互作用等。

二、儿童恶性肿瘤的病因

有关儿童恶性肿瘤的病因了解有限，已知的危险因素如 Down 氏综合征、特殊染色体和基因突变，以及电离辐射暴露，只能解释一小部分的儿童恶性肿瘤病例的发病原因。

1. 遗传因素

仅一小部分儿童恶性肿瘤（小于 5%）有明显的家族史。其中视网膜母细胞瘤是最具有明显家族史的儿童恶性肿瘤之一，约有 40%具有遗传性。肾母细胞瘤（Wilms' 肿瘤）也有家族聚集性，但比例较低，约为 3%～5%。不同瘤别的遗传模式也不同，如视网膜母细胞瘤的遗传模式相对单一，肾母细胞瘤遗传模式则相对较为复杂。另外，某些特殊儿童恶性肿瘤与遗传性疾病有关，如神经纤维瘤病（neurofibromatosis）、结节性硬化病（tuberous sclerosis）、范可尼贫血（Fanconi's anemia）、共济失调-毛细血管扩张症（ataxiatelangiectasis，AT）、Li-Fraumeni 综合征和着色性干皮病（xerodema pigmentosum），但此类儿童恶性肿瘤的总病例数较少（表 1-6）。

表 1-6　与儿童恶性肿瘤发生有关的家族性肿瘤综合征

OMIM 号码	综合征	遗传性	位点	基因	儿童恶性肿瘤
180200	家族性视网膜母细胞瘤	AD	13q14	RB1	视网膜母细胞瘤，骨肉瘤
601363	家族性肾母细胞瘤	AD	17q12-21	FWT1	肾母细胞瘤
605982	家族性肾母细胞瘤 2	AD	19q13	FWT2	肾母细胞瘤
151623	Li-Fraumeni 综合征	AD	17p13	TP53	肾上腺皮质瘤
		AD	22q12	CHK2	软组织肉瘤
		AD	22q11	SNF5	骨肉瘤，CNS 肿瘤
114500	遗传性无息肉性结肠癌	AD	2p22-21	MSH2	神经胶质瘤
		AD	3p21	MLH1	
		AD	7p22	PMS2	
175100	家族性腺瘤性息肉症	AD	5q21	APC	髓母细胞瘤，肝母细胞瘤
109400	Grolin 综合征	AD	9q31	PTCH	髓母细胞瘤，基底细胞癌
162200	神经纤维瘤病 1 型	AD	17q11	NF1	星形细胞瘤，JMML，ALL，横纹肌肉瘤、MPNST
101000	神经纤维瘤病 2 型	AD	22q12	NF2	脑膜瘤
114030	多发性黄棕色皮肤斑	AD	2p22	MSH2	ALL，NHL，神经胶质瘤
			3p21	MLH1	
171400	多发性内分泌腺恶性肿瘤 2 型				
162300	多发性内分泌腺恶性肿瘤 2 型 B	AD	10q11	RET	甲状腺髓样癌

引自：Charles A Stiller. Epidemiology and genetics of childhood cancer. Oncogene，2004，23：6429-6444

多种体细胞染色体异常与儿童恶性肿瘤有关，如表 1-7 所示。其中 Down 氏综合征占所有相关病例的绝大多数，Down 氏综合征由于多出一条染色体 21，而有可能诱发白血病。2%～3%的白血病患者有 Down 氏综合征。大多数研究发现与正常人群比较，Down 氏综合征患者的白血病发生危险明显增加，其相对危险度约为 20，并且年龄越小，危险性越大，0～4 岁相对危险度为 50，5～29 岁相对危险度下降至 10。另外，尽管病例数较少无法估计危险度大小，但许多证据表明 Down 氏综合征增加生殖细胞肿瘤发生危险。其他染色体异常如 18 三体综合征、Turner 综合征和 Klinefelter 综合征也发现增加了相关儿童恶性肿瘤发生的危险，但仍需更多研究支持（表 1-7）。

表 1-7　与儿童恶性肿瘤有关的多种体细胞染色体异常

综合征	儿童恶性肿瘤
Down 氏综合征（21 三体综合征）	白血病，生殖细胞肿瘤
18 三体综合征	肾母细胞瘤
Turner 综合征（45,X；其他罕见类型）	神经母细胞瘤　肾母细胞瘤
Klinefelter 综合征（47,XXY；其他罕见类型）	生殖细胞瘤

引自：Charles A Stiller. Epidemiology and genetics of childhood cancer. Oncogene，2004，23：6429-6444

不少先天性免疫缺陷综合征也有明显的儿童恶性肿瘤发病增高倾向，主要是淋巴瘤和白血病。但先天性免疫缺陷综合征较为罕见，只有 0.1%的儿童恶性肿瘤与其有关。这些先天性免疫缺陷病包括 Wiskott-Aldrich 综合征、共济失调-毛细血管扩张症、重症联合免疫缺陷病、普通变异型免疫缺陷病、Duncan 病等。其中共济失调-毛细血管扩张症最为明显，约 10%患儿 15 岁前发生淋巴瘤或白血病。

2. 环境因素

环境因素在肿瘤发病中起重要作用，包括物理因素、化学因素、生物因素等方面。但肯定的危险因素仍屈指可数，许多研究结果不一致，原因是儿童肿瘤较为少见，所研究的病例数少，以及判定儿童暴露水平较困难，特别是怀孕期甚至怀孕前这两个重要时期。

(1) 电离辐射和 X 线照射

电离辐射的致癌作用已被确定。在日本原子弹爆炸中受电离辐射影响的儿童急性白血病和慢性髓细胞白血病的发病率明显增高。早期应用放射治疗的儿童，也增加儿童患癌的危险。美国 NCI 最近有关儿童肿瘤研究也发现事故或放射治疗的高剂量电离辐射增加某些儿童恶性肿瘤的发生危险。孕期进行 X 线诊断性检查及父亲接受照射的儿童其肿瘤发生的危险性增加。目前孕期 X 线检查已绝大多数被超声检查取代，至今没有证据表明孕期超声检查与儿童恶性肿瘤有关。上海市肿瘤研究所曾进行的流行病学研究发现，孕期接受 X 线检查的母亲所生的子女患白血病的危险度会增高，而怀孕期超声检查与儿童恶性肿瘤发生无关，与其他人群中研究结果相一致。

环境中电离辐射也可能引起儿童恶性肿瘤，特别是白血病，但多项研究并没有发现核电站区域儿童白血病发病率升高。

(2) 非电离辐射

主要包括极低频电磁场和紫外线照射。自 1979 年 Wertheimer 等首次报道居住在高压电线周围的儿童白血病的发生率明显增加以来，人们对极低频电磁场（extremely low frequency electromagnetic fields，ELF-EMF）与儿童肿瘤的关系进行了大量的研究，但结果并不统一，甚至相反。多个病例对照研究资料综合分析结果显示频率为50～60Hz 的电磁场暴露并没有增加儿童白血病的发生危险。过量的紫外线暴露会增加皮肤癌发生危险，澳大利亚和新西兰儿童黑色素瘤高发病率可能与此有关。

(3) 化学因素

有些化学物质和药物已被高度认定为具有致癌性，可导致急性白血病、膀胱癌、脑瘤和骨癌等。母亲怀孕期间接触某些化学物质或摄入某些药物可能增加所生子女的肿瘤发生危险。唯一明确致癌的化学物质是乙烯雌酚（DES），此种激素用于防止孕妇流产，可使其女儿宫颈和阴道透明细胞癌发病率明显升高。抗癌药物如环磷酰胺、白消安、亚硝脲等烷化剂可导致继发性白血病，也可引起继发性实体瘤，如膀胱癌和骨癌等。上海的研究发现服用氯霉素、合霉素会增加儿童患各种白血病的危险，发病率比对照组高 2.4 倍，并存在剂量-反应关系，而服用 10 天以上者可增加到 10 倍左右，鉴于明确的副作用，目前此类药物已很少应用。

有关环境污染与儿童白血病关系的研究结果表明，儿童出生后生活在新油漆过的居室内发生急性淋巴细胞性白血病（ALL）的危险性比对照组高，且随油漆房屋数量增加而升高。父母亲职业性暴露可能与儿童肿瘤发生有关，但以往研究结果缺乏一致性。“英国儿童肿瘤研究项目”的最近几项研究没有发现父母亲职业暴露增加儿童肿瘤发生的危险。

父母吸烟对儿童肿瘤的发病率影响也已引起广泛注意。美国 NCI 几项相关研究没有发现怀孕前母亲吸烟和儿童肿瘤发生有关，但父亲吸烟能够明显增加儿童患肿瘤的危险性，尤其是急性白血病和淋巴瘤，而且随着父亲吸烟量的增加，儿童发生 ALL、淋巴瘤和所有肿瘤的危险性增加。同时，研究表明香烟中的致癌剂可以穿过胎盘屏障到达婴儿的肝脏，并可能诱导原癌基因或抑癌基因发生突变，且可以在新出生儿的尿液中检出与血红蛋白结合的香烟代谢产物。

（4）生物因素

感染，特别是病毒，与某些儿童肿瘤发生有关。其中最典型的是与 EB 病毒有关的伯基特淋巴瘤（Burkitt lymphoma）、霍奇金病和鼻咽癌，与 T 细胞淋巴瘤/白血病有关的人 T 细胞白血病病毒 1 型（HTLV-1），与乙肝病毒有关的肝癌，以及与 HIV 有关的卡波肉瘤，但这些肿瘤只占儿童肿瘤的一小部分。Burkitt 淋巴瘤患儿的血清中可测到 EB 病毒抗体，其肿瘤细胞中也能找到该病毒的基因片断。除上述肿瘤外，有关病毒感染在儿童白血病病原学方面可能起的作用也引起了人们的关注。西方发达国家早期儿童 ALL 较不发达国家白血病的发病率高，提示其可能与公共卫生状态有关的感染性物质有关。英国最近一项有关儿童肿瘤患者的大型研究发现富裕地区和偏远山区儿童恶性肿瘤发病率较高，富裕地区儿童发病率高提示生活在很干净环境中的儿童的免疫系统较弱；而偏远山区儿童发病率高则可能与可能致癌的病毒有关。

3. 父母年龄

研究报道父母亲任一方生育年龄越大，所生儿女发生 ALL 的危险越大，即使将 Down 氏综合征儿童排除在外，也得到同样结果。而母亲生育年龄较小与儿童白血病之间的关系则存在争议。表 1－8 为有关儿童白血病和母亲年龄之间关系主要几项研究的研究结果。

表 1－8 儿童白血病和母亲年龄关系

国家	英国		瑞士		瑞士	丹麦	
研究设计	病例-对照		病例-对照		队列	队列	
白血病类型	ALL	AML	淋巴细胞性	髓性	总	淋巴细胞性	髓性
母亲年龄（岁）							
15～19	1.00	0.94	1.4	2.3	0.87	1.01	1.34
20～24	0.91	0.89	1.0	1.1		0.93	1.06
25～29（参考）	1.00	1.00	1.0	1.0	1.00	1.00	1.00
30～34	1.08	0.65	1.2	1.1	1.22	1.24	0.94
35～39	1.40	0.86	1.0	1.4	1.41	1.20	0.90
40＋	1.97	3.07			0.96		

相对危险度：以 25～29 岁年龄组为基准

引自：Charles A Stiller. Epidemiology and genetics of childhood cancer. Oncogene，2004，23：6429-6444

4. 主要儿童恶性肿瘤的相关危险因素

尽管至今全世界已开展许多有关儿童肿瘤的病因学研究，但已知的危险因素仍然很有限，特别是环境因素。美国 SEER 列出了主要儿童恶性肿瘤明确的相关危险因素，如表1－9所示。其他许多怀疑的增加或降低儿童肿瘤发病的因素仍需进一步证实。

表 1-9 主要儿童恶性肿瘤和已知危险因素列表

瘤别	危险因素	注释
急性淋巴性白血病	电离辐射	产前诊断性 X 线暴露危险增加，肿瘤放射治疗也增加危险。
	种族	美国白人儿童较黑人儿童发病率高 2 倍
	遗传因素	Down 氏综合征者估计危险增加 20 倍。其他如神经纤维瘤病 1 型、Bloom 综合征、共济失调毛细血管扩张症和郎格罕（Langerhans）组织细胞增生症也增加 ALL 发生危险
急性髓性白血病	出生体重	大于 4000g 危险增加
	化疗制剂	烷化剂和表鬼臼毒素（epipodophyllotoxins）增加发病危险
	遗传因素	Down 氏综合征和神经纤维瘤病 1 型危险度显著增加。家族性单体 7 综合征和其他多种遗传综合征也与其发病有关
脑肿瘤	头部放射治疗	除肿瘤放射治疗外，其他放射治疗也增加发病危险
	遗传因素	神经纤维瘤病 1 型与视神经胶质瘤发生有关，也与其他中枢神经系统肿瘤有关。结节性硬化症和其他多种遗传综合征增加脑肿瘤发生危险
霍奇金病	家族史	患者同卵孪生和兄弟姐妹危险度增加
非霍奇金病淋巴瘤	免疫缺陷	获得性和原发性免疫缺陷病和免疫抑制治疗危险度增加
	感染	非洲国家 EB 病毒与 Burkitt 淋巴瘤有关
骨肉瘤	治疗剂量的电离辐射	肿瘤放射治疗增加发病危险
	化疗	烷化剂增加危险
	遗传因素	与 Li-Fraumeni 综合征和遗传性视网膜母细胞瘤有关
尤文肉瘤	种族	美国白人儿童较黑人儿童发病率约高 9 倍
神经母细胞瘤		无明确已知危险因素
视网膜母细胞瘤		无明确已知非遗传性危险因素
Wilm 肿瘤（肾母细胞瘤）	先天性异常	虹膜缺如和韦-伯综合征（Beckwith-Wiedemann syndrome），以及其他先天性和遗传因素增加发病危险
	种族	亚裔儿童发病率大约是白人和黑人儿童的一半
横纹肌肉瘤	先天性遗传和遗传因素	Li-Fraumeni 综合征和神经纤维瘤病 1 型增加发病危险，同时与主要出生缺陷存在一致性
肝母细胞瘤	遗传因素	韦-伯综合征（Beckwith-Wiedemann syndrome）、偏侧肢体肥大（hemihypertrophy）、Gardner 综合征和腺瘤性息肉病家族史者发病危险增加
恶性生殖细胞肿瘤	隐睾病	隐睾病是睾丸生殖细胞肿瘤的危险因素

引自：Ries LAG，Smith MA，Gurney JG. Cancer incidence and survival among children and adolescents：United States SEER program 1975-1995. National Cancer Institute，SEER Program. NIH Pub. No. 99-4649. Bethesda MD，1999. http：//www. seer. cancer. gov

三、预防控制措施

恶性肿瘤预防可分为三级预防：一级预防也称病因预防，其目标是防止癌症的发生，是控制和消灭癌症的根本措施；二级预防是筛检癌前病变或早期癌症病例，做到“三早”（早发现、早诊断、早治疗）；三级预防针对患者，采用规范的治疗方案，提高治疗效果，减少癌症并发症，提高生命质量，延长寿命。

1. 病因预防

目前对儿童肿瘤的病因了解普遍甚少，针对病因的一级预防措施有限，主要包括①减少遗传性肿瘤的发生，即通过遗传性肿瘤的普查和登记、遗传咨询、产前诊断等降低儿童恶性肿瘤发病率；②减少环境因素暴露，包括：减少电离辐射暴露和孕妇腹部X线诊断照射；合理用药，切忌滥用药物；加强疫苗接种，控制病毒感染；控制吸烟和被动吸烟等；③怀孕期间营养素的监测和补充等。

2. 早发现

目前在儿童肿瘤中应用的仅有神经母细胞瘤的尿VMA筛查，但其效果仍然存在争议。另外，应针对儿童肿瘤早期症状进行宣传和普及，提高家长和儿科医生对儿童恶性肿瘤的警惕，争取做到早就诊和早诊断，及早治疗。

常见的儿童肿瘤早期症状包括：

(1) 不明原因的出血，包括牙龈出血、皮肤出血点或瘀斑；

(2) 非营养不良或寄生虫所致的逐渐加重的贫血，面色苍白；

(3) 长期不明原因的发热，特别是经抗病毒或抗生素治疗无效的发热；

(4) 较长期的持续性或间歇性的疼痛（头痛、腹痛、关节痛等）；

(5) 某些神经症状，如头痛、呕吐、走路不稳、面神经麻痹、抽搐等；

(6) 可触及的肿块，如颈部、腋下、腹股沟、腹部、后腰部等；

(7) 肝、脾肿大；

(8) 视力障碍（斜视、眼球外突等）；

(9) 血常规检查白细胞过高或过低或伴有红细胞、血小板减少等。

3. 远期效应

尽管一级预防和二级预防是肿瘤防治工作的重心，但目前其在儿童肿瘤防治工作中的作用有限，因此如何提高儿童肿瘤的临床治疗的质量，减少相关并发症、提高生存率和生活质量是目前工作关注的重点。儿童恶性肿瘤患儿在接受相关治疗后，至少有70%在治疗过程和治疗后长期生存过程中有远期效应（late effects），其中25%有严重或威胁生命的远期效应。主要的远期效应包括第二肿瘤发生、对生长发育的影响、对认知、心理、心血管、内分泌和免疫系统的损害等方面。这些远期效应影响患儿的生命质量和寿命。

4. 监测与协作

不少国家和地区针对儿童恶性肿瘤治疗成立专题协作组，如美国的儿童肿瘤研究协作组，联合多中心力量进行临床新药实验和探索新治疗方案，以获得最佳治疗效果和最小副作用，提高患儿生存率。儿童肿瘤治疗方案仍在不断改善，如新药物使用、不同药物联合使用以及改变放疗方式，将会影响第二原发肿瘤的发生危险，这就更需要长期跟踪肿瘤患儿，以尽早发现第二原发肿瘤，真正实现成功治疗肿瘤的同时，最大限度延长患儿生命和健康生活。另外，对儿童肿瘤患者的长期随访跟踪也是关注重点，通过定期或不定期的患儿会、家长会和志愿者宣传协会，给予必要的心理辅导和技术指导，以及对长期生存者提供生活和工作方面的关心和指导。

开展儿童恶性肿瘤病因、治疗、预后因素等研究的基础是完整详实的儿童恶性肿瘤监测数据，但是儿童恶性肿瘤发病病例数较少，尤其是某些少见癌种，因此需采用统一标准建立儿童肿瘤信息监测系统以掌握儿童恶性肿瘤发病、死亡等基础资料，同时开展多中心合作研究。目前，国外这方面的项目开展较多，主要有欧盟 ACCIS（Automated Childhood Cancer Information System），英国 UKCCSG（United Kingdom Children's Cancer Study Group），美国 NCI 儿童肿瘤研究项目和加拿大 CCCSCP（Canadian Childhood Cancer Surveillance and Control Program），主要开展下列工作：监测发病和死亡趋势，开展儿童恶性肿瘤病因研究；开展儿童肿瘤生物学研究，以期发现新的针对肿瘤细胞生长和凋亡的治疗方法；改善儿童肿瘤存活患者健康状态项目；开展临床试验，优化儿童肿瘤治疗，提高存活率；建立统一的儿童肿瘤治疗临床实验体系，进行新药评估等。总之，儿童恶性肿瘤的防治措施要三级预防并举，同时开展有关病因、治疗和预后等多方面研究，并实现信息共享和协同合作，真正降低儿童恶性肿瘤的发病率，改善儿童恶性肿瘤患者的生存质量。

（鲍萍萍　郑　莹）

参考文献

1. Parkin DM，KramárováE，Draper G J，et al（eds）. *International Incidence of Childhood Cancer，Vol II*. Lyons：IARC Scientific Publications No. 144，International Agency for Research on Cancer，1998.
2. Parkin DM，Whelan SL，Raymond L，et al. Cancer Incidence in Five Continents. Vol. VIII，IARC Scientific Publications No. 143 1997. www _ dep. iarc. fr
3. Eva Steliarove-Foucher，Stiller CA，Peter Kaatsch，et al. Geographical patters and time trends of cancer incidence and survival among children and adolescents in Europe since the 1970s（the ACCIS project）：an epidemiological study. www. thelancet. com Vol 364 Dec. 11，2004
4. Ries LAG，Eisner MP，Kosary CL，et al（eds）. *SEER Cancer Statistics Review*，1975 2002，National Cancer Institute. Bethesda，MD，2005（http：//seer. cancer. gov/csr/1975_2002）
5. 陶梦华，金凡. 1972-1998 年上海市区小儿恶性肿瘤发病趋势. 肿瘤，2001，21（6）：426-430
6. UK Childhood Cancer Research Group，National Registry of Childhood Tumours. 2004. http：//info. cancerresearchuk. org/cancerstats/childhoodcancer/survival/？a＝5441
7. Kramarova E，Stiller CA. The international classification of childhood cancer. Int J Cancer，1996，68：759-765.
8. Diagnosis and Initial Treatment of Cancer in Canadian Children 0 to 14 Years，1995-2000. http：//www. phac-aspc. gc. ca/ccdpc-cpcmc/cancer/publications/diag_treat_cancer_e. html
9. Bhatia S，Sather HN，Heerema NA，et al. Racial and ethnic differences in survival of children with acute lymphoblastic leukemia. Blood，2002，100（6）：1957-64
10. Glazer ER，Perkins CI，Young JL，et al. Cancer among Hispanic children in california，1988-94：Camparison with non-Hispanic white children. Cancer，1999，86：1070-1079
11. Smith MA，Freidlin B，Gloeckler Ries and Simon R. Trends in reported incidence of primary malignant brain tumours in children in the United States. J Natl Cancer Inst. 1998，90：1269-1277
12. McNally RJ，Kelesy AM，Cairns DP，et al. Temporal increase in the incidence of Childhood solid tumors seen in Northest England（1954-1998）are likely to be real. Cancer 2001，92：1967-1976
13. Powell JE，Kelly AM，Parkes SE，et al. Cancer and congenital abnormalities in Asian children：a population-based study from the West Midlands. Br J Cancer，1995，72（6）：1563-9
14. Ozaki T，Schaefer KL，Wai D，et al. Population-based genetic alterations in Ewing's tumors from

Japanese and European Caucasian patients. Ann Oncol，2002，13（10）：1656-64

15. Schilling FH，Spix C，Berthold F，et al. Children may not benefit from neuroblastoma screening at 1 year of age. Updated results of the population based controlled trial in Germany. Cancer Lett，2003，18；197（1-2）：19-28
16. American Cancer Society. Cancer Facts and Figures. Atlanta，GA：American Cancer Society，2000
17. Neglia JP. Second malignant neoplasms in five-year survivors of childhood cancer：childhood cancer survivor study. J Natl Cancer Inst，2001，93（8）：618-29
18. Hawkins MM，Draper GJ，Kingston JE. Incidence of second primary tumours among childhood cancer survivors. Br J Cancer，1987，56（3）：339-47
19. Hawkins MM，Kinnier Wilson LM，Burton HS，et al. Radiotherapy，alkylating agents，and risk of bone cancer after childhood cancer. *J Natl Cancer Inst*，1996，88：270-8
20. Hawkins MM，Wilson LM，Stoval MA，et al. Epipodophyllotoxins，alkylating agents，and radiation and risk of secondary leukaemia after childhood cancer. BMJ，1992，304（6832）：951-8
21. Hasle H，Clemmensen IH，Mikkelsen M. Risks of leukaemia and solid tumours in individuals with Down's syndrome. Lancet，2000，355：165-9
22. Hermon C，Alberman E，Beral V，et al. for the Collaborative Study Group of Genetic Disorders. Mortality and cancer incidence in persons with Down's syndrome，their parents and siblings. Ann Hum Genet，2001，65：167-76
23. Goldacre MJ，Wotton CJ，Seagroatt V，et al. Cancers and immune related diseases associated with Down's syndrome：a record linkage study. Arch Dis Child，2004，89：1014-7
24. Satgé D，Sasco AJ，Chompret A，et al. A 22-year French experience with solid tumors in children with Down syndrome. Pediatr Hematol Oncol，2003，20：517-29
25. National Cancer Institute Research on Childhood Cancers. http://www. cancer. gov/cancertopics/factsheet/Sites-Types/childhood
26. Shu XO，Jin F，Linet MS，et al. Diagnostic X-ray and ultrasound exposure and risk of childhood cancer. Br J Cancer，1994，70（3）：531-6
27. Infante-Rivard C，Mathomet G，Simtett D. Risk of childhood leukemia associated with diagnostic irradiation and polymorphisms in DNA repair genes. Environ Health Perspect，2000，108（6）：495-498
28. Colt JS，Blair，A. Parental occupational exposures and risk of childhood cancer. Environ Health Perspect，1998，106 Suppl 3：909-25
29. McKinney PA，NT Fear，D Stockton. Parental occupation at periconception：findings from the United Kingdom Childhood Cancer Study. Occup Environ Med，2003，60（12）：901-9
30. Pang D，Mcnally R，Birch JM. Parental smoking and childhood cancer：results from the United Kingdom childhood cancer study. B ritJ Cancer，2003，88（3）：373-381
31. Smith MA，Simon R，Strickler HD，et al. Evidence that childhood acute lymphoblastic leukemia is associated with an infectious agent linked to hygiene conditions. Cancer Causes Control，1998，9（3）：285-98
32. Dockerty JD，Draper G，Vincent T，et al. Case-control study of parental age，parity and socioeconomic level in relation to childhood cancers. Int J Epidemiol，2001，30（6）：1428-37
33. Skinner R，Wallace WH，Levitt GA，et al. Long-term follow-up of people who have survived cancer during childhood. Lancet Oncol，2006，7（6）：489-98
34. 应大明. 儿童肿瘤的流行病学. 见：高解春，王耀平主编. 现代小儿肿瘤学. 上海：复旦大学出版社，2003. 11-34

第 2 章　儿童恶性肿瘤的特点

儿童恶性肿瘤（malignant tumor）在发病方式、对治疗的反应、预后等多方面均与成人有明显差异，儿童肿瘤专业人员对此应有充分认识。

一、儿童常见恶性肿瘤瘤谱

成人以原发于上皮组织的癌最多见，如胃癌、肺癌、直肠癌、乳腺癌等。而儿童则以血液系统的白血病、淋巴瘤和起源于中外胚层的非上皮性肿瘤为常见，如脑瘤、神经母细胞瘤、肾母细胞瘤等。在疾病诊断与鉴别诊断时应考虑到不同年龄及各种肿瘤发病率的差异。

二、发病机制

环境因素在成人肿瘤的发病中起重要作用，这些后天的环境因素包括个人生活习惯、环境污染、特殊感染等。在儿童肿瘤的发病机制中更多涉及先天性因素即基因因素。

（一）胚胎期已存在的 DNA 多发性突变

这些突变并非一定来自亲代，在这些出生时已存在突变的基础上，遭遇环境因素（后天因素）再次突变时（双突变理论）肿瘤的发病机会明显增高，导致临床上低年龄发病，但家族性发病的病例并不多见，可将此情况称为遗传性（或先天性）肿瘤发病倾向。

（二）遗传因素致家族性发病倾向

由亲代遗传获得某一致病基因，并由此导致肿瘤的形成。这一因素在各种肿瘤中的比例不同，如 40%视网膜母细胞瘤病例有遗传因素，而在白血病中仅 2.5%病例可能有遗传因素参与。

三、临床特点

（一）原发部位

恶性肿瘤一般均有原发部位，在未作病理诊断前根据原发部位的特征可作出初步的临床诊断。但多种儿童恶性肿瘤如淋巴瘤、神经母细胞瘤、尤文肉瘤等在疾病早期就可转移，当患儿初诊已存在广泛转移时，原发灶和转移灶的确定可能有困难。常见儿童肿瘤的原发灶和转移部位见表 2-1，不同原发部位常见的肿瘤见表 2-2。

（二）转移特点

儿童肿瘤在就诊时已有远处转移者较多见，原因有以下两点：①非上皮性恶性肿瘤在疾病早期即可发生远处转移。②当肿瘤原发于非体表部位，未形成压迫症状或有全身症状时不易发现，在出现症状而就诊时已存在转移灶。即使影像学检查未发现明显转移灶，也有可能已有微小的亚临床转移。非霍奇金淋巴瘤、神经母细胞瘤、横纹肌肉瘤、尤文肉瘤、骨肉瘤就诊时就存在转移的机会较多，除局部扩散外，易发生淋巴、血行远处转移。常见的远处转移部位是肝、脾、淋巴结、骨髓、骨、肺和颅内，见表 2-1。

表 2-1　常见儿童肿瘤的原发灶和转移部位

病名	常见原发部位	常见转移部位
白血病	骨髓	血液系统恶性疾病，全身各部位均可有肿瘤细胞浸润，肝、脾、淋巴结、中枢神经系统、骨、肾为常见的浸润部位
非霍奇金淋巴瘤	中前纵隔、回盲部、腹腔淋巴结、外周淋巴结	肝、脾、淋巴结、骨髓、骨、脑膜
霍奇金淋巴瘤	外周淋巴结、中纵隔	肝、脾、淋巴结
神经母细胞瘤	肾上腺、脊柱两侧交感神经链	肝、淋巴结、骨髓、骨、眶部、皮肤
肾母细胞瘤	肾	淋巴结、肺、肝
骨肉瘤	长骨干骺端	骨、肺
尤文肉瘤	四肢骨、躯干骨、软组织	肺、骨、骨髓
横纹肌肉瘤	泌尿生殖道、颌面部软组织	淋巴结、肺、肝、骨髓、骨、脑
生殖细胞瘤	睾丸、卵巢、骶尾部、盆腔、纵隔、松果体	淋巴结、肺

表 2-2　不同原发部位常见的肿瘤

原发部位	常见肿瘤
头面部	非霍奇金淋巴瘤、横纹肌肉瘤
颈部	淋巴瘤、神经母细胞瘤
纵隔	淋巴瘤（前、中）、神经母细胞瘤（后）、胸腺瘤（前）、畸胎瘤
腹腔	淋巴瘤（回盲部、淋巴结）、神经母细胞瘤（后腹膜肾上腺或脊柱旁）、肾母细胞瘤（后腹膜肾原发）、生殖细胞瘤
盆腔	生殖细胞瘤、横纹肌肉瘤、神经母细胞瘤、淋巴瘤
骨	骨肉瘤、尤文肉瘤、非霍奇金淋巴瘤
软组织	横纹肌肉瘤、尤文肉瘤、非霍奇金淋巴瘤、其它未分化肉瘤

（三）临床症状及体征

儿童血液系统恶性肿瘤全身症状突出，主要有贫血、出血、发热和肝、脾、淋巴结肿大。实体瘤原发于体表部位时，主要的就诊原因是可扪及的无痛性肿块。肿瘤原发于纵隔、腹腔、盆腔时，早期常无症状，体检也不易发现肿块，当肿瘤生长至压迫邻近组织器官，使其功能障碍时，出现压迫症状（表 2-3）。全身播散时出现全身症状如苍白、消瘦、发热、骨关节疼痛、出血，肝、脾、淋巴结肿大等。这些症状、体征在治疗有效时消失较快，而治疗无效时症状持续时间较短，即进入临床终末期。

（四）实验室检查

1. 具特殊意义的血、尿生化学检查

（1）尿儿茶酚胺代谢产物香草扁桃酸和高香草酸（VMA、HVA）检查：80%～90%的神经母细胞瘤患儿尿 VMA、HVA 明显增高，具特异性，可作为诊断及疾病随访指标。

（2）血 α-FP：肝母细胞瘤、生殖细胞瘤时升高，可作为诊断及疾病随访指标。

表 2-3　常见部位的肿瘤压迫症状

部位	压迫症状
眶部	眼球突出、视力改变、眶周瘀斑
鼻咽部	鼻塞、打鼾、呼吸困难
纵隔	头面部及上肢水肿、呼吸困难、咳嗽、发声变化、不能平卧、喘鸣、慢性缺氧性杵状指趾
腹腔	下腔静脉受压出现阴囊、下肢水肿；胆管受压出现黄疸；肠道受压出现不完全肠梗阻；回盲部肿块可合并肠套叠；尿路压迫出现排尿异常，肾盂积水；直肠受压出现便秘或直肠刺激症状
颅内	神经系统定位症状、体征，颅内压增高的表现
椎管内压迫	截瘫，肌力及肌张力改变、感觉障碍

（3）血 LDH：多种肿瘤有非特异性增高，在淋巴系恶性肿瘤、神经母细胞瘤中较为突出。增高水平与肿瘤负荷相平行，缓解时降至正常，复发时再次增高。

2. 影像学检查　影像学检查是实体肿瘤诊断的基础手段，主要包括 X 线平片、B 型超声检查、CT、MRI、骨扫描。影像学检查可确定肿块部位、大小、与邻近组织和血管的关系、包膜的完整性、瘤内钙化灶、出血坏死灶、囊性变等，可据此作出初步诊断及诊断治疗方案。腹腔常见肿瘤的影像学特征见表 2-4。

表 2-4　腹腔常见肿瘤的影像学特征

病名	影像学特征
非霍奇金淋巴瘤	包膜常不完整，伴多发淋巴结肿大，与血管关系常较密切，肿块较均质，钙化灶常不明显，可有坏死出血灶
神经母细胞瘤	以肾上腺、后纵隔、脊柱旁多见，肿块可包绕血管生长并有钙化，原发于肾上腺时肾脏常受挤压移位
肾母细胞瘤	肾脏起源肿块、正常肾组织破坏，肿瘤可有出血坏死灶，常无钙化灶

3. 细胞及病理形态学检查　骨髓涂片是白血病和恶性实体瘤伴有骨髓浸润时的主要诊断手段。骨髓中幼稚细胞比例明显升高，超过骨髓有核细胞的 30%，为诊断白血病的主要依据。多种儿童恶性肿瘤易发生骨髓转移，如非霍奇金淋巴瘤、神经母细胞瘤、尤文肉瘤等，因此这些肿瘤应常规作骨髓涂片，检查有无肿瘤细胞浸润。病理形态检查是恶性实体瘤的主要诊断手段。

四、治疗原则

（一）儿童肿瘤的主要治疗手段

1. 手术　手术是非血液淋巴系统恶性肿瘤的主要治疗手段之一。手术目的包括病理活检、根治性肿瘤完全切除术、减负性不完全大部分切除术和解除或减轻症状的姑息性手术。术前应有充分准备，明确手术目的，在预知不能完全或大部分切除时主张先作病理活检以明确诊断，然后先行化疗，使肿瘤缩小、分期前移后再手术。

2. 放疗　多种儿童肿瘤对放疗敏感，主要有淋巴系统恶性肿瘤、神经母细胞瘤、肾母细胞瘤、部分脑瘤、尤文肉瘤、横纹肌肉瘤。放疗有明确的近远期不良反应，并可因此而影响长期生存者的远期生活质量，因此并非每个对放疗敏感的肿瘤均接受放疗，只有在明确放疗能改善其预后或利大于弊的条件下才采用放疗。

3. 化疗　对未完整切除或有任何残留可能的儿童肿瘤均有指征给予适当的化疗，以减少复发率，增加治愈率。

（二）分型分组分治原则

1. 同一种肿瘤有不同的病理形态或免疫、细胞遗传学亚型，它们对同样的治疗手段可有不同的敏感性，因此需了解这些差异并分别给予相适应的治疗。

2. 同一亚型肿瘤在诊断时处于不同的疾病阶段（分期及/或分组），需接受不同强度的治疗，避免早期或低危险组病人接受不必要的过强的治疗，增加治疗风险和影响远期的生存质量。而晚期或高危险组病人接受过弱的治疗，则治愈机会减少。因此应根据不同的分期或危险组给予不同强度的治疗。

（三）对治疗的反应

儿童肿瘤对治疗有与成人不同的反应，主要表现为以下三点：

1. 总体上对化疗、放疗的敏感性高于成人，因此儿童肿瘤治愈率高于成人，在合理治疗下儿童肿瘤总体治愈率可达50%～70%。由于对治疗较敏感，肿瘤高负荷病人在初始化疗时易发生肿瘤细胞溶解综合征，出现水电解质紊乱、肾功能不全、DIC等情况，应特别予以重视。

2. 对化疗的近期耐受优于成人，儿童所采用的剂量有时不能被成人所接受。

3. 儿童处于生长发育期，治愈率高而生存期长，因此更可能由于化疗药物及放疗对生长发育中的机体器官的损伤造成生长发育障碍及远期的脏器功能不良。

（汤静燕）

第 3 章 儿童恶性肿瘤病因学

肿瘤病因学的探索已经历了上百年的历史，目前对其了解得仍然较少，但遗传背景、环境因素、免疫因素共同作用的结果是可以肯定的。遗传背景基础上在环境因素包括化学、物理和生物因子的交互作用与肿瘤的发生密切相关。成人中 60%～90%肿瘤与环境致癌因素有关，故多见上皮性肿瘤如胃肠道癌、肺癌、膀胱癌等。而多数小儿肿瘤却与遗传背景有关，如肾母细胞瘤、视网膜母细胞瘤、神经纤维瘤等。现知由正常细胞转变为肿瘤细胞是受基因控制的，这些肿瘤的发生少数为单基因异常所致，但更多肿瘤的发生是受内外环境多因素共同作用的结果。现知，人体内存在大量原癌基因和抑癌基因，正常人这两者之间是同时并存相互制约的，原癌基因具有促进肿瘤细胞的产生和增殖的作用，抑癌基因则能抑制肿瘤细胞的产生和增殖的作用，而变异的原癌基因和抑癌基因可导致这两种基因的平衡失调，从而导致肿瘤的发生。综合目前已知的肿瘤发病原因或相关因素，简述如下：

1. 遗传因素　在人类基因组测序计划已基本完成的今天，任何恶性肿瘤的发生与遗传背景或多或少有些关系的说法可能并不过分。这得从两个方面来阐述，一是狭义的遗传因素即遗传密切相关因素，如在发生恶性肿瘤的家系中，其同胞兄弟姊妹成员再次患小儿肿瘤的几率明显增高。据报道，当同胞兄弟姊妹中一个成员发生白血病时，其近亲发生白血病的几率比一般人高 4 倍，单卵双生中如有一个患白血病，则另一个儿童患白血病的几率为20%～25%。有染色体畸变的人群，如先天愚型［21 三体综合征（Down 综合征）］、先天性 DNA 修复功能异常的疾病如 Bloom 综合征以及各种原因引起遗传物质 DNA 损害者，其白血病的发生率均较一般为高。如先天愚型患儿在 10 岁以前白血病的发生概率为 1/74，Bloom 综合征在 26 岁以前白血病发生概率为 1/3，而 Fanconi 综合征在 21 岁以前白血病的发生概率为 1/12。除白血病以外，视网膜母细胞瘤也有明显的遗传倾向和家族性。曾有报道，一家三代祖父及其儿子 3 人中有 2 人，5 个孙子中有 3 个患视网膜母细胞瘤，且呈常染色体显性遗传。又如肾母细胞瘤，也有明显的遗传倾向，并与其他畸形有一定关系，如泌尿生殖系畸形如尿道下裂、无睾症等，先天性单侧肢体肥大，先天性虹膜缺如等。以上事实均提示小儿肿瘤的病因可能与遗传有关。与遗传因素关系较大的儿童肿瘤见表 3－1。近年研究证实，染色体数量的异常，以及易位、倒置、缺失等结构异常，可使基因表达异常，与肿瘤的发生有着密切的关系。其中最最重要的是染色体易位、断裂等所产生的融合基因及其翻译产物，它们可能是导致恶性肿瘤的重要机制之一。然而，不是所有带有这种融合基因的病例均发生肿瘤或者同一种肿瘤并非一定存在相同的基因突变。因此，基因突变后一个重要的前提可能是突变细胞是否存在可被自身免疫系统识别（或称监视）的标志。目前已经发现的融合基因与小儿肿瘤发生的关系见表 3－2 和表 3－3。

其次是广义的遗传因素即遗传相关因素。在所有患肿瘤的儿童中，或多或少存在着某种遗传背景，即患病家庭成员的基因组 DNA 序列上可能存在微妙的变化，如单核苷酸多态性

（SNP）或存在较不明显的DNA碱基或序列缺失、重复、染色体内易位等不易被当前常规检测方法所发现，这种变化或使正常组织细胞对某些致癌物质有一定的敏感性而易于发生突变，或因为这种变化使患者免疫系统监视突变细胞的能力丧失而导致肿瘤的发生。

表3-1　与遗传因素关系密切的几种儿童肿瘤

肿瘤种类	有遗传因素的病例（%）
肾上腺皮质癌	50～80
视神经胶质瘤	45
视网膜母细胞瘤	40
嗜铬细胞瘤	25
肾母细胞瘤	3～5
中枢神经系统肿瘤	< 1～3
白血病	2.5～5.0

表3-2　与小儿血液肿瘤发生密切相关的基因异常

肿瘤类型	染色体异常	所激活的基因	激活机制	嵌合蛋白结构基序*	发生频率（%）**
淋巴性					
B系ALL/	t(8;14)(q24;q32)	Myc	重定位至IgH位点	bHLHzip	5
伯基特淋巴瘤	t(2;8)(p12;q24)	Myc	重定位至IgL位点	bHLHzip	<1
	t(8;22)(q24;q11)	Myc	重定位至IgL位点	bHLHzip	<1
B系NHL	t(3;11)(q27;q23)	BCL6	基因融合	锌指蛋白	1
早B系ALL	t(12;21)(p12;q22)	TEL-AML1	基因融合	微同源区	25
前B-ALL	t(1;19)(q23;p13)	E2A-PBX1	基因融合	同源区	5
B祖细胞ALL	t(17;19)(q22;p13)	E2A-HLF	基因融合	bZIP	<1
	t(4;11)(q21;q23)	MLL-AF4	基因融合	A-T钩	4
T系ALL	t(8;14)(q24;q11)	Myc	重定位至TCRα/δ位点	bHLHzip或bHLH	<1
	t(7;19)(q35;p13)	LYL1	重定位至TCRβ位点	bHLH	<1
	t(1;14)(p32;q11)	TAL1(SCL)	重定位至TCRα/δ位点	bHLH或富含半胱氨酸	<1
	t(7;9)(q35;q34)	TAL2	重定位至TCRβ位点	富含半胱氨酸	<1
	t(11;14)(p15;q14)	LMO1(RBTN1)	重定位至TCRα/δ位点	富含半胱氨酸或同源区	<1
	t(11;14)(p13;q11)	LMO2(RBTN2)	重定位至TCRα/δ位点	同源区	<1
	t(7;11)(q35;p13)	LMO2(RBTN2)	重定位至TCRβ位点	—	—
	t(10;14)(q24;q11)	HOX11	重定位至TCRα/δ位点	—	—
	t(7;10)(q35;q24)	HOX11	重定位至TCRβ位点	—	—
	未知	IKAROS	显性阴性		1
髓细胞性					
AML(粒系)	t(8;21)(q22;q22)	AML1-ETO	基因融合	微同源区	12
MDS	t(3;21)(q26;q22)	AML1-EAP	基因融合	微同源区	<1
CML	T(9;22)(q34;q11)	BCR-ABL	基因融合	酪氨酸激酶	95
CML急变	t(3;21)(q26;q22)	AML1-EV11	基因融合	微同源区	<1
AML(未分	t(3;v)(q26;v)	EV11	基因激活	锌指蛋白	3
化型)	t(16;21)(p11;q22)	FUS-ERG	基因融合	Ets样	<1
	t(6;21)(q21;q23)	MLL-AF6q21	基因融合	刀叉头	1

续表

肿瘤类型	染色体异常	所激活的基因	激活机制	嵌合蛋白结构基序*	发生频率(%)**
AML(M4)	inv(16)(p13;q22)	CBFβ-MYH11	基因融合	AML1 复合物	12
AML-M4Eo	t(1;12)(q25;p13)	ETV6-ARG	基因融合	Ets	1
AML(M5)	t(9;11)(p21;q23)	MLL-AF9	基因融合	A-T 钩	7
	t(8;22)(p11;q13)	P300-MOZ	基因融合	锌指蛋白	1
	t(10;11)(p12;q23)	MLL-AF10	基因融合	拉链区或 A-T 钩	1
AML(M3)	t(15;17)(q21;q21)	PML-RARα	基因融合	锌指蛋白	7
	t(11;17)(q23;q21)	PLZF-RARα	基因融合	锌指蛋白	<1
CMML	t(5;12)(q33;p13)	TEL-PDGFRβ	基因融合	Ets，酪氨酸激酶	1
AML,CMML	t(7;11)(p15;p15)	NUP98-HOXA9	基因融合	同源区	1.5
AML	t(2;11)q31;p15)	NUP98-HOXD13	基因融合	同源区	1
	t(1;11)(q23;p15)	NUP98-PMX1	基因融合	同源区	1
	t(5;14)(q33;q32)	CEV14-PDGFRβ	基因融合	酪氨酸激酶	1

注：bHLHzip：碱性区/螺旋套螺旋/亮氨酸拉链结构域；bZIP：碱性区/亮氨酸拉链结构域；*根据 DNA 与蛋白相互作用功能分析获得；**该发生频率是根据各自分别占 ALL 或 AML 或 CML 病例的百分数。

表 3-3　与小儿实体肿瘤的发生密切相关的基因异常

肿瘤类型	染色体异常	融合基因	嵌合蛋白结构基序	发生频率(%)
横纹肌肉瘤(腺泡型)	t(2;13)(q35;q14)	PAX3-FKHR	配对同源区或	95
	t(1;13)(p36;q14)	PAX7-FKHR	同源区	5
ES/PNET	t(11;22)(q24;q12)	EWS-FLI1	Ets 样	85
	t(21;22)(q22;q12)	EWS-ERG	Ets 样	10
	t(7;22)(p22;q12)	EWS-ETV1	—	罕见
	t(17;22)(q12;q12)	EWS-E1AF	—	罕见
	t(2;22)(q33;q12)	EWS-FEV1	—	罕见
DSRCT	t(11;22)(p13;q12)	EWS-WT1	锌指蛋白	95
黏液样脂肪肉瘤	t(12;16)(q13;p11)	TLS/FUS-CHOP	bZIP	95
	t(12;22)(q13;p12)	EWS-CHOP	bZIP	5
黏液样软骨肉瘤	t(9:22)(q22;q12)	EWS-CHN	—	75
恶性黑色素瘤	t(12;22)(q13;q12)	EWS-ATF1	bZIP	未知
脂肪肉瘤	t(12;16)(q113;p11)	FUS-ATF1	bZIP	未知
滑膜肉瘤	t(X;18)(p11;q11)	SYT-SSX1	Krüppel 相关盒	65
	t(X;18)(p11;q11)	SYT-SSX2		35
皮肤纤维肉瘤	t(17;22)(q22;q13)	COLIA1-PDGFβ	酪氨酸激酶	未知
先天性纤维肉瘤/中胚期肾瘤	t(12;15)(p13;q25)	EVT6-NTRK3 (TEL-TRKC)	HLH，酪氨酸激酶	未知
小圆细胞肉瘤	inv 22q	EWS-ZSQ	锌指蛋白	未知

注：bZIP：碱性区/亮氨酸拉链结构域；DSRCT：纤维化小圆细胞肿瘤；ES/PNET：尤文肉瘤/原始神经外胚层肿瘤；HLH：螺旋套螺旋结构。

2. 病毒因素 早在 1908 年 Ellermann 等已证明鸡白血病组织的无细胞滤液可以使鸡感染而产生白血病及红血病。到目前为止，已经证明病毒可使小鼠、大鼠、地鼠、猫、狗、豚鼠、牛以及灵长类等哺乳动物发生白血病。有报道试用病毒疫苗预防猫和小鼠的白血病获得成功。在人类，有报道在体外培养的白血病细胞中发现具有与动物 RNA 肿瘤病毒相同形态以及逆转录病毒特性的 C 型病毒颗粒。近年来，从成人 T 细胞白血病和淋巴瘤患者中分离出人类 T 细胞白血病病毒（HTLV），它是一种 C 型逆转录病毒。在日本人 T 细胞白血病病人的血清中也发现抗 HTLV 结构蛋白的抗体。但目前尚未发现此类病毒与小儿白血病有明确的关系。国内也有报道急性粒-单核细胞白血病细胞的长期培养上清中发现了 C 型病毒样颗粒。因此，病毒在动物中的致白血病作用已经肯定。病毒学说在淋巴瘤的发生占重要地位。EB 病毒（Epstein-Barr virus）感染可能与霍奇金病发病有密切关系。EB 病毒可引起传染性单核细胞增多症，在患者的淋巴组织中可找到 R-S 细胞，患过传染性单核细胞增多症的患儿发生霍奇金病的几率比未患过者高 3 倍左右，而且霍奇金病者血清 EB 病毒抗体滴度增高。1980 年代以后北美、欧洲和日本霍奇金病血清中 EB 病毒 DNA 检出率为 15%～25%。自应用 PCR 技术以来，EB 病毒的 DNA 检出率上升为 40%～60%。通过 PCR 原位杂交技术发现，EB 病毒的 DNA 只存在于 R-S 细胞和单核的霍奇金细胞（H 细胞）内。据北京儿童医院病理科分析，82 例病人标本中，EB 病毒谱基因编码产物潜在膜蛋白（LMP）在霍奇金病中的阳性率占 81.7%，以混合细胞型最高，占 99.9%，其次为淋巴细胞削减型，占 83.3%，结节硬化型占 78.2%，淋巴细胞为主型占 50%。年龄越小阳性率越高，5 岁以下 LAM 阳性率 100%，6～9 岁为 75%，10～14 岁为 62.5%。在电子显微镜下可以看到两种病毒样颗粒。此外，EB 病毒感染还与人类非霍奇金淋巴瘤的发生有关，其中最早证实的是伯基特淋巴瘤与 EB 病毒感染的关系。在中非此病主要发生于3～12 岁的儿童，其地理分布处于南纬 10°和北纬 10°之间，与一定的气候条件有关，该地区气候适于传递此病毒的一种节肢动物的生长，在瘤组织培养中已能分离出 EB 病毒。该地区的伯基特淋巴瘤可占当地儿童肿瘤的半数以上，只有 5%的患者超过 20 岁。通过细胞生物学技术业已证明在伯基特淋巴瘤流行区 98%的肿瘤中可找到 EB 病毒基因组，但在散发的伯基特淋巴瘤中只有15%～20%含有 EB 病毒。流行地区病人针对 EB 病毒衣壳抗原的抗体全部阳性，且滴度高。衣壳抗原抗体阳性的儿童中发生此肿瘤的风险为对照组的 30 倍。目前认为，本病是非洲儿童在婴幼儿期重度和持续 EB 病毒感染、免疫功能受到抑制、癌基因被激活，导致 B 淋巴细胞恶性增殖的后果。B 淋巴细胞的感染受 T 淋巴细胞控制，病毒的核蛋白质如 EBNA-2、EBNA-3 等和膜蛋白 LMP-1 可诱导 B 细胞增殖。

近年来，另一重要发现是成人 T 细胞淋巴瘤病例的病毒病因为 T 细胞白血病淋巴瘤病毒（HTLV-1），这是一种很特殊的逆转录病毒，核心为单链 RNA，外有胞膜，病毒有核心蛋白、胞膜蛋白及酶蛋白三种蛋白。Gallo 等证明，该病毒与以后法国学者 Monlagnier 分离到的 AIDS 病毒类似。但我国的 T 细胞淋巴瘤与 HTLV-I 无肯定关系。研究认为，宿主因素包括遗传因素可能占一定地位。

3. 化学因素 早在 1930 年代就已经证明一些化学致癌剂可以诱发小鼠白血病。人类白血病和苯的关系也有一些案例和流行病学的调查。Ishimura 等分析广岛、长崎原子弹爆炸后白血病人，发现白血病的相对危险性在接触苯或其衍生物者较一般人高 2.5 倍，其他化学物质如农药、亚硝胺类物质等是否可以也引起白血病也已经引起人们的注意，但过早地搬进新装修的住房是否可以诱发白血病尚无定论。在临床应用的药物中的某些抗肿瘤细胞毒药物如氮芥、环磷酰胺、甲基苄肼、VP16、VM26 等，都公认为有致白血病的作用。AML 发生与某些药物治疗如环磷酰胺、鬼臼类药物治疗有关。氯霉素、保泰松等诱发白血病也时有报道。用抗惊厥药物如苯妥英钠治疗的癫痫病人，有的在用药期间发生了霍奇金病，有的在停药数年后发病，此类药物是否对敏感者确有致癌作用，或此类药物应用时是否可致已具有癌前变化的淋巴组织过度增生的问题，有待于进一步深入研究加以证实。有报道认为，表鬼臼毒素类药物如 VP16、VM26 等在治疗白血病的过程中，有发生第二肿瘤的可能性，特别是髓母细胞瘤等。

4. 放射因素　放射因素作为人类肿瘤的致病因素，已经获得确切的证据。经常接触放射性物质的人员以及原子弹爆炸地区人群调查和动物试验都已证明：在一定放射剂量范围内白血病的发生率明显增加。在日本广岛、长崎原子弹爆炸后，在爆炸中心周围的幸存者中，经过 3 年的潜伏期，白血病的发生率逐年增高，到 6～7 年时达到高峰，到 14 年后，该地白血病的发病率仍比日本其他地区的发病率要高，至 21 年后其发病率才恢复到接近于整个日本的水平。另外，在接受放射治疗的病例中也常见到白血病的发生率增加。电离辐射诱发人类恶性肿瘤与否取决于人体吸收辐射的剂量，整个身体或部分躯体受到中等剂量或大剂量辐射后都可诱发肿瘤。然而，小剂量的辐射能否引起白血病，仍无定论，这关键要看小剂量辐射是否能导致 DNA 的损伤。原子弹受害者，曾接受 1Gy 以上辐射的广岛居民及曾因脊柱炎进行照射治疗的病人，淋巴瘤发生率均高于正常人群的 2 倍。临床上曾接受放射及化学治疗的霍奇金病的病人发生第 2 原发肿瘤的几率明显增高，特别是大细胞淋巴瘤。上述结果说明，电离辐射可以诱发恶性肿瘤的发生。

5. 炎症因素　长期慢性炎症可能与小儿肿瘤发生也有一定关系，如小儿结肠和直肠癌的发生被认为是溃疡性结肠炎及多发性息肉症的并发症。其机制可能是长期慢性感染导致 DNA 损伤，再加上患儿存在先天免疫功能缺陷，从而不能监视并杀灭突变的恶性肿瘤细胞。

6. 免疫缺陷　在一些免疫缺陷病人，如 Wiscott-Aldrich 综合征和共济失调-毛细血管扩张症（Ataxia-Telangiectasia）、Chediak-Higashi 综合征等患者中淋巴瘤的发病率较高。先天性无丙种球蛋白血症的病人也易发生此类恶性肿瘤。霍奇金病的病人常伴有细胞免疫功能缺陷，其结合菌素皮肤试验常呈阴性反应，对同种异体移植物排斥能力减低，在植物血凝素刺激作用下，淋巴细胞转化反应减弱，且病人容易感染。此等现象不仅在该病的晚期和治疗后发生，即使未经治疗的局限性（Ⅰ期）病人，也可有明显的细胞免疫缺陷，因此，免疫缺陷对淋巴瘤等各种恶性肿瘤的发病具有重要的病因学意义。近年来证实，受肾移植并用免疫抑制药物治疗的病人，发生肿瘤的可能性比正常人多 200 倍，在这些肿瘤中，约 1/3 是淋巴瘤，大多数是组织细胞型的非霍奇金淋巴瘤（网状细胞肉瘤）。其他器官移植后免疫移植治疗过程中，淋巴瘤发生率也明显高于一般人群，而且原发于淋巴结外的较多，有一组报告高达 69％。一些原发及获得性免疫缺陷病的患者也易发生淋巴瘤和其他肿瘤，尤其同时伴有 EB 病毒感染的病人淋巴瘤发生率更高。亦有报道用硫唑嘌呤治疗自身免疫性疾病而促发淋巴瘤者。

免疫缺陷作为肿瘤发生的病因，可能有它独特的意义。根据免疫学原理，细胞免疫具有重要的免疫监视功能。而人类赖以生存的自然界中存在大量致癌因素可致正常组织细胞发生突变。然而，大多数个体并不发生肿瘤，原因尚未完全阐明。其可能的机制是：机体在多种致癌因子作用下使组织细胞 DNA 发生损伤和基因突变。大多数发生了 DNA 损伤的细胞都将自然死亡而无肿瘤的发生，一些存活下来的细胞可以因为控制细胞周期的机制发生紊乱而导致正常组织细胞突变为肿瘤细胞，但此时大多数肿瘤细胞仍可因机体完善的免疫监视功能使这些肿瘤细胞无法呈优势生长而逐渐发生凋亡，只有那些突变的组织细胞表面不存在能被具有监视功能的细胞毒T淋巴细胞（CTL）所识别时，或病人存在细胞免疫缺陷，免疫系统不能杀灭肿瘤细胞时，肿瘤细胞才能逃避CTL细胞的监视而导致肿瘤的发生。

综上所述，小儿恶性肿瘤的病因尚未完全阐明，遗传背景、病毒感染、电离辐射、化学毒物、免疫缺陷等都与肿瘤的发生有一定的关系。上述一种或一种以上因素作用于组织细胞导致细胞DNA损伤并发生细胞突变，并当免疫系统存在免疫功能缺陷或免疫系统对自身突变细胞失去免疫监视功能时，肿瘤便在该病人体内发生了。

（汤永民）

参考文献

1. George Stamatoyannopoulos，Philip W Majerus，Roger M Perimutter et al. The Molecular Basis of Blood Diseases. 3rd edition. Singapore：Harcourt Pte Ltd. 2001
2. Philip A Pizzo，David G Poplack. Principles and Practice of Pediatric Oncology. 4th Edition. Philadelphia：Lippincott Williams & Wilkins. 2002
3. 胡亚美，江载芳 主编. 实用儿科学. 第7版. 北京：人民卫生出版社，2002

第 4 章　儿童恶性肿瘤生物标志物与筛查

儿童肿瘤虽然多为胚胎型肿瘤，发病年龄较早，但其仍然有一个由正常细胞向肿瘤细胞、由正常细胞表型（phenotype）经癌前期、原位癌向肿瘤细胞演变的过程。在这过程中，细胞内的表型及基因型（genetype）均可发生不同程度的改变。这种能反应细胞恶性演变的各个阶段的细胞表型和基因型的特点或特征，可统称为肿瘤标记（tumor markers）。这种儿童恶性肿瘤的生物标记物，对其诊断、肿瘤活性制定、预后判断、治疗监测、肿瘤筛查等均有十分重要的意义。

一、概述

自 19 世纪中叶，临床生化发现 BJ 蛋白以来，随着生物化学、组织化学、免疫生化、细胞遗传、分子遗传等新技术的迅速发展，一系列的肿瘤标志物被发现，并在肿瘤诊治中发挥越来越重要的作用。几个阶段的肿瘤标志物具有显著作用：20 世纪初肿瘤的异位激素及促性腺激素的发现与临床应用；20 世纪中期的儿童肿瘤患者血清中的 LDH 等酶类标记物的异常增高；20 世纪后期的肿瘤遗传标志和甲胎蛋白在儿童肝脏恶性肿瘤和生殖细胞肿瘤中的诊断价值；20 世纪后期 VMA 在神经母细胞瘤的诊断及分子生物肿瘤标记物的广泛应用，使儿童肿瘤标志物的研究日益深入。

肿瘤标记物多在肿瘤组织产生并可以反映肿瘤存在于宿主的那些化学分子。要达到肿瘤标志物的要求，一般有如下特点：①该肿瘤标志物为肿瘤组织或细胞特有，而不存在于正常组织，并可应用定性或定量的方法可检测；②肿瘤细胞可释放一定量的该肿瘤标志物入体液，可被用一定的方法进行定性或定量检测；③肿瘤标志物的含量和肿瘤生长速度或活性有相关关系，以使这种检测可以反映肿瘤生长状况及指导治疗和作为预后检测。

鉴于以上概念，肿瘤标志物尽管研究甚多，但能被临床广泛应用的仍然相对较少。因为众多肿瘤标志物，经过临床应用评定后，可分为如下状况：①肿瘤标志物无临床应用价值；②肿瘤标志物的临床评估资料过于分散和差异过大，不能客观总结；③肿瘤标志物与肿瘤有一定相关性，但机制和作用尚待研究，暂时无法作为临床应用标准；④肿瘤标志物与肿瘤深入特性密切相关，有一定临床意义，但评定标准待定；⑤肿瘤标志物有明显临床价值，但尚不能作为单一指标特异判断；⑥肿瘤标志物具有显著应用价值，能独立决定临床意义，并有明确的检测评估标准。

应当客观承认，临床上大多数儿童恶性肿瘤标志物，往往是在一种肿瘤中有多种肿瘤标志物；而某一组织的标志物在多种肿瘤存在；只有一些具有特异性的肿瘤标志物对早期诊断、鉴别诊断、治疗预后有指导价值。

二、儿童常见肿瘤标志物

儿童肿瘤患者由于肿瘤重量和体重之比往往大于成人，其肿瘤标志物的检测往往亦较成人更为敏感，更具有临床意义。本章重点介绍在儿童恶性肿瘤应用较多，有特异性临床意义的几个肿瘤标志物：

（一）儿茶酚胺代谢物

1975 年 Mason 报告纵隔神经母细胞瘤患儿尿中儿茶酚胺增高以来，诸多研究已证实神经母细胞瘤虽由胚细胞组成，但具有合成、分泌、排泄儿茶酚胺的功能。复旦大学附属儿科医院曾应用荧光观察经 SPG 溶液处理的神经母细胞瘤组织，发现组织中存在蓝绿色特异性荧光，证实肿瘤组织中的神经分泌颗粒与儿茶酚胺代谢有关。儿茶酚胺代谢提示：儿茶酚胺的合成，在周围神经的交感干中由细胞纤维的线粒体完成，储存于囊泡，在儿茶酚胺氧位甲基转移酶（COMT）及单胺氧化酶（MHO）的催化下，以甲氧基-羟基-苯基-乙二醇（MHPG）的形式释放到循环中，再转化为香草扁桃酸（VMA）或高香草酸（HVA），从尿中排出。

交感神经细胞呈恶性增殖时，儿茶酚胺常旺盛代谢或降解异常而使儿茶酚胺异常分泌，虽然由于进入血液循环的儿茶酚胺大多已代谢失活，不能与瘤外组织的受体结合，临床上很少有儿茶酚胺分泌过多的临床表现，但尿中 VMA、HVA 及其前体物质 MHPG 常有异常升高，成为神经母细胞瘤诊断的重要手段。

有学者在正常儿童尿 VMA、HVA 测定值的分析基础上，提出婴儿期、幼儿期、学龄前期、学龄期儿童有一定差异。神经母细胞瘤患儿尿 VMA 和 HVA 检测及血清 VMA、HVA 及 MHPG 检测均提示与神经节细胞瘤、其它恶性肿瘤及正常儿童有显著差异，而且在神经母细胞瘤的各临床分期和动态观察儿茶酚胺代谢产物变化，均提示 VMA、HVA 在Ⅲ、Ⅳ期神经母细胞瘤往往测定值高于Ⅰ、Ⅱ期患儿，手术后 2 周以后常可明显减少，而复发或转移患儿常可有复升，被认为对神经母细胞瘤的诊断、监测、预后评估有重要的临床意义。

（二）甲胎蛋白

是一种细胞分泌性糖蛋白，其可分成游离型（分泌型）和结合型（非分离型），分别存在于体液和细胞质内。

在人体生理条件下，甲胎蛋白在卵黄囊的内胚层细胞和胚肝、新生肝细胞中高度表达。随着胚胎发育和新生儿出生，甲胎蛋白表达逐渐降低。

在病理状态下，肝细胞损坏后再生、原发性肝细胞肝癌、肝母细胞瘤、畸胎瘤，均可使甲胎蛋白异常表达，导致体液中甲胎蛋白异常升高。

（三）激素类肿瘤标志物

激素类肿瘤标志物主要是指正常情况下不产生激素的细胞在恶变形成肿瘤细胞后会分泌的异常激素。不同肿瘤也可分泌同一种异常激素。肿瘤切除后异位激素往往消失，或下降到正常水平。

儿童肿瘤中，以人体促绒毛膜性腺激素、雌激素在一些功能性肿瘤的表达最易。如卵巢颗粒细胞瘤、含滋养叶组织的畸胎瘤、尿和血清中的 HCG 常可增高，并往往伴有性早熟的症状出现。

（四）神经元特异烯醇化酶（NSE）和 S-100 蛋白

NSE 又称 14-3-2 蛋白，是神经原胞浆内的一种酶蛋白，能加强糖酵解的过程。NSE 抗体血清对标记胚胎期的神经元，尤其是小儿常见的神经母细胞瘤有一定价值，但在其它神经系统的良性肿瘤，如神经节细胞瘤、神经鞘瘤、星形细胞瘤中也可有表达；S-100 蛋白具有多种蛋白质的抗原特性。其检测虽对区别神经性肿瘤和非神经性肿瘤有一定价值，但缺乏特异性。

（五）MYCN 基因扩增

MYCN（N-myc）基因对神经母细胞瘤的调节作用较为肯定，该基因定位于 2 号染色体的 2p23 和 2p24，在神经母细胞瘤的扩增表达可达 30%以上，这些扩增的基因多定位于 DM 和 HSR 区，基因扩增可达 3～300 倍。研究表明：MYCN 基因通过调控蛋白合成而作用于肿瘤细胞的增殖过程。

大量报道证实，MYCN 基因扩增的神经母细胞瘤往往预后差，多属Ⅲ、Ⅳ期，而Ⅰ、Ⅱ期和Ⅳs 期中也有 5%～10%的神经母细胞瘤有 MYCN 基因扩增，其往往进展迅速、预后不良。资料表明：无论哪一期神经母细胞瘤，只要伴有 MYCN 基因扩增，则预后较差。日本学者提出以 MYCN 扩增 10 倍为临床预后不良和积极治疗的参考指标。

（六）神经生长因子和神经肽

神经母细胞瘤的发生与神经分化密切相关，这种由交感神经元细胞、神经母细胞向神经节细胞分化，或异常分化成神经母细胞瘤或神经节母细胞瘤的过程，往往由某个或某几个配体-受体通道所调控。

神经生长因子（NGF）及其受体目前被认为对神经母细胞瘤的增殖、分化、成熟的调控起着重要作用。除了 NGF 外，脑源性神经营养因子（brain-derived neurotropic factor，BDNF）、神经亲和因子 3（NF-3）、神经亲和因子 4 / 5（NF-4/5）及其受体与神经母细胞瘤分化、生长相关的体外实验报道甚多，与其相关的 NGF 低亲和性受体（low-affinity NGF receptor，LNGFR）在神经母细胞瘤形成过程的作用被强调。

近年，有关三个酪氨酸激酶受体基因（TRKs）与神经生长因子的相关关系被认为与神经母细胞瘤的发生、预后密切相关。TRK-A 基因上存在着 NGF 高亲和性受体的密码，NGF 通过其受体结合而抑制神经母细胞瘤生长和促进肿瘤分化。TRK-A 的高表达常提示神经母细胞瘤的生物活性和临床表现均预后较好，多见于 1 岁以下、Ⅰ、Ⅱ期和Ⅳs 期患儿；TRK-C 的表达意义与 TRK-A 相似，但在神经母细胞瘤的表达率明显低于 TRK-A，仅 25%左右；而 TRK-B 基因密码与 BNDF 有关，刺激细胞生长和神经突触呈分泌状态，其作用与 TRK-A、TRK-C 相反，它在神经母细胞瘤分化过程中呈低表达，TRK-B 的表达往往提示神经母细胞瘤处于增殖状态，并可削弱宿主的分化潜能，常常提示预后不良。

（七）WT1 基因

细胞遗传学通过对 WAGR 综合征患者染色体结构缺失的分析，发现与发病有关的基因涉及 11 号染色体短臂（11p）。虽然不同病人的 11p 缺失范围变化很大，但都有一个共同的缺失部分即 11p13，提示该部位的基因突变与肾母细胞瘤的发生有关。随后有研究报道大约 1/3 的非遗传性肾母细胞瘤患者发生了肿瘤特异性的 11p 的 DNA 杂合性丢失。进而有人发现一例散发性单侧肾母细胞瘤病人存在 11p13 的 DNA 片段纯合性缺失，从而进一步提示肾母细胞瘤基因位于 11p13 区域。1990 年，同时有 3 个研究小组在这一区域分离克隆出这个基因，并命名为 WT1 基因。

WT1 基因含有 10 个外显子，其 cDNA 长度为 1347bp（即 449 个氨基酸密码）。研究表明，WT1 基因可转录 4 种不同版本的 mRNA，这 4 种 mRNA 变异体在同一个体的正常肾和肿瘤中表达的比例相同。WT1 基因编码的蛋白质称 WT1 蛋白。WT1 蛋白有两个结构区：羧基端含有 4 个锌指结构，是该蛋白质与靶基因调节区结合的部位；氨基端富含脯氨酸、谷氨酸、丝氨酸、甘氨酸，具有转录因子的结构特点，是该蛋白质的转录调控区，具有转录抑制活性。研究证实 WT1 蛋白是一个转录调节因子，它能抑制某些细胞增殖因子基因的表达，如早期生长反应因子Ⅰ（EGR-Ⅰ）、类胰岛素生长因子Ⅱ（IGF-Ⅱ）和转化生长因子

β1（TGF-β1）等。此外，WT1基因还能抑制N-myc等促癌基因的表达。而这些基因都被认为与细胞增殖和肿瘤发生有关。WT1基因的功能就是通过调控这些基因的转录而调控细胞生长，抑制其过度增殖。如果WT1基因功能丧失，则可能导致细胞过度增殖而发生肿瘤。

WT1基因表达的组织范围很窄，经Northern印迹分析，仅在胎儿肾脏、性腺、子宫和脾脏中测出WT1的转录产物。WT1在胚胎肾中的表达水平很高，但仅限于后肾胚基细胞、肾小囊和肾小球上皮细胞中，而在成熟肾组织中的表达却很低。原位杂交中发现，在后肾胚基细胞向上皮细胞分化的过程中有WT1 mRNA的高表达，成熟上皮细胞中则不再表达WT1 mRNA。在胎儿生殖嵴和性腺非生殖细胞中也有WT1表达，而Denys-Drash综合征患者的肿瘤细胞中绝大多数存在WT1基因的突变。这些研究表明WT1基因还有促进分化的功能，在胚胎肾和性腺发育中有重要作用。可以推断，如果在胚胎肾胚基细胞分化过程中WT1的表达发生障碍，就可能导致胚基细胞分化停滞，这些分化停滞的胚基细胞如果未能退化消失则可形成肾源性剩余。

WT1基因突变的类型有缺失、插入、无义突变和错义突变等。在散发性肾母细胞瘤中，WT1基因突变并不常见，文献报道突变发生率仅10%～15%，且突变方式多为缺失和无义突变。在Denys-Drash和WAGR综合征等遗传型肾母细胞瘤病人中则绝大多数存在WT1基因的结构突变。前者几乎都是点突变，其中第9号外显子中编码第394个氨基酸的密码子为突变热点；后者以大片段缺失为主。突变的结果都是产生无功能的蛋白质，即失去促进分化和抑制增殖的功能，导致泌尿生殖系统发育异常和肾母细胞瘤发生。在散发性肾母细胞瘤的发生中，除WT1基因的结构突变外可能还有其它机制起作用，有文献报道WT1表达的4种mRNA变异体的相对比例失衡在散发性肾母细胞瘤的发病中有重要作用。

总之，WT1基因已被确认为肾母细胞瘤的抑癌基因，它在胚胎肾和性腺分化发育中具有重要作用，其结构突变或功能异常在肾母细胞瘤的发生中起重要作用。

（八）FLI和EWS基因

在近几十年中，由于细胞遗传学和分子遗传学技术的应用，诊断软组织肿瘤的染色体异常取得了突飞猛进。如在腺泡样横纹肌肉瘤中可检测到非随机的染色体异常和基因融合〔t(2;13)(q35;q14)〕，黏液样脂肪瘤中可检测到t(12;16)(q13;p11)的易位，血管外皮瘤具有t(12;19)(q13;q22)移位的特点等等。同样，在ESFT亦可检测到染色体的异常。85%的ESFT具有t(11;22)(q24;q12)易位，10%～12%的ESFT表现为t(7;22)(q22;q12)易位，极少的ESFT表现为t(2;22)，t(7;22)及t(17;22)的易位。

t(11;22)中的基因最近已被克隆和定性，重组位点位于22号染色体的EWSR1区和11号染色体的EWSR2区。EWSR1区位于22号染色体新发现的EWS基因上。而11号染色体的EWSR2区包含了ets原癌基因超家族的一亚族成员，与鼠FLI1具有97%的同源性。FLI1基因的C末端与EWS的氨基末端融合而导致染色体易位的发生，由于融合而改变了FLI1的转录活性，融合基因的产物蛋白能使NIH3T3成纤维母细胞的培养株转化，而单独的FLI1和EWS基因是不具有这一功能的。

同样在t(21;22)中，22号染色体的EWS基因与21号染色体的ERG基因融合，产物蛋白同样能转化成纤维母细胞。同时应用RT-PCR和FISH技术检测有无EWS-FLI及EWS-ERG融合基因的存在已成为诊断ESFT的重要方法。

（九）P53基因

在人癌症中发现的最常见的突变是P53基因，一般认为它是肿瘤抑制基因。在所有癌肿中，均广泛存在此突变的P53基因，这种突变集中发生在此基因突变阶段。已证明：密码子 245，248 及 252 与儿童肿瘤关系特别密切，而在 Li-Fraumeni 家族性癌症易诱发综合征，其中包括儿童中最易诱发横纹肌肉瘤及其它肿瘤中的 P53 基因突变即发生在这些部位。在其它有这种等位基因丢失的儿童常见肿瘤有：非洲淋巴瘤，L3 型 B 细胞性急性淋巴细胞白血病。而相反，虽 17p 序列缺失的几率极高，但无 P53 突变，肾母细胞瘤亦无 P53 突变，但间变型则有此突变，从而提示 P53 在预后不良型间变型肾母细胞瘤中起一定作用。

关于 P53 本身是不是儿童肿瘤的病因，且与特定类型的肿瘤间有无强烈的相关性，争论很大，并不常规用于作为诊断肿瘤。但在治疗前，常以 P53 检测的资料，以利于对肿瘤方案的选择及评估。目前常用抗 P53 抗体来检测，但有一定的假阳性或假阴性率，但通过这一功能基因检测方法，间接证实此基因有突变，方法较简单而快捷，可广泛应用于临床。

三、儿童恶性肿瘤的筛查

早期发现肿瘤病例主要靠筛查措施。筛查（screening）是指用快速的试验、检查或其他方法，将表面健康的人区分为可能患病者（试验阳性）和可能无病者（试验阴性），对未被识别的疾病的发现提出推断的依据。筛查试验不具有诊断意义。筛检阳性者必须经医生进一步诊断。对整个人群进行筛查即普查。筛检和普查是医生到人群中去寻找可疑病人，而早期诊断是对可疑病人的进一步确诊，或病人来找医生时及早予以确诊。

选择筛检的肿瘤有以下一些条件：①该肿瘤在普查对象中发病率较高，危险较大。不普查有生命威胁，而查出来可挽救生命。②肿瘤的自然史比较清楚，无症状，肿瘤局限的时间应该较长，使诊治有足够的时间。③早期诊断后有有效的治疗手段。筛检所用的试验方法首先必须是特异性高，不会轻易将没有癌症的诊断为癌症（假阳性）；其次要求是敏感，大部分癌症病人能被诊断出来（假阴性率低），两者结合称筛检方法的有效性 。此外，一个好的筛检方法要求有一定的重要性和可靠性，即方法要精，器具要灵。

目前在小儿肿瘤中应用的主要是神经母细胞瘤的尿 VMA 筛查。神经母细胞瘤是小儿颅外最常见的恶性实体瘤，许多患儿在发现肿瘤时已肿块巨大，侵及周围神经血管或有远处转移，因此恶性程度高，治疗棘手，预后差。但神经母细胞瘤又是恶性肿瘤中最常见的有退化趋向的肿瘤，而且 1 岁之内若及时治疗，无瘤生存率和预后甚佳。故在新生儿时期进行筛查，可提高神经母细胞瘤的检出率，以提高其治疗效果。中国医科大学第二临床医学院用 spot 法对 50350 例健康婴幼儿作尿液 VMA 定性筛查，高效液相色谱定量筛查。结果发现无症状的神经母细胞瘤 3 例，经手术切除病理证实。无病存活已 9 年。

有不少统计显示存在地区和人种上的高发或少发情况，但尚难肯定是与环境有关还是与遗传有关。如白血病在黑色人种少发，而在土耳其安哥拉是多发的，且急性粒-单核细胞白血病极多，占到 34%，一般仅 4%；恶性淋巴瘤在日本少发，而在中非多发伯基特淋巴瘤；霍奇金病在日本也少发；神经母细胞瘤在中非是少发的；视网膜母细胞瘤在印度次大陆和以色列有非常高的发病率；肾母细胞瘤和尤文瘤在日本少发，尤文瘤在中国、朝鲜和黑色人种中也少发；皮肤癌由于有着色性干皮病而在北美洲是高发区（占到全部肿瘤的 14%）；睾丸癌在黑色人种和日本少发；而松果体瘤（精源性）在日本高发，比美国要高 12 倍。

不同年龄的小儿瘤种也有不同。婴儿以“内胚窦癌”及“神经母细胞瘤”为主，一岁以后出现白血病、脑瘤，以后除了“神母”外，以 Wilms 瘤、淋巴瘤、肉瘤及眼瘤等为主；学龄以后，上述肿瘤少见而以骨瘤、霍奇金病等为主，6 岁为小儿恶性肿瘤发病高峰，12 岁为小儿恶性肿瘤死亡高峰。

针对上述情况，小儿肿瘤的发病有一定的好发地区和好发年龄，故对高危人群的监控筛查，关键在于管理，包括：①进行全国性范围的肿瘤登记制度，包括年龄、病种、发病部位、家族史及预后情况等；②采取积极有效的措施，如免疫接种，公共卫生服务，健康检查等，预防疾病发生或早期筛查肿瘤；③加强孕产妇的产前教育，产前检查及产时保健和新生儿保健；④各种防癌组织分工：学术组织（学会）从个体发展为单位，由集体到全国；行政协会（工作委员会）有法律性，权威性，制度性；开展小儿外科防癌保健门诊，对高危人群进行防癌随诊，提高早期诊断率；群众社团（协会），可有定期或不定期甚至长期的患儿会、家长会、自愿者宣传协会。

寻找快速简单的筛查措施和增强高危人群的监控，目的是为了早期发现肿瘤，以采取相应的措施，以期提高肿瘤患儿的生存质量和生存率，这就需要辅以积极有效的治疗措施。以外科手术争取安全全部切除癌前病变，搞清解剖，研究无血剥离，选择性切除，保存器官，或以微创外科（目前尚只限于不可全切之肿瘤）切除及活检、定级与复检，配合内科化疗的外科技术，如插管、骨髓移植等技术，都要更加安全、简单、方便。也可以放疗，深入开发高针对性与选择性放疗、扩大开发远距离聚焦治疗、扩大开发影像介入治疗。也有以选择简化、安全、高效药物使用化疗方案、改良小儿长期给药渠道、简化毒性与疗效控制。其他还有物理疗法、免疫疗法、精神与社会疗法、基因工程疗法等，例如细胞毒引入淋巴细胞，抗瘤基因引入瘤细胞，T细胞免疫接种，端粒酶控制生长，自杀疗法与细胞凋亡，反义基因治疗等，为早期筛查后的诊治提供了良好前景。

（高解春）

第 5 章 小儿肿瘤病理学概况

目前小儿恶性肿瘤已成为小儿死亡的主要原因之一。小儿恶性肿瘤与成人比较有其不同的特点。了解这些特点，对于诊断、治疗等是十分必要的。

在年长婴儿和小儿肿瘤，儿科病理医生起着诊断和研究的重要角色，婴儿和小儿的肿瘤与成人差别明显，临床表现独特，因此需要特殊的治疗方案。当今，光镜检查是肿瘤诊断的开始，而不是结束。细胞遗传学、流式细胞计数、电镜和分子病理检查在许多小儿的恶性疾病的分型中常规应用。儿科病理医生有责任对每个肿瘤进行适宜的评价。

第一节 小儿恶性肿瘤的发病率

随着医学科学的发展、小儿传染病的有效控制，小儿肿瘤发病率相对增高，小儿肿瘤的实际发病率也有所增加。我国尚缺乏小儿肿瘤发病率的全国统计资料。

小儿恶性肿瘤临床发病率及类型与成人恶性肿瘤对比，有明显的不同，见表 5－1。

表 5－1 1992 年上海小儿恶性肿瘤类型与成人类型对比

小儿恶性肿瘤		成人恶性肿瘤	
名称	%	名称	%
白血病	37.50	肺癌	19.81
脑瘤	21.40	胃癌	17.44
胚胎性肿瘤	15.10	乳癌	15.86
肉瘤	8.20	肝癌	9.58
恶性淋巴瘤	8.00	肠癌	6.32
性腺肿瘤	4.10	白血病	1.72
其他	5.70	其他	19.27
共计	100.00	共计	100.00

小儿最常见的恶性肿瘤为急性白血病、非霍奇金淋巴瘤、霍奇金淋巴瘤和中枢神经肿瘤。最常见的实体瘤为神经母细胞瘤、肾母细胞瘤、横纹肌肉瘤和视网膜母细胞瘤。

儿童恶性实体瘤约占小儿恶性肿瘤的 30%。处理这些肿瘤的方法，如联合用药治疗，取得较大的成功，已被广泛地应用于其他肿瘤的治疗，也包括成人实体瘤。另外，通过研究这些肿瘤获得了肿瘤遗传学和生物学的知识。

第二节 小儿肿瘤的分类

目前儿童肿瘤倾向于联合应用三种分类方法，即依据原发部位、组织形态和已知的组织起源。这一分类有某些重复，因为某些肿瘤可起源于不同的组织或器官。然而，在儿童，各个器官与肿瘤常有显著固定的联系，如肾母细胞瘤与肾脏，神经母细胞瘤与交感神经组织，肝母细胞瘤与肝脏，等等。因此，儿童肿瘤分类方法在实践上可以行得通，所产生的问题仅是那些可起源于几个不同组织的肿瘤，如恶性淋巴瘤，解决这一问题的方法是将其归在一起。

儿童恶性肿瘤可分为两大类

一、胚胎性肿瘤

髓母细胞瘤 （medulloblastoma）
髓上皮瘤 （medullo-epithelioma）
视网膜母细胞瘤 （retinoblastoma）
神经母细胞瘤 （neuroblastoma）
生殖细胞瘤 （germinoma）
恶性畸胎瘤 （malignant teratoma）
卵黄囊瘤 （yolk sac tumor）
肾母细胞瘤 （nephroblastoma，Wilms' tumor）
肝母细胞瘤 （hepatoblastoma）
横纹肌肉瘤 （rhabdomyosarcoma）
间叶瘤 （mesenchymoma）

二、含类似于组织成分的肿瘤

星形细胞瘤 （astrocytoma）
室管膜细胞瘤 （ependymoma）
少突胶质细胞瘤 （oligodendroglioma）
脑膜瘤 （meningioma）
神经纤维瘤和神经鞘瘤 （neurofibroma and neurilemmoma）
癌 （carcinomas of the ）
　肾盂癌 （renal pelvis）
　肠癌 （bowel）
　皮肤癌 （skin）
　内分泌癌 （endocrine glands）
　胆管癌与肝细胞癌 （bile ducts and liver cells）
　涎腺癌 （salivary glands）
肉瘤 （sarcomas）
　纤维肉瘤 （fibrosarcoma）
　平滑肌肉瘤 （leiomyosarcoma）
　血管肉瘤 （haemangiosarcoma）

脂肪肉瘤 (liposarcoma)

骨肉瘤 (osteosarcoma)

有一些肿瘤不能归入以上两大类，例如：骨尤文肉瘤（Ewing's tumor of bone），神经外胚层肿瘤（neuroectodermal tumor），淋巴瘤（lymphoma）。

小儿肿瘤大部分为肉瘤，若除外白血病，超过90%的小儿肿瘤来源于间质细胞。成人常见的上皮性肿瘤，在小儿相对来说少见得多。

第三节 小儿肿瘤良恶性的组织学诊断

肿瘤良恶性的区别主要由以下两个方面：①组织图像；②单个肿瘤细胞的结构（包括超微结构），有时包括细胞外产物。

1. 组织图像

决定肿瘤良恶性的通常标准见表5-2，然而应用于儿童肿瘤，这些通常的标准并不总是有效的。

表5-2 良恶性肿瘤的组织学特征

	良性	恶性
结构	规则，类似于起源的组织	不规则，混乱，与起源组织有异形，失去正常的极性，分泌物有积聚
生长方式	慢，常常呈膨胀性生长，压迫邻近组织	通常快，浸润大于压迫邻近组织
转移	无	通常发生于肿瘤生长的某个阶段
坏死	不常见	常见
血供	轻度增生，血管形态正常	增加，血管常扭曲和脆弱
炎性反应和纤维增生	不常见	常见
提示恶性的细胞学形态：		
细胞多形性		异常核分裂象，如三极核分裂，畸形核
细胞间变		分裂，碎片核分裂
细胞极性消失		细胞功能异常（如组织化学异常）
核仁/核比例增加		
核分裂象增加		
核染色质深染，不规则和染色质团聚		
核/浆比例增加		

(1) 结构

组织病理学家通过组织图像来认识肿瘤，而决定肿瘤的良恶性及恶性程度，更依靠细胞学形态。然而，组织图像有时则有助于区别良恶性，如区别纤维肉瘤及纤维瘤病、腺癌及腺瘤。在纤维肉瘤，即使分化良好，成交叉束状细胞排列，呈人字形花呢样结构或冷杉树枝状。相对照，即使细胞十分丰富，儿童纤维瘤病也无这样规则的图像。事实上，儿童纤维瘤病有时比纤维肉瘤细胞更丰富。

在肾上腺皮质肿瘤，肿瘤细胞是否存在像正常肾上腺样的索状排列，在决定是腺瘤或腺癌时是至关重要的，失去细胞柱是有重要意义的特征。这特别重要是因为腺瘤中常见畸异细胞，核不规则，巨大，染色质深，易误诊为恶性细胞。这种细胞学特性也见于其他内分泌肿瘤，如甲状旁腺、垂体和胰腺（胰岛细胞瘤）。

胚胎性肿瘤常通过其组织图像来辨别。但当肿瘤无特征性图像时，可能无法正确诊断，此时需寻找肿瘤细胞分化的痕迹。如横纹肌肉瘤的肌纤维，恶性黑色素瘤的黑色素颗粒。此时，细胞的分化替代组织的分化而得出诊断。电镜、免疫组化在这些情况下十分有帮助。

（2）生长方式

某些小儿恶性肿瘤的生长方式膨胀性大于浸润性；另一方面，一些非恶性的情况，边界十分不清和浸润至邻近部位。因此，与通常的良性/有包膜，恶性/浸润性形式相反。膨胀性生长、假包膜恶性肿瘤的例子为肾母细胞瘤和某些肝母细胞瘤。而良性情况却有浸润边缘的例子为纤维瘤病、骨嗜酸性肉芽肿、血管瘤（尤其在婴儿病例）、节细胞神经瘤和某些错构瘤、迷芽瘤。

浸润包膜、静脉或淋巴管有时是分化良好肿瘤唯一的恶性表现，如甲状腺癌或肾上腺皮质癌。

生长速度常是恶性的可靠指标，但化疗可显著地阻止恶性肿瘤的生长。

淋巴瘤、泌尿-生殖道的胚胎性横纹肌肉瘤和大多数中枢神经系统肿瘤局部浸润十分常见。

恶性畸胎瘤、骨肉瘤和某些软组织肉瘤如纤维肉瘤局部扩散相当普遍；横纹肌肉瘤的局部复发偶尔是由于原发肿瘤切除不适当之故。

（3）转移

小儿肿瘤一般按照经典的途径扩散，可是有一些显著的例外和变化。

淋巴结转移在胚胎性肿瘤，尤其是神经母细胞瘤和肾母细胞瘤中十分常见，事实上，小儿 4 种常见的腹腔肿瘤（肾母细胞瘤、神经母细胞瘤、淋巴瘤和横纹肌肉瘤）都很易扩散到区域淋巴结。肝母细胞瘤很少侵犯淋巴结，但可直接侵犯肺脏；而肝癌常常有淋巴结转移，即使原发灶为隐灶癌也是如此。

小儿软组织肉瘤 1/3～1/2 有区域淋巴结扩散，有时扩散发展得相当早。

小儿肿瘤血源性播散是最常见的和显著的途径，事实上肺脏总是其转移的部位。某些肿瘤，尤其是肾母细胞瘤，侵犯大静脉并在其中增生，产生肉眼可见的肿瘤团块和血栓，这些肿瘤可以崩解而形成栓子。然而大多数肿瘤侵入血管只能镜下所见。神经母细胞瘤通常转移发生得很早，原发肿瘤相当小而转移却广泛。神经母细胞瘤极少转移至肺，因此肺实质转移事实上可以排除这一肿瘤是神经母细胞瘤，然而神经母细胞瘤可侵犯和转移到脏层和壁层胸膜。

一般静脉侵犯导致首先是肺转移，然后播散到骨，第三是其它组织。然而，小儿恶性肿瘤除了晚期骨转移不常见。神经母细胞瘤是例外，骨和骨髓的侵犯占有相当的比例。横纹肌肉瘤偶尔有骨转移，而其他部位没有转移。因而，除了神经母细胞瘤，骨髓活检作为小儿实体瘤的辅助诊断价值是有限的。

骨尤文肉瘤转移的形式也较特别，其他部位如肺脏未见转移，却孤立地转移至另处骨并不罕见。同样情况偶尔发生于骨肉瘤。当然也可能是多灶性起源的表现。

中枢神经系统肿瘤扩散到颅腔外罕见；偶尔髓母细胞瘤有报道，然而通常是人为所致。例如脑室-心房分流可将肿瘤细胞带入体循环。同样，视网膜母细胞瘤偶尔有广泛播散，但通常发生在侵犯脑外组织，随后侵犯体静脉系统。偶尔，恶性星形细胞瘤可转移至颅外；此种情况仅发生肿瘤已扩散至脑膜，可经脑膜静脉转移。髓母细胞瘤、室管膜瘤和某些恶性星形细胞瘤，最常见的是局部扩散至脊膜。

(4) 坏死

坏死通常是恶性肿瘤快速生长的可靠指标，但也有例外，例如，一部分肾母细胞瘤可达相当大的体积，而没有坏死和出血，因此肿瘤切面呈一致的外观。另一方面，小儿某些良性肿瘤有相当部分易于坏死，显著的是骨嗜酸性肉芽肿。坏死和变性在小脑星形细胞也十分常见，这并不表示肯定为恶性倾向。

坏死是肿瘤血管破裂或阻塞的结果，一般恶性肿瘤血管壁薄，扭曲，动脉瘤样易于损伤。某些肿瘤，尤其是大脑肿瘤，肿瘤动脉血管内皮增生可导致坏死。坏死也可引起钙化，例如神经母细胞瘤，偶尔肾母细胞瘤和某些星形细胞瘤。放射学上钙化是坏死的一个直接表示，因此提示恶性可能。

(5) 炎性反应

宿主对肿瘤的炎性反应表现为肿瘤边缘区的淋巴细胞浸润，这种炎性反应是皮肤肿瘤的特征性表现，但在小儿其他实体瘤中十分不明显。神经母细胞瘤中淋巴细胞集聚较普遍，神经母细胞瘤易于淋巴结转移，因此这些淋巴组织很可能是肿瘤侵犯淋巴结残存的组织。

2. 恶性的细胞学指标

细胞核和细胞浆的形态对肿瘤恶性程度的估计是十分重要的。表 5-2 所列典型的表现对决定肿瘤良恶性是有用的，但这更适用于普通病理。一般而言像成人肿瘤一样，可用这些类似的标准来衡量儿科肿瘤，但每一类表现均有例外。

(1) 核分裂

儿童肿瘤常见高核分裂象，尤其在婴儿，不应将其视为恶性。例如，幼年性纤维瘤病，浸润性毛细血管瘤。另一方面，在大小孩（超过 2 岁）核分裂数却有助于良恶性的诊断，尤其对脑肿瘤而言。

抗肿瘤药物如长春新碱的使用可增加核分裂数，这时不应将这作为肿瘤恶性的指标。

(2) 核多形性

多形性核偶尔见于某些良性肿瘤，典型的例子是肾上腺皮质、甲状旁腺和胰岛的腺瘤。在这些肿瘤中多形性是变性的结果，但其原因尚不清楚。

(3) 核仁

某些儿童肿瘤细胞可见明显的核仁，一般而言这是恶性的指标，例如在网状细胞肉瘤、滑膜肉瘤、某些横纹肌肉瘤和恶性黑色素瘤中。巨大畸形嗜酸性核仁，似病毒包涵体，是霍奇金淋巴瘤的突出表现。

梭形细胞痣或上皮样细胞痣可见非常明显的核仁，此核仁也可见于细胞丰富的蓝痣，不应将这视为恶性。

肿瘤的良性、恶性区分并非是绝对的，从良性肿瘤到高度恶性肿瘤之间存在着不同程度的良恶性阶梯。交界性肿瘤是客观存在的，已被广大病理学家所接受，并应用于病理诊断工作中。

第四节 小儿胚胎性肿瘤的病理特点

Wills 早已给胚胎性肿瘤一个清楚的描述。其中大多数很容易见到占优势的似胎儿早期分化和生长的组织或器官的未成熟成分。虽然毫无疑问为恶性，这些肿瘤很像快速生长的胎儿组织，因此认为在胎儿器官生长的关键阶段，产生错误的分化。

胚胎性肿瘤也可从其生长的部位及外表来辨认。但某些肿瘤的鉴别诊断却十分困难，尤其当肿瘤细胞只有很少、甚至没有分化时，这些细胞看上去都十分相像，例如，细胞较大，核分裂活跃，核染色质浓染，胞浆稀少。电镜检查、免疫组织化学等有助于这些肿瘤的鉴别。

胚胎性肿瘤与一般恶性肿瘤相比，有以下特征：

1. 大多好发于婴幼儿，有时可在出生时即有（先天性），有时也可见于较大儿童，偶尔在成人中出现。潜伏期通常很短。不同类型胚胎性肿瘤的平均发病年龄有的偏幼，有的偏长。神经母细胞瘤、肾母细胞瘤、肝母细胞瘤、视网膜母细胞主要集中发生于3～5岁以下。髓母细胞瘤的发病高峰在5～10岁。肺母细胞瘤则多为成人。

2. 瘤细胞常较原始幼稚，在许多方面与胎儿期组织接近。总的来说，幼稚未成熟性超过异形性的特征。表现为瘤细胞较一致，核比例大，胞浆少，细胞器发育不全。间质成分常呈黏液样，而不像一般成年人恶性肿瘤细胞大小，形态差异大。有时也可出现较好的分化，相对拟似排列结构错乱的近成年期组织。

3. 不少胚胎性肿瘤含有上皮和间质两种成分，有时类似胎儿期同类组织，可具有所谓“器官样结构”。胚胎性肿瘤中的复合性成分现多归咎于原始胚基起源，向上皮和间充质的双向分化。瘤细胞（特别是间质细胞）还常有多向分化的潜能，出现异源性成分，如肌肉、脂肪和骨等。

4. 生长方式多以膨胀性为主，与周围组织界限较清楚。肉眼特征及转移途径近似肉瘤，而不像一般的癌。一般胚胎性肿瘤生长速度最快，因其组织学不成熟，核分裂旺盛，生长得最快的胚胎性肿瘤有横纹肌肉瘤、肾母细胞瘤和神经母细胞瘤。某些骨肿瘤，如尤文肉瘤和骨肉瘤，不管是原发灶还是转移灶都长得很快。

神经母细胞瘤约2%～5%病例可自动停止生长，部分会转向成熟节细胞神经瘤。

5. 大多对放射治疗非常敏感，这一点也与胎儿期组织颇为相似。

6. 这类肿瘤的本质也许在某种程度上有真性肿瘤和先天性发育障碍的双重特性。胚胎性肿瘤有时还可伴有其他组织的先天性畸形，如肾母细胞瘤时可有先天性虹膜缺如，偏身肥大等。

7. 发生原因也与一般恶性肿瘤不太一样。遗传因子、通过胎盘（或子宫内）的致瘤因子以及调控胚胎组织成熟与分化的先天性因子，也许较出生后的环境致癌因子更为重要。

第五节　肿瘤标本的获取

活检是肿瘤诊断最后和明确的步骤。之前，应有详尽的临床、放射学检查，以及生化及其他特殊的检查，以便相关的资料在活检前均可获得。这样，各种组织技术学所需的设施准备好，活检才可尽可能地获得信息。

有的情况下，病理医师在活检时应在场。其大体病理学知识和对肿瘤的认识通常比普通外科医师来得广些。是否需冰冻切片事先应讨论，当病变暴露时，切取组织的范围也需讨论。

（一）外科活检原则

1. 切取的组织应数量适当、具有代表性、存活的和未经明显损伤的组织。

2. 活检前应考虑到组织技术的处理，如获取的组织材料已固定在福尔马林液中，细胞培养及某些酶方面的检查毫无意义。电镜检查需要合适的固定液，锋利的刀片，细镊以及新鲜标本立即处理。若需制作印片，应切开肿瘤后立即印片，因此需事先准备好清洁的玻片。

活检时有两点需注意，第一是外科医生需细致及轻柔地处理组织，避免柔软、脆弱粘附力差的肿瘤细胞碎裂和畸变，而这是极易发生的。第二是标本必须及时固定，大标本固定在小容器内将影响组织学检查。组织固定不良及处理不佳使病理组织学诊断产生困难。

（二）外科活检类型

外科在肿瘤诊断中的一个重要作用是获取标本以作出正确的组织学诊断。

1. 吸引活检　吸引活检是从被怀疑的组织中通过针管抽吸细胞和组织碎片。细胞学分析可提供初步的诊断。然而，较大的外科切除手术不应仅仅根据吸引活检迹象而施行，甚至最有经验的细胞学家也会将炎症细胞或良性修复性改变认为恶性细胞。这一错误是由于各个细胞分析的内在不确定性，甚至最有经验的细胞学家实际发生的错误高于规范的组织学诊断。

2. 针刺活检　针刺活检是从被怀疑的组织中通过特殊设计的针管获取组织，针刺活检获得的组织对大多数肿瘤来说足够诊断所需。但软组织和骨的肉瘤因针刺组织较少常常在与良性鉴别方面产生很大困难。反应性增生与恶性也常难以准确区别。

3. 切开活检　切开活检是从一个较大的肿瘤中切除一小块楔形组织。较大的肿块需行较大的手术或作局部切除的常常需要作切开活检。切开活检是软组织和骨的肉瘤性病变诊断的首选方法，因为重大的外科手术需要得到明确的诊断。许多内脏肿瘤未经切开活检可能无法治疗。不适当的切除活检可能有损于随后的外科切除，这时，切开活检应实施。

4. 切除活检　切除活检是切除整个肿块，不带或仅带少量周围的正常组织。切除活检是大多数肿瘤诊断所选择的方法。

第六节　免疫组化在儿科肿瘤中的应用

免疫组织化学在儿科肿瘤中的应用可归为以下几方面：

一、原发肿瘤的诊断

在常规肿瘤病理诊断中，某些形态结构相似的肿瘤并非同一组织发生，而同一组织来源的肿瘤细胞其形态结构则多样化，甚至对于个别肿瘤很难从形态结构判断其良恶性。通常约有 5%左右的疑难肿瘤病例难以明确诊断。

肿瘤免疫组化诊断常用的标志物主要包括上皮性、间叶性、神经性、神经内分泌性和淋巴造血性等肿瘤标志。这些标志在肿瘤病理诊断中的广泛应用，对肿瘤分类、组织来源和鉴别诊断发挥了重要的作用。

（一）上皮源性肿瘤标志

1. 广谱上皮细胞标志

CK（细胞角蛋白），依其分子量的不同分为 20 余种，并粗略划为高分子 CK（HCK）和低分子 CK（LCK）。HCK 多在鳞状细胞癌中表达，LCK 主要分布于腺癌，但有交叉现象。临床上广谱 CK 用得更广泛些，如 AE1/AE3，CK19 等。

EMA（上皮膜抗原），其标记谱系与 CK 大致相似，但角化上皮表达不如 CK 强，而内脏腺上皮则优于 CK。

CEA（癌胚抗原），是从结肠癌中分离出来的一种上皮肿瘤胚胎抗原，以往认为CEA属消化道上皮肿瘤所特有，但大量免疫组化标记证实CEA广泛存在于各种腺上皮性肿瘤中，故现将CEA视为腺上皮性肿瘤标志。

CA19-9是一种消化道癌的相关抗原，由直肠癌细胞提取而制备。CA19-9在腺癌中，尤其是胃肠腺癌、肺腺癌、胰腺癌、乳腺癌、胆管腺癌和汗腺癌等可高度表达，而正常腺上皮含量较低。

2. 选择性上皮肿瘤标志

甲胎蛋白（AFP）是一种肿瘤胚胎性糖蛋白，胚胎发育时期产生于肝、卵黄囊及胃肠上皮。正常成人血清中仅含微量AFP，在部分肝细胞癌、内胚窦瘤和胚胎性生殖细胞癌中可产生AFP，故免疫组化标记可呈阳性反应。

绒毛膜促性腺激素（HCG）正常由胎盘滋养叶合体细胞产生，因此正常妊娠绒毛滋养叶细胞免疫组化标记为HCG阳性表达。患滋养叶细胞恶性肿瘤，如葡萄胎、恶性葡萄胎、绒毛膜上皮细胞癌，呈强阳性表达。某些含滋养叶细胞成分的生殖细胞肿瘤，如胚胎性癌和精原细胞瘤等有时可呈HCG阳性反应。

甲状腺球蛋白（TG）属甲状腺滤泡上皮细胞合成的一种大分子蛋白，对甲状腺滤泡上皮及其来源的肿瘤有较高的特异性，正常甲状腺滤泡上皮、滤泡胶质、甲状腺瘤和甲状腺癌均呈阳性表达。在恶性肿瘤中，TG表达与甲状腺癌细胞分化程度密切相关，高分化甲状腺癌可为强阳性表达，且阳性细胞较多，低分化癌相对为低表达，阳性细胞呈小灶性分布，一般情况下甲状腺髓样癌不表达TG。

卵巢浆液性肿瘤相关抗原（CA125）在卵巢浆液性囊腺癌、子宫内膜样癌细胞中高度表达。

前列腺特异抗原（PSA）是前列腺正常上皮细胞、增生上皮细胞和前列腺癌较特异性的标志。它是前列腺上皮细胞的一种糖蛋白。

（二）间叶源性肿瘤标志

1. 广谱间叶肿瘤标志

波形蛋白（vimentin）是最常用的广谱间叶细胞标志，它是一种中间丝，存在于全身所有间叶细胞及其肿瘤细胞。波形蛋白常用于癌和肉瘤的鉴别诊断，因为绝大部分上皮来源的肿瘤波形蛋白阴性或弱阳性，而软组织肿瘤则为阳性表达。恶性黑色素瘤与低分化癌的鉴别，前者为波形蛋白阳性，而很少表达CK，后者则CK阳性，而波形蛋白多呈阴性反应。在某些小细胞肿瘤诊断中，如未分化癌与淋巴瘤、尤文瘤、神经母细胞瘤等有时形态很难区别，但未分化癌多为波形蛋白阴性而CK阳性；淋巴瘤波形蛋白和LCA（白细胞共同抗原）阳性；尤文瘤除波形蛋白阳性外，CD99呈阳性反应；神经母细胞瘤一般波形蛋白和NSE（神经原特异性烯醇化酶）或SY（突触素）阳性。因此鉴别诊断中波形蛋白应与其他标记物联合应用。

纤连蛋白（fibronectin，FN）是一种细胞外非胶原糖蛋白，广泛存在于间叶细胞胞浆或细胞表面、结缔组织及大部分基底膜。该蛋白质主要由成纤维细胞、肝细胞和血管内皮细胞产生。一般认为正常上皮细胞中FN的含量较低。在恶性肿瘤中，绝大部分间叶源性肿瘤细胞为FN阳性，上皮性肿瘤细胞多为阴性。

2. 肌源性肿瘤标志

（1）广谱肌源性肿瘤标志

结蛋白（desmin）是横纹肌和平滑肌细胞较特异的一种中间结蛋白，常见于多数平滑肌肿瘤、横纹肌肿瘤和部分肌上皮肿瘤。蝾螈瘤、恶性中胚叶混合瘤和肾母细胞瘤中肌源性分化成分均可呈结蛋白阳性。

肌特异性肌动蛋白（MSA）是肌细胞内具有收缩能力的微丝蛋白，它与中间丝共同构成细胞内骨架成分。MSA 是一种广谱肌动蛋白，广泛存在于心肌、平滑肌和横纹肌细胞及其肿瘤中。尤其在低分化肌源性肿瘤中表达高于结蛋白，因此 MSA 的敏感性高于结蛋白，但特异性不如结蛋白强。

（2）横纹肌肿瘤标志

肌红蛋白（myoglobin，Mb）广泛存在于心肌和骨骼肌，对横纹肌细胞及其肿瘤有较高特异性，但该抗原敏感性较差，只有部分横纹肌肿瘤阳性表达，且高分化肿瘤阳性表达高于低分化肿瘤，因此某些低分化横纹肌肉瘤可阴性表达。

横纹肌肌动蛋白（a-sr-1）是横纹肌较特异性标志物，在各种类型的横纹肌肿瘤、蝾螈瘤和恶性中胚叶肿瘤中横纹肌成分均可阳性表达，它的敏感性高于 Mb。

肌球蛋白（myosin）其特异性不十分理想，目前应用尚不十分广泛。

MyoD1 和肌细胞生成素（myogenin）是较新的横纹肌及其肿瘤标志物。免疫表型为细胞核型，阳性染色颗粒主要分布于细胞核，胞浆为阴性，偶弱阳性。它们标记横纹肌细胞、横纹肌肿瘤和各种向横纹肌分化的肿瘤。低分化横纹肌肿瘤细胞核强阳性表达，而发育成熟的横纹肌细胞多呈阴性反应。

（3）平滑肌肿瘤标志

平滑肌肌动蛋白（SMA）是平滑肌及其肿瘤最常用的标记物，对平滑肌有较高的特异性，敏感性也较高。

平滑肌特异性蛋白 Caldesmon 和 Calponin 是最新商品化抗体，对平滑肌和肌上皮有非常高的特异性，平滑肌肿瘤、肌上皮肿瘤高度表达该抗原，非肌源性肿瘤阴性，不与肌纤维母细胞反应。因此该平滑肌标志其特异性显著优于 SMA。

3. 纤维组织细胞肿瘤标志

α_1 - 抗胰蛋白酶（A_1AT）、α_1 - 抗胰糜蛋白酶（A_1ACT）和溶菌酶（lysozyme）是纤维组织细胞标志。恶性纤维组织细胞瘤、纤维黄色瘤、组织细胞性恶性淋巴瘤常为阳性表达。

CD68（KP1）和 MAC387 为近年应用较普遍的组织细胞标记。它们对巨噬细胞和组织细胞均为阳性反应，且具有较高特异性。CD68 在恶性纤维组织细胞瘤呈阳性表达，故认为 CD68 是目前恶性纤维组织细胞较理想的标记物。

4. 血管源性肿瘤标志

第八因子相关抗原（FⅧ）是血管内皮细胞产生的一种大分子糖蛋白，FⅧ广泛存在于血管和淋巴管内皮细胞浆内，它是血管内皮细胞及其血管内皮源性良恶性肿瘤的特异性标志物。

CD31 是血管内皮和血管内皮源性肿瘤较特异性的标志物，就特异性而言显著优于 FⅧ，但对于正常血管内皮细胞和高分化血管内皮肿瘤效果较好，对于中、低分化肿瘤敏感性不如 FⅧ。

CD34 亦可标记血管内皮细胞。

迄今为止，血管外皮细胞和血管球细胞发生的肿瘤除表达波形蛋白外，尚缺乏特异性标志物。

5. 间皮细胞肿瘤标志

间皮细胞具有双向分化潜能，免疫组化标记可为双向表达，既表达 CK 等上皮标志，也表达波形蛋白间叶标志。

钙网膜蛋白（calretinin）和 HMBE1 是两种较理想的间皮标志物。

6. 基底膜标志

层粘蛋白（laminin）是基底膜中的一种糖蛋白，正常分布于基底膜和细胞外基质内。成纤维细胞、内皮细胞和平滑肌细胞分泌层粘蛋白。平滑肌细胞、神经鞘细胞、脂肪和蜕膜细胞周围有一薄层基膜，层粘蛋白标记可阳性反应。

胶原Ⅳ（collagenⅣ）是一种胶原蛋白，该蛋白质主要分布于基底膜，其标记谱系和应用与层粘蛋白相似。

（三）神经源性肿瘤标志

1. 胶质细胞肿瘤标志

胶质纤维酸性蛋白（GFAP）是星型胶质细胞特异性中间丝蛋白。GFAP 存在于星型胶质细胞内，少突胶质细胞和非星型胶质细胞内不含 GFAP。近年发现某些肌上皮，尤其唾液腺肌上皮和皮肤汗腺肌上皮细胞呈 GFAP 阳性表达，而乳腺肌上皮则弱表达或阴性。

S-100 蛋白能标记星型胶质细胞、少突胶质细胞、室管膜细胞、神经鞘膜细胞、皮肤朗格汉斯细胞、肌上皮细胞、黑色素细胞、软骨细胞、脂肪细胞、部分神经元细胞和神经内分泌细胞等。某些组织细胞和网状内皮细胞以及这些细胞来源的良恶性肿瘤可呈阳性反应。唾液腺腺上皮细胞亦可阳性表达。

髓鞘碱性蛋白（MBP）是形成和维持神经髓鞘最重要的结构蛋白之一，约占髓鞘结构蛋白 1/3。它是中枢和周围神经鞘结构、少突胶质细胞和神经鞘膜细胞及其肿瘤的特异性标志物。其它星型细胞瘤、脑膜瘤等不含 MBP，故免疫组化多为阴性反应。

2. 神经元肿瘤标志

神经细丝蛋白（NF）是神经元特异性中间丝蛋白。NF 常分布于神经元细胞体、轴突和树突、肾上腺内外嗜铬细胞和副交感神经节细胞等。神经母细胞、节细胞神经瘤、副节神经瘤、小脑髓母细胞瘤、肾上腺内外嗜铬细胞瘤均可 NF 阳性表达。非神经源性肿瘤和胶质细胞瘤、脑膜瘤等多为阴性反应。NF 在恶性黑色素瘤和大部分神经内分泌肿瘤亦可阳性反应，它也是神经内分泌肿瘤的广谱标记物之一。

神经元特异性烯醇化酶（NSE）在正常神经元细胞和神经内分泌细胞中的分布与 NF 相似，在神经源性肿瘤和神经内分泌瘤中，NSE 的敏感性高于 NF，阳性表达率较高，因此 NSE 应用更普遍。NSE 的特异性不如 NF。

嗜铬粒素（CgA）广泛存在于神经元细胞和神经内分泌细胞中，各种神经内分泌肿瘤，包括垂体腺瘤、胰岛细胞瘤、嗜铬细胞瘤、甲状腺髓样癌、甲状旁腺瘤、皮肤 Merkel 癌和部分弥漫性神经内分泌肿瘤常为 CgA 阳性标记，胃未分化癌常为 CgA 阳性反应。

突触素（Sy）作为神经元和神经内分泌肿瘤极好的广谱标记物，其标记谱系与 NF、NSE、CgA 相似，广泛用于神经母细胞瘤、黑色素瘤、嗜铬细胞瘤、肺和胃未分化癌、垂体腺瘤、甲状腺髓样癌、胰岛细胞瘤、弥漫性神经内分泌肿瘤等免疫组化诊断与鉴别诊断。

3. 神经内分泌肿瘤标志

垂体腺瘤是垂体前叶细胞发生的肿瘤，常规 HE 形态学视瘤细胞胞浆的着色程度分为嗜酸性、嗜碱性和嫌色性，正常嗜酸性细胞和肿瘤细胞产生催乳素（PRL）和生长激素（GH）；嗜碱性细胞及其肿瘤分泌肾上腺皮质激素（ACTH）、促甲状腺素（TSH）、促卵泡素（FSH）和促黄体激素（LH）。利用这些激素进行免疫组化标记可证实垂体腺瘤并准确地功能分类。垂体肿瘤中，最常见为 PRL 瘤，其次为 GH 瘤。

胰岛细胞瘤产生多种激素，常见为胰岛素、胰高血糖素和生长抑素（somatostatin）。胰岛细胞瘤有时还分泌促胃液素（gastrin），血管活性肠肽（VIP），胰多肽（PP）等。

肾上腺嗜铬细胞瘤最常用的标记物是 CgA。

甲状腺滤泡上皮来源的肿瘤多为甲状腺球蛋白（TG）阳性表达；C 细胞来源的肿瘤为降钙素（HCT）阳性。

恶性黑色素瘤相关抗原（HMB45）和 S-100 蛋白为黑色素瘤最常用的肿瘤标记物。

（四）淋巴造血肿瘤标志

淋巴造血细胞肿瘤既是儿科临床常见的肿瘤，又是诊断难度最大的肿瘤之一。免疫组化在淋巴瘤表型分类方面提供了较可靠的客观指标。

1. 白细胞共同抗原（LCA）

LCA 能标记 B 细胞、T 细胞、组织细胞和巨噬细胞，某些粒细胞弱表达，少部分 T 细胞和浆细胞可呈阴性表达。LCA 常与 CK、波形蛋白和 NF 等合用，将淋巴瘤与上皮性肿瘤、间叶源性肿瘤及神经内分泌肿瘤相鉴别。它在免疫组化诊断中是一种非常有用的标志物。

2. B 淋巴细胞标志物

CD20(L26)是 B 细胞最常用的标志物，对正常 B 淋巴细胞和 B 细胞系恶性淋巴瘤阳性表达，部分霍奇金细胞亦可阳性。某些低分化 B 细胞恶性淋巴瘤表达不理想，可呈阴性或弱阳性表达。

CD21　标记外套层和边缘带的 B 淋巴细胞，而滤泡中心细胞可阴性。对滤泡树突状细胞多呈阳性反应。

CD79a　是较为理想的 B 细胞标记物，标记正常 B 淋巴细胞和 B 细胞恶性淋巴瘤。

BLA　能标记早期 B 细胞和活化 B 细胞、R-S 细胞和霍奇金细胞，B 淋巴瘤中肿瘤细胞有非常良好的表达。一般情况下，BLA 可与休止 B 细胞和外周 B 细胞反应。

Kappa 和 Lambda　由 B 细胞产生。淋巴瘤细胞多为单克隆性，即该肿瘤细胞不是均为 Kappa 阳性表达，就是多为 Lambda 阳性表达，这种单克隆性是鉴别 B 细胞肿瘤最重要的依据之一；而反应性增生常为多克隆性。但在实践中 Kappa 和 Lambda 这两种标志物并非理想，正常浆细胞可呈阳性反应，而 B 细胞肿瘤阳性检出率较低。

3. T 淋巴细胞标志

UCHL1 和 CD3　为常用的 T 细胞标志，标记几乎所有的 T 淋巴细胞及其肿瘤。

CD8　为抑制/细胞素 T 细胞标记，这些 T 细胞发生恶性肿瘤亦可阳性表达。

CD57　为自然杀伤细胞标志，对自然杀伤细胞及其肿瘤呈阳性表达。

4. 霍奇金淋巴瘤

CD30（Ki-1）标记霍奇金淋巴瘤最常用的标记物，它能标记霍奇金细胞和 R-S 细胞。间变性大细胞淋巴瘤常呈阳性反应。

CD15　标记霍奇金细胞和 R-S 细胞。

5. 组织细胞及网状细胞肿瘤标志

CD68(KP1)、MAC387、溶菌酶（Lys）、A_1AT、A_1ACT。

二、肿瘤的鉴别诊断

免疫组化在儿科肿瘤中对小圆细胞肿瘤及梭形细胞肿瘤起着十分重要的作用。

过去，免疫组化发明之前，相当部分的小圆细胞肿瘤未能明确其来源。如今，有了不少特异的标志来区分这些小圆细胞恶性肿瘤。

胚胎性横纹肌肉瘤：结蛋白，肌细胞生成素，MSA，myoD1

原始神经外胚层肿瘤：CD99，NSE，NF

恶性淋巴瘤：LCA，T 细胞和 B 细胞标志

Ewing 瘤：CD99，波形蛋白

神经内分泌肿瘤：NSE，Sy，NF

梭形细胞肿瘤，纤维源性肿瘤，波形蛋白阳性。平滑肌肿瘤：SMA；梭形细胞横纹肌肉瘤：肌细胞生成素，myoD1；血管内皮肿瘤：F8、CD34；神经鞘瘤和神经纤维瘤：S100 蛋白，MBP，CD57；间皮细胞和滑膜肿瘤均有双向分化特点，同时表达 CK 和波形蛋白；恶性纤维组织细胞瘤：CD68，AAT，AACT，溶菌酶；肌上皮肿瘤：CK，Vim，Des，S100 蛋白，SMA，GFAP；梭形细胞恶性黑色素瘤：HMB45，S100 蛋白。

三、肿瘤良恶性的判断

淋巴瘤细胞多为单克隆性，即 B 细胞淋巴瘤细胞不是均为 Kappa 阳性表达，就是都为 Lambda 阳性表达。这种单克隆性是鉴别 B 细胞肿瘤最重要依据之一，而反应性增生常为多克隆性。

胸腺瘤 CK 阳性，CEA 也可阳性，这就可以与恶性淋巴瘤相鉴别。

四、转移性肿瘤原发病灶的探讨

甲状腺球蛋白（TG）阳性，提示来源于甲状腺；AFP 阳性提示来源于肝脏。

五、病毒检测

EBV，HPV，HbsAg，HbcAg

六、肿瘤治疗、复发和预后的观察

激素受体：ER，PR，AR

肿瘤增殖标记物：PCNA，Ki-67

癌基因与抑癌基因产物：P53，P21，C-myc

细胞耐药基因产物：Pgp（糖蛋白），TopoII（拓扑异物酶 II）

（张忠德）

参考文献

1. 佘亚雄，应大明主编. 小儿肿瘤学. 上海：上海科学技术出版社，1997. 3-22
2. Stocker JT，Dehner LP. Pediatric pathology. Philadelphia：Lippincott Willims & Wilkins，2002. 3-4
3. 武忠弼，杨光华主编. 中华外科病理学. 北京：人民卫生出版社，2002. 3163
4. Gurney JG，Severson RK，Davis S，et al. Incidence of cancer in children in the United States. Sex-，race-，and 1-year age-specific rates by histologic type. Cancer，1995，75：2186
5. Gurney JG，Davis S，Severson RKJ，et al. The influence of subsequent neoplasms on incidence trends in children cancer. Epidemiol Biomarkers Prev，1994，3：349-354
6. Robison LL. General principles of epidemiology of children cancer. In：Pizz PA，Poplack DG，ed. Principles and practice of pediatric oncology. 3rd ed. Philadelphia：Lippincott-Raven，1997. 1-9
7. Martha SL，Lynn AG，Malcolm A，et al. Cancer surveillance series：Recent trends in childhood cancer incidence and mortality in the United States. J Natl Cancer Inst，1999，91：1051
8. Rober WM，Young JL，Novakovic B. Childhood cancer. Cancer，1995，75：395

第 6 章 儿童实体肿瘤外科处理原则

过去，外科手术切除肿瘤，曾经是最主要，甚至是唯一治疗恶性肿瘤的方法，但多不能完全治愈。近 30 年来，肿瘤患儿长期存活率不断提高，是与现代医学一系列的进步有关：①诊断方法的发展：CT、MRI、先进的超声显像和放射性核素扫描等；②生物化学肿瘤标志物的发现；③遗传信息资料；④DNA 流式细胞分析方法；⑤组织病理学对治疗的指示；⑥新抗肿瘤药物的问世；⑦放射疗法的发展；⑧周密计划的外科手术与多学科护理和支持疗法的配合。外科医生是多学科诊治肿瘤的重要成员，应该熟悉各种小儿肿瘤的特性、诊断方法、手术指征和禁忌证等。

小儿外科在多学科治疗儿童恶性肿瘤中有重要的作用，由于治疗的复杂性不断增加，小儿外科医生必须具备新的放疗技术、新抗癌药物性质的知识；对免疫治疗和分子生物学等基本理论亦应有所了解。尤其应熟悉对各个肿瘤的手术方法、诊断步骤及各阶段中可发生的外科并发症，积极参与肿瘤诊治中的全过程。

第一节 儿童癌肿外科活检诊断技术

准确的组织病理学诊断对肿瘤的治疗起关键作用，对预后有明确意义。外科医生对作出准确诊断的作用极为重要，精密计划的活组织检查可避免许多错误。外科医生与经验丰富的病理科医生密切联系，在适当的部位，取得适当量的肿瘤组织十分重要。

活组织检查的方法很多：细长针吸引活检、钻取活检、钳取活检、切开活检、手术活组织检查或称切除活检和内镜活检等。

一、细针吸引活检

细针吸引活检（fine-needle aspiration，FNA）是经皮细长针抽吸获取细胞学检查组织标本，且给予诊断评估。1964 年 Grieg 和 Gray 首先提出。一般在 B 超显像引导下进行或在 CT 下作吸引，也可造影定位后，在荧光屏下作穿刺。此法对诊断深部肿瘤很有价值，如腹内、盆腔、胸内和肢体内大肿瘤。应用得当对患儿很少造成痛苦或并发症，但要防止肿瘤细胞扩散，应考虑进针的部位、方向和深度、穿刺细胞学检查系抽样性质，有取材局限及片面的缺点，诊断准确率约 95%左右。

Smith（1993）报告 FNA 对实体肿瘤无合并症，且敏感性 90%，特异性 99.7%。此报告中提到 19 例淋巴肉瘤中仅 9 例 FNA 诊断正确，其他还需依靠有经验的细胞学家正确判断。FNA 不能提供肿瘤结构的充分信息，而后者恰是淋巴肉瘤和实体肿瘤治疗方案的依据。

1984 年 Baran 报告用 22～25 号细针，直径 0.4～0.7mm 经皮穿刺活检发生合并症为 0.01%～0.3%。这些合并症有出血、内脏穿孔、感染、恶性肿瘤细胞随针道浸润，后者由 1995 年 Lee 等人在 1 例 Wilms 瘤病例中首先报道。

采用大号锥状针活检常可提供足够组织作组织学切片，电镜检查和生物标志物。但合并症明显高于 FNA，约 10%。

儿童 FNA 常用于肉瘤和淋巴瘤，但对诊断及预后判断不充足。目前知道遗传信息也可以从肿瘤中获取，如：DNA 指数、N-myc 基因扩增或细胞遗传学。

FNA 操作时用镇静或麻醉药物，一般镇静方案用于年龄小于 7 岁。Pentobarbital 3～6mg/kg 静脉注射和 Fentanyl 1～3μg/kg 静脉注射。年龄大、合作患儿 midazolam 0.5～1mg/kg（最大 5mg）。患儿禁食最少为 6 小时以上。

二、手术开放活检

即指手术探及肿瘤，直视下行一处或多处活检，也可把小肿瘤切除后送病理检查。

切开活检应在计划将要切除的部分进行，最好由将要施行根治手术的医生操作。切口应考虑下次手术的途径，组织取下后，要周密止血，注意勿使肿瘤组织扩散到周围。

切除活检切除肿瘤后再作病理检查，多只限于小的皮下病变或可移动较易切除的肿瘤。一下切除没有病理诊断的大肿瘤多不太适宜，因为可能术前化（放）疗对肿瘤有益，手术可使肿瘤扩散，且手术不一定能将肿瘤完整切除，此时可切取一小块肿瘤作病理检查，而后就接着进行治疗。

三、淋巴结活检

对已知有恶性肿瘤的患儿，应作详细体检，确定有无周身淋巴结肿大。某些肿瘤发生浅表淋巴结或皮下结节转移时，应作淋巴结或结节的切除活检。儿童恶性淋巴瘤的诊断对外科医生有特殊要求，选择要切除活检的淋巴结应与肿瘤科医生商议，常见的错误是挑选最浅表的淋巴结，而后者往往是反应性增生性的，恶性淋巴瘤的病变淋巴结多在腋窝深部。霍奇金病主要是淋巴结疾病，颈部、锁骨上窝淋巴结活检是常规。

四、内镜活检

肿瘤或怀疑某些体腔或空腔脏器有肿瘤，均可用相应的内镜检查及钳取活检。内镜的种类很多，常用的有：胃-十二指肠镜、膀胱镜、胆道镜、纵隔镜、腹腔镜等。近年可屈性纤维光束内镜的发展，使得对肿瘤的诊断应用更为广泛。这些内镜的应用，有些可由外科医生自己掌握，有些需请专科医生（泌尿科、胸科、消化科……）合作。内镜检查可了解肿瘤的部位、形态、范围等情况，还可钳取肿瘤组织作活检，确定其组织病理学性质。腹腔镜微创外科操作在儿童肿瘤时不但可以窥视肿瘤组织情况，而且可以进行肿瘤组织摘除一小部分作为活检标本。肝活检是一典型例子，可以评估原发性肝肿瘤还是转移性疾病。

腹腔镜肝活检比手术开腹活检有其优点：①腹部小切口，微创；②色彩、部位、结构和整个肝脏能予以评估；③可直接获取肿瘤的局灶性病变；④活检后出血、可立即明确用电凝、纤维蛋白原凝剂、纤维蛋白胶（fibrin glue）或缝线予以解决；⑤了解肝病变与腹腔其他器官变化的关系，腹腔镜手术还可提供肿瘤的临床分期；⑥替代剖腹手术，避免术后肺部合并症、腹腔内粘连等。

1910 年 Jacobaeus 介绍胸腔镜，但第一篇报告用胸腔镜诊断儿童胸部病损是在 1976 年由 Rodgers 应用胸腔镜指导活检，避免了开胸术。肺细针抽吸诊断正确性 67%～93%，血气胸发生率高达 57%，1/3 气胸病人需要插置引流，在 13%弥漫性肺病病人获取足够组织样本失败。

1981 年 Rodgers 又报告儿童中评估胸腔内肿瘤诊断正确性为 92%。诊断肺实质性疾病正确性 100%，未发生相关死亡、并发症少，主要是气胸、出血与中转开放。

几乎 40%原发性纵隔肿瘤是恶性，在成年人和儿童均有纵隔活检报告，纵隔 FNA 合并症气胸 14%～21%，咯血 3%～10.4%。Rodgers（1981）报告胸腔镜纵隔肿物和淋巴结活检总的诊断正确率 88%。Jaffe 等（1973）报告其经验中儿童 178 例头颈部约 55%的恶性肿瘤是恶性淋巴样新生物；11.2%是横纹肌肉瘤。

第二节 儿童肿瘤外科手术麻醉

现代麻醉技术对大的肿瘤手术提供的安全性增加了，区域性和全身麻醉在各种诊断、局部治疗及大手术切除均起到很大的作用。

区域性麻醉药物起到阻滞神经传导作用及疼痛受体（表 6－1），局部麻醉常用于活检，对皮肤、粘膜作用好，药物直接注射到手术区（表 6－2）。其中利多卡因（xylocaine）浓度为 0.5%～1%是常用的。

在躯干下部大的外科手术用脊麻或硬膜外麻醉，而对头颅、胸腹、盆腔等区域肿瘤外科手术则以全身麻醉为主，尤其是气管插管麻醉。

麻醉的安全性是临床麻醉的根本，因用麻醉药物的作用及麻醉致成的神志丧失，可导致呼吸、循环紊乱；小儿解剖生理有一定特殊性，加之肿瘤疾病的病理改变影响，比成年人更易产生各种麻醉并发症或麻醉事件（anesthetic accidents），严重的是甚至引起麻醉死亡。

Smith 报道 1956～1978 年波士顿儿童医院 0～10 岁小儿麻醉 116784 例，麻醉残废 5 例（4.28：10000）。上海第二医科大学新华医院 1958～1989 年施行小儿麻醉 74468 例，麻醉期间发生心跳骤停 37 例（发生率 4.9：10000），其中死亡 7 例（9.4：10000）。为了小儿麻醉的安全性，一定要做好麻醉前访视工作，手术当天，麻醉前应对所用药物名称及剂量进行核对，对气源、麻醉机、吸引器以及各种监测设备行常规检查。加强监测，包括麻醉诱导前、麻醉期间、术毕护送病人途中以及术后的监测，重视麻醉期间管理、制定麻醉安全措施。Steward 提出的全麻苏醒评分表可供参考（表 6－3），苏醒评分总分 6 分，评分需达到 4 分，才能离开麻醉恢复室。

表 6－1 侵润麻醉

药物	浓度（%）	一般药液		含肾上腺药液	
		最大创量(mg)	作用时间(分)	最大创量(mg)	作用时间(分)
短效					
procaine					
Chloroprocaine	1.0～2.0	800	15～30	1000	30～90
中效					
Lidocaine	0.5～1.0	300	30～60	500	120～360
Mepivacdine	0.5～1.0	300	45～90	500	120～360
Prilocaine	0.5～1.0	500	30～90	500	120～360
长效					
Bupivcaine	0.25～0.5	175	120～240	225	180～420
Etidocaine	0.5 ～1.0	300	120～240	400	180～420

（摘自：Strichartz QR，Berde CB. Local anesthetics. In：Miller RD，ed. Anesthesia，New York：Churchill Livingstone，1994）

表 6-2　局部麻醉用的各种剂型简介

麻醉药物的主要成分	浓度（%）	药物剂型	应用范围
Benzocaine	1～5	乳　膏	皮肤、粘膜
	20	油　膏	皮肤、粘膜
	20	气雾剂	皮肤、粘膜
Cocaine	4	溶　液	耳、鼻、喉
Dibucaine	0.25～1	乳　膏	皮肤
	0.25～1	油　膏	皮肤
	0.25～1	气雾剂	皮肤
	0.25	溶　剂	耳
	2.5	栓　剂	直肠
Cyclonine	0.5～1	溶　剂	皮肤、口咽、气管、支气管、尿道、直肠
Lidocaine	2～4	溶　剂	口咽、气管、支气管、鼻
	2	胶冻剂	尿道
	2.5～5	油　膏	皮肤、粘膜、直肠
	2	粘膏剂	口咽
	10	栓　剂	直肠
	10	气雾剂	牙床齿龈粘膜
Tetracaine	0.5～1	油　膏	皮肤、直肠、粘膜
	0.5～1	乳　膏	皮肤、直肠、粘膜
	0.25～1	溶　剂	鼻、气管、支气管
EMLA	2.5	乳　膏	皮肤
TAC	Tetvacaine 0.5 Epinephrine 1∶2000 Cocaine 11.8	溶　剂	皮肤

EMLA是Lidocaine和Prilocaine混合物

摘自：Buck N，Devlin HB，Lunn JN. Report on the confidential enquiry into perioperative deaths. London：Nuffield provincial Hospitals Trust，the kings Found publishing House，1987

表 6-3　全麻苏醒评分标准

项　目	评　分
清醒程度	
完全苏醒	2
对刺激有反应	1
对刺激无反应	0
呼吸道通畅程度	
可按医嘱咳嗽	2
不用支持可维持呼吸道通畅	1
呼吸道需支持	0
肢体活动度	
肢体能有意识的活动	2
肢体无有意识的活动	1
肢体无活动	0

美国麻醉医师协会（American Society of Anesthesiologists）提出麻醉与患者生理状况相关的死亡率发生，把生理状况共分成五级（表 6－4），往往把Ⅲ级以上称之重症状态，也提示麻醉后发生死亡的可能性也增多。

表 6－4　美国麻醉医师协会生理状况分类

Ⅰ级：	正常健康病人，无器官、生理、生化、心理等异常，而且手术也仅影响到局部而不是整个系统的破坏，如：腹股沟斜疝。
Ⅱ级：	因外科手术或其他病理生理引起轻度或中度系统破坏，如：贫血、基础血压升高、轻度器官如心脏疾病、轻度糖尿病等。
Ⅲ级：	病人有严重系统性疾病、活动限止，如：严重心脏病、严重糖尿病伴血管并发症，中、重度肺血流灌注不足等。
Ⅳ级：	系统疾病伴功能不全，且影响到生命，用手术始终未能纠正，如：器质性心脏病有明显心血供不足、顽固性心绞痛综合征、活动性心肌炎、肺、肝、肾或内分泌功能不全处在进展期。
Ⅴ级：	濒死患者、不做手术成活不超过 24 小时，或在危急期手术有一丝希望，如：腹部动脉瘤破裂、广泛性脑挫伤颅内压增高、广泛性肺栓塞形成等。
E 状况（态）：	任何一级中需急症手术者。

摘自：Dripps RD，Eckenhoff JE，Vandam LD：Introduction to anesthesia：the principles of safe practice，ed 6. Philadelphia：WB Saunders，1988

第三节　恶性肿瘤患儿的营养支持外科措施和术前准备

一、营养支持外科措施

（一）经皮锁骨下静脉插管术

周围静脉营养灌注对恶性肿瘤长期营养支持很难持久，一般情况下，当周围血管条件差或肠外营养需要维持在 10 日或更长时间以上，中心静脉灌注途径是最适当的。要获取安全成功必须具备无菌的插管装置，营养液的配制和严格的肠外全营养（TPN）的监护。插管采用 Broviac 或 Hickman 两种专用导管之一（图 6－1），插管后要摄胸片了解插管的位置及有无气胸的发生。此项技术的并发症可出现：①恶液质儿易发生气胸；②大动脉损伤；③血液从锁骨下静脉漏入胸腔造成血胸；④臂丛或其分支损伤；⑤导管穿破静脉营养液输入胸腔而致液胸；⑥栓塞及感染。

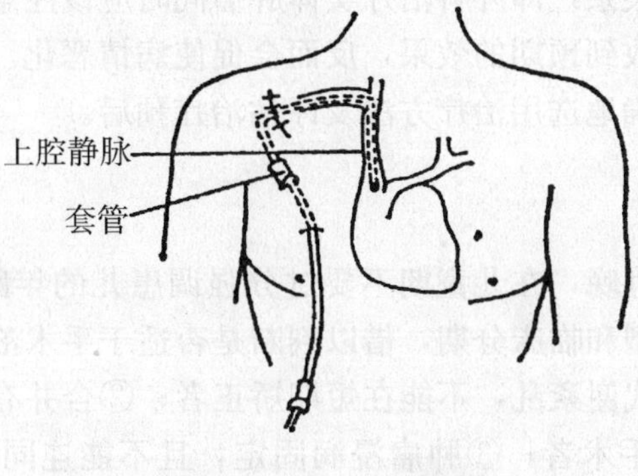

图 6－1　Broviac 管插图

（二）鼻-空肠插管经胃肠道稳定流量营养法

经胃肠道稳定流量营养法（constant rate enteral nutrition，CREN），应用患儿的胃肠道作为维持营养，对恶性肿瘤患儿营养支持符合生理、安全、有效、相对价廉等优点。CREN 改善肠消化和吸收功能，连续不断对胃提供食物或预制的营养物质。鼻-空肠插管是最常用的简单非手术通路。主要缺点是需用粗管易引起鼻炎、咽炎、中耳炎、咳嗽困难、肺不张、上呼吸道分泌物增加以及胃-食管反流致食管炎、狭窄和吸入性肺炎。

（三）胃或空肠造瘘术

1. 胃造瘘术　可以用于任何作为短期或长期的喂养。肺部感染和并发症比鼻-空肠插管少见。发生潜在性并发症包括：出血，胃内容物或喂养液漏入到腹腔致成的腹膜炎，管的移位或腐蚀，发生内疝、肠梗阻，皮肤因消化液而发生糜烂，管子腐蚀而进入腹腔内，外科伤口感染粘连。

2. 造瘘术　方法可采用 Stamm 空肠造瘘术和 Lelany（1977 年）介绍的细针刺导管空肠造瘘术两种。后者已逐步推广，据 Page 报道穿刺空肠造瘘术 156 例中仅有 3 例出现轻微并发症而未见有空肠穿孔、梗阻、食物漏入腹腔等严重并发症出现。

二、手术前准备

不论是胸腔、腹腔、盆腔或四肢肿瘤切除的术前准备基本上是相同的。手术的主要并发症是出血，因此要备好适当量的全血或血浆。全血要尽可能是新鲜的，由自愿供血者或家属于术前献出。还应该交叉配血相当于患儿血容量的库血。最常见的大肿瘤切除术多在腹部，下腔静脉常有被损伤的危险，也可能下腔静脉在术中要钳夹，因此静脉途径最好选择在上肢、锁骨下静脉、颈外或颈内静脉，通过这个途径还可同时测量中心静脉压，它能更正确地反映患儿在术中的回心血量和心收缩力。对小婴儿大肿瘤的手术切除应采用电热保温褥，输库血要加热，因为婴儿对低温的耐受力很差，尤其如果发生快速大出血，大量输血后要补充钙和重碳酸钠。鼻胃插管胃肠减压对腹部肿瘤手术很有必要。应插置导尿管，以便在术中不断监测尿量。最近国外对选择性病例发展了术中放疗和近距离放射疗法（brachy-therapy），以及介入疗法，这对小的残留病损或镜下残留组织有极大好处。当然应用此法时外科医生与放疗医生密切配合是十分必要的，此种技术在国内尚少见报道。

第四节　小儿实体肿瘤外科治疗的要点与方法

肿瘤的外科治疗主要是指手术治疗。作为小儿外科医师在对外科治疗小儿实体肿瘤前必须重视机体与肿瘤局部的关系，即外科治疗实体肿瘤同时应该注意维护患儿的体质，不可使患儿衰弱；否则不但不能收到预期的效果，反而会促使病情恶化。正确判断实体肿瘤的临床分期与病理诊断，才能正确地选用治疗方法及评估治疗预后。

一、适应证的选择

外科手术治疗宜早不宜晚，在儿童期不要过分强调患儿的年龄，而应重视其生理状况，其次需明确肿瘤的病理类型和临床分期，借以判断是否适于手术治疗。有下列情况例外：①恶液质、严重贫血及营养代谢紊乱，不能在短期矫正者；②合并有重要脏器的严重疾患或严重传染病和高热不能耐受手术者；③肿瘤浸润固定，且不能连同受累器官或肢体一并切除者；④肿瘤广泛转移者。

二、手术危险性的估计

儿童年幼生理防御抵抗力偏低，而往往实体肿瘤发展快，范围广，手术创伤面亦大；再加上患病后营养状态不如正常儿童，因此肿瘤手术危险性明显较其他外科手术为高。正确估计手术的危险性，术前尽量纠正已出现的功能障碍，改善全身状况，同时细致地及时处理术中和术后出现的并发症和意外，是完成手术治疗的保证。充分的术前准备和术后处理可以帮助患儿安度手术关。

表 6-5 列举了儿童肿瘤外科手术中可能有关的危险因子。

表 6-5 手术危险因子的确定

全身状况
疾病严重程度
外科手术破坏正常生理功能的程度
手术技术的复杂性（与合并症发生率相关）
需要麻醉的类型
每位医师的临床经验

三、儿童肿瘤外科临床病理分期

在以上步骤作出肿瘤的组织病理学诊断以后，现代多学科小儿恶性肿瘤的治疗，要求完全明确肿瘤的扩散程度，然后制定最恰当的治疗方案，或按国际既定方案进行治疗。分期对计划治疗是关键的步骤，虽然 X 线、核医学显像技术对确定肿瘤的扩散和转移程度有很多指示，但手术分期对某些肿瘤仍为必要，是否突破包膜、邻近器官和组织是否被侵润、有无局部及区域性淋巴结肿大，这些问题多只能在手术中确定。分期对化疗和（或）放疗的应用有指导作用：如低度恶性无转移，可不用化（放）疗，或只用有限的剂量；高度恶性有广泛转移，则需用大剂量化疗和（或）放疗。“应答分期”是另一种形式的手术分期，对小儿某些恶性肿瘤十分重要，这种分期是在化疗和（或）放疗后，肿瘤有所缩小后进行，作为肿瘤的延期切除手术，或者是第二次（second look）切除手术，外科医生第二次手术的目的，是既完全切除肿瘤，同时获得有关肿瘤浸润、淋巴结转移等信息，并进行分期，以利于制定以后的治疗方案。各个具体肿瘤的临床病理分期，国际上已有规范，将在各论的章节中详细介绍。

在霍奇金病中，腹部有无病变常难确定，因此不少学者主张对所有病例作剖腹探查、脾脏切除、肝脏多叶取标本活检，主动脉旁淋巴结切除活检，以达到正确的分期。常规剖腹分期和脾脏切除为 Uaplan 于 1968 年所倡导，当前颇有争议，因为绝大多数患儿将接受联合化疗。

四、外科手术技术

如同一般外科原则一样，如无菌操作技术，手术部位的充分暴露、手术正常组织的最少损伤，以促使早期愈合外，肿瘤外科手术要求完整切除，肿瘤的边缘组织应是正常组织；同时术中更应防止瘤细胞播散与瘤细胞的种植。局部检查肿瘤和手术操作都要轻巧，必须注意以下事项：①触诊时要轻柔，次数要尽量减少；②术前皮肤准备要轻细，使用消毒剂优于肥皂水，因使用后者难免用力摩擦，可能使较多瘤细胞进入小静脉；③手术操作轻巧，切口充分大，以避免挤压肿瘤；④术中采用锐性解剖，切忌钝性分离以减少播散；⑤先处理输出静脉，而后处理动脉；⑥先处理较远处淋巴结、而后处理肿瘤邻近淋巴结，使之与肿瘤整块切除。

五、外科治疗的方法

1. 肿瘤切除　完全切除小儿实体性肿瘤，包括一定范围的正常周缘组织，对肿瘤的治疗起最大的作用。对肝肿瘤、纤维肉瘤、早期神经母细胞瘤、滑膜肉瘤等，外科手术为最有效的手段。手术切除原发肿瘤，辅以化疗是骨肉瘤、肾母细胞瘤、多数软组织肉瘤和恶性胚芽细胞瘤的标准治疗方法。手术对肿瘤的组织病理学分期是必要的过程。有时肿瘤切除手术可以延期进行，先用化疗和放疗使体积缩小后，再进行完全切除。各个具体肿瘤、神经母细胞瘤、肝肿瘤、胚芽细胞瘤等的手术切除原则和/或方法，将在各论诸章节中详细描述。影响原发肿瘤切除的因素用简表举例说明（表 6－6）。

表 6－6　影响原发肿瘤手术切除的因素

主要因素	考虑因素	临床例证
肿瘤部位	肿瘤的可达到性	脑干胶质瘤不能达到，局部切除不可能
	有远处转移	全身治疗，使已控制的局部结果无效
肿瘤大小	可切除性	盆腔巨大肿瘤，排除手术切除
肿瘤组织学	组织性质无其他有效疗法	骨肉瘤、恶性纤维组织细胞瘤、恶性神经鞘瘤等必须手术切除。对 X 线不敏感，化疗效果不肯定
	组织学对放疗特别敏感	霍奇金病不必手术
	浸润周围组织和转移	一般无法完全切除
经验	标准手术方法	需有个人充足经验，专科手术治疗

2. 肿瘤部分切除　作为一种姑息疗法，肿瘤部分切除在儿童仅占有很小的地位，只偶尔为制止疼痛、减小体积以利于放疗或化疗。“减体积手术（debulking）”或次全切除术，例如切除 90％的腹部伯基特瘤，可明显改善预后，提高治愈率。减体积手术对横纹肌肉瘤、神经母细胞瘤和恶性星形细胞瘤，亦为较多数学者不得已时使用，因可改善预后。第Ⅲ、Ⅳ期神经母细胞瘤，用电刀作大部分切除，有时可促进残余肿瘤的减退，其机制尚不十分清楚。淋巴结解剖切除，是另一种形式的减体积手术，对睾丸旁型横纹肌肉瘤是一种常用的手术。

3. 多次手术　外科手术切除对肿瘤的病理诊断和治疗是首用方法外，以后还适用。对放（化）疗后在原发部位，有明显残留的患儿，第二次探查（second look）不仅可获得有关肿瘤的扩散情况，还可作再次切除术。这种处理方式常用于神经母细胞瘤、横纹肌肉瘤和胚芽细胞瘤。

4. 手术治疗转移性肿瘤　对转移性肿瘤的手术切除有两个基本原则：首先，也是最重要的，必须有效地完全消除原发肿瘤；第二是除要切除的转移病灶外，肯定无其他的器官转移。切除转移性肿瘤，最好在有效的化疗控制下进行。转移性病灶必须彻底切除，部分切除或减体积手术毫无意义。过去的经验，是切除孤立脑转移、肝转移甚或骨转移病灶以后，可能获得长期治愈。儿童恶性肿瘤最常发生转移的器官是肺，文献中有报道，在切除肺病灶以后，也有不少治愈的病例。软组织肉瘤、骨肉瘤最多发生肺转移，尤文瘤、肾母细胞瘤、睾丸肿瘤和肝肿瘤有单一肺转移病灶也应考虑作切除术。CT 扫描可早期发现病灶，能觅出直径＜0.5cm 的结节，手术可尽早进行。

六、复发性实体肿瘤的外科处理

在小儿外科临床上常会遇到一部分小儿恶性实体肿瘤，如恶性骶尾部畸胎瘤、神经母细胞瘤等在外科切除术后会再出现肿瘤的复发。这除了肿瘤本身的恶性度、组织类型外，还包括初次手术外科切除的完整性，是否合理化疗或放疗及化疗药物的耐药性等有关。还有一部分病例复发、治疗失败的原因尚未能完全了解。外科传统的观点是切除后的实体肿瘤组织边缘应该是正常的组织结构，这除了儿童一般的实体肿瘤外，还包括软组织的非横纹肌肉瘤、骨肉瘤、恶性骶尾部畸胎瘤、肝母细胞瘤和肝细胞癌等。相反在某些实体肿瘤如神经母细胞瘤、横纹肌肉瘤、大多数恶性生殖细胞肿瘤和肾母细胞瘤当不能完整切除时，尽可能作绝大部分外科切除，再结合合理的化疗或放疗同样可以达到类似于外科完整切除的疗效，成功地预防局部肿瘤的复发。

当发生肿瘤复发可作一系列处理如：CT 检查有助于判断复发的部位、大小，复发肿瘤局部及邻近区域潜在显微镜下侵润切除，放射范围剂量、深度对局部复发肿瘤的控制及化疗中剂量、耐药性等各方面对复发性实体肿瘤处理都是十分必要的。下面重点叙述一下外科处理复发性实体肿瘤时的作用。

1. 外科活检　组织病理学检查以诊断复发性恶性实体肿瘤十分重要，如同初期诊断肿瘤一样；外科病理学活检除了解肿瘤性质、范围外，特别是明确肿瘤的组织结构类型，这在判断预后中起重要的参考作用。外科淋巴结活检还可对肿瘤转移、复发的情况作进一步了解。

2. 复发实体肿瘤的外科再切除术　肿瘤术后复发是指手术治疗后肿瘤消失，患者临床治愈，经一段时间后肿瘤的再发。其与残余癌不同，后者是指癌瘤经手术治疗后机体内仍残存癌组织或癌细胞，这种术后的残余肿瘤经临床或病理学检查而证实，或患者在治疗后免疫反应，如促绒毛膜上皮激素、甲胎蛋白等仍持续阳性，或治疗后虽有所下降，但仍在阳性范围内。

复发肿瘤的性质应与原发肿瘤相同，需排除同时或先后出现的多发性原发性恶性肿瘤。肿瘤复发的治疗较原发肿瘤更为困难，疗效也较差，但绝非无望。某些病例如处理得当，仍可收到一定疗效，延长生存率。一般应根据复发肿瘤的具体情况选择适当的治疗方法。凡能手术者应考虑再行手术，如软组织肉瘤术后复发多可再行手术，可在解剖许可范围内扩大切除，乃至行截肢术。后腹膜的神经母细胞瘤复发、盆腔的横纹肌肉瘤复发等在临床上再切除手术也是治疗复发性实体肿瘤的重要方法之一。

3. 能预防癌肿的外科手术

临床上，在处理某些疾病时往往要考虑到此病变可以诱发肿瘤的发生，如：隐睾不予以纠治则发生睾丸肿瘤的可能性明显增高，先天性胆总管囊肿的治疗原则必须把囊肿切除，否则可以发生胆管癌肿等。表 6－7 列举了一些能预防癌肿的外科手术。

表 6－7　能预防癌肿的外科手术

疾病	合伴肿瘤	预防性外科手术
隐睾	睾丸	睾丸固定术
结肠息肉	结肠	结肠切除术
家族性结肠肿瘤	结肠	结肠切除术
溃疡性结肠炎	结肠	结肠切除术
多发性内分泌新生物 Ⅱ、Ⅲ型	甲状腺髓样癌	甲状腺切除术
家族性乳腺癌	乳腺	乳腺切除术
家族性卵巢癌	卵巢	卵巢切除术

第五节 肿瘤患儿免疫抑制与外科有关问题

化疗和免疫疗法对机体的免疫功能有很大影响，可妨碍创伤的愈合，引起胃肠道病变和诱发感染并发症。由于新的抗生素不断地问世和放疗技术的进步，目前需要外科治疗的病例日益见少。免疫损害患儿的肺部感染是最难处理的问题，诊断很难确定。过去作开胸肺活检，但有较高的病死率；经皮肺穿刺活检是一种较好的方法，且并发症较少，对怀疑有间质性肺炎、真菌、病毒或肺胞子虫属感染的患者，作支气管肺泡的冲洗非常有效，可避免开胸活检。支气管镜检查在儿童并不困难，标本细菌学检查对 60％的病例可确诊。

中性粒细胞减少性小肠结肠炎（盲肠炎）是小儿的一种特有免疫抑制病，一般涉及回肠末端、盲肠、升结肠，肠管肿胀，发生并有浆膜瘀血，偶尔也有全层坏死或穿孔。临床上往往诊断为阑尾炎，B 超检查可显示病变位于回盲部。对外科治疗是一个难题，手术治疗风险很大，应特别慎重，仅对有肯定穿孔、局限性坏死病灶或有气腹者应剖腹治疗。近年腹腔镜的发展，可判断局部病变是否需要手术治疗。白血病伴中性粒细胞减少性小肠结肠炎的预后非常恶劣，复习文献存活率低于 20％。

急性阑尾炎可发生于急性白血病患儿，并且不伴发中性粒细胞减少性小肠结肠炎，问题是临床上往往将这两种病混淆不清。白血病并发急性阑尾炎的临床表现，可被化疗对胃肠道的副作用或激素的抗炎作用所掩蔽，因而延误诊断，穿孔率很高。阑尾炎的诊断一经确定，必然要手术治疗。在严重的粒细胞缺乏症和急性髓细胞白血病、肛周和直肠周围感染的发病率相当高，直肠疼痛是最突出的症状，直肠指检可发现围绕直肠有一发硬的肿物，多数病例呈进行性广泛坏死过程，并有蓝黑色组织脱落。感染可扩展到外生殖器和盆腔。最初采用保守疗法：全身应用广谱抗生素、局部热敷、口服抗腹泻药物；局部穿刺可得脓液，并减轻疼痛。手术切开和引流只是在有明显脓液聚集时进行，同时应大力治疗其原发血液病。切开清创术可使坏死蔓延到臀部，但如同时作结肠造口和粒性白细胞输入则可改善预后。

真菌性脾脏脓肿在白血病中偶尔发生，常伴有肝脏的微观脓肿和肉芽肿，后者对抗真菌治疗颇为敏感，不需外科处理，因此单独的脾脏脓肿作脾切除预后较好。

应激性溃疡（消化道）在免疫抑制患儿并不多见，如果发生穿孔只应作穿孔缝合术。溃疡出血只作缝扎术，如情况许可作迷走神经切断术和幽门成形术。

出血性膀胱炎，偶尔发生于应用环磷酰胺的过程中，尤其是与放疗合用，表现为肉眼血尿或隐性血尿，排尿疼痛等症状。这种膀胱炎有 5％合并膀胱肿瘤，并有 9％需作膀胱切除术。应先采用膀胱冲洗疗法，大多有效，如效果不明显，则需用稀释的福尔马林滴入法。最近，应用保护膀胱的药物，美司钠（Mesna）可降低环磷酰胺对膀胱的毒性，发病率明显降低。

（施诚仁）

参考文献

1. Berg S L，Grisell DI，Delaney TF，et al. Principles of treatment of pediatric solid tumors. Pediatr Clin North Am，1991，(38)：249-267
2. Fletcher B D，Pratt C B. Evaluation of child with suspectcd malignant solid tumor. Pediatr Clin North Am. 1991 (38)：223-248

3. Grosfeld J L. The current role of surgery in Pediatric cancer. 日小外会志 1993（29）：13
4. Lamprin B D. Solid malignancies in children and adolescents. Surg Clin North Am，1985，（65）：1351-1354
5. Leonard A S，Mulholland M W. Filipovich A H，et al. Surgery of the immunodeficient child. Surg Clin North Am，1985，（65）：1505-1525
6. Stephen J. Pediatric Surgical Oncology in “Clinical Pediatric Oncolologe”，Fernbach DJV Vietti T J，Mosly Louis. 1994，141
7. 上海市医学会麻醉学会：2000 年会知识更新讲座汇编（内部材料），2000
8. Vincent T，Devita Jr，Samuel Hellman，et al. Principles and practice of oucology，Fifth Edition. Philadelphia：Lippincott-Raven Publishers，1997

第 7 章 小儿恶性肿瘤的化学治疗原则

美国儿童肿瘤学会（COG）的资料显示，20 世纪 70 年代，儿童肿瘤患者的总体死亡率超过 70%。目前儿童肿瘤的 5 年无病生存率达 70%以上，其中急性淋巴细胞白血病初治完全缓解（CR）率已达 95%以上，5 年无病生存率达到 80%～90%，小儿急性髓细胞白血病（AML）的初治完全缓解率也达 75%以上，5 年以上无病生存率达 40%左右。小儿急性白血病不再是“不治之症”，是当前疗效最好、治愈率最高的恶性肿瘤之一。过去疗效较差的Ⅳ期神经母细胞瘤 5 年生存率已经达到 40%左右。COG 的目标是到 2030 年儿童肿瘤的总体治愈率达到 90%以上。上述成就的取得与化疗技术的进步密不可分。正确、规范的化疗对提高儿童肿瘤的治愈率至关重要。

儿童处于生长发育阶段，肿瘤化疗在追求疗效的同时，必须考虑药物对儿童生长、发育的影响，对儿童器官功能，如肝肾功能、心功能、内分泌功能及性腺功能的影响，把化疗对儿童生存质量及心理健康的影响降到最低限度。本文就儿童肿瘤化疗中值得关注的问题探讨如下。

一、肿瘤化疗中的几个重要概念

1. 肿瘤细胞的同源异质性

所有肿瘤起源于单一细胞，肿瘤细胞在有丝分裂过程中逐步出现瘤细胞与瘤细胞之间的不同生物学性状，称为肿瘤的同源异质性。一个 1mm 的肿瘤通常是经过了大约 20 次的倍增，一个 5mm 的肿瘤（可被 X 线检查出）经过了 27 次的倍增，1 个 1cm 的肿瘤可能是经过了 30 次的倍增。肿瘤的倍增时间差别相当大，如胚胎肿瘤和淋巴瘤的倍增时间较短（20～40 天），而腺癌和鳞癌的较长（50～150 天）。转移性肿瘤的倍增时间较原发灶的为短，肿瘤在早期是呈指数级增长的。上述概念有助于理解同一个体不同部位及不同个体相同肿瘤间生物特性的差异。另外，肿瘤细胞的倍增时间较相应正常组织细胞倍增时间长（即肿瘤细胞因发生病变其生长速度变慢），这样要求设计化疗方案时在化疗一段时间后给予休息，使得受损的正常细胞特别是造血干细胞得以恢复，但在肿瘤细胞没有恢复时开始下一疗程化疗给予肿瘤细胞更大打击。这也可理解化疗休息时间过长容易导致复发。肿瘤细胞增殖动力学的知识，结合对各种药物作用机制的认识，为制定安全有效的化疗方案提供了理论基础。

2. 对数杀灭的数量概念

对数杀灭的数量概念，即一定剂量的化疗药物可杀灭一定比率（非一定数量）的肿瘤细胞，遵循一级动力学规律，而肿瘤免疫治疗，其遵循 0 级动力学即一定剂量的药物可杀灭一定数量的细胞。因此，化学治疗和免疫治疗联合应用理论上有互补性。

3. 募集作用

即先用细胞周期非特异性药物，大量消灭肿瘤细胞，肿瘤细胞总数减少后，促使更多细

胞包括 G_0 期细胞进入增殖周期而被后来的细胞周期特异性药物杀灭。

4. 同步化作用

即先用一种细胞周期特异性药物将肿瘤细胞阻滞于某一周期，待药物作用消失后，肿瘤细胞即同步进入下一周期，再用作用于后一周期的药物，即可较多杀死肿瘤细胞而较少损伤正常细胞。长春新碱（VCR）的抗肿瘤作用靶点在微管，主要抑制微管蛋白的聚合，使有丝分裂停止于中期，是细胞周期特异性药物，VCR 还有一个特性，可使增殖期细胞同步化于 M 期，此后再用其他抗肿瘤药，会提高其疗效。实验和临床均证明，先使用 VCR，6 小时后再予博来霉素（BLM），可明显提高 BLM 疗效。

5. 细胞周期与化疗药物的给药方式

瘤细胞群中一般只有部分处于增殖周期。增殖周期中又可分为合成前期（G_1）、DNA 合成期（S）、合成后期（G_2）和有丝分裂期（M）。直接作用于 DNA 的药物，如烷化剂、抗肿瘤抗生素等对整个周期中的瘤细胞均有杀灭作用。人们把这类药物称为周期非特异性药物（CCNSC），而把只对某一时期的药物产生作用的药物称之为周期特异性药（CCSC），如抗代谢药主要作用于 S 期，植物药主要作用于 M 期等。另一部分细胞处于静止期（G_0），对各类药物均不敏感，是目前肿瘤化疗的难题之一。

在肿瘤内部，仅有少部分的细胞是处于活跃增殖的状态，大多数细胞通常不处于细胞分裂周期中，呈休眠状态。周期特异性药物只杀灭增殖周期中某一期细胞，对 G_0 期细胞不敏感，其特点是作用较慢，给药呈时间依赖型，药物应有一定暴露时间，宜小剂量持续给药。总剂量分次给予可能优于一次给药，每周给予可能优于每月给药方案，可作用于不同增殖动力学的肿瘤细胞，剂量密度增加，更易于与其他化疗药物配伍。紫杉醇是 20 世纪 90 年代出现的卵巢癌有效化疗药物，其药代动力学模型是非线型的，药物的血浆浓度并不一定与给药量相关，Fennelly 等研究表明，延长或反复的紫杉醇治疗可增加其疗效，使用较低剂量紫杉醇进行每周化疗，可维持紫杉醇血浆浓度高于 0.01μmol/L，但又低于 0.05μmol/L 的血药浓度，既能维持有效抗肿瘤作用，又不会引起严重的骨髓抑制，同时紫杉醇也有细胞凋亡及抗血管形成作用，此作用与药物的持续时间有关。此外，增加药物强度减少间隙期可能增加肿瘤细胞的杀灭作用。

细胞周期非特异性药物可与细胞中 DNA 发生共价结合，阻碍其功能，对 G_0 期和增殖各期细胞均有杀灭能力，作用较强而快，能迅速杀灭癌细胞。但选择性低，其特点是呈剂量依赖型，因此，高浓度用药是必要的，在毒性耐受的情况下，宜静脉一次推注，以大剂量冲击治疗为宜，如：吡柔比星、环磷酰胺等。

6. 肿瘤时辰化疗与细胞周期

正常组织细胞生长，增殖代谢均表现出近日节律，即休息-活动周期，同样肿瘤细胞也表现出节律性。近日节律异常可引起细胞周期的时相异常改变。目前肿瘤的时辰化疗已应用于卵巢癌、乳腺癌等，卵巢癌细胞分裂增殖的高峰时相位于 11 时至 15 时，卵巢癌研究显示 ADM 及 DDP 的药代动力学与昼夜节律性有关，其剂量强度可由 13%提高到 45%，且同一剂量强度，时辰用药的疗效明显优于常规治疗组。采用 ADM 加 DDP 治疗卵巢癌患者，随访 5 年，结果早晨 ADM 用药而夜间 DDP 用药 18 例患者，5 年生存率为 50%，而不考虑用药时间的 17 例患者在 2.5 年全部死亡，提示肿瘤的时辰化疗可用于卵巢肿瘤化疗。

临床时辰化疗方案的制订主要是根据药物耐受性的昼夜节律。由于这一昼夜节律的存在，我们可以在机体耐受性最好的时间安全地提高药物剂量，从而提高药物的抗瘤活性。时辰调节给药方法的制订主要基于：在宿主敏感性最高的时间尽量减少或避免药物输注；在宿主敏感性最低的时间尽可能将化疗药物全部注入。

时辰化疗在儿童肿瘤研究的较少，今后应加强这方面的研究。

7. 细胞周期调控与化疗

正常细胞增殖周期在细胞周期蛋白（cyclin）和细胞周期依赖性激酶（cyclin dependent kinase，CDKs）调控下进行细胞分裂，主要有3个节点，一是G_1期的R点，二是S期的启动点，三是G_2/M期的转换处。近年来研究发现许多细胞周期调控因子直接参与肿瘤细胞的增殖与分化，调节肿瘤细胞生长，许多癌基因与抑癌基因都与细胞周期调控有关，如P21、P27主要与CDK2、4抑制有关，而P16、P15主要与CDK4、6抑制有关，涉及这些通路的关键酶类。细胞周期中的依赖细胞周期蛋白激酶（CDK）和染色质调控的组蛋白脱乙酰酶（HDAC）为靶标的小分子药物已进入临床试验，结果显示较好疗效；而现有化疗药物靶向增殖细胞的作用机制，并非肿瘤细胞特有的异常点，在正常和肿瘤细胞间的治疗窗很窄，导致了许多化疗副反应，生活质量降低和细胞耐药等。因此，针对细胞周期节点的小分子药物有可能优于常规化疗药物。

二、常用的化疗药物及其作用机制

1. 按其作用机制可分为以下几种：

（1）烷化剂　具有活泼的烷化基团，能取代细胞多种成分的重要基团发生烷化作用，使之失活，而癌细胞遭到破坏死亡。主要药物有：氮芥（HN2）、环磷酰胺（CTX）、异环磷酰胺（IFO）、苯丙氨酸氮芥（米尔法兰 L-PAM）、苯丁酸氮芥（瘤可宁 CB-1348）、噻替派（TSPA）。亚硝脲类：卡氮芥（BCNU）、环已亚硝脲（CCNU）、甲环亚硝脲（Me-CCNU）、嘧啶亚硝脲（ACNU）。该类药物亲脂性强，可透过血脑屏障，深入到颅内杀伤癌细胞。其他还有白消安（马利兰 Bus）、雌二醇氮芥（癌腺治 ETM）等。

（2）抗代谢药　结构上与细胞内某些代谢物相似，常可以假乱真，干扰正常的细胞代谢过程，抑制细胞增殖。主要药物有甲氨喋呤（MTX）、5-氟尿嘧啶（5-FU）。其衍生物很多，包括喃氟啶（FT207）、优福啶（UFT）、卡莫氟（嘧福禄 HCFU）、脱氧氟尿苷（氟铁龙 5-DFUR）、氟尿脱氧核苷（FUDR），临床上可根据病种、肝功能状态等合理选用。环胞苷（CC）、阿糖胞苷（Ara-C）、双氟胞苷（健择 Gemcitabine）为新的嘧啶类似物。其化学结构与Ara-c相似，为核糖核苷还原酶抑制剂。其抗瘤谱较Ara-c广。

（3）抗生素　作用机制各异：主要作用于遗传信息传递的不同环节，抑制DNA、RNA和蛋白质的合成发挥抗癌效能。主要药物有：放线菌素D（更生霉素 ACTD）、丝裂霉素（MMC）、博来霉素（BLM）、平阳霉素（PYM）；阿霉素类：阿霉素（ADM）、吡喃阿霉素（THP）、表-阿毒素（E-ADM）、去甲氧柔红霉素（善维达 IDA）。阿霉素自分离产生后，迅速扩大了抗肿瘤适应证，疗效显著，现在阿霉素及其同类药物 THP、E-ADM 等均已成为临床最重要的常用的广谱抗癌药物之一。还有米托蒽醌（MTT）等。

（4）植物碱类　多数药物作用于M期，阻止有丝分裂，使有丝分裂停顿，致死癌细胞。主要药物有：长春新碱（VCR）、长春花碱（VLB）、长春地辛（长春花碱酰胺，西艾克，VDS）、长春瑞宾（诺维本 NVB）。该四种药作用机制基本相同（至少部分相同），通过阻滞微管蛋白的聚合使细胞有丝分裂停止于中期，其中VCR是治疗非霍奇金病、急淋白血病、肾母细胞瘤较好的药物。鬼臼乙叉苷（足叶乙苷，VP-16）。其口服胶囊有威克、拉司太特。鬼臼噻吩甙（Vm-26）其特点对颅内恶性肿瘤、包括原发瘤和转移瘤有效好的疗效。羟基喜树碱（HCPT）、伊立替康（CTP-11）、托泊替康（TPT），为DNA拓扑异构酶Ⅰ抑制剂，干扰和阻碍DNA复制，是抗癌药物作用新的靶点，临床上在不同病种肿瘤取得一定疗效。紫杉醇（泰素PTX）、泰素帝（Taxotere），由紫杉醇树皮或针叶中提取，为新型抗微管药物，是目前惟一能促进微管聚合、抑制微管解聚的药物，对多种肿瘤具有抗癌活性，临床备受关注。另外还有三尖杉酯碱（HRT）等。

（5）激素及内分泌药物　通过改变体内激素水平，对激素依赖性肿瘤发挥抑制生长作用。主要药物有：泼尼松（PDN）、地塞米松（DXM），是广泛应用的肾上皮质激素，适用于急性淋巴细胞性白血病、霍奇金病和非霍奇金病、癌性发热等。

（6）杂类　抗癌机制各有特色，主要药物有：门冬酰胺酶（L-ASP）、甲基苄肼（PCZ）、氮烯咪胺（DTIC），治疗恶性黑色素瘤、霍奇金病，对软组织肉瘤也有一定效力。顺铂（DDP），为铂制剂，可与DNA双链或单链交联，影响DNA链合成、复制，引起癌细胞死亡。临床上使用范围逐渐扩展，对于多种肿瘤取得了较好的疗效。目前第2代卡铂（CBP）、第3代草酸铂（乐沙定L-OPH）亦陆续上市，抗瘤谱各有侧重，成为临床上最重要的抗癌药物。丙亚胺（1CRF-159）具有抗癌转移作用。另外，还有羟基脲（HU）等。

2. 按其对细胞增殖周期的影响，可分为：

（1）周期非特异性药物，即对增殖或非增殖细胞都有作用的药物，如氮芥类、环磷酰胺、抗生素类等。它们对小鼠骨髓干细胞和淋巴肿瘤细胞的量效曲线都呈指数性，其中氮芥和丝裂霉素选择性低（杀伤两类细胞的曲线斜率很接近），而大多数其他烷化剂选择性较高（表现于对两类细胞的量效曲线的斜率相差较大）。

（2）周期特异性药物，作用于细胞增殖整个或大部分周期时相者。如氟尿嘧啶等抗代谢类药物。

（3）周期时相特异药物：药物选择性作用于某一个时相，如阿糖胞苷、羟基脲抑制S期，长春新碱对M相的抑制作用。这类药物对骨髓及瘤细胞的量效曲线也随剂量增大而下降，但达到一定剂量时即向水平方向转折，成为一个坪，即再增加剂量，不再有更多的细胞被杀死。

三、小儿肿瘤化疗的原则

小儿肿瘤化疗的原则是针对不同肿瘤及分期选择化疗方案，早期、足量、联合、个体化治疗。一般来说，只要对化疗敏感、并非局限并完整切除的肿瘤，都应化疗。

1. 明确诊断及分期，选择合适化疗方案。根据患儿年龄、病史、症状、体征、实验室检查、影像学及病理学检查明确诊断。白血病及Ⅵ期淋巴瘤通过骨髓检查容易诊断，实体瘤如肾母细胞瘤、神经母细胞瘤、横纹肌肉瘤等，可通过超声引导下穿刺活检诊断。对于形态诊断有困难的病理，可通过单克隆抗体标记、融合基因检测，基因芯片等进行诊断。诊断明确后要检查病变范围，进行分期，根据诊断、分期选择合适的化疗方案。目前国内外对急性白血病、淋巴瘤、肾母细胞瘤、神经母细胞瘤、横纹肌肉瘤、骨肉瘤、尤文肉瘤、生殖细胞瘤等有较为统一的化疗方案。

2. 联合化疗

联合化疗可取得较单一化疗更好的效果，联合化疗中一般都包括两类以上作用机制不同的药物，而且常常应用CCNSC与CCSC药物配合。选药时也要尽可能使各药的毒性不相重复，以提高正常组织的耐受性。药物数量目前一般多主张3～4药联合应用。联合用药可协同增效，减少复发，提高缓解和长期存活率。两疗程之间应有间歇，以利于正常造血细胞恢复，并使处于休止期的肿瘤细胞进入增殖循环，在下次的化疗中容易被杀死。有效的周期非

特异性药物常可使 G_0 期细胞进入增殖周期，为周期特异性药物创造发挥作用的条件。周期特异性药在杀灭处于对此药敏感时相的肿瘤细胞的同时，能够延缓肿瘤细胞在周期的进程，阻止细胞从某一时相进入下一时相，导致细胞暂时性蓄积。此种阻滞一旦解除，细胞将同步进入周期的下一时相，此时如给予对这一时相具有杀伤作用的药物将能明显增效。例如长春花碱能使细胞阻滞在 M 期，此种阻滞作用于用药后 6～8 小时的最高峰，因之如在应用长春新碱后 6～8 小时给予环磷酰胺或争光霉素等可明显增效。其他如氨甲喋呤给药后 4～6 小时再给氟尿嘧啶也有增效作用，但如先给氟尿嘧啶以后再给氨甲喋呤则会减效。这些都应注意。

根据瘤细胞增殖规律病程越晚瘤细胞数量越多，治疗难度越大。治疗的早晚直接影响预后。小儿肿瘤在有化疗指征时诊断分期明确后应尽早开始化疗。以急性淋巴细胞白血病为例，早期治疗效果直接影响预后。患者在化疗 19 天内达到完全缓解者其长期预后明显好于未缓解者。足量给药：在诱导巩固治疗阶段足量的用药，以尽可能多地杀灭白血病细胞，使骨髓迅速达到抑制状态，对日后减少复发极为重要。序贯治疗，对于白血病，在诱导缓解后要进行巩固治疗、强化治疗、维持治疗和髓外白血病的预防。白血病诊断时患儿体内瘤细胞数量为 10^{12}，当完全缓解时骨髓形态学分类白血病细胞虽然＜5%，但机体内的白血病细胞总数仍可高达 10^6～10^9，因此要长期治疗，一般分为诱导缓解治疗（白血病初治为达 CR 所进行的化疗）、巩固治疗（CR 后采用类似诱导治疗方案所进行的化疗）、维持治疗（是指用比诱导化疗强度更弱，而且骨髓抑制较轻的化疗）和强化治疗（是指比诱导治疗方案更强的方案进行的化疗）。化疗剂量和强度的增加是白血病人 CR 率和长期存活率提高的主要因素之一。如不尽早进行 CR 后的早期强化，白血病细胞会很快增殖、生长、导致复发并产生耐药性，故白血病人应尽早进行足量有效的 CR 后治疗。

3. 辅助化疗

经过手术治疗或放疗局部无残留病变但极有可能转移的患者进行化疗可取得较好疗效。辅助化疗的目的是清除蓄积在肺、骨、骨髓、淋巴结及其他部位的微转移肿瘤，辅助化疗对大部分常见儿童肿瘤有效，包括 Wilms 瘤、Ewing 瘤、淋巴瘤、横纹肌肉瘤、星形细胞瘤和骨肉瘤。表 7－1 列出了几种常见儿童肿瘤患儿有无辅助化疗时的结果。

表 7－1　儿童肿瘤辅助化疗效果

肿瘤	辅助治疗方案	生存率（%）	
		无辅助化疗	有辅助化疗
Wilms 瘤	VCR，放线菌素，±阿霉素	40	90
Ewing 肉瘤	VCR，放线菌素，CTX	5	50～60
淋巴瘤	CHOP，COMP	＜10	50～90
横纹肌肉瘤	VCR，放线菌素，CTX	45	80
星形细胞瘤	强的松，VCR	20	45
骨肉瘤	MTX，阿霉素，顺铂	15	65

肿瘤的镜下病灶在细胞动力学上对化疗更敏感，因为肿瘤细胞中的大部分处在增殖活跃期，小量肿瘤负荷也意味着药物耐药可能性小。Goldie 和 Goldman 的数学模型实验中假设耐药是随机的遗传事件的结果，当残留病变和存在耐药细胞的可能性很小的时候，辅助治疗中同时给予有效药物时治愈的机会达到最大化。临床实验证明当肿瘤负荷小时化疗有效，小儿存在广泛肿瘤病变时治愈可能性下降。适当药物的选择和理想用药时间在设计辅助治疗时

十分重要。动物实验和临床研究证实辅助治疗应在局部治疗后尽早开始，延迟开始可能影响治愈的机会。一项回顾性研究证实在局限性Wilms瘤患者放线菌素D开始的天数显著影响其长期预后。手术当天开始的在术后4年生存率为89%，而延后几天至一周的只有35%。解决延迟化疗的策略是术前开始化疗。如在Ⅲ、Ⅳ期神经母细胞瘤，往往进行3～4个强化疗后再切除肾上腺肿瘤。

4. 剂量强度：大多抗肿瘤药物有一很陡的剂量效应曲线，即剂量的少量增加可显著增强疗效，称为剂量强度。动物试验显示2倍的药物剂量增加，如CTX，可引起10倍的肿瘤细胞杀伤。在一项乳腺癌的研究中，应用CTX、MTX、5-FU，剂量在3倍以上变化时患者出现效应的比率从12%到84%，在儿童急性淋巴细胞白血病和骨肉瘤，更强的化疗取得较低的复发。荟萃分析显示在神经母细胞瘤44个临床试验1592例IV病人中，应用VP16，顺铂，CTX，柔红霉素，显示5到10倍的剂量强度关系。目前在能耐受范围内应用最大的剂量强度，和最短的化疗间歇时间已经是设计化疗方案的重要考虑，剂量轻微减少可能显著影响预后。强化疗后可自体骨髓移植来加速造血及免疫恢复，应用G-CSF刺激造血。也可采取局部化疗增加肿瘤局部药物浓度而减少全身用药。

剂量强度的基础是剂量-反应曲线为线性关系，这样剂量愈大疗效也愈好。不言而喻这必须是对药物敏感的肿瘤。在动物肿瘤由于一般均较敏感，这种线性关系很明显。在临床上这种线性关系只见于淋巴瘤、睾丸肿瘤、乳腺癌和小细胞肺癌等。这也是临床上应用大剂量化疗的基础。目前骨髓和造血干细胞移植、预防性造血因子的应用及获得成功也充分说明剂量强度在提高肿瘤化疗疗效上的重要意义。通过造血干细胞的支持，大剂量化疗使上述肿瘤的预后正在进一步改观。

5. 个体化治疗

对于相同诊断的肿瘤，宿主方面存在年龄、性别、种族、药物代谢酶的多态性的差异，从肿瘤本身来说相同诊断的肿瘤存在临床表现、体征、骨髓或病理改变、细胞遗传学等方面的差异。从药物代谢角度看，不同个体间存在同一代谢酶的多态性，导致了相同剂量的药物产生了不同的生物效应。药物遗传学因素，CYP（细胞色素P450酶系）和GST（谷胱甘肽S-转移酶）变异性和一系列化疗药物关键代谢酶基因遗传多态性差异，对同一药物、同一剂量产生完全不一致的临床疗效和毒副反应。宿主因有关化疗药物代谢酶如6巯基嘌呤（6MP）代谢关键酶巯基嘌呤甲基转移酶（TPMT）、阿糖胞苷（Ara-C）代谢关键酶胞苷脱氨酶（CDA）和脱氧胞苷激酶（DCK）、左旋门冬酰胺酶（LASP）治疗作用相关的门冬酰胺合成酶（AS），CTX作用相关的DNA修复酶系列，表鬼臼毒素（VP16、VM26）相关的拓扑异构酶Ⅱ（TOPO Ⅱ）等酶活性及其相关基因的遗传多态性决定宿主对这些药物的临床效应（疗效和毒副作用）。有报道371例中国汉族人TPMT的活性为（16.64 ±4.69）U/ml pRBCs，介于美国白人16.8 U/ml pRBCs和黑人14.4 U/ mlpRBCs之间，作为低活性，汉族人与黑人更易出现对6-MP不耐受的毒副反应。因此尽量作到化疗个体化。如大剂量甲氨蝶呤在治疗急淋白血病时预防脑膜白血病时，$5g/m^2$体表面积的剂量，一些患者耐受很好，但另一些患者可能出现致命的皮肤反应。因此研究通过其代谢酶活性决定其治疗剂量可能更为科学。

随着肿瘤长期生存者数量的增多，成功治疗的经验不断增加，回头反思过去治疗强度是否过大，是治疗个体化的另一个方面。比如目前标危急性淋巴细胞白血病化疗强度已趋于减轻、相反高危急性淋巴细胞白血病化疗强度有所增加。

白血病化疗的个体化原则是白血病治疗研究的需要发展，其原则强调四个方面①对不同的白血病类型应选择不同的化疗方案，对ALL应选择和AML不同的药物、剂量、疗程；

②对具有不同预后因素的白血病个体其治疗方案应有所侧重和不同，如对 T-ALL 和 B-ALL 除常规方案治疗外，加用 CTX 或 MTX 及 Ara-C 可明显改善其 CR 率和生存期；③病人化疗前的健康状况亦是化疗个体化要考虑的问题。对肝肾心脏功能不全者化疗药物应减量；④严密观察化疗中病人的血象骨髓象变化、区别不同情况及时增加或减少化疗剂量。

6. 靶向治疗

（1）药物靶向治疗的研究：用脂质体或单克隆抗体将化疗药物包裹，利用脂质体或单抗的选择性将化疗药物导入到肿瘤细胞，而尽可能少药物进入正常细胞，以减轻毒副作用。目前研究较多的脂质体介导的蒽环类药物靶向转移可明显减轻心脏毒性。

（2）单克隆抗体的靶向治疗

抗 CD20 单抗的靶向治疗，即美罗华，用于急性淋巴细胞白血病、淋巴瘤等。其作用靶点是 CD20 抗原，在前 B 细胞和成熟 B 细胞以及 95％以上的非霍奇金淋巴瘤（NHL）细胞上均有表达。CD20 结合抗体后，不引起内化作用，一般认为 CD20 是通过调节细胞膜上的钙泵来调节细胞的生长与凋亡。

（3）融合基因的靶向治疗

针对 PML-RARα 融合基因的靶向治疗用于急性髓细胞性白血病，取得了一定疗效。

（4）抗血管新生的靶向治疗

基质金属蛋白酶（MMP）的靶向治疗 恶性肿瘤的浸润扩散与机体的 MMP 的过度表达是密切相关的，MMP 能降解血管基底膜和细胞外基质，导致肿瘤的侵袭转移和血管形成，在肿瘤的发生转移中 MMP 对内皮细胞的游走、新血管的生长极为重要。Marimastat 或 batimastat 均为广谱的 MMP 抑制剂，可抑制多种 MMP。临床广泛使用的抗高血压药卡托普利，也可通过其自由巯基结合 MMP 活性中心 Zn^{2+}，抑制其活性，还能抑制内皮细胞分泌的 MMP 及 bFGF 诱导的内皮细胞游走．

血管内皮细胞的靶向治疗 任何组织血管生长的基础均为血管内皮细胞，直接抑制血管内皮细胞可根本上抑制血管的生成。环孢霉素 A 就可抑制血管内皮细胞呼吸链酶而促使其凋亡，同时也有阻滞 MMP 分泌的作用；内源性抑制血管生成素，可激活 PTK 信号途径，从而抑制血管内皮细胞的游走和增殖。

四、化疗药物的毒副作用

1. 骨髓抑制：为最为常见的副作用。大多数具有骨髓抑制作用的药物在给药后6～12 天出现急性的全血细胞减少，持续 2～3 周恢复。是由于化疗药物对正常造血干/祖细胞影响所致，临床可用 G-CSF 等治疗。

2. 局部作用：某些化疗药物如果在静脉输液处渗出，易造成皮肤的坏死和脱落，常见的药物有阿霉素、放线菌素 D、丝裂霉素 C、长春花碱及氮芥，坏死的程度与渗出的药物剂量有关。处理包括撤除静脉输液管道，使用糖皮质激素作局部浸润注射，同时使用冰袋，每日 4～5 次，用 3 天。全身过敏反应的发生主要是与阿霉素、放线菌素 D、氨甲蝶呤和泰素有关。泰素可导致严重的过敏反应，需常规进行预防。

3. 肝脏毒性：化疗药物特别是大剂量应用时可引起肝脏功能损伤，出现转氨酶、胆红素不同程度的升高。

4. 间质性肺炎：间质性肺炎伴发肺纤维化可见于某些化疗药物，最容易产生这一效应的是阿霉素、烷化剂和亚硝基脲。药物诱发的间质性肺炎的处理包括停用细胞毒性药物和支持治疗，激素治疗可能会有帮助。

5. 心脏毒性：心脏毒性主要见于阿霉素，当累积剂量超过了理想体表面积上的 $500mg/m^2$ 时，危险度明显增加。近年用药很少有超过这一限度，因此心肌病的发生率明显降低。实际上，心律失常非常常见，但是给予支持治疗后数天即消失。极为偶然的情况下，环磷酰胺也有报道发生心脏毒性，尤其是在大剂量使用时。有报道丝裂霉素 C 可能会导致心内膜和心肌的纤维化，但是极为罕见。采用脂质体包裹的蒽环类药物药物靶向性增加可以减少其对心脏的毒性，提高人体的耐受剂量。

6. 泌尿生殖道毒性：环磷酰胺的代谢产物对膀胱粘膜有刺激性，可导致出血性膀胱炎。环磷酰胺导致膀胱毒性的代谢物是丙烯醛，在给环磷酰胺时同时给予大量水化和利尿剂是必须的。顺铂的肾小管毒性与氮血症及镁的消耗有关，同样，给予顺铂时使用利尿剂可减少并发症。其它可导致泌尿生殖道毒性的药物有氨甲蝶呤、亚硝基脲和丝裂霉素 C。最近有报道使用环磷酰胺时同时用巯乙磺酸钠（Mesna）或 N-乙酰半胱氨酸（N-acetylcysteine）来预防膀胱毒性，这些药物是通过灭活毒性的代谢产物丙烯醛来起作用的。

7. 神经毒性：大多数抗肿瘤药物均有轻度的神经副反应。但是也有些例外。长春花碱通常会对外周运动神经和自主神经有影响。长春新碱、长春花碱、泰素和长春瑞滨可导致深腱反射的消失和远端麻痹。绝大多数的情况下，随着药物停用后这些神经毒性会有所逆转。顺铂具有耳毒性和周围神经炎，偶尔也可导致球后神经炎。大剂量顺铂容易引起进展性的和某些迟发性的外周神经炎。5-FU 可产生急性的大脑毒性。六甲三聚氰胺有报道可产生外周神经病和脑病。异环磷酰胺也与脑病有关。

8. 性腺机能障碍：许多化疗药物可对性腺功能产生持续的影响，尤其是烷化剂。接受化疗时患者的年龄越小，化疗越不容易导致永久性的性腺功能障碍。

五、耐药性

1979 年 Goldie 和 Coldman 从细胞增殖动力学角度计算了抗药的几率。在细胞增殖过程中有一定几率突变，导致抗药细胞的产生。倍增的次数越多，产生抗药细胞的几率越多。因此主张应当在肿瘤负荷较小时应用多种抗肿瘤药物，以杀灭抗药细胞取得根治。但后来的研究表明有些肿瘤细胞在化疗开始时即有抗药性，称为天然抗药性；另一些则是开始时对化疗敏感，以后逐渐产生抗药性，即获得性抗药性。一般认为抗药的发生有以下机制：①药物运转或摄取机制发生改变；②药物分解酶活性或数量增高；③靶酶质或量改变；④修复机制变异；⑤药物活化异常；⑥受体减少或被封闭；⑦代谢途径变异。

当肿瘤细胞对某一药物抗药时，对其他一些结构不同，作用机制也不同的药物也具有抗药性时称为多药耐药（MDR）现象。目前已知和 MDR 有关的药物是抗肿瘤抗生素如阿霉素、柔红霉素、博来霉素、丝裂霉素等；植物药如长春花碱、鬼臼碱、紫杉类等；其他如顺铂和美法兰等。并发现这 MDR 和多药耐药基因（mdr-1，mdrp）及由他们调控的 P-糖蛋白有关。对一种药物的耐药通常伴随着对结构迥异的药物的广谱交叉耐药现象。这或许可以解释在不少疾病中补救治疗只能获得 6%～10%的缓解率。

目前临床上还没有可靠的方法判断患者对药物的敏感性，因此可能出现开始用几种药物化疗。由于耐药，肿瘤细胞受到的杀伤不明显，而副作用使得骨髓严重受抑制，不得不延迟敏感化疗药物的使用。针对耐药我们能作的只能早期、足量、规范的化疗，把耐药可能降低到最低限度。

六、抗肿瘤药物的致癌性

目前所使用的很多肿瘤药物是有诱变和致畸性的，主要有烷化剂、丙卡巴肼和羟基脲，而抗代谢药物的危险性略小些。霍奇金病长期的研究提示主要的风险是同时行化疗和放疗。第二种肿瘤通常是出现在完成化疗后的 4～7 年，11 年后，霍奇金病患者患白血病的风险下降到正常人群的水平。瘤可宁和马法兰是诱发白血病最强的药物，其次是噻替哌、环磷酰胺和白消安，后者致白血病力较弱。

随着儿童肿瘤患者长期生存者的不断增加，第二肿瘤的患者也会不断增多，将促使肿瘤工作者思考如何在治疗肿瘤的同时避免化疗药物的致癌性。

（唐锁勤）

第 8 章　儿童实体肿瘤放射治疗

1899 年国际上首次报道了放射治愈癌症的病例后，放射治疗至今经历了几个不同的发展时期。随着放射治疗设备的更新，放射物理、放射生物及肿瘤学的研究，放射治疗至今已发展成与肿瘤外科学、肿瘤内科学相并立的放射治疗学，并已逐渐成为一门新兴的放射肿瘤学科，也是肿瘤综合治疗的主要手段之一。了解儿童肿瘤的放疗，必须了解一些基本知识，诸如射线与物质的相互作用、射线的生物学效应等。放射线作用于肿瘤细胞和正常组织细胞都会引起损伤，最后可能导致死亡。放射治疗的基本点在于最大程度杀灭肿瘤细胞，而邻近的正常组织细胞不至于发生不能耐受的损伤，这就是治疗比的概念。这种对治疗有利的治疗比，并非出自肿瘤细胞与正常细胞两者放射敏感性的差别，而是基于肿瘤组织与正常组织两者生长指数的不同。

一、肿瘤放射治疗物理学基础

（一）治疗的剂量单位

生物学作用的电离性放射指能产生能量的带电粒子在组织中具备能量使得分子中的物理键和化学键断裂，这过程称为电离。X 线和其他电离性放射的生物学作用是通过细胞内分子直接或间接电离而引起的。电离放射包括光子、电子线，以及中子、负 π 介子和重粒子（即质子，α 粒子）。这通常由高能电磁装置产生，例如直线加速器或回旋加速器。

放射治疗剂量单位为放射吸收剂量，放射吸收剂量是指每单位物质所传递一定数量的能量。国际单位系统（SI 单位）确定 Gray（Gy）作为吸收剂量单位，相当于 1 焦耳/千克（1J/kg）。Gy 代替 rad；1Gy 等于 100rad 。

放射活性元素是表达为每秒蜕变的数量。放射活性单位过去是居里（Ci），相等于3.7×10^{10}每秒蜕变数（略等于 1G 镭的活性）。代替 Ci 的 SI 单位是 Becquere（Bq），确定为每秒 1 次蜕变。1 个 Ci（居里）等于 3.7×10^{10} Bq。

（二）治疗射线种类

1. 光子线照射

自从伦琴发现 X 线以后，光子一直被用于放射治疗。射线最大的能量确定为射线的质量；千伏级的 X 线释放 100％的能量在皮肤的表面；其剂量在 3～4cm 处下降 50％。兆伏级的 X 线包括^{60}钴的 γ 射线，对皮肤的损伤作用小。^{60}钴或 4MeV 的 X 线皮肤表面剂量小于最大剂量点的 60％；该能量的最大剂量建成区在皮下 0.5～1cm 处。该射线特点是肿瘤组织前的正常组织剂量小，穿透深度随着射线的能量增加而增加。特别适合于深部肿瘤的照射，但单野照射时，肿瘤区域剂量分布不均匀，而且肿瘤后的正常组织受到较高剂量照射。一般采用多野照射，并且应根据肿瘤所在的部位选择不同的能量。

2. 电子线治疗

其特点是肿瘤后的剂量很低，单野照射的剂量分布比较均匀，符合理想剂量分布，但肿瘤前的正常组织剂量很高，等于或大于肿瘤剂量。因此只适合于表浅、偏心部位的肿瘤，而且以单野照射为好。其能量可根据病灶的深浅来调整。

3. 中子线辐射

回旋加速器常能产生中子。快中子的深度-剂量特性（7～14MeV）类似于^{60}钴。中子是高 LET 射线，但是中子是不带电粒子的，在组织，水或其他介质中以指数方式衰减，不具有其他高 LET 射线的物理特点。快中子治疗的优点主要在生物学方面。快中子 OER 值低，约 1.5～1.6，相对生物效应不仅随着能量变化，而且随着介质深度和分次照射而变化，比较复杂，应用时要做实际测量。

4. 重粒子辐射

高能回旋加速器产生一定能量的带电粒子，具有潜在的治疗价值。用于放疗的重粒子主要指元素周期表上 18 号元素以前的，如氦、碳、氮、氧、氖等原子核离子。这些离子具有质子的物理特性和中子的生物学特点。能量在 160MeV 的质子相对生物效应（RBE）是 1.1，稍微高于光子的 RBE。但质子在物理学上有一个 Bragg 峰，根据能量变化 Bragg 峰位置可发生改变。

5. 近距离治疗

直接应用放射性核素来接近肿瘤部位称为近距离治疗。它包括腔内、管内照射，组织间照射，术中置管术后照射和模板照射。20 世纪 80 年代，现代近距离治疗技术取代了传统的近距离治疗，它安全、准确、可靠并简单，而且确有一些肿瘤经外照射以后仍有残存，需要进行近距离治疗作为补充，因而发展很快。现代近距离治疗的特点是遥控后装近距离治疗技术，高剂量率。

二、肿瘤放射治疗生物学基础

由于 DNA 的损伤的结果，电离放射的细胞杀伤作用同样也是细胞诱变和致癌的作用。DNA 损伤可以是直接的电离作用，但是多数医学应用的放射损伤是间接作用即通过细胞内水的电离所产生的游离基毒性作用。不能修复的双键 DNA 损伤是造成细胞杀死的原因。因为放射损伤是间接的化学结果，所以在放射时的细胞化学状况是决定造成 DNA 损伤程度的重要因素。

1. 哺乳细胞的放射性杀伤

放射导致细胞死亡缘于被放射细胞损伤而不能再增殖的结果，细胞死亡仅仅在一次或多次细胞分裂后变得明显。对于活跃或潜在分裂细胞在治疗剂量照射后的显著放射生物作用是分裂期死亡或坏死。对于放射治疗来说，增殖细胞死亡有非常重要的含义；这意味着有规律分裂的细胞在显示相对的放射敏感性同时也表明在照射后细胞在数量上很快减少，而不能分裂的细胞显示相对的放射抗拒性，即在照射后细胞在数量上几乎没有减少。增殖细胞死亡率能解释更多的组织和器官的放射反应性。少见的致死性损伤细胞在放射暴射后不经过细胞分裂很快死亡，这称为间期死亡。这种情况仅在非常高放射剂量照射后或在特殊细胞即不能分裂的细胞（如淋巴细胞，干细胞）才能发生。相对低放射剂量对特别放射敏感细胞型能导致细胞凋亡。细胞凋亡和坏死是两个形态不同的过程。凋亡是程序性细胞死亡的一种形式，对于活跃分裂细胞在非常低的剂量，凋亡是作为间期死亡的一种机制。哺乳细胞在照射后，减少的细胞能够连续复制。总的来说，剂量反应曲线有一个肩区随后是指数性细胞杀死。细胞生存曲线（S）常见的是线性二次方程公式：

$$S=e-(\alpha D+\beta D^2)$$

D是放射剂量。α和β是参数，在理论上代表致死性损伤，其分别代表单次打击和二次打击诱发的结果。α和β成分与早和晚反应组织的特性有关。较少见的应用公式是鉴于靶区理论基础上的。

$$S=1-(1-e-D/D_0)^n$$

n是靶区数目。D是放射剂量。D_0 是对于无活性的靶区所需要的平均放射剂量。对于分割剂量和低剂量照射，这两个公式有不同的理论基础和不同的含义，但是在实践中两者很难鉴别。

2. 放射敏感性和细胞周期

在细胞周期里细胞的放射敏感性是不同的，细胞在分裂期（M）和DNA合成（S）的早期放射敏感性最大，而（S）期的后期和在DNA合成与分裂期（G_2）之间早期放射敏感性最差。辐射后在细胞周期里敏感期的细胞被杀死，处于细胞周期不敏感期的细胞在辐射后仍生存，其结果是部分同步。这个同步能影响细胞群体的反应，即再次放疗和细胞周期特殊性的药物。

3. 放射损伤的修复和剂量分割

细胞无疑有能力去更改放射暴射的细胞毒性作用。辐射后细胞有三种结果：①不能修复的损害（细胞致死性）；②能修复的损伤如果不修复（潜在致死性损伤）就能杀死细胞；③能修复损伤的细胞本身不能杀死细胞，但是能累积和与其他类似损害相互作用来杀死细胞（亚致死性损伤）。潜在致死性损伤指在辐射后的情况发生改变细胞生存发生变化，当潜在致死性损伤细胞处在细胞周期不再进行恶化，该细胞生存率就会增加。相反亚致死性损伤在辐射为分割照射（一段时间内分为二次或更多次数的分割）和延长照射时间决定细胞生存率。在临床实践中，分割剂量被用于二次或更多次照射分别相隔4～24小时。在辐射之间，提供对亚致死性损伤细胞的修复时间，一个大剂量累积剂量能达到在单次剂量辐射后杀死细胞的水平。

4. 氧与放射敏感性

照射时的氧的浓度在很大程度上影响组织和细胞的放射敏感性。用X线照射，氧浓度减少到正常水平以下就能降低体内或体外细胞的杀死。氧敏感的程度用氧增比（OER）来表示，即平衡于需要产生特殊作用在乏氧情况下的放射剂量被除以在有氧环境得到相同作用的放射剂量。对于大多数哺乳细胞株的OER大约是3。因此要完成相同的细胞杀伤水平乏氧细胞所需照射剂量是富氧细胞的3倍。对于一个细胞株或组织来说，氧增敏的程度常被考虑为细胞杀伤水平的一个独立因素，但是越来越多的证据表明在剂量小于2Gy和剂量率低于0.20Gy/min时OER会降低。

5. 相对生物作用

放射的不同类型有不同的能力去杀死细胞。例如辐射不能穿过细胞核而引起细胞死亡。更重要的是产生高致密度电离的粒子比低致密电离的辐射在它们的运行轨迹中造成每吸收剂量的长度单位更多的细胞杀死，如X线、γ射线和电子线。这个特性的名称为线性能量转换（LET）：致密电离辐射有高LET，松散电离辐射有低LET。测量不同类型的放射线的生物作用称为相对生物作用（RBE），用250keV X线辐射所产生的特性作用与其他类型放射线相比较。对于^{60}钴来说RBE比1稍小，而对于中子来说RBE大于1（2～10）。当LET增加，RBE也增加，达到LET的一个高峰，大约100keV/u，然后RBE下降。当LET和RBE增加，氧对增敏的能力下降；对于大于100keV/u的LET，ORE降落到1。某些高LET射线粒子有吸收性特征，即能潜在性使高剂量分布更适形于肿瘤容积。剂量率（Gy/min）的实施能显著影响放射作用。如果剂量率在数分钟内足够高的话，再增加剂量率是无作用的。如果剂量率很低，在放射时损伤的细胞能够得到修复（大约 15 分钟或更长时间），放射作用就会减小。临床上的放射治疗一般用 1～3Gy/min；资料显示剂量率减小（0.01 到 0.10Gy/min，被用于近距离治疗）能保护正常组织而不是肿瘤组织。

6. 放射敏感和放射保护

细胞化学环境和组织会影响细胞的放射敏感性。氧就是化学放射增敏的一个例子，也有化学剂能保护被放射的组织。放射保护剂被用来处理放射意外，放射肿瘤学中包括了放射增敏和放射防护。与氧有关的放射损伤微小固定复合物已经作为乏氧细胞的增敏剂，该增敏剂对正常组织和细胞的氧合无影响。理论上和某些实验中已显示用增敏剂增加肿瘤对放射敏感性即增加了治疗比。

7. 放射线的敏感性

细胞分裂期（M 期）及早期 DNA 合成期（S 期）最为敏感，晚 S 期及 G_2 期则不敏感。放射线作用后首先杀灭处于敏感期的细胞，剩下较不敏感的细胞群，造成部分的同步化倾向。通过分次照射或给予某些药物，可使部分细胞重又进入相对较敏感的增殖状态，这就是多次照射与放射增敏剂的作用基础。影响放射敏感性的另一重要因素是氧气，当组织的氧分压下降到正常值以下时，同样的照射剂量所杀灭的细胞数比原来正常氧分压时为小，所谓氧增强比（oxygen enhancement ratio，OER）即表示，在使用光子（直线加速器所产生的高能 X 线，深部治疗 X 线及 ^{60}Co 治疗机的 γ 射线）时，为使乏氧状态的细胞获得与有氧状态下同样的放射效应，必须增加给予的剂量。正如大多数哺乳动物的细胞生存曲线可显示，OER 为 2.5～3.0。换言之，要使乏氧组织达到正常有氧组织同样的细胞杀灭数，必须将剂量提高大约 3 倍。

8. 放射线的细胞杀灭效应

放射线的细胞杀灭效应与射线的质有关，射线的质可用射线射程中引出电离密度来测定，用线性能量转换（linear energy transfer，LET）来表示，高 LET 射线如中子、质子、重粒子，在同样单位吸收剂量照射时，可产生比低 LET 射线如 X 线、γ 线、电子线更多的细胞杀灭效应。为比较不同类型射线产生不同的生物学效应，引用相对生物学效应的概念（relative biological effectiveness，RBE）。通常以 250kvp 深部治疗 X 线所产生的生物效应为 1，将其他类型射线要取得同样生物学效应所需剂量与之相比，即得出 RBE 的数值，如 ^{60}Co 射线为 0.9，中子可达 l.5～5.0。高 LET 射线可达高 RBE。

9. 放射治疗的分割治疗

临床放射治疗时，影响治疗比作用最大的是总剂量、照射分割次数及每次照射的间隔时间。经典的分割治疗至今仍是放疗的常规方法。每日给予 1.8～2Gy，5～7 周时间里达到总量 50～70Gy，对大多数成年人的上皮性癌肿可获良好的局部控制，而正常组织不致产生不可耐受现象。近年来较多实验超分割照射法，每日照射 2 次，每次照射剂量减少，总疗程日数不变：如总疗程日数缩短，则为加速超分割治疗。超分割照射时两次照射至少间隔 6h，以便使正常组织有修复亚致死性损伤的机会。一般超分割治疗时，如每日 2 次，每次 1.1～1.2Gy，总剂量比常规照射时增加 20%～30%，晚期反应组织的耐受性还在允许范围内。如照射日数、每日分割次数、每次照射剂量都不变，则为分段治疗。总疗程日数长于常规分割，如一般 60～70Gy/（6～7 周），而延长至 8～9 周给以同样总剂量，以往曾使用的分段治疗设想中止放疗的休息期有利于正常组织修复及肿瘤细胞再充氧，从而可提高治疗比。目前认为，延长总治疗日数不利于癌肿控制。拖延总疗程的不良影响是惊人的，治疗日程每延长 10 日，使喉癌局部控制率减少 23%，扁桃体癌局控率减少 10%～25%。

三、临床肿瘤放射治疗学基础

(一) 放射治疗的目的

对各系统中不同种类的肿瘤，按其治疗目的不同分为根治性放疗和姑息性放疗。① 根治性放疗：是指应用放射治疗方法如同外科手术一样，全部永久地消灭恶性肿瘤的原发病灶和转移病灶。适用于临床Ⅰ、Ⅱ期和部分Ⅲ期病例，放疗所给的剂量要达到根治剂量。②姑息性放射治疗：是指应用放射治疗方法治疗晚期（常为Ⅳ期）恶性肿瘤的原发性肿瘤灶和转移病灶，以达到改善症状的目的。姑息性放疗的适应证：A）止痛：如恶性肿瘤骨转移及软组织浸润等所引起的疼痛。B）缓解压迫：如恶性肿瘤引起的消化道、呼吸道、泌尿系统等梗阻。C）促进溃疡性癌灶的清洁、缩小、甚至愈合：如对伴有溃疡的大面积皮肤癌和口腔癌，乳腺癌及阴道癌等的治疗。D）改善患者的精神状态。

(二) 儿童肿瘤的放疗新技术

20 世纪末，发现有些肿瘤未作放疗是不对的，例如髓母细胞治疗，一些高危组肿瘤中使用限制性低剂量放疗。近十年来，放疗发生了一些变化，三维适形放疗、立体定向放疗和影像融合技术等新技术被应用于临床。放疗治疗目的，增加肿瘤控制，减少毒性，或两者兼有（如增加治愈率），好的治愈率实质性转变，鼓舞了放疗的复苏，许多儿童实体瘤治疗观念的复苏在国内、外肿瘤治疗小组中。

1. 影像学指导的放疗计划

直观显示肿瘤容积和其周围解剖结构是任何肿瘤局部治疗的根本。CT 扫描既适应放疗计划对内部结构的识别要求，又满足计划剂量计算所需的电子密度数据。尽管核磁共振（MRI）出现，CT 仍是现代计算机辅助的三维适形放疗的基础。一般将影像学所确定的肿瘤范围认为是 GTV，根据肿瘤类型和它的生物学特性，认为可能的微转移及亚临床病灶确定为 CTV，再在此基础上根据器官的移动和摆位的误差加一定的边界确定 PTV。要求 95% 的剂量曲线包绕 PTV。精确的固定技术可使最后的边界减小，使更少的正常组织受到高剂量的放疗。在 GTV 到 CTV 的边界一直缺少明确的标准，依赖于肿瘤的病理、复发的可能性和过去的临床经验。现在新的功能型成像和图像融合技术的发展改变了这种情况。PET/CT 将代谢图像与功能图像的融合，双方信息的互补能够明显提高肿瘤诊断和分期的准确性，帮助确定 PTV。现代放射治疗应用最好的影像资料（CT、MRI 和 PET 等），临床肿瘤生物学的知识和基于计算机的技巧不断出现使更为精确的放射治疗成为现实。

精确放疗需要严格的定位，每天的放射治疗时需合适的固定，婴儿和小于 2～3 岁的儿童需要在每次治疗前应用镇静剂，大多数大儿童能配合摆位，特殊的固定装置常用于完成固定和重复摆位。

2. 放疗计划和实施

放射治疗的目标是努力提高放射治疗的治疗增益比，即最大限度地将剂量集中到病灶（靶区）内，杀灭肿瘤细胞，而使周围正常组织和器官少受或免受不必要的照射。适形治疗（conformal therapy）是一种提高治疗增益的较为有效的物理措施。我们通常把利用适形治疗的技术，使得高剂量区分布的形状在三维方向上与病灶（靶区）的形状一致。称为三维适形放射治疗（3 dimensional conformal radiation therapy，3D-CRT）。实现三维适形放射治疗的条件：①在照射方向上，照射野的形状必须与病灶靶区投影的形状一致；②要使靶区内及表面的剂量处处相等，必须要求每个射野内诸点的输出剂量率能按要求的方式进行调整。

3. 三维放射治疗计划系统

三维显示技术包括：①线束视观（beam eye view，BEV）：使计划设计者可以沿射线束轴方向以透视的方式来射野，与在放射治疗模拟定位机上得到的图像一样。②数字重建影像（digital reconstructed radiograph，DRR）：利用 CT/MRI 通过计算机对靶器官进行图像的重建。③三维重建影像（3 dimensional reconstructed radiography，3 DRR）：可以实时以任意旋转视角观视经数字重建的靶器官影像，使计划设计者能采用非共面或非共轴线束作放射治疗设计。

三维剂量分布计算有三种计算方法：①水模参数化剂量分布修正计算；②第一物理原理计算；③蒙地卡罗（Monte-Carlo）模拟推算。其代表性的计算模型有：Mackie 的三维卷积分模型和 Mohan 的微分笔束模型。

三维治疗计划的评价过去对放射治疗计划的评价主要考虑靶区剂量和周围正常组织耐受剂量的限制。在三维适形放射治疗中应用的三维治疗计划通常采用剂量体积直方图进行评价。剂量体积直方图（dose-volume histograms，DVH）DVH 是 1979 年由 Shipley 提出评价三维放射治疗计划优劣的有效标准，它可以描述正常组织及肿瘤组织受特定剂量或百分剂量照射的体积百分比。但 DVH 仍存在一定的缺点：①DVH 属于一种统计学的图表，缺乏空间和解剖学的特点；②对于两个相互无交叉的曲线尚可以比较其优劣，但对于相互交叉的计划曲线则难以断定其优劣。正常组织并发症几率（normal tissue complication probility，NTCP）和肿瘤控制几率（tumour control probility，TCP）这是 1978 年由 Dritshilo 从放射生物学的角度预测治疗疗效及副作用的生物学指标。近年来，应用 NTCP/TCP 结合 DVH 广泛应用于三维放射治疗计划优劣的评价。NTCP 计算分为两类：①平行结构组织器官，如肝、肾、肺。并发症的发生由照射体积百分比确定；②链式结构组织器官，如脊髓、食管、直肠。并发症的发生由照射最高剂量确定。

4. 立体定向放射治疗

立体定向放射治疗最早由 Leksell 于 1949 年报道。它是利用立体定向技术（立体定位和立体摆位）进行放射治疗，目的是提高定位和摆位的精度。开展 X（γ）线、电子束和质子束的三维适形放疗，必须要使用立体定向技术。临床按照大剂量照射的次数分为：立体定向放射手术（stereotactics radiation surgery，SRS）——单次照射放疗和立体定向放射治疗（stereotactics radiation therapy，SRT）——分次照射放疗。立体定向放射治疗技术的共同特点：① 用于治疗小体积病灶；② 通常采用单次大剂量照射，但目前也已开始采用分次照射技术；③ 需要格外精确定位的设施和固定病人体位的方法；④治疗野边缘剂量下降梯度非常陡峭，使靶区外的组织受照剂量很少。靶区和等剂量面的适形程度对靶区外组织受照的程度有极大的影响；⑤ 射线束在体内相交于同一点，三维分布的射线照射方式使正常组织免于接受较高剂量的照射；⑥可对计划进行评估和作必要的修改。

5. 适形调强放射治疗（intensity modulated radiation therapy，IMRT）

调强的原理最早由瑞典的放射物理学家 Brahme 提出。它启发于 CT 成像的逆原理，即当 CT X 球管发出强度均匀的 X 线束穿过人体后，由于其组织厚度与组织密度不同，其强度分布就变成了不均匀的射线束，反向投影后形成了组织的影像。反之，如果放射治疗给予一个不均匀的射线束照射，则出来的射线束就变成均匀而投射到靶区中。适形调强放射治疗的概念是指，以各种物理手段的放射治疗技术，根据肿瘤靶区的形状，通过调节和控制射线在照射野内的强度分布产生不同剂量梯度来提高对肿瘤靶区给予致死性的高剂量照射，而对肿瘤周围正常组织控制在正常耐受剂量以下的一种放射治疗技术。其首先是对肿瘤靶区达到三维适形的照射，其次是使肿瘤靶区和邻近敏感器官可以获得照射剂量强度的调节。

6. 断层放疗

γ刀就是一种^{60}Co源放疗机，只是源的数量和位置增加之后，在正常组织中的剂量分散了，但是正常组织中的累积剂量仍然比直线加速器高，放射性的致癌和损伤效果是按照积分剂量估计的。从技术发展趋势看，目前的电子直线加速器放疗已经从过去的简单少野放疗发展为目前的实形调强放疗（IMRT），其中最为突出的是直线加速器和螺旋CT结合形成的断层放疗（tomotherapy）技术，这种技术用气动的多叶光栅作为动态准直器，改变了过去放疗中方野和圆野的概念，在三维空间形成对肿瘤的适形照射野，是在真正三维空间实现放疗。

7. 质子放疗

高能重粒子射线的物理特性：在介质中运动的开始阶段，能量损失较小，而在接近射程终末时，能量突然发生大量释放，在该处形成陡峭的电离吸收峰，称为Bragg峰，并在达到该电离吸收峰的最高值时，由于能量几乎全部损失而静止。质子射线放疗始于20世纪50年代，由于高能加速器的发展使近年出现了医用的质子放疗系统，能量范围为70～250 MeV。质子射线Bragg峰的深度位置和宽度，可根据病灶靶区的位置和大小通过调节射线能量束进行调节。

8. 将来发展

儿童肿瘤放疗主要研究方向还是关于CRT（包括SCRT，SRS和IMRT），以及多种方式影像学（MRI，MRS，PET，SPECT等）提高靶区的确定。最近许多新技术的发展还很难应用于儿童，如有关临床终点是多因素和较困难定义。目前有关三维适形放疗这方面的前瞻性随机研究有很多，在成人对前列腺和头颈部癌的实施，研究目标都是如何减少急性和晚期毒副作用及增加对肿瘤的控制，这些尚未用于儿童的放疗，但儿童放疗原则与成人是相同的。

四、儿童实体瘤放射治疗特点及适应证

1. 儿童实体肿瘤放射治疗的特点

儿童肿瘤大致上说1/3来源于中枢神经系统和交感神经，1/3来源于造血系统，其余1/3为骨、软组织、生殖泌尿道等。肿瘤大多是从未成熟的细胞发生，故常以胚胎性肿瘤和肉瘤为主。放射治疗在小儿肿瘤治疗中有重要的作用，在综合治疗中有其特殊的地位。小儿实体肿瘤多数难以手术根治，须作补充放疗甚多，白血病治疗中与化疗交替进行及全身放疗的应用，也进展甚快。小儿肿瘤还有一部分自然痊愈的病例，如神经母细胞瘤，视网膜母细胞瘤等。

儿童肿瘤放疗上的特点是：

（1）儿童肿瘤个体化特征大于成人肿瘤　难以用一种规定的方案作出概括，须加强个别对待的原则。总体上说放射敏感性的肿瘤居多，即使病期较晚，也有可能获得较好的疗效。由于年龄关系正常组织耐受量与成人有差异　还必须注意日后成年人发生晚发性放射性损伤的可能。通常放疗成功基于正常组织耐受量大小与肿瘤致死量大小两者的差别，即治疗比，而儿童这种治疗比较成人为小。

（2）患儿在照射时的固定问题最为主要　除使用支架，特殊固定装置外，有时必须使用药物使患儿进入睡眠状态下实施照射，如用1%水合氯醛，每岁1ml，口服或灌肠，或苯巴比妥0.01g/kg，或采用隔日或1周2次的照射方法。

（3）照射剂量与照射野的问题　为避免放射损伤一般应采用比成人低10%的剂量和较

小的照射野，尽量避免过高和过分范围的照射。即使在霍奇金病，尽可能不用斗蓬野，而采用原发病灶照射加以全身化疗的方法。同样在肾母细胞瘤和神经母细胞瘤时，尽量不用全腹腔照射。必须注意的是：在颈部照射时要治疗双颈、脊柱应照射全脊柱，宽度包括横突，以免引起侧弯畸形，肢体肿瘤照射时，照射野应包括病骨及受侵软组织，并有较大边缘，在肢体两侧野外尽可能保留一狭长条正常组织，避免因纤维化及淋巴管阻塞而引起水肿。为了保证骨继续生长，在不影响原发肿瘤治疗下要保护骨骺；或应用有效的化疗后，缩小照射范围而对局部肿瘤给予高剂量。使用剂量一般将患儿按年龄级别分成几档，如新生儿，1岁以下，2岁以下，5岁以下，10岁以下，10岁以上数档，10岁以上时除骨组织以外可考虑与成年人同样的剂量标准。幼小儿童每次分割剂量降为1.2～1.8Gy/日。

2. 儿童实体肿瘤放射反应与正常组织耐受性

造血系统反应与成人相类似，照射后发生淋巴细胞，白细胞，血小板，红细胞先后减少，白细胞低于2.0×10^{9}/L或血小板低于100×10^{9}/L时，在成人应予终止放疗，小儿各年龄阶段数值按相应比例参照。小儿出生时白细胞1.8×10^{9}/L，12岁时达成人水平，或者从淋巴细胞看，出生后2周时淋巴细胞占总白细胞数55%，4岁时占40%，也可参照认定其正常值。

脑和脊髓耐受量与成年人相同，中枢神经系统放射损害与血管损害造成的迟发反应有关。脑部小野照射耐受量在4500～5000cGy/6周。全脑照射耐受量为3500～4000cGy/6周。脊髓照射野达20cm者，3000cGy/5～6周为安全，通常为4000～4500cGy/4～5周较安全。

肺组织，全肺照射以肾母细胞瘤治疗的经验，6岁以下为1200～1500cGy/3～4周，10岁以上与成人相同，为2500cGy/3～4周可以耐受的剂量。

肾脏耐受量比成人低，1750cGy/5周为安全，如达到2500cGy/5周则放射性肾炎机会甚高。

儿童生长期骨受照射后易发生生长受阻，致使肢体长度生长不足及脊柱侧弯等可能，均低于2000cGy则影响较小。尽可能避免对骨组织不必要的照射，在设野时予以充分的注意便十分重要。

晶体照射后白内障是重要的放射并发症，在3周至3个月内照射750～950cGy，60%可能发生白内障。1岁以下的小儿白内障发生的频度与进行速度都较成人为高。

生殖腺是高度放射敏感的组织，放疗时应予以仔细的保护。

从放射性损伤的角度看，小儿肿瘤放疗有关系的是三个问题，即骨生长迟缓，内分泌障碍及精神性损害。生长期骨照射后造成生长障碍，这问题多年来已有所了解，造成生长障碍的后果与总剂量、分割方式、疗程长短以及年龄大小等因素有关。从实验材料表明与以下因素有关：①由于骨端部分的照射影响成骨过程和骨生长。②骨骺部的受照射后可能引起骨钙化不足。③骨体部受照射影响骨膜的生长。小儿髓母细胞瘤脊髓照射时可能造成脊柱骨生长停滞，更高的剂量使用时，这种可能也相应增大。内分泌功能障碍：一般放疗剂量时很少见到被照部位内分泌腺的变化，但有可能在延迟一段时间后发生。使垂体功能破坏要达到10000～20000cGy如此高的剂量，临床上很少使用。文献已有报道在儿童时照射脑垂体的患者后来发生生长激素分泌不足。垂体放疗后多年有证据表明微循环发生变化，也有报道嗜酸粒细胞减少。以上材料一时尚难断定放射与内分泌功能紊乱之间的关系，除了剂量这一因素外，或许还有放疗技术不当，但儿童放疗后发生内分泌功能障碍这一可能应充分引以重视。

五、常见儿童实体瘤放疗适应证

（一）儿童中枢神经系统肿瘤

一般来说，治疗的第一步是切除肿瘤。单独手术治疗或结合放疗，可以治愈某些癌症。这些癌症包括：某些小脑星形细胞瘤、多种形态的黄色星形细胞瘤、胚胎期发育不良的神经上皮肿瘤、室管膜瘤、颅咽管瘤、神经节神经胶质瘤、脑膜瘤以及某些低级星形细胞瘤。手术即使不能治愈癫痫症，但对于它的控制也会有帮助。对于患有浸润性肿瘤（如还原成形术的星形细胞瘤或恶性胶质瘤）的儿童，手术治疗不能治愈。但是，通过手术切除减少了需进行放疗或化疗的肿瘤数量，从而提高了放疗或化疗的效果。而且，手术可以缓解脑肿瘤引起的某些症状，特别是对头骨压力增大所引起的症状。

放射治疗对脑肿瘤不能治愈的儿童，可以采用高能辐射来杀死残留的癌细胞。超过一半的神经管细胞瘤和所有的生殖细胞瘤都可经放疗治愈。不幸的是，大多数的脑肿瘤不能由放疗治愈。星形细胞瘤、寡枝神经胶质瘤和室管膜瘤不能由放疗治愈。虽然放射对癌细胞的损害较正常细胞大，但是，正常脑组织仍不免会受到放射损害。有时，在接受放疗的肿瘤部位形成大量的坏死组织，我们称之为放射坏死。大多数情况下，坏死的组织包括癌瘤组织和非癌瘤组织。

（二）儿童霍奇金病

治疗霍奇金病的两种主要方法是化疗（使用杀死癌细胞的药物）和放疗（使用高能射线或粒子杀死癌细胞和皱缩肿瘤）。最好的治疗方案可能包括上述治疗方法的一种或两种。典型的放疗不仅仅针对霍奇金病的主要部位，而且还包括它可能扩散到的周围的淋巴结区域。经过 3 到 4 个疗程的多药化疗后，通常对临床发病明显的部位进行放疗。放疗部位还包括颈、胸和手臂下的淋巴结，以及上腹、脾和骨盆的淋巴结。

治疗的主要目标是治愈儿童霍奇金病并不引起长期问题。除了引发另外的癌症和损伤心脏，发育中的儿童还存在特殊问题。大剂量的放疗对儿童的个头发育有不利影响。由于这个原因，对患霍奇金病的儿童进行放疗的剂量都很小。这即是说，儿科肿瘤医生为治愈儿童，常采用小剂量放疗 15～25Gy 与化疗联合使用。对儿童，治疗通常是单用化疗或联用针对病灶的放疗。

（三）儿童横纹肌肉瘤

放射治疗：有效放疗剂量不应小于 40Gy，术后化疗后有残留为放疗指征。3 岁以下为 40～45Gy；3～6 岁为 45～50Gy；6 岁以上为 50～55Gy。但全肺照射时为 14～18Gy，腹部照射时为 30Gy。一般每天 20～25cGy，每周 5d，4～5 周完成。照射野应包括瘤床及其周围 2～3cm 的正常组织，应注意周围重要结构的保护。

（四）儿童尤文瘤

Ewing 肉瘤起源于骨髓腔，由此治疗初要包括整个骨髓腔。1980 年代，St. Jude 开展小于全骨放疗，对于<8cm 肿瘤局部控制好，但对于大肿瘤不好。Florida 大学对大肿瘤（诊断时转移和>8cm）先全身放疗 8～12Gy，在整个髓腔放疗，取得较好效果。POG 随机试验整个骨髓放疗和适形放疗（肿瘤外放 2cm），分析在进行中。

剂量 40～50Gy，1.8～2Gy/d 整个髓腔，加强 10～15Gy，肿瘤总共 50～60Gy，局控率 50%～88%。St. Jude 做了一组小剂量放疗。对于化疗后肉眼没有残留的小肿瘤（<8cm），30Gy。94%。超分割 Florida 大学 1.2Gy B. i. d（>6h）总量到 50.4Gy，55.2Gy，60Gy；CESS-86 研究 1.6Gy B. i. d 至 60Gy。没有明显降低晚期反应反而有所增加。CESS－81 生存率 50%～80%，CT 和 MRI 应用。

适形放疗：化疗前容积加 4cm margin35～40Gy，缩野对残留肿瘤 15～20Gy。（Arai et al. 1991）高危病人不包括在内。

肺转移 15～18Gy/10Fx，加强 20～25Gy 予大的损伤，放疗在化疗三个疗程后。

（五）肾母细胞瘤

除Ⅰ、Ⅱ期预后良好外，其余均须放疗。切除原发肿瘤，术后第 9 天，对肿瘤床局部放疗 1080，对＞3cm 以上直径的残存灶再加 1080cGy，初次照射野应越过中线，包括有关椎体，但应避开对侧肾脏，包括腹主动脉旁淋巴结，当手术前肿瘤已破裂，手术时有肿瘤溅落或已有广泛性腹膜受累者应全腹照射。

放疗靶区的确定

肿瘤范围	放疗范围
肾门淋巴结侵犯、术后有肉眼或镜下残留、腹主动脉旁淋巴结侵犯	患侧腹部，过中线包括双侧腹主动脉旁淋巴结
腹膜种植、腹部肿块残留、术前或术中肿瘤破裂污染	全腹

（六）神经母细胞瘤

放疗主要用于

1. 控制不能完全切除的局限性肿瘤及化疗不能完全控制的肿瘤。

2. 对不能作手术切除的肿瘤引起的疼痛或器官功能异常作姑息治疗。

3. 由于 4s 临床综合证对一般低治疗量的放疗（400～800cGy）有效，故在 4s 期患儿可接受放疗，但由于放疗的致癌作用，故临床对 4s 期患儿，宁愿先试用化疗。

放疗剂量：

Ⅰ期：肿瘤术后给予 15～20Gy，在 3～4 星期内完成

Ⅱ期：肿瘤未完全切除者给予 25～30Gy

Ⅲ期：肿瘤不能切除者给予 25～35Gy

Ⅳ期：肿瘤给 35～35Gy 剂量，骨转移用 6.5～8.5Gy，48h 内分 2 次放射。特殊Ⅳ期肿瘤，为“诱导”退化，于 1～2 周时间内对肝放射 5～10Gy。

六、儿童实体肿瘤放射治疗副反应

可分成早期表现与晚期表现两类。

（一）早期损害

在放疗开始至结束放疗后 3 个月内发生，部分情况与上述全身反应相叠，不再重复，以局部损害有：

1. 皮肤反应　皮肤色素沉着，脱屑即干性脱皮，小疱形成湿性脱皮。

2. 粘膜反应　口腔、咽喉粘膜水肿充血伴进食困难、发声嘶哑，放射性食管炎伴进食咽下困难，放射性肠炎伴腹泻。照射部位水肿严重者，发生在气道可引起呼吸困难，尿路狭窄可致尿毒症。

（二）晚期损害

在放疗结束后 6 个月以上发生，其原理是经由放射造成血管损害，血运改变使局部营养障碍而出现的坏死倾向。

1. 皮肤溃疡。

2. 粘膜溃疡　如口腔、咽喉、直肠、膀胱。

3. 骨坏死。

4. 软骨坏死。

5. 肺纤维化　包括先出现放射性肺炎。

6. 神经系统　放射性脊髓炎，脑坏死，末梢神经麻痹。

7. 眼球损害　白内障，角膜溃疡。

8. 软组织纤维化瘢痕形成。

9. 淋巴系统　淋巴管阻塞引起水肿。

放射性损害重在预防，关系到照射部位的状态与使用射线的质和量两个方面。局部血运差，炎症、瘢痕部位易发生溃疡坏死。被照射组织的耐受量有其内在规律性，如少至数百cGy即可造成人类白内障，而动物则更敏感，只需数十cGy。使用射线的种类与损害的发生密切相关，以往使用深部X线治疗时，皮肤湿性脱皮常见，自从Co^{60} γ线使用后，因其皮肤表面剂量下降，湿性脱皮变少见，除非剂量过高，而皮下组织纤维化则应注意。超过耐受剂量都可能发生严重的晚期并发症。改善射线的物理性能也有助于减少并发症。此外，合并化疗也有可能减少脑、肝、心脏、肺或肾对放射线的耐受。因此往往须在合并化疗时适当减少放射剂量。小儿肿瘤放疗时也应考虑稍低于成年人的剂量。精神发育迟钝这问题尽管重要，但尚难有定论。成人脑照射后脑组织可发生萎缩，坏死，伴有痴呆，与照射范围大小、剂量有关。全脑照射后发生上述晚期并发症的比率比局部照射高。小儿脑部照射后期并发症，髓母细胞瘤脑照射后有报道随访不影响智力发育，但多半小儿肿瘤长期生存例不多，进一步论证尚待研究。放射对生物机体的损伤作用已经得到了肯定。大量的基础研究证明，对细胞进行照射所引起的分子水平的放射性损伤，有些往往在当前并不表现出来，而是通过遗传（细胞的分裂增殖）以突变形式显现，这就会产生癌症。从现有的临床观察结果看，在长期慢性接受射线的人，被急性照射（如放射治疗）的人，以及曾接受过某些部位放射治疗或核素治疗的病人，其癌症发病率高于正常人群。因此儿童放疗以后，患癌症的几率（机会）就会增大。这种几率并不随放疗剂量的增大而增大，而是随机出现的（即可能出现，也可能不出现），但总的可能性并不大，我们不要因此而不做放疗。放疗可造成骨的发育延缓或停滞，对儿童肿瘤需作全脊柱或节段脊柱照射时，应对此问题有所了解。有人曾报道，对生长发育期儿童椎体照射量达20Gy以上时，可出现明显的椎体发育障碍，由此而造成受照射椎体的形状、大小的异常，如病儿接受全脊柱照射，日后即可出现“上身短下身长”的体型及由此而发生的胸廓畸形，甚至引起身高低于正常标准。同理如作一侧脊柱照射，可造成脊柱侧弯畸形，尤其放疗颈部时，更易造成歪颈。因此，放疗颈部时应尽可能做双侧放疗。在作脊柱照射及胸腹部肿瘤放疗包括脊柱时，脊髓通常不同程度地受到照射，如超剂量照射可能出现一过性放射性脊髓病，其典型临床表现为低头时向足跟部放射的麻木感。这一症状可不治自愈。也可能继之出现肢体麻木无力。运动障碍，即为慢性放射性脊髓病的临床表现。在这种情况下，可应用神经营养药物及中药治疗。根据脊髓受照射的长度其放射耐受量为40～45Gy（四到四周半时间），一般不应超过此剂量。当然，其它部位的骨骼及肌肉等组织的放疗，也会造成畸形及其它后遗症。头面部及喉的放射治疗还易造成咽干、耳聋等后遗症。放射还可造成骨髓抑制，主要表现为白细胞降低，也可以是红细胞、血小板或全血象降低。一般放疗中血象降低可用药物治疗，疗后可逐渐恢复。儿童放疗还应特别注意保护生殖器官。睾丸的耐受剂量很低，少量的照射即可引起不育；卵巢的耐受剂量也很低，但比睾丸稍高。所以在做盆腔照射时，应尽可能保护好睾丸及卵巢，如淋巴瘤女患者需做倒“Y”野照射而又想保留生育功能，则可行卵巢移位手术，把卵巢移到照射野外。其它部位的照射也可影响睾丸和卵巢，使畸胎的发生率增加，因此应在放、化疗后三年再考虑生育问题。儿童脑组织放疗可以产生：①精神功能损伤，24Gy以上照射可使智商下降，3岁以下小儿放疗后的智能损伤会影响未来生存质量；②神经内分泌异常，下丘脑垂体总剂量25～50Gy，即可发生发育障碍，乳汁异常分泌等垂体功能不全，一般在放疗后2～9年发病。所以，儿童放疗时注意限制总剂量，增加分割次数，尽量不合并化疗或尽量限制化疗药物的剂量，尽可能减少放疗的损伤。

（吴国华　陆冬青）

第 9 章 小儿造血干细胞移植

造血干细胞移植（hematopoietic stem cell transplant，HSCT）泛指将各种来源的正常造血干细胞在患者接受超剂量化（放）疗后，通过静脉输注移植入受体内，以替代原有的病理性造血干细胞，从而使患者正常的造血、免疫等功能得以重建。

1949 年 Jacobson 在动物实验中证实，通过尾静脉输注同种异体骨髓，可使动物免除由于致死量全身放射线照射造成的骨髓功能衰竭而死亡，这主要是由于骨髓中含有造血干细胞。自 1970 年代初起，人们开始用造血干细胞治疗放射病及晚期急性白血病，但当时成功率不高。随后 HLA 被发现并被临床应用于骨髓移植，同时在白血病缓解期作异基因造血干细胞移植，使成功率明显提高。如：急性粒细胞白血病，在 CR1 期作骨髓移植（bone marrow transplant，BMT），成功率可达 70%左右，为此美国华盛顿大学的 Donald Thomas 成为获得诺贝尔奖的第一位临床医生。

实体器官移植的移植物仅含有限的供体免疫活性细胞，对受者免疫器官不会造成严重威胁，移植后免疫系统仍保持受者来源，并不断产生免疫活性细胞，所以临床并不关注移植物抗宿主病，更关注移植排斥。移植后器官组织虽然来自供者，但机体的免疫细胞来自患者本身，为使患者免疫细胞不对外来器官产生移植排斥，需要终生接受免疫抑制治疗。与器官移植不同，造血干细胞移植患者的造血组织与免疫系统几乎全被摧毁并为供者所代替，因此既要注意供者免疫活性细胞攻击受者组织引起的损伤，即移植物抗宿主病（graft versus host disease，GVHD），又不能忽视受者残留免疫活性细胞引起的移植排斥（graft reject）。其中前者更为普遍发生，移植后因供受者之间产生免疫耐受，故无须终生应用免疫抑制剂。

第一节　造血干细胞移植的分类

一、根据所提供造血干细胞的来源可将移植分为下述 3 类

（一）同基因移植

指同卵孪生同胞间的造血干细胞移植。由于供受者基因完全相同，故所移植的造血干细胞极不容易被排斥，一般也不会发生移植物抗宿主病，移植相关的其它并发症亦相对少，因此安全性大。对于获得性良性疾患，此类移植是最佳选择。但它不适于治疗遗传性疾患，主要因为单卵孪生同胞间存在同样的基因缺陷。对于恶性疾患，因为移植后缺乏移植物抗肿瘤作用，所以移植后复发率亦相对高。另外，人群中单卵孪生的几率很低，故在临床应用受到很大限制。

（二）异基因移植

移植供体来自单卵孪生同胞以外的其他人。以往多为 HLA 配型相合的同胞，少数亦可选自 HLA 配型相合或不完全相合的家庭其他成员。随着独生子女政策的实施，HLA 表型相同的非血缘供者造血干细胞移植日益增多，不少国家已相继成立不同规模的造血干细胞库，全世界造血干细胞库容量已经达到 1000 多万人份，我国目前造血干细胞库也已有 60 多

万志愿者，而且发展速度迅猛，规模越来越大，估计到2010年可以达到110万人份，届时85%的华裔患者可以在中华造血干细胞库内找到全相合的非血缘相关供体。

异基因造血干细胞移植难度较大，移植后并发症亦较多，但其移植物具有抗肿瘤免疫治疗作用，可为白血病等恶性肿瘤患者提供更多的长期无病存活或根治机会。

（三）自体移植

是将自体造血干细胞采集后冷冻保存，待患者接受超大剂量化学治疗（简称化疗）和/或放射治疗（简称放疗）后再回输给患者本人，所以它实际上是“干细胞避难”。大剂量放疗、化疗前保存的造血干细胞可以免受化、放疗的损伤，放、化疗的强度可以不必考虑对造血的抑制而仅需要考虑对患者器官毒性反应的影响。

自体造血干细胞移植无需另选供者，干细胞来自患者本身，移植后并发症亦相对较少。对于骨髓尚未侵犯的实体瘤，不失为一种安全有效的治疗手段，尤其适用于对放疗、化疗敏感的高危实体瘤，如晚期横纹肌肉瘤、神经母细胞瘤及复发淋巴瘤等。对于急性淋巴细胞性白血病因移植后复发率高，目前已被普遍否认，但对急性髓系白血病，因选择病例不同、移植时机各异，各方报道结果不一。此外，有报道两次自体造血干细胞移植可提高肿瘤患者的长期存活率，但尚需积累更多的病例。

二、根据干细胞的不同来源又可分为

骨髓移植、外周血干细胞移植和脐带血移植。

（一）骨髓移植

骨髓移植是传统的、最早进行的造血干细胞移植，除了造血干细胞外，骨髓基质细胞随移植物一起进入患者体内。

（二）外周血干细胞移植

除骨髓外，外周血中亦存在少量造血干细胞。由于正常周围血中所含干细胞很少，采集前必须用药物将骨髓中的造血干细胞动员至周围血，动员方案主要包括大剂量化疗与细胞因子，目前常用粒细胞集落刺激因子（G-CSF）作为动员方案。近年来外周血造血干细胞移植发展迅速。由于外周血造血干细胞的采集不经麻醉，不需进手术室采集骨髓，所采干细胞中混入的残留肿瘤细胞少，移植后造血恢复较快，因此，似乎有逐渐代替骨髓移植的趋势。

（三）脐带血移植

脐带血中也含有造血干细胞，虽然其所含干细胞的数量不能与骨髓和外周血相比，但因其干细胞起源于更早期阶段，故具有更强的增殖潜能，目前普遍被用于儿童及低体重者的造血干细胞移植中。成人患者有用2份脐带血移植以增加干细胞数量的报道，但最终植活的始终仅为1份脐带血，另一份脐血究竟起了多大的作用尚难评价。国外还有许多中心尝试体外扩增的方法以解决脐血细胞数量不足的问题，但其效果尚待更大规模的临床研究结果。

第二节　移植适应证

造血干细胞移植已成为治疗20多种严重疾患的重要手段，目前应用最多的病种为重症再生障碍性贫血、白血病、遗传性免疫缺陷病及实体瘤等。

一、再生障碍性贫血

重症再生障碍性贫血是造血干细胞移植的适应证，同基因造血干细胞骨髓移植为其最理想的选择。HLA 配型相合非同卵双生同胞供者的患者，亦适于进行异基因骨髓移植。无 HLA 配型相合的同胞供者，病情严重者，一般先经抗胸腺细胞球蛋白等免疫治疗，同时寻找无关供者，只有当治疗无显著效果时才考虑作异基因造血干细胞移植。

目前重症再生障碍性贫血接受造血干细胞移植的突出问题是移植排斥，反复多次输血造成患者对次要组织相容性抗原致敏可使移植排斥率增高，因此，造血干细胞移植前应尽量减少输血，尤其应避免输注来自亲属的血液，且以接受去除了白细胞、经照光处理后使血液中淋巴细胞已经失去免疫活性的血液为妥。重症再生障碍性贫血接受 HLA 配型不合的或非血缘供者的造血干细胞移植时移植排斥率会更高，脐带血因细胞数量明显少于外周血及骨髓，而且抗原性又弱，故更难以移植成功，所以再障患者选择脐血供体时要慎重。

二、白血病

急性高危髓性白血病（AML）与 Ph' 染色体阳性急性淋巴细胞性白血病（ALL）及慢性髓性白血病（CML）都适宜在早期（即急性白血病第一次完全缓解期及 CML 第 1 次慢性期）进行造血干细胞移植。主张早期进行骨髓移植的理由是此时体内白血病细胞尚未产生完全耐药性，对化疗、放疗较为敏感，且残存白血病细胞总量较少，容易经骨髓移植完全清除。另外，患者一般情况好，易于耐受造血干细胞移植前的超大剂量化疗及放疗。再者，早期治疗反应也是评价疗效的重要指标，早期治疗反应差者都属于高危患者，宜尽早进行造血干细胞移植。儿童非高危型 ALL，经恰当化疗后可取得较高的长期缓解率，故主张至少在第二次缓解期再考虑骨髓移植。

各种急性白血病复发后异基因造血干细胞移植几乎是唯一的根治办法，虽然其长期存活率不如第一次缓解期移植者，但早期复发患者接受异基因骨髓移植后的长期存活率亦可达 30%～50%。欧美一些研究中心的回顾性研究发现：对于缓解大于 36 个月才复发的普通型 B-ALL 患者，移植治疗并未显示出明显优势，仍可以化疗作为主要治疗手段。慢性髓性白血病进入加速期的患者应尽早接受异基因造血干细胞移植，若进展至急变期则主张先进行化疗，待达到第二次慢性期后再考虑造血干细胞移植。

三、遗传性免疫缺陷病

造血干细胞移植对重症联合免疫缺陷病（SCID）的治疗效果已被公认。由于该病患儿常早期夭折，因此应尽快抓紧移植时机。因为患者存在严重的 T 细胞免疫缺陷，移植前不预处理一般亦很容易植入，移植后的移植物抗宿主病等并发症亦少见。若无 HLA 配型相合的同胞供者，由单倍型相合的父母进行体外去除 T 淋巴细胞的造血干细胞移植效果亦满意。

遗传性无丙球蛋白血症（Bruton's disease）也可用异基因骨髓移植治疗，但因该病患者可依靠静脉注射丙种球蛋白而长期生存，故属造血干细胞移植的相对适应证，尤其在欧美国家，一般不作为移植适应证。

其它如 Wiskott-Aldrich 综合征、慢性粘膜皮肤念珠菌病、免疫球蛋白缺乏伴粒细胞减少症、X-连锁的高 IgM 血症等患者均应进行造血干细胞移植。

四、遗传性造血障碍

重症地中海贫血患儿凡有 HLA 配型相合的供者应尽早进行骨髓移植，年幼患儿 80%以上可借此治愈，且移植后极少发生肝脏并发症。

范可尼贫血、药物治疗无效的先天性纯红细胞性再生障碍性贫血、血小板减少伴桡骨缺乏症、慢性肉芽肿病（CGD）、Kostman's 粒细胞缺乏症、中性粒细胞肌动蛋白缺乏、Chediak-Hegashi 综合征等都需要通过造血干细胞移植才能得到治愈的机会。

五、遗传代谢性疾病

粘多糖累积症-1H 型（Hurler's 综合征）、Ⅵ型等患者已常规接受造血干细胞移植，肾上腺脑白质营养不良、粘脂贮积病（异染性脑白质病）、甘露糖苷储积症、高雪病（Gaucher Disease）、尼曼-匹克病（Niman-Pick Disease）、婴儿石骨症、脆骨病等越来越多的遗传病正在进行造血干细胞移植的临床研究。

六、实体瘤

实体肿瘤的造血干细胞移植一般是指自身造血干细胞移植。对放疗及化疗敏感的实体瘤为造血干细胞移植的适应证。主要包括高危实体瘤，如复发的淋巴瘤、横纹肌肉瘤、尤文肉瘤及神经母细胞瘤等。治疗实体瘤的骨髓移植宜在缓解期进行，要使取出来的造血干细胞尽可能免受肿瘤细胞的污染，这样可以减少移植后的复发几率。某些实体瘤如非霍奇金淋巴瘤、神经母细胞瘤等因其肿瘤细胞易进入血液循环，在临床尚未察觉时实际早已侵犯骨髓，一般认为自体外周血造血干细胞较自体骨髓受肿瘤细胞污染的机会更少些，而且采集的干细胞数量更充足，移植后造血重建更快、更安全。对于骨盆已受照射或经多疗程强烈化疗骨髓造血干细胞受到严重损伤的患者，骨髓采集不能保证有效的干细胞数量，自身外周血造血干细胞移植更成为唯一的选择。为保证采集所得造血干细胞的纯度，曾尝试了多种体外净化的方法，目前为止仍以 $CD34^+$ 细胞分选的正向净化较为可取，但其价格昂贵，且必须肿瘤细胞不带有 $CD34^+$ 标记，故使得临床应用受到很大的限制。

晚期神经母细胞瘤等恶性肿瘤因复发率极高，曾有人尝试对该类患者进行异基因造血干细胞移植术，期望通过移植物抗肿瘤作用来控制肿瘤的进展。

七、其他肿瘤性疾病

骨髓增生性疾病 MDS，特别是染色体核型为－7 表现者、骨髓纤维化、组织细胞增生症、家族性噬血性组织细胞增生症、恶性组织细胞增生症等都可考虑造血干细胞移植治疗。

第三节　供、受体选择与准备

一、HLA 配型及供体选择

异体骨髓移植必须有合适的供者方能进行。选择供者的首要条件为组织配型。在供受者免疫反应中起主导作用的是位于第 6 号染色体短臂上的主要组织相容性复合体（MHC），在人类亦称 HLA 系统。

已知与异基因骨髓移植有重要关系的 HLA 基因分 2 类。第Ⅰ类抗原包括 HLA-A、B 与 C，它们存在于人体几乎所有的有核细胞上。第Ⅱ类抗原含 HLA-DR、DP 及 DQ，它们只存在于 B 淋巴细胞、被激活的 T 淋巴细胞、巨噬细胞及造血前期细胞中，而在静止的 T 淋巴细胞上不表达，故须分离 B 淋巴细胞作检测。

HLA Ⅰ类及Ⅱ类抗原具有极大的个体差异性，无血缘关系的人群中 HLA 完全相同的机会很小，故一般先在同胞兄弟姐妹中寻找供者。根据遗传学规律，他们之间 HLA 完全相同的可能性为 25%。亲缘相关供体即使其中 1 个位点不合亦无妨，因其移植效果与完全相合的无关供体无显著区别。若无合适的同胞供体可选用，亦可从近亲中寻找供者。子女与父母之间为单倍型相合，此种造血干细胞移植技术目前还不够成熟。为克服供者来源不足的困难，世界各地正不断组织和扩大无血缘关系的干细胞供者队伍，称非血缘关系供者登记组。目前全世界已有 1000 万以上的志愿者进行了登记。

检测 HLA 的方法主要有血清学、细胞免疫学及分子生物学 3 种。一般用血清学方法进行过筛。分子生物学 HLA 分析具有能够直接检测 HLA 基因的优点。目前应用的方法包括聚合酶链反应（PCR）技术、序列特异性寡核苷酸探针杂交与限制性片断长度多态性技术。借 DNA 的分子遗传学分析方法可避免 HLA“空白”，用传统方法所不能区分的 HLA 多态性亦可借此解决。

供者选择原则：供受体间 HLA 的相似性越强，器官移植的成活率越高。通常最佳的移植物配对关系顺序为：同卵双生＞同胞兄妹＞近亲＞远亲＞无亲缘者。若患者在骨髓库中找到多个 HLA 全相合的无关供者，通过高分辨检测，希望寻找到 HLA-A、HLA-B、HLA-C 和 HLA-DR、HLA-DQ 五对位点的匹配率越高的供体，则移植效果越好。若有多个 10 个位点高分辨全相合的供体可选择，则尽可能选择年轻男性或未曾怀孕的女性。

二、术前准备

供体的准备

经 HLA 配型选中的造血干细胞移植供者，献干细胞前仍需进行一系列检查。术前检查的目的主要是为了确定供者无手术禁忌证及危害受者的疾病。若有多个 HLA 配型相合的供者，亦可借此选出其中最合适者。供者年龄大于 45 岁、精神病、严重的肝肾疾病和骨髓疾病等应视为捐献造血干细胞的禁忌证。供、受者 ABO 血型不合已不是造血干细胞移植的障碍。如供者患有活动性乙型或丙型肝炎，则需慎重考虑。原则上活动性乙型或丙型肝炎供者不适宜捐赠造血干细胞，因为受者容易因此受染，骨髓移植后常发生肝坏死。如供者有活动性巨细胞病毒感染，最好先等待康复或进行适当治疗后再提供造血干细胞。

受者的准备

具备造血干细胞移植适应证的患者，决定移植前也需进行一系列准备，主要包括核实病史、体检与化验等，评价移植前患者的脏器功能，有否移植反指征，了解 CMV、EB 等病毒感染状态，清除龃齿、鼻窦炎等潜在性感染病灶。为了应对移植失败，有些患者还需要在移植前保存一份自身造血干细胞，以救缓因移植失败而造成的骨髓衰竭。此外，患者及亲属必须充分了解造血干细胞移植的目的及危险性，并签署移植同意书，还须准备足够的经费。

第四节 外周血干细胞采集

健康供者和自身移植患者目前以采集外周血造血干细胞为普遍，采集前 5 天起供者需要接受 G-CSF 的刺激，捐赠当天通过 CS-3000 或 COBE 血细胞分离机采集所需的单个核细胞，同时将其余细胞返还给供体。

一、血细胞分离仪的基本原理

用来采集外周血造血干细胞的仪器就是通常中心血站用于血液成分分离制备的仪器，只是两者目标采集物不同。血细胞分离仪还有一项重要的配件就是一套封闭管道。此套管道也主要由采回血管道和离心管道两部分组成。采集的基本原理是通过离心将血细胞分成不同的层面，而后根据不同的需要采集不同层面的细胞。

二、外周血干细胞的采集过程

血细胞分离仪有连续采血和间隙采血两种，在儿童一般采用前者以避免血容量的大幅波动。此类分离仪最常见的如 COBE 的 spectra 和 Baxter 的 CS3000 单采系统。外周血干细胞采集过程中的主要参数包括：采血速度（flow）、被处理的总血容量（total blood processed，TBP）、采集物的终体积、抗凝剂与血液的比例等。所要输入的体形数据包括性别和身高体重，外周血数据包括白细胞总数、单个核比例、血球压积。前者主要用于确定采血速度和 TBP。外周血数据的输入是为了作为设定离心转速作为抽取不同细胞成份的依据。目标采集物体积在一定范围内是可调的，但受到 TBP 的限制。采血流速也可调节，但是幅度不能过大，在儿童一般在 10～30ml/min 允许范围，否则可能引起供者的血容不足或血管管径难以跟上以致塌陷。

每次采集物的总体积在儿童通常在 40～80ml 范围，不宜过大。过多的采集并不能得到更多的造血干细胞，而且过多体积的采集物常需更多的冷冻剂来保存，其中的成分二甲基亚砜在输入体内后可能产生过敏等副反应。

三、影响采集物细胞数量的因素

采集效率是指某种采集装置在处理一定体积的血量时，通过离心抽取某种血液成分的能力。因此在造血干细胞的采集中通常以单个核细胞的采集效率和 $CD34^+$ 细胞的采集效率来作为评价指标。采集终产物内的目标细胞数应该等于细胞的密度乘以终产物的体积。终产物的体积受到 TBP 的限制。因此，有些单位倾向于用 LVL 模式。但是需要注意的是在用 LVL 方式采集时，收获的细胞量并非与 TBP 的增加呈线性关系的。因为在采集过程中，供体外周血中的目标细胞成分（比如 $CD34^+$ 细胞）的浓度并非恒定不变的，通常随着采集过程的进行，其浓度应逐渐下降。

采集物的目标细胞量除了受前述采集效率的影响外，更主要是受到供体在采集当天外周血中该目标细胞成分水平的制约。大量的研究提示供体采集前的外周血 $CD34^+$ 细胞水平是决定采集物中的 $CD34^+$ 细胞获量的最重要因素。因此目前国际上比较普遍的做法是检测供体外周血的 $CD34^+$ 细胞水平来决定最适的采集时间。通常对正常健康供体的动员方案是单独使用 G-CSF，一般在 G-CSF 刺激第 4～6 天，供体外周血的 $CD34^+$ 细胞水平达到峰值。而对于患有恶性血液疾病和实体瘤的自体移植供体，多采用化疗 G-CSF 的动员方案。这些供体对动员方案的反应不一，因此常需要用供体外周血的 $CD34^+$ 细胞水平的监测来确定最适采集时间，否则将难以达到所要采集细胞的目标数量。至于供体外周血 $CD34^+$ 细胞水平达到多少可以进行采集，各个单位的标准存在一定差异，一般在 15～50/μl 范围。另一个常被报道用于指示采集时间的血液学指标是供体外周血中幼稚细胞的水平。各成熟阶段的幼稚粒细胞和有核红细胞代表了外周血中的幼稚细胞（Circulating immature cell，CIC），这些细胞在动员期间在外周血涂片上被看到，也在很大程度上体现了动员的效果。在缺乏流式细胞仪检测供体外周血 $CD34^+$ 细胞条件的单位，此项指标可以方便地作为决定采集时间的方法。

临床上，有时还会碰到动员失败，无法采到足够数量的细胞。对于这些失败的原因，目前还没有统一的认识。从已有的报道来看，预示采集结果不佳的因素包括老龄供体、采集前接受多个疗程/长疗程的化疗、接受放疗史、大剂量的烷化剂等细胞毒药物、存在骨髓浸润性疾病、动员前血小板计数低下、采集前骨髓 CFU-GM 培养计数低下、动员的化疗和 G-CSF 剂量不足等。

四、采集物质量的评价

对于外周血干细胞采集而言，采集物质量的好坏取决于其中所含的能够重建受体造血功能的细胞成分的有效剂量。现在最常用的评价采集物质量的指标包括有核细胞计数、$CD34^+$ 细胞数、CFU-GM 数。后二者与受体的造血恢复最具相关性，但是 CFU-GM 的培养需要 10～14 天，所以现在最通用的做法是根据采集物中 $CD34^+$ 细胞的计数结果来决定是否需要进行第二或更多次的采集。为了保证移植后的造血恢复，要求采集物的 $CD34^+$ 细胞最低剂量为 1×10^6/kg，而最适的 $CD34^+$ 细胞量应该是 $2～5\times10^6$/kg。此外某些需要进一步作分选以去除 T 细胞或净化肿瘤细胞的采集中，还要求所采集的细胞剂量为一般情况下的 2～3 倍，以备分选时的损失。

五、外周血干细胞采集过程中可能发生的不良反应

自使用自动化的血细胞分离仪，采血过程和血液成分的分离实现了同步化和连续进行，使得采集时间明显缩短，供体在此期间除了建立静脉通路外，几乎不受其它的痛苦。在采集过程中可能发生的不良反应主要包括下列几点：

（一）抗凝剂引起的副反应

许多血细胞分离仪用复方枸橼酸葡萄糖 A 溶液（ACD-A）作为抗凝剂，它是通过螯合 Ca^{2+} 来抑制凝血。因此在采集过程中有可能发生低钙血症。在低龄儿童由于肝脏对枸橼酸的代谢能力较低，所以更应该密切注意低钙血症的表现。通常低钙的症状表现为口周发麻、手足抽搐、肌阵挛、恶心呕吐，严重的可能出现心律紊乱和昏厥（低血容量症状），但这些情况都比较少见。在儿童中更多的情况是亚临床或非特异的表现，比如腹痛和出汗等。低钙血症一般通过口服或静脉使用钙剂就能缓解症状。预防低钙发生的方法可以在采集前或采集中适当静脉或口服补钙。有些地方是采用 ACD-A 和肝素混合的方法，使 ACD-A 与血液的比例由 1∶12～15 降至 1∶30。单纯使用肝素在外周血采集所需的剂量下很容易发生出血，所以现在一般不会单独使用肝素抗凝。对肝肾功能不全的供体要减少 ACD-A 的用量，并在采集过程中定时监测血离子钙浓度，因为严重的低钙症状的发生可以无任何先兆表现。

（二）低血容和稀释性贫血

低血容量症状在儿童中较易发生。因为儿童的全身血容量少，整个采血管道将占去相当比例的血液容积。所以现在当整个管道的容积占据供体 TBV 的 15%～20%时，需要用库存的血液来预充管道。但是用库血预充时须将库血的压积用生理盐水和白蛋白调整至与供体的压积一致，这一操作比较烦琐，而且增加污染和血钾紊乱的机会。所以有些报道用高分子羟乙基淀粉或 4%白蛋白（用生理盐水稀释）来预充管道。血液预充只有当 Hb 低于 12g/dl 时才使用。但是使用胶体液代替血液预充管道的做法未能避免许多儿童在采集过程中的输血需求。当血液被快速移出时主要产生血管迷走神经反射，表现为低血压、心动过速、苍白出汗，严重的表现为低血容量性休克。所以用于儿童的血细胞分离仪必须有低流速采血的功能。上述情况发生时，应减缓或暂停采血，并及时使用胶体扩容。

（三）血小板减低

血小板减少的情况在儿童外周血采集过程中是最常见的并发症。但是很少发生出血。血

小板减少的原因是由于血小板容易黏附于非内皮的管壁以及部分深入单个核细胞层的血小板被采出所致。

（四）循环通路受阻

这种情况几乎全发生在小年龄供体中，因为现在的血细胞分离仪都有采血和回输压力的监控装置，一旦超过允许范围，循环泵就会停止工作，影响采集。所以为了保证循环通路的通畅，30kg 以下的儿童最好均留置中心静脉导管（在以后的移植过程中可继续使用），导管的管壁既应柔软，又应有一定的抗压能力，以防止一开始采血就发生管壁的塌陷。

（五）溶血和血栓形成

溶血是由于红细胞受管道壁的机械性破坏所致。血栓形成常由于抗凝剂的剂量不足。目前随着血液细胞分离仪的管道材质改进以及抗凝剂与血液比例的调整合适后，这些情况很罕见。如果发现血浆管内的颜色发红要当心溶血的发生，离心舱细胞和血浆界面一直不稳定，回输压力成负压要排除管道内血栓形成的可能。

根据上述采集过程中可能发生的副反应，采集前供体的实验室检查应包括：外周血常规、血培养、肝肾功能、出凝血功能、血电解质。

以上是外周血造血干细胞采集的大致情况。应该说采集物目标细胞成分的产量主要由采集前的动员过程所决定。采集时医护人员的主要责任是维护整个采集过程的顺利进行和供体的安全。为此，负责采集的医生应对供体的病史体检和相关实验室检查结果有详细的了解。对采集过程中会发生的副反应要详细告知供体，使之能及时通知医生。采集过程中要有专业的医护人员陪伴在旁。对可能用到的药品如钙剂、晶胶体溶液等在采集时应配备齐全。只有这样，才能保证每一次采集安全顺利地完成。

第五节　预处理方案

除重症联合免疫缺陷外，造血干细胞移植前所有患者均须接受预处理，主要包括超大剂量化疗，有时尚须加用超大剂量的放疗。预处理的目的主要有二：一为进一步清除体内的恶性细胞或骨髓中的异常细胞群，避免复发；二为抑制或摧毁受者的免疫系统，便于骨髓植活。另外，在达到上述要求的同时，也为供者骨髓的再生提供了足够的场所。经典的预处理方案以是否包含全身照射为准而分为下述两大类。

一、化疗加全身照射方案

放射作为细胞周期非特异性抗肿瘤治疗的作用已被公认。环磷酰胺为抗肿瘤药中免疫抑制作用较强者，可增强全身照射的作用，对于造血系统以外的器官，两者几乎无重叠的毒性，故组成了经典的环磷酰胺＋全身照射（CTX＋TBI）预处理方案。其中环磷酰胺的用量基本为 60mg/(kg·d)，连用 2 天。而全身照射的剂量及用法却有较大差异。最初人们沿用单次照射，剂量 7～10Gy。患者对照射总剂量的耐受性与剂量率密切相关。所谓剂量率是指单位时间内接受照射的剂量。一般认为剂量率超过 6cGy/min 则间质性肺炎的发病率明显升高。以后发展为分次照射，每日 1～2 次，持续 2～7 日不等，总量 12～16Gy。据报道分次照射降低了间质性肺炎等肺部合并症的发生率，目前已被临床广为应用。

对于非恶性疾患，预处理不必考虑清除肿瘤细胞。因此，常将全身照射改为全淋巴照射，近年来人们开始尝试非清髓的预处理方法，以尽可能减少预处理所造成的脏器、器官毒性反应。

二、联合化疗方案

由于某些造血干细胞移植中心不具备可供全身照射的放射源，有的患者既往已接受过大剂量放疗不适宜再接受放射治疗，再者，放射治疗所造成的远期影响远远大于化疗的损伤，第二肿瘤的发生率也较其它的治疗方法明显增多，因此需要尽可能使用不含放疗的预处理方案。Santos 等（1983 年）首先对急性非淋巴细胞白血病应用大剂量白消安加环磷酰胺的预处理方案，即 Bu-CTX 方案。白消安总剂量 16mg/kg，分 4 天口服。环磷酰胺总剂量 200mg/kg，分 4 天静脉滴注。之后 Tutschka 等（1987 年）又将其加以修改，把环磷酰胺总剂量减为 120mg/kg，白消安剂量不变，称小 Bu-CTX 方案。与前者相比，小 Bu-CTX 方案的预处理相关毒性相对低，但两者的抗白血病作用无显著差别。

Bu-CTX 方案避免了全身照射所引起的早期毒性反应及对患者生长发育等的影响，但有的报道肝静脉阻塞综合征及出血性膀胱炎的发病率较 CTX-TBI 方案为高。就疗效而言，对于早期急性髓性白血病或慢性髓性白血病患者，两种方案抗白血病作用相似，但对急性淋巴细胞白血病应如何选择尚有争议。一般认为急性淋巴细胞白血病对放疗应更敏感。

近年来，静脉应用马利兰为儿童患者带来了福音，保证了用药剂量的准确性、药物浓度的稳定性，减少了肝静脉阻塞综合征及出血性膀胱炎等移植相关并发症的发生率。

Bu-CTX 方案是经典的联合化疗方案，此外，马法兰、大剂量阿糖胞苷、足叶乙甙等组合被应用于各种疾病的预处理方案中。

三、非清髓性预处理

至少有两大发现对于传统的移植预处理方案提出了质疑。首先，越来越多的事实已证实大剂量的预处理方案，即使其剂量已大到引起严重的器官毒性，仍并不能完全清除体内残余的恶性肿瘤细胞。如 IBMTR 显示：对于 CR1 的 AML 和慢性期 CML 进行同卵双胎的干细胞移植后，60%的患者疾病将复发。其次，许多研究者发现：很多成功的异基因移植有赖于移植物抗宿主肿瘤细胞的免疫反应。IBMTR 显示：CR1 的 AML 和慢性期 CML 经 HLA 全相合的干细胞移植后，复发率仅为 20%及 10%，因此说明 GVL 作用在移植过程中起着很重要的作用。这些发现支持用供体淋巴细胞输注（DLI）来治疗移植后复发患者，并可使患者重新获得 CR。应用这一知识，结合如何更好地控制宿主和移植物免疫细胞的功能，为干细胞移植提供了新的研究方向，由此产生的非清髓性移植使得更多的患者有机会接受干细胞移植治疗。

非清髓性干细胞移植，顾名思义预处理过程并未如传统的方法将受体骨髓清除掉，因而受体造血功能的完全恢复较快，一般少于 28 天，如若植入失败，自身造血很快重建，故不必将自身造血干细胞冻存以备不测。

非清髓移植是通过异基因造血干细胞的逐渐植入产生移植物抗肿瘤细胞作用来达到治疗目的的，移植物的逐渐植入和随着其植入而产生的抗肿瘤细胞作用需要通过一定的时间而实现。故对于高危、肿瘤负荷较高的儿童患者不适宜采用这种方式，因为此类患者往往来不及等到移植物发挥抗肿瘤作用疾病就复发了。所以非清髓移植在儿童仅适用于病情进展较慢或非恶性疾病患者的移植时。

第五节　ABO 血型不相容造血干细胞移植的处理

在异基因骨髓移植中，供、受者 ABO 血型不配合约占 20%～30%，它可分为主要不配合与次要不配合两大类。若受者血浆中含有针对供者红细胞抗原的血清凝集素，称 ABO 血型主要不配合（如 A、B 或 AB→O；AB→A 或 B）；若供者血浆中含有针对受者红细胞抗原的血清凝集素，则称 ABO 血型次要不配合（如 O→A、B 或 AB；A 或 B→AB）。另外，若供、受者双方血浆中均含有针对对方红细胞抗原的血清凝集素，称 ABO 血型双向不配合（如 A→B 或 B→A）。如今供、受者 ABO 血型不配合已不再成为造血干细胞移植成功的障碍。据报道，它对干细胞植活、移植物抗宿主病及移植后存活等均无影响，但可发生某些并发症，主要有急性及迟发性溶血反应及红系造血系统恢复延迟等。因此，对于 ABO 血型不配合的造血干细胞移植，在回输前应对采集物或患者进行相应的处理。

对于 ABO 血型主要不配合的造血干细胞移植，为避免急性溶血反应，一般采取去除受者血浆中相应的凝集素或供者干细胞中红细胞的方法。前者多用血浆交换或免疫吸附的方法。血浆置换能有效地去除受者体内的凝集素，但需耗费大量血浆，成本昂贵，患者又需承受反复操作的负担及招致感染的危险，且骨髓移植后部分患者凝集素水平反跳，需定期监测甚至再次进行血浆置换。免疫吸附法无需大量的血液制品，因此避免了输血带来的某些并发症，但需分离血浆进行体外操作，使用特殊的仪器设备。另外，有的患者虽经免疫吸附其凝集素水平的下降仍达不到要求，而需被迫改用血浆置换。去除供者造血干细胞中红细胞的方法国外多用血细胞分离机或羟乙基淀粉沉降，其操作安全简便，但有丢失或损伤多能造血干细胞而导致干细胞植活延迟甚至移植失败的危险。

ABO 血型次要不配合骨髓移植的溶血反应远不及主要不配合者严重。若供者血清凝集素滴度不超过 1∶128，其采集物可不加处理而直接输给受者。否则可离心去除血浆再进行回输。

以上诸方法可有效地克服急性溶血反应。但迟发性溶血反应却未能完全预防，ABO 血型主要不配合的造血干细胞移植更为明显。主要原因是残留的受者淋巴细胞及浆细胞继续合成血清凝集素，作用于新生的、供者来源的红细胞而发生溶血。造血干细胞移植前血清凝集素水平较高或移植后单用环孢素 A 及泼尼松预防移植物抗宿主病的患者，迟发性溶血反应的发生率会增高，它通常于造血干细胞移植后数周出现，持续数月后自行恢复。但亦有少数病例迁延时间更长。

表 9－1 总结了 ABO 血型不合移植的风险、移植物处理方法及移植过程中输血原则。

表 9－1　供/受者 ABO 血型不合的输血

	主要不合	次要不合	主要＋次要不合
机制	受者血浆中有针对供者红细胞的抗 A 和/或抗 B 凝集素	供者血浆中有针对受者红细胞的抗 A 和/或抗 B 凝集素	供、受者血浆中均有针对受、供者红细胞的抗 A 和/或抗 B 凝集素
供/受者血型	A/O，B/O，AB/O，AB/A，AB/B	O/A，O/B，O/AB，A/AB，B/AB	A/B，B/A
移植后即刻溶血反应的预防措施	1. 去除 BM 中 RBC 2. HSCT 前血浆置换（凝集素滴度≥1∶128）	1. 去除 BM 中血浆 2. HSCT 前 O 型 RBC 置换	1. 去除 BM 中 RBC 和血浆 2. HSCT 前血浆和 O 型 RBC 置换（凝集素滴度≥1∶128）
延迟溶血反应	HSCT 后 2～4 周直接 Coomb's（＋）	BMT 后 9～16 天 PBSCT 后 5～12 天 直接 Coomb's（＋） 突发，严重，可致命	直接 Coomb's（＋）
RBC 造血延迟	血浆置换，EPO，激素	无	血浆置换，EPO，激素
输 RBC	O 型	O 型	O 型
输 PLT、血浆	供者型/AB 型	受者型/AB 型	AB 型

第六节 造血干细胞移植的常见并发症

造血干细胞移植的成功与否在很大程度上取决于对其严重并发症的诊断与处理，其中包括预处理相关毒性、移植物抗宿主病、感染、间质性肺炎、移植排斥、肝静脉阻塞综合征及原发病复发等。本节重点对这些并发症的诊断及防治进行讨论。

一、预处理相关毒性

骨髓移植预处理方案中所采用的超大剂量化疗及全身照射，在摧毁免疫系统及进一步杀灭残存肿瘤细胞的同时，必然对患者其他组织器官造成不同程度的损伤，其中以心、肺、肝、肾、膀胱、神经系统、口腔及胃肠道等器官的损伤更为重要。

（一）早期毒性

预处理相关毒性可发生在移植后早期，称早期毒性，主要包括胃肠道反应、粘膜炎、出血性膀胱炎、肝静脉阻塞综合征、白质脑病及肝肾功能损害等，其中以脱发及胃肠道反应最为普遍。

胃肠道反应表现为不同程度的恶心、呕吐及腹泻，其严重程度及持续时间与预处理方案的类型有关。

粘膜炎症为常见早期毒性反应，尤其是接受 Bu-CTX 预处理方案者更普遍。轻者仅累及口腔粘膜，重者可发生溃疡，甚至波及全消化道，不过预处理引起的粘膜损伤多为自限性，一般移植后 2 周左右即可恢复，但在此期间易并发感染。

心脏并发症多出现于既往接受蒽环类药物累积剂量较大或预处理环磷酰胺用量超过 200mg/kg 的患者，可突然发生心增大、心功能不全及心包积液，心电图改变以低电压多见。此种并发症一旦发生，治疗相当困难，其对强心及利尿剂不敏感，死亡率高达 50%。另一常见心血管并发症为高血压，多由环孢素 A 或皮质激素引起。加用血管扩张剂、调整相关药物的用量一般可较好地控制。

白质脑病多发生于接受放疗预处理的患者，若移植前后又曾多次进行鞘内注射，则有发生白质脑病的更大危险。患者表现不同程度的精神、神经症状，发作时须特别注意安全。但一般预后较好，绝大多数持续 1～2 周可自行恢复。另外，服用大剂量白消安引起的神经系统毒性亦不可忽视，轻者表现不自主抽动，严重者甚至癫痫样发作。同时给予抗癫痫药物如苯妥英钠多可起到预防作用。

（二）后期毒性

预处理相关毒性亦可出现于骨髓移植后 3 个月甚至数年，称为后期毒性。主要包括内分泌失调、不育、儿童生长发育迟缓及白内障等。此类并发症与放疗关系最为密切。在预处理单用环磷酰胺的患者多数仍保存生育能力；而接受全身照射的患者，仅少数可恢复生育能力。白内障的发生亦取决于放疗的剂量及方案。据报道在单次全身照射 9.2～10.0Gy 的患者，骨髓移植后 6 年内白内障的发病率高达 80%；而分次照射 12～15.75Gy 的患者，白内障发病率仅 18%。所幸骨髓移植后并发的白内障一般不需要手术治疗，多数持续一段时间可自行消退。

二、移植物抗宿主病

移植物抗宿主病（GVHD）是异基因骨髓移植成功的主要障碍之一，它主要由供者来源的T淋巴细胞攻击受者组织而引起。除骨髓移植外，免疫功能极度低下的患者接受未经照射的血液后亦可发生严重的移植物抗宿主病。按移植物抗宿主病发生的时间及其表现，可分为急性及慢性两大类。另外，骨髓移植术后3日内发生的称超急性移植物抗宿主病，它来势凶猛，通常出现于HLA配型不合或异基因骨髓移植后未预防性应用免疫抑制剂的患者。

（一）急性移植物抗宿主病

急性移植物抗宿主病发作时间为骨髓移植后3个月之内，但高峰期在术后20～50天，其严重程度主要与HLA配型是否一致、预处理造成的组织损伤程度及所输淋巴细胞数有关。HLA配型相合的异基因骨髓移植，即使采用正规的移植物抗宿主病预防方案，其中20%～80%受者仍可发生不同程度的急性移植物抗宿主病。对于HLA配型不合的异基因骨髓移植，急性移植物抗宿主病则更为普遍且严重。

1. 临床表现　急性移植物抗宿主病的靶器官主要为皮肤、肝及胃肠道。典型的皮肤损害呈麻疹样斑丘疹，通常起自手掌，其次为头颈部，广泛者可遍及全身，严重病例可融为大片红斑，甚至呈大疱或表皮剥脱。皮肤改变对急性移植物抗宿主病的诊断有时起关键作用，但临床意义并不重要。因其有自限性，即使出现大疱，经2周左右一般可自行恢复。

肝损害主要为胆小管的炎症、变性与坏死，表现为黄疸指数及碱性磷酸酶升高，肝细胞的损害相对小，但有部分患者，在黄疸出现之前先有一过性肝细胞酶升高，应引起重视。体检，一般肝不大，以此与肝静脉阻塞综合征相鉴别。

急性移植物抗宿主病的胃肠道损害以下消化道为主，表现为不同程度的腹泻，典型的大便呈深绿色水样，伴有出血时呈黑绿色，严重病例可见肠粘膜脱落伴腹部绞痛或肠梗阻症状，患者一般情况迅速下降。部分患者起始亦可以上消化道症状为主，表现为恶心及呕吐。此种类型一般较轻，给予小剂量激素或沙利度胺（Thalidomide）即可控制。但若不及时处理，亦可发展为下消化道移植物抗宿主病。

以上3种靶器官损害常先后发生，但亦可能仅出现其中两种或一种器官损害。此外，急性移植物抗宿主病患者有时体温升高，一般为低热，严重者亦可伴高热甚至寒战，热型多不规则，持续数小时可自行下降。发生移植物抗宿主病时患者一般情况及体重常有不同程度的下降，其中以下消化道移植物抗宿主病最明显，严重者易出现低蛋白血症及水、电解质平衡失调。由于基质细胞亦为移植物抗宿主病的靶细胞之一，在急性移植物抗宿主病发作时可出现周围血白细胞或血小板下降。随着患者免疫功能进一步低下，应警惕感染并发症的发生。

急性移植物抗宿主病的分级最常用者为Fred Hutchinson研究所制定的4级标准，见表9-2。其中左侧示各器官系统受损的分组，其严重程度以加号表示。右侧示总的分级，由左至右依次加重。

2. 预防　对于急性移植物抗宿主病重在预防，因为一旦发生严重的移植物抗宿主病往往造成难以恢复的内脏损害。HLA配型为预防移植物抗宿主病的前提，因其差异对日后移植物抗宿主病的发病率与严重程度有直接影响。除此之外，对预防急性移植物抗宿主病的研究集中在免疫抑制剂的应用与去除供者骨髓血中的T淋巴细胞两方面。其中免疫抑制剂的体内应用更为普遍。

甲氨蝶呤（MTX）对移植物抗宿主病的预防作用已为动物试验与临床研究所证实。在环孢素A（CsA）问世以前人们多单用MTX静脉滴注来预防急性移植物抗宿主病。其经典用法为术后1天15mg/m^2，术后3天、术后6天及术后11天为10mg/m^2，以后每周1次，剂量同前，直至术后102天，称长疗程MTX方案。与后来的预防方案相比，采用长疗程MTX预防方案的急性淋巴细胞白血病患者白血病复发率有所下降，但即使HLA配型相合，仍有 20%的异基因骨髓移植患者出现严重的急性移植物抗宿主病。CsA 的临床应用进一步降低了急性移植物抗宿主病的发病率与严重程度。Fred Hutchinson 研究所 Storb 等设计的 CsA 加短疗程的 MTX 方案近年来已被广泛采用。其中 MTX 的用法和用量与长疗程 MTX 方案的开始阶段完全相同，但仅取其起始 4 次（即术后 1 天、术后 3 天、术后 6 天及术后 11 天）。CsA 自骨髓移植前 1 天开始，初期由于预处理的胃肠道反应影响药物的吸收，故需静脉滴注，剂量为 1.5mg/kg，每 12 小时 1 次。当患者能耐受口服时则改用 CsA 口服液或胶囊，起始剂量 8mg/kg，分 2 次服用，使 CsA 的谷浓度维持在 150～250mg/L 为宜。另外，亦应定期监测 CsA 对心、肝及肾等器官的毒性，必要时应调整其用量，甚至停用。皮质激素类药物亦可作为预防药物，但单用效果不强，可与上述免疫抑制剂联合用药。其它如单克隆抗体及 ATG 等一般仅在 HLA 配型不合的异基因骨髓移植时才考虑预防性应用。

表 9－2 儿童急性 GVHD 临床分期及分级

（A）器官受累情况

器官	受累表现及范围		
皮肤	皮疹（%皮肤范围）	< 25	+
		25~50	++
		> 50	+++
	大疱，脱屑	25~50	++++
		> 50	
肝脏	胆红素（mg%）	2~3	+
		3.1~6	++
		6.1~15	+++
		> 15	++++
胃肠道	腹泻（ml/day）	> 500	+（10~15ml/kg）
		> 1000	++（16~20ml/kg）
		> 1500	+++（21~25ml/kg）
	腹痛/肠梗阻		++++（≥26ml/kg）
--------	其他异常临床表现		+
			++
			+++

（B）临床分级

分期 I II_{SLI} II_S II_{LI} III IV

注：儿童肠道 GVHD 的程度以腹泻量来衡量，腹泻量以 ml/kg 来计算。

3. 治疗　急性移植物抗宿主病一旦出现，治疗常较困难。当 HLA 配型不合的患者发生任何程度的急性移植物抗宿主病，或 HLA 配型相合的患者发生Ⅱ度以上的急性移植物抗宿主病时，应在原有预防移植物抗宿主病方案的基础上及时加用其它措施。通常广泛用于治疗急性移植物抗宿主病的一线药物为甲基泼尼松龙。对于病情严重者，有人主张以甲基泼尼松龙大剂量冲击，如 20～60mg/(kg·d)，但持续时间宜短，一般 3～7 天即应快速减量。接受此类方案的患者大多数可显示明显的即刻疗效，但停药后有的病情反跳。对于一般急性移植物抗宿主病患者，用中等剂量的甲基泼尼松龙［1～2mg/(kg·d)］比较稳妥，但移植物抗宿主病控制后宜慢速减量以免病情反复。近年来抗 CD25 等单克隆抗体体内应用治疗急性移植物抗宿主病受到重视，FK506 也显示出了较 CSA 更强的抗排异作用，对于肝脏 GVHD 优势更明显。对于严重的急性移植物抗宿主病，在加强免疫抑制剂的同时还须注意支持疗法，腹泻重者应禁食，给予全胃肠外高营养，肝功能异常者应注意凝血因子的检测与补充。此外，亦不容忽视感染的防治。

（二）慢性移植物抗宿主病

慢性移植物抗宿主病的发病时间一般在异基因骨髓移植后3～4个月，但亦可提早至造血干细胞移植后70日或推迟至移植后2年，其发病率约占异基因造血干细胞移植后长期存活者的25%～45%。发生慢性移植物抗宿主病的危险因素主要为患者年龄较大、急性移植物抗宿主病的存在及供者淋巴细胞输注。曾有学者还发现，曾发生过巨细胞病毒感染者慢性移植物抗宿主病的发病率亦有增高趋势。

1. 临床表现　慢性移植物抗宿主病是一种全身性的、影响多器官的疾病。临床与病理类似自身免疫性疾患。其皮肤损害主要包括皮肤红斑、色素沉着或脱失、角化过度甚至呈硬皮病样改变，严重者可发生关节挛缩。粘膜损害有干燥综合征，口腔粘膜炎与口腔溃疡、食管炎及多发性浆膜炎等。肝功能异常以黄疸为突出表现，亦可伴有肝细胞酶升高。此外，患者体重常下降。根据慢性移植物抗宿主病波及的范围可将其分为局限性与广泛性两型。其中由急性移植物抗宿主病直接延续为慢性移植物抗宿主病者、常规免疫抑制剂治疗无效者及血小板持续低于$100\times10^{9}/L$者属高危型，预后较差。

2. 预防　慢性移植物抗宿主病出现的时间范围很宽，因此常规用药比较困难。由于急性移植物抗宿主病的存在是发生慢性移植物抗宿主病的危险因素之一，故预防及积极治疗急性移植物抗宿主病本身即起到预防慢性移植物抗宿主病的作用。

3. 治疗　对一般慢性移植物抗宿主病的治疗，Sullivan等（1988年）主张泼尼松（1mg/kg）与CsA（6mg/kg）隔日交替服用，疗程约需1年。此方案有较易耐受的优点，且使患者长期存活率提高到50%以上。

在常规免疫抑制剂疗效不满意时，可考虑加用丙种球蛋白、沙利度胺、FK506、紫外线照射等。沙利度胺长期应用对皮疹尤其是色素沉着疗效显著。Atkinson（1991年）对常规免疫抑制剂耐药的患者改用Psoralen加紫外线照射，其中一半以上的患者口腔或皮肤病变改善。另外，慢性移植物抗宿主病者易合并感染，宜长期给予磺胺甲基异噁唑或其他抗菌药物，直至慢性移植物抗宿主病活动停止。对于严重慢性移植物抗宿主病伴反复感染的病例，丙种球蛋白的应用更能起到既有助于慢性移植物抗宿主病的控制，又可预防感染的一举两得的效果。

三、感染

感染是造血干细胞移植患者最常见的并发症。尽管环境保护及抗生素的预防性应用等在一定程度上降低了骨髓移植后的感染率，但仍有部分患者发生严重的感染，甚至因此丧生。对于干细胞植活延迟或排斥及伴有移植物抗宿主病等的患者，感染的威胁会更大。

（一）感染的病因及部位

干细胞移植并发感染的病因十分复杂，且常为多种病因同时存在，但在移植的不同阶段，患者对各种病原体的易感性有所不同。

1. 预处理阶段　在预处理化疗前常规进行中心静脉插管，皮肤的完整性被破坏，存在于皮肤表面的细菌如表皮葡萄球菌、链球菌、棒状杆菌等可沿插管进入体内引起感染。在进行大剂量化疗与放疗期间，患者的免疫功能急剧下降，粘膜屏障亦遭破坏，同时胃肠道反应严重，部分患者不能耐受肠道消毒药，故存在于肠道的厌氧菌及需氧菌可乘虚而入。在此阶段，真菌及病毒感染较少见。

2. 骨髓移植早期（0天至术后30天）　骨髓移植后不久，患者周围血白细胞急剧下降，至第二周为感染最危险的阶段，此时期患者对细菌感染高度敏感，尤其是革兰阴性杆菌，其中以绿脓杆菌占首位，常表现为败血症。但近年来由于新型抗生素的合理应用，革兰阴性杆菌感染幸有所下降，而革兰阳性球菌的感染率有上升趋势，应引起注意；真菌感染以念珠苗及曲霉菌多见，易导致败血症及肺炎。骨髓移植前长期应用抗生素的患者或骨髓移植后粒细胞缺乏持续时间较长者，真菌感染的发病率明显增高。此时期病毒感染多由单纯疱疹病毒引起。干细胞移植前血清病毒抗体阳性者，移植后 80%可出现潜在病毒的活化，表现为疱疹性口腔炎及溃疡，但常难以与放疗或化疗所引起的口腔炎相鉴别，严重者亦可播散为肺炎及脑炎等。

3. 移植中期（术后 30～100 天） 随着造血干细胞的植活，患者外周血粒细胞逐渐回升，但其功能仍存在缺陷，免疫低下亦持续存在，感染的危险并未过去。若合并急性移植物抗宿主病，则感染更多发且更严重。病毒感染是此时期最重要的感染并发症，其中最常见者为巨细胞病毒感染，近年来人类疱疹病毒-6、7（HHV-6、7，Human herpes virus-6、7）日渐受到重视，一些中枢神经病变的回顾性分析显示：HHV-6、HHV-7 是引起儿童患者移植后脑炎的常见病原体。移植后病毒可来自成分输血或造血干细胞移植供者，亦可为患者自身潜在病毒的再活化，表现为间质性肺炎、肠炎、肝炎、脑炎等。有时亦可发生腺病毒感染、BK 病毒感染，导致出血性膀胱炎。此时期细菌及真菌感染主要见于因移植排斥而持续粒细胞缺乏或合并急性移植物抗宿主病的患者。

4. 移植后期（术后 100 天之后） 此阶段患者的白细胞功能与免疫功能逐渐恢复，其感染率与严重程度主要与慢性移植物抗宿主病相关。由于合并慢性移植物抗宿主病的患者持续存在细胞免疫与体液免疫缺损，故感染可反复发作，有时甚至是致命的。而不存在慢性移植物抗宿主病的患者感染已明显减少。

此时期细菌感染以革兰阳性球菌多见，尤其是肺炎双球菌。除引起肺炎外，有时亦可发生副鼻窦炎及败血症。病毒感染以带状疱疹病毒居多，常在骨髓移植后 1 年内发病，其中大部分病变仅限于局部皮肤，但亦有少数播散至全身，形成泛发性带状疱疹及肺炎与脑炎等。另外，病毒性肝炎亦常在此时期开始活动，其中丙型肝炎危害最大，有时引起黄疸及肝坏死。目前我国乙型肝炎检测已较完善，丙型肝炎检测亦逐渐健全，故骨髓移植后肝炎的发病率有下降趋势。此外，骨髓移植受者对结核感染存在多种易感因素，如预处理的放疗、化疗及移植物抗宿主病的防治中大量免疫抑制剂的应用等，均可促进原有陈旧性结核的复发或新近感染的发生。

（二）感染的预防

1. 隔离环境与无菌护理 主要预防外源性感染。

2. 抗微生物药物的应用 主要针对内源性细菌感染。目前不作为常规应用。但一般从预处理开始一直到造血重建用口服氟康唑预防真菌感染显示了一定的疗效。

3. 加快造血重建 粒单核细胞集落刺激因子（GM-CSF）及粒细胞集落刺激因子（G-CSF）普遍用于临床，日益显示出其在加速造血功能恢复的作用。

4. 静脉免疫球蛋白应用 它对病毒感染，包括巨细胞病毒感染有一定的预防作用。高效价免疫球蛋白的预防作用则更强。静脉免疫球蛋白对预防 GVHD 也有一定作用。

（三）感染的治疗

造血干细胞移植患者一旦并发感染常来势凶猛，尤其是革兰阴性杆菌感染。尽管感染的表现多不典型，但发热普遍存在。因此，对于骨髓移植后体温升高的患者，应及时寻找感染灶。体格检查时应特别注意口腔、插管部位、肺及肛门，同时应取送各种标本进行病原学检查。

由于干细胞移植后细菌感染最为常见，在取送标本后应立即给予经验性抗生素治疗。所选抗生素应广谱，尤其不能忽视革兰阴性杆菌。

造血干细胞移植患者真菌感染并非少见，且在移植后各阶段均可发生，在细菌感染的后期，大量广谱抗生素应用后更易继发。由于其临床表现缺乏特异性，诊断相当困难。此时即使无真菌感染的证据，亦主张加用抗真菌药物。鉴于真菌感染以念珠菌（尤其是白色念珠菌及热带念珠菌）和曲霉菌多见，故选用两性霉素 B 最为可靠。其用法应自小剂量 0.1mg/(kg·d) 开始。逐日递增，且滴注速度宜慢，每日持续时间不少于 5～6 小时。念珠菌感染一般增至 0.5mg/(kg·d) 即可显效，曲霉菌感染所需剂量约 1mg/(kg·d)。用药过程中最常见的副作用为寒战、发热、心与肾毒性及低血钾。近年来两性霉素脂质体已用于临床，可提高疗效，减轻毒性反应，为两性霉素的临床应用带来新的前景。对于确诊念珠菌感染且年龄较大或肾功能受损的患者，氟康唑是一种安全有效的抗真菌药物，其用量为每日 5mg/kg，可静脉滴注，亦可口服，但其对曲霉菌效果差。伊曲康唑对曲霉菌有一定疗效，其优点为副作用小，且可口服）适于长期维持治疗，但口服吸收利用度较低。伏力康唑、卡泊芬净的问世可明显提高抗真菌的治疗效果，但药物价格昂贵。抗真菌治疗的疗程目前尚有争议，且无对照试验。其停药标准一般认为需待原有真菌培养阴转且病灶消失，若有可能最好待患者免疫功能有所恢复（通常两性霉素 B 总量需达 1～2g，氟康唑则需用药 4～8 周，对于肺、肝及脾等的霉菌感染，疗程则需更长）。深部脏器的单个真菌感染灶可借助手术清除。

造血干细胞移植后的病毒感染以疱疹病毒最多见，其中以单纯疱疹病毒感染发病最早，其高峰期为移植后第一个月。对于一般患者，阿昔洛韦即有效，但部分病例用药后产生耐药性，遇到这些病例可选用膦甲酸钠，此药发挥活性作用小，依赖于病毒编码的胸腺嘧啶核苷激酶，故对阿昔洛韦产生耐药的病例仍然有效。水痘带状疱疹病毒感染的高峰期为移植后 2～10 个月；由于大多数患者童年已发生过感染，故多为复发性。更昔洛韦对干细胞移植合并巨细胞病毒感染的治疗已有不少报道，它对治疗胃肠道巨细胞病毒感染也取得了较好的疗效，但停药后复发率较高。

四、间质性肺炎

间质性肺炎是异基因骨髓移植后主要的致死原因。近年来由于加强预防措施，其发病率已由 35%降至 20%。引起间质性肺炎的病原体主要有病毒、真菌、卡氏肺孢子虫、支原体及军团菌等，其中以巨细胞病毒为最常见，约占总数的 60%以上，其死亡率也最高。另外，亦有部分病例为特发性，主要与放射治疗有关。引起间质性肺炎的危险因素主要有一次性全身照射、年龄较大、移植前受者的巨细胞病毒抗体阳性、移植物抗宿主病及用长疗程甲氨蝶呤预防移植物抗宿主病等。

本病的临床表现为发热、干咳、呼吸困难及血氧分压下降。早期 X 线胸片改变不显著，典型胸片可见双肺边缘不清的浅淡片状阴影。在发病的最初阶段，病情并非急重。若未予及时治疗，2～3 周后常突然恶化，并于短期内死亡。因此，早期诊断十分重要。必要时可作支气管镜取支气管肺泡灌洗液，甚至进行肺活检。一旦确诊，即应立即开始治疗。

在所有引起间质性肺炎的病原体中，以巨细胞病毒的治疗最为困难。对于巨细胞病毒间质性肺炎的处理，应强调早期诊断与早期治疗。近年来注重移植后的 CMV 抗原监测，由于更昔洛韦及免疫球蛋白的早期应用，已使巨细胞病毒间质性肺炎的死亡率由 85%降至 50%或更低。更昔洛韦治疗巨细胞病毒间质性肺炎的标准方案为：起始 5mg/kg 静脉滴注，每 12 小时 1 次，持续 2～3 周，之后日量不变，但减至每周用药 5 天，再继用 2～3 周。此方案近期疗效尚称满意，但停药后仍有部分患者复发，复发后再重复治疗仍然有效。

五、出血性膀胱炎

出血性膀胱炎是又一常见并发症。根据其发作时间可分为急性与迟发性两类。根据临床表现，可以将出血性膀胱炎分成 5 级：

0 级：仅有临床症状，如下腹不适、尿频、尿急、尿痛等

1 级：镜下血尿

2 级：肉眼血尿

3 级：肉眼血尿带有明显血凝块

4 级：血凝块导致尿道阻塞，继发性肾功能受损

急性出血性膀胱炎紧随应用环磷酰胺后发生，主要由环磷酰胺的代谢产物刺激膀胱移行上皮细胞，导致广泛炎症与溃疡而引起。近年来由于加强预防措施，包括大剂量输液、加强利尿、膀胱灌洗及美司钠（Mesna）的临床应用，急性出血性膀胱炎的发病率已降至很低。迟发性膀胱炎可发生在骨髓移植后 1 个月至数月。病因多是在放疗、化疗对膀胱粘膜损伤的基础上，在机体免疫低下的状态下使患者体内 BK 病毒、腺病毒、CMV 等病毒复制、繁殖而致病。治疗以支持疗法为主，主要是水化、碱化尿液以防止血块对肾小管的堵塞。更昔洛韦等对控制病毒感染作用有限。如果患者全身 GVHD 不严重，尽可能地减轻免疫抑制剂的剂量对病情将有利。近年来报道雌激素对减轻出血性膀胱炎的严重程度及缩短其病程有一定作用。迟发性出血性膀胱炎的病程一般 2～3 周，严重者可持续 1 个月甚至数月，有时不得不采取有创伤性的措施如膀胱造瘘、膀胱血管结扎术等，少数患者可因大出血而死亡。

六、肝静脉阻塞综合征（veno-occlusive disease，VOD）

肝脏毒性表现以肝静脉阻塞综合征最为严重，好发时间在移植后 1～3 周，发病率约 15%～30%。预处理采用放疗方案者及造血干细胞移植前有活动性肝炎者，移植后肝静脉阻塞综合征发生率较其他患者为高。此症发病机制为肝内小静脉血栓形成及小叶中心周围肝细胞坏死；临床主要表现为进行性肝肿大、黄疸、腹水或不明原因的体重增加；因发病时患者血小板尚在很低的水平，肝穿刺是十分危险的，因此诊断主要靠临床指标。据报道静脉滴注前列腺素 E_1 可预防肝静脉阻塞综合征，自造血干细胞移植前 8 天开始持续至移植术后 30 天。肝静脉阻塞综合征一旦出现，以上述剂量的前列腺素 E_1 治疗亦会收到应有的效果。但此症毕竟严重，目前死亡率仍高达 30%。

目前，我们从预处理开始就给患者应用前列地尔静脉缓慢推注，一直持续到移植后第 30 天，为减少 VOD 的发生，在预处理 CTX 结束后，限制过多的液体输入，并保持血浆白蛋白至少大于 30g/L，提高血红蛋白至 10g 以上以改善肝脏的血液供应、减轻肝脏负担。

移植过程中每天注意液体的出入量平衡，每天测量体重、测定腹围大小，注意肝脏大小，有否肝区扣痛，检测胆红素的变化，密切注意 VOD 的征象。

近年来有用小剂量肝素和前列腺素 E_1 持续静脉点滴成功救治 VOD 的报道。也有采用纤溶酶原激活剂（tissue plasminogen activator，TPA）溶解肝小静脉内血栓治疗 VOD 的报道，但 TPA 的应用有明显的出血倾向，有相当比例的治疗相关的危及生命大出血的发生率。相比而言，去纤苷（defibrotide）的使用更安全、有效，其既无大出血的顾虑，又有相对较高的治愈率，来自一组重症 VOD 的报道显示：即使一些病人已处于非常严重状态，甚至在机械通气、多脏器功能不全的情况下用药，仍有 30%的患者从中受益。

七、移植排斥

一般说来，HLA配型相合的异基因骨髓移植很少被排斥，但有的患者也存在某些引起排斥的危险因素。与白血病患者相比，再生障碍性贫血患者排斥率明显升高。根据报道，曾多次输血的再生障碍性贫血患者异基因骨髓移植后的排斥率可高达30%。若曾接受亲属的献血，则排斥率会更高。HLA配型是影响植活的最主要因素。对于血液系统恶性肿瘤患者，异基因骨髓移植后的排斥率配型相合及1个位点不合者为0%～10%，若2～3个位点不合则为15%～25%，去除T淋巴细胞的异基因骨髓移植在降低移植物抗宿主病发病率的同时排斥率亦相应增高，据统计可达20%～35%。此外，严重的骨髓纤维化、病毒感染、移植物抗宿主病及移植早期某些药物的应用等也是导致排斥的危险因素。

对于存在排斥危险因素的患者，事先宜采取预防措施。增加采集的有核细胞数会有利于植活。对于再生障碍性贫血患者，异基因骨髓移植后早期输注同一供者的淋巴细胞可降低排斥率，但此举又会招致移植物抗宿主病的加重。近年来某些造血因子的临床应用对骨髓移植后造血功能的恢复起到明显的促进作用，目前应用最多者为G-CSF与GM-CSF。G-CSF对促进骨髓移植早期造血功能恢复效果更显著，可使植活时间提前1周左右，用法为5μg/(kg·d)皮下注射，直至连续3天粒细胞>1.0×10^9/L或白细胞>2.0×10^9/L方停药。

排斥一旦出现，治疗常较困难。若干细胞移植后造血功能一直未恢复或某一系统未恢复，但供者的基因标记存在，可加输用同一供者经G-CSF动员后采集的外周血干细胞，之前不需再次预处理，一般输后不久可见造血功能恢复。对于供者基因标记已不存在的患者，则需考虑二次移植，但短期内经受两次预处理是十分危险的，一般患者均难以耐受，即使干细胞植活亦常死于预处理相关毒性。若能坚持至半年后再进行二次移植，自然会更安全。若干细胞移植后造血功能一度恢复又发生晚期排斥，在没有完全排斥前，减轻或终止抗排异药物、输注一定量的供体淋巴细胞，部分患者可以恢复完全植入状态，或者保持稳定的嵌合状态。若以上挽救措施无效，供体细胞完全排斥，只能等待再次移植。

（陈　静）

参考文献

1. Passweg J, Baldomero H, Chapuis B, et al. Haematopoietic stem cell transplantation in Switzerland. Swiss Med Wkly, 2006; 136: 50-58
2. Qureshi N, Foote D, Walters MC, et al. Outcomes of preimplantation genetic diagnosis therapy in treatment of beta-thalassemia: A retrospective analysis. Ann N Y Acad Sci, 2005; 1054: 500-3
3. Fisher VL, Barnes YJ, Nuss SL. Pretransplant conditioning in adults and children: dose assurance with intravenous busulfan. Oncol Nurs Forum, 2006 Nov 3; 33 (2): E36-43
4. Hale GA. Autologous hematopoietic stem cell transplantation for pediatric solid tumors. Expert Rev Anticancer Ther, 2005 Oct; 5 (5): 835-46
5. Satwani P, Harrison L, Morris E, et al. Reduced-intensity allogeneic stem cell transplantation in adults and children with malignant and nonmalignant diseases: end of the beginning and future challenges. Biol Blood Marrow Transplant, 2005 Jun; 11 (6): 403-22
6. Klingebiel T, Handgretinger R, Lang P, et al. Haploidentical transplantation for acute lymphoblastic leukemia in childhood. Blood Rev, 2004 Sep; 18 (3): 181-92
7. Barker CC, Butzner JD, Anderson RA, et al. Incidence, survival and risk factors for the development of

veno-occlusive disease in pediatric hematopoietic stem cell transplant recipients. Bone Marrow Transplant，2003 Jul；32（1）：79-87

8. Reiss U，Cowan M，McMillan A，et al. Hepatic venoocclusive disease in blood and bone marrow transplantation in children and young adults：incidence，risk factors，and outcome in a cohort of 241 patients. J Pediatr Hematol Oncol，2002 Dec；24（9）：746-50
9. Castagnola E，Cappelli B，Erba D，et al. Cytomegalovirus infection after bone marrow transplantation in children. Hum Immunol，2004 May；65（5）：416-22
10. Safdar A，Papadopoulous EB，Armstrong D. Listeriosis in recipients of allogeneic blood and marrow transplantation：thirteen year review of disease characteristics，treatment outcomes and a new association with human cytomegalovirus infection. Bone Marrow Transplant，2002 Jun，29（11）：913-6
11. Miyakis S，Velegraki A，Delikou S，et al. Invasive Acremonium strictum infection in a bone marrow transplant recipient. Pediatr Infect Dis J，2006 Mar；25（3）：273-5
12. Ward KN. Human herpesviruses-6 and -7 infections. Curr Opin Infect Dis，2005 Jun；18（3）：247-52
13. Tamburro R. Pediatric cancer patients in clinical trials of sepsis：factors that predispose to sepsis and stratify outcome. Pediatr Crit Care Med，2005 May；6（3 Suppl）：S87-91
14. Pallera AM，Schwartzberg LS. Managing the toxicity of hematopoietic stem cell transplant. J Support Oncol，2004 May-Jun；2（3）：223-37；discussion 237-8，241，246-7
15. Meyer S，Reinhard H，Gottschling S，et al. Pulmonary dysfunction in pediatric oncology patients. Pediatr Hematol Oncol，2004 Mar；21（2）：175-95
16. Srinivasan R，Takahashi Y，McCoy JP，et al. Overcoming graft rejection in heavily transfused and allo-immunised patients with bone marrow failure syndromes using fludarabine-based haematopoietic cell transplantation Br J Haematol，2006 May；133（3）：305-14
17. Imaizumi M，Watanabe A，Kikuta A，et al. Improved survival of children with advanced neuroblastoma treated by intensified therapy including myeloablative chemotherapy with stem cell transplantation：a retrospective analysis from the Tohoku Neuroblastoma Study Group. Tohoku J Exp Med，2001，195（2）：73-83
18. Handgretinger R，Lang P，Ihm K，et al. Isolation and transplantation of highly purified autologous peripheral CD34（＋）progenitor cells：purging efficacy，hematopoietic reconstitution and long-term outcome in children with high-risk neuroblastoma. Bone Marrow Transplant，2002，29（9）：731-736
19. Hui CK，Lie A，Au WY，et al. Effectiveness of prophylactic Anti-HBV therapy in allogeneic hematopoietic stem cell transplantation with HBsAg positive donors. Am J Transplant，2005 Jun；5（6）：1437-45
20. Ma SY，Au WY，Ng IO，et al. Role of liver biopsy in the management of liver dysfunction after hematopoietic stem-cell transplantation in a hepatitis B virus-prevalent patient population. Transplantation，2003 Jul 15；76（1）：169-76
21. Cotterill SJ，Pearson AD，Pritchard J，et al. Clinical prognostic factors in 1277 patients with neuroblastoma：results of The European Neuroblastoma Study Group'Survey' 1982-1992. Eur J Cancer，2000，36（7）：901-908
22. Handgretinger R，Lang P，Ihm K，et al. Isolation and transplantation of highly purified autologous peripheral CD34（＋）progenitor cells：purging efficacy，hematopoietic reconstitution and long-term outcome in children with high-risk neuroblastoma. Bone Marrow Transplant，2002，29（9）：731-736
23. Donovan J，Temel J，Zuckerman A，et al. CD34 Selection as a stem cell purging strategy for neuroblastoma：preclinical and clinical studies. Pediatr Oncol，2000 Dec；35（6）：677-82
24. Hingston EJ，Hunter ML，Hunter B，et al. Hurler's syndrome：dental findings in a case treated with bone marrow transplantation in infancy. Int J Paediatr Dent，2006 May；16（3）：207-12
25. Malm G，Bondeson ML，von Dobeln U，et al. Mucopolysaccharidoses. New therapeutic possibilities increase the need of early diagnosis Lakartidningen. 2002 Apr 18；99（16）：1804-9

第 10 章 儿童恶性肿瘤诊断治疗工作模式

一、多学科联合工作模式

儿童肿瘤是一组较为复杂的疾病。诊断及治疗涉及到外科、内科肿瘤专业、病理科、影像学科、放疗科、免疫学、遗传学等多个学科。如无各学科间的相互密切配合，即可造成诊断失误或不完善，诊治过程中的脱节，如诊治计划的中断、延误或无计划变更等。即使某一专业水平已十分领先，也难于实施有效的全程诊治计划，随访也会受到影响，最终影响临床治疗效果。因此临床工作中需要各相关专业相互密切配合并发挥各自的作用。

（一）影像学科的作用

通过肿瘤相关部位的X线平片、造影、超声检查、MRI、CT检查等向临床医生提供各种必要的信息。

1. 向有关学科提供肿瘤影像学特征，如肿瘤大小、边界、钙化、液化、出血等，并作出影像学诊断，供临床医生及病理科参考。指导进一步检查及治疗措施的选择。

2. 手术前向外科医生提供肿瘤与邻近脏器、组织、血管的关系，与外科医生共同确定手术的可行性及手术范围，完善手术方案。

3. 从影像学角度确定病变扩散范围，提供肿瘤分期依据。

4. 随访检查判断对治疗的反应，指导进一步治疗措施的选择。

（二）外科在儿童肿瘤中的作用

除血液系统恶性肿瘤外，外科在儿童恶性肿瘤的诊断与治疗中起着至关重要的作用，手术是儿童实体瘤的三大主要治疗手段之一。随着诊断与治疗技术的不断发展，外科医生越来越需要其它相关专业参与儿童肿瘤的诊治工作。外科医生在儿童肿瘤中的主要作用有以下几个方面：

1. 向肿瘤内科专业、影像学、病理科等相关学科提供临床资料，如术中所见肿块大小、质地、粘连、局部浸润及手术过程，与肿瘤内科专业、影像学科和病理科共同作出完善而正确的诊断（包括分期）。

2. 在肿瘤不能完全或大部分切除时作肿块活检，提供诊断用标本。

3. 对能完全切除的肿瘤做根治性手术，达到治愈的目的。或做肿瘤大部分切除术，结合其它治疗方法，增加治愈机会。

4. 以缓解症状改善生命质量为目的的姑息性手术，如造瘘术、转流术、减压术等。

（三）病理科的作用

1. 结合影像学、外科、肿瘤科及其它学科提供的临床资料作出正确的病理诊断、分型，指导临床治疗方案的选择。

2. 对切除的邻近组织、器官、淋巴结作肿瘤浸润情况报告，提供临床分期依据，对治疗方案的强度选择至关重要。

3. 对残留病灶的再活检，提供组织细胞病理水平完全缓解依据，指导进一步治疗计划的制定。

（四）肿瘤科的作用

儿童肿瘤专业是一个新兴学科，既往儿童实体瘤主要在儿童外科诊治，随着化疗等技术的发展，许多儿童肿瘤在化疗介入后预后有了明显的改善。由于化疗及其它诊治技术越来越复杂，就需要有一组专业性人员来负责包括化疗在内的诊治方案的制定、实施及观察、随访，并负责各学科之间的协作。在进展中逐渐形成了儿童肿瘤专业，这一专业的人员通常来自熟悉儿童白血病化疗及支持治疗的血液专业。它的主要任务是与外科、病理科、放疗科、影像学等各学科协作，使诊断确切完善，治疗更合理有效，病人随访管理落实。主要任务包括：

1. 综合各个学科的意见，明确诊断、分型、分期和临床分组。

2. 结合外科、放疗科意见制定合理的综合治疗方案。

3. 负责诊治方案的实施、病人随访管理及各学科间协调，保证诊治方案实施的完整性和连续性。

（五）放疗科的作用

与外科手术、内科化疗一样，放疗是儿童肿瘤三大主要治疗方法之一。主要责任有以下几方面。

1. 确定放疗指征。

2. 以治愈为目的的放疗方案的制定与实施，目前的研究表明放疗对儿童肾母细胞瘤、脑瘤、尤文肉瘤、横纹肌肉瘤的预后有明显良好的影响。

3. 以减轻症状为目的的姑息性放疗，缓解一些晚期肿瘤压迫或浸润引起的剧烈疼痛。

（六）各专业间协作工作模式

儿童肿瘤必须有多专业的协调工作才能按计划实施诊治计划，因此应建立一个常规的多专业（外科、病理科、血液/肿瘤科、影像学科和放疗科为基本组成单位）讨论制度，对所有新病例和随访诊治过程中需解决的问题进行讨论，对诊断、治疗方案达成共识，并落实讨论所提出的要求和各专业间病人的交接。由于诊治过程涉及到多个专业，因此必须有一个主要专业负责全程计划的安排实施和随访。以目前的治疗进展，儿童实体瘤治疗常包括外科手术，内科化疗以及放疗的综合治疗措施。手术和放疗常在短期内完成，而化疗为相对长期治疗，并需要在内科肿瘤专业医生的密切观察下进行，因此以内科肿瘤专业医生为主负责全程治疗计划实施和随访较为合理。对儿童实体肿瘤，由外科医生单独给予手术并进行术后不规则化疗和随访的诊治管理模式已不能适应当前儿童肿瘤诊断和治疗进展的需要。

应将儿童恶性肿瘤的诊断、治疗过程视为是一个系统性工程，我国与儿童肿瘤诊断和治疗相关的各专业的设备与技术水平和发达国家相比并不十分落后，但总体治疗结果却相差较多，其主要原因是我们对诊治全过程的安排实施缺少有效的管理，各专业分割工作缺少相互沟通联系，随访机制也不完善。这些基本的工作虽然不如分子生物学那样深奥，却有十分重要的临床意义，有效的诊断治疗工作模式对儿童肿瘤的预后改善将起到事半功倍的效果，临床医务工作者应对此有足够的重视。

二、多中心协作临床研究方式

儿童肿瘤发病率相对较低，治疗不合理时预后极差，单个研究（医疗）单位不可能在较短时间内积累足够的病例进行临床研究或积累临床经验，因此限制了临床研究速度。为解决这些问题，欧美发达国家自20世纪70年代起就成立了儿童肿瘤协作组，多个医疗单位或全国的医疗单位，乃至多个国家共同采用协作组所提供的研究性诊断治疗方案，共同分享其研究结果与经验，加速发现问题、解决问题、最终改善儿童肿瘤预后的过程。目前优秀的协作组所覆盖的区域中60％～90％的儿童肿瘤病例均能进入协作组治疗方案，既保证了每个进入方案的病例得到最合理的治疗，也加快了对儿童肿瘤诊断治疗的研究速度。近几十年来通过这一方式，发达国家儿童肿瘤患儿的生存时间和治愈率有了很大的进步，这些进步在很大程度上应归功于各协作组的系列性、系统性的临床治疗研究性方案（clinical trail）。

（一）协作方式

协作组成员共同参与肿瘤临床治疗研究性方案（以下简称临床研究性方案）是协作组工作的主要方式。临床研究性方案是以改善疾病预后为目的的一种临床实验性诊断治疗研究，通过方案的实施来回答方案设计中所提出的临床实际问题，这些问题通常不能仅靠实验室研究得出结论。临床研究方案通常代表了当地区、当前最合理、最先进的治疗措施。方案设计者（principle investigator）前瞻性地设定各种条件以期证明方案中所提出的假设。设计合理的方案可得到肯定的、可靠的、容易理解的结果，在此基础上治疗方法可得到进一步的合理化。方案的合理与否在于是否能得到有关治疗费用、疗效、毒副反应的确切结论，最终达到改善预后的目的。

（二）临床研究性方案的制订与实施

根据美国国立癌症研究所（NCI）药物开发的原则，肿瘤临床研究性方案分三期：Ⅰ期研究某一药物在特定给药途径与给药计划时的药物毒性及最大耐受剂量（MTD）。Ⅱ期研究这一药物对特定肿瘤的有效性。Ⅲ期采用与既往治疗或标准治疗方法的比较来评估药物的有效性，临床实验性方案常为Ⅲ期研究，用于评估一个方案，而不是单个药物。有时将Ⅰ、Ⅱ期研究作为Ⅲ期研究的前期研究，组成一个十分完整的方案。

临床研究性方案以书面形式明确规定如何操作研究方案，由此保证一致地执行方案所规定的要求，确保结果的可靠性。方案中应详细交代以下几个方面：

1. 目的：首先要说明该方案的目的，即方案要研究的具体问题，方案目的常反映需要通过临床结果来评估的重要假设。如在儿童标准型急性淋巴细胞白血病中，假设鞘内化疗替代全颅放疗作为脑膜白血病的预防不会影响其5年无病生存率。最终无论假设是否成立，对临床治疗方案的进一步合理化均有重要的意义。一个设计良好的方案的最终结果常能明确回答方案所提出的目的。由于儿童肿瘤发病率较低，病人数积累慢，因此应尽量限制方案目的的范围，以保证结果的可靠性。为加快得到有效的病人累积数，对儿童肿瘤的临床研究应采用多单位甚至国际间协作方式，同期进入同一方案。

2. 背景：背景部分应说明该方案的背景参考资料，如方案设计者本单位或其他单位已获得的相关资料，包括前一方案或相关的Ⅰ、Ⅱ期方案结果和相关的实验室结果，以证明提出本方案目的的合理性、可行性和必要性。对儿童还需说明药物剂量修正及起始剂量的合理性。

3. 病人条件：方案必须明确限定研究对象的条件，包括如诊断、分型、分期、年龄、先期治疗、生理心理状态等方案设计者需要限定的条件。限制性条件使研究对象均一化，其研究结果更可靠，但限制条件过于严格会使病人数减少而难于达到所需的病人数量，因此需十分谨慎地把握好这二者的关系。

Ⅰ期研究需较严格的条件，常用的限制性条件为：①常规治疗失败，但各脏器功能正常，以保证正确评估药物的毒性；②与上次常规治疗有一定时间的间距，以避免原药物的叠加作用；③实体瘤病人需正常的骨髓造血功能，以正确评估药物的骨髓抑制作用，并需与白血病病人分组实验；④通常没有必要限制组织学分型。

Ⅱ期研究常用的限制性条件为：①无治疗史者为最理想，以避免前期治疗所致的获得性耐药或耐药消减；②由于儿童肿瘤在初诊时均有治愈可能性，因此以常规方案失败者为对象更容易使人接受；③可用于已知常规方案预后不良者，如大年龄、晚期神经母细胞瘤，此时可在常规治疗方案前采用Ⅱ期临床方案作“窗口治疗”；④注意病理分型，因有效性可能与此有关；⑤存在可检测的肿瘤负荷，以估计药物的效果。

Ⅲ期临床可反映受试群体的总体结果，不能被实验室研究所替代，其重要性已越来越受人注意。由于发病率低，为在有效时间内累积有效的病例数，越来越强调多单位甚至国际性的大协作。在美国，符合在研临床方案入试条件的病人中，有50%以上的病人进入国立癌症研究所（NCI）资助的儿童肿瘤临床研究实验性方案，由于病人样本大，可代表受试病人所在种族、区域人群。Ⅲ期临床的基本要求是受试病人具备受益于临床研究方案的可能性。

4. 设计　设计部分应简明地说明研究的结构、交代达到研究目的的方法学，至少要包括病人的分配、对结果评估的标准（即研究终点，end points)，如在前面举例的急性淋巴细胞白血病，终点应为复发。病人在诱导缓解、巩固治疗、强化治疗、维持治疗至8个月时随机分配进入全颅放疗和不放疗组，其余全身治疗相同，长期随访观察至复发为终点。方案设计必须有统计学专家参与。

(1) Ⅰ期临床研究实验方案设计：在儿童肿瘤中，Ⅰ期方案设计标准是3例实体瘤和3例白血病为一个研究组，采用同样的实验药物剂量，观察药物毒性。若未见限制剂量的毒性(DLT)出现，将药物剂量提高一个水平。儿童起始剂量以成人起始剂量的75%～80%为基础，每次可提高原剂量的20%。如以小鼠资料为基础，则起始剂量为10%小鼠致死时剂量的1/10，以mg/m^2计算，每次可在起始剂量基础上分别提高100%、67%、50%、33%，离起始剂量越远，提高的幅度越小。如此反复直至≥1个病人出现毒性反应。假如是非血液学的毒性反应，用前一剂量再观察3个病人，以证明前一剂量是安全的，此剂量可作为Ⅱ期临床的起始剂量，Ⅰ期研究就可结束。假如毒性反应为血液学表现，实体瘤组应终止，白血病组可继续进行剂量升级直至出现非血液学的DLT，此时的前一剂量即是安全剂量。为避免错误估计急性的剂量累积毒性，研究组不应接受有同种药物治疗史的病人。

(2) Ⅱ期临床研究实验方案设计：Ⅱ期的目的是明确某一药物是否确实有效，即是否有意义作进一步的研究。样本数通常设在25～40例。1961年GEHEM提出的二步法至今仍最为广泛应用。第一步的样本数依据期望反应率而定，总样本数依据标准误而定。样本数为25时，标准误<10%。二步法的优点是实际反应率与期望反应率不一致时可提前终止实验。

(3) Ⅲ期临床研究性方案的设计：①病例条件与对照组的选择：由于病例数相对较少，Ⅲ期临床常需多单位协作。方案设计必须合理以避免假阴性或假阳性。较常用的方法是采用“双臂”(two arms）作随机研究，即一组接受标准方案，另一组接受研究方案。另一种方法是研究方案与回顾性的前一期方案（视作标准方案）比较，此时所需的样本数减少，并且同期病人接受同样的方案减少了随机方案中可能存在的问题，如患儿家长的理解等而受临床医生欢迎，但这种方法不能保证前后二期方案的病人疾病状态完全相同，因此可靠性减弱。例如某一疾病过去仅作姑息治疗，死亡率极高，现作一个实验方案，以过去的姑息治疗病人为对照，此时前后二组的病人条件就可能不一样，因为临床医生可能有主观倾向将一些符合实验条件的病例排斥于实验方案外，如婴幼儿或全身状况差，这样就可能影响对比的客观性。其次历史时期不同，诊断标准也有差异，也会影响结果的对比。再者，支持疗法的进展对预后也会产生影响，而回顾性对比不能除外这一因素。综上所述，Ⅲ期临床的可靠方法是进行随机分组的“双臂”研究，这需要多单位协作进行才能较快地累积有效的病例数。②样本大小：随机分组时样本大小依据于：a、结果有意义时所需的最小差异。b、可以接受的Ⅰ类、Ⅱ类误差水平。c、标准治疗的预期结果。Ⅰ类误差（α）表示研究方案优于标准方案的结论不成立，可信限为显著水平P，用α来代表。Ⅱ类误差（β）表示研究方案不会优于标准方案的结论不成立，可信限用β代表，（1—β）称为实验的强度（power）。

（4）治疗计划：治疗计划在方案中应明确、完整，如外科手术、放疗、化疗、支持疗法、对毒副反应的处理规则等，以保证治疗的一致性。计划的变更会使实验结果难于解释。

（5）药物信息：方案中应提供药物的作用机制、剂量、用法及可能出现的毒性反应。

（6）评估方案效果的标准：方案中应预先规定研究终点的判定标准及判定标准所需的临床和实验室资料。研究终点必须是客观的、可行的，并有临床意义，如完全缓解、复发、死亡等。同时应统计出到达终点的时间，如将生存时间设立为终点，其研究时间就大大延长。对于长期生存率高的肿瘤，如急性淋巴细胞白血病，以无病生存时间为终点也很有意义。其他附加性研究终点有有关生命质量如第二肿瘤、生长发育紊乱、精神心理损害等。

（7）所需的临床及实验室资料：进入研究的条件及治疗效果评估所需的临床和实验室资料应在方案中明确规定，包括治疗前、治疗中、治疗后评估所需的资料，并说明具体的时间和频率。

（8）统计要求：需统计专业人员参与，对每一个研究目的均有统计要求，包括所需病人数、期望病人累积速度、预期研究时限和结果统计方法。

（9）告知病人或其监护人并需获得他们同意：根据本国或本地区的相关法规，一般以人为研究对象时均应告知被试对象或他的监护人，并获得同意后方能进行。

（三）临床研究方案的管理

1. 登记　在进入研究方案治疗前，应进行正式的登记，以保证对研究终点进行分析时的正确性。通过登记可核实病人是否符合进入研究的条件，可避免由于研究中早期死亡或脱离研究方案所造成的结果偏差。因此登记在临床研究中十分重要。

2. 随机　在比较性研究中，随机分配病人可避免系统性的偏差。如临床医生知道下一个病人所接受的治疗方案，他的主观意识会影响病人在不同组中的分配。为避免这一问题，常用的方法是采用电脑生成随机数字表来分配病人，如在“双臂”随机研究中，奇偶数各代表一组治疗，但临床医生不能预知电脑生成的下一个数为奇数还是偶数，以这种方式来保证研究的真正随机性。

3. 资料采集　临床医生、统计员、资料采集员、电脑程序设计者共同设计资料采集表。对所有涉及到研究目的的项目均应采集，应避免模棱两可的表达方式。资料采集表的汇总应有时间安排，延迟汇总常会造成资料误差。

4. 质量控制　应按方案规定对研究进行定期的资料回顾及检查，以保证方案的正确实施。从进入方案的条件起直至最后的随访始终均应有质量控制，这个责任通常由资料处理中心承担。

5. 随访　Ⅰ期和Ⅱ期临床研究方案随访期短，至研究终点即结束（如出现毒性反应、肿瘤对药物的反应率）。Ⅲ期临床根据方案设计中的要求决定，常需要较长的随访期或延长随访期，甚至终身随访。随访目的包括：①保证生存曲线、无病生存曲线的最新动态。②保证发现所有的远期毒副作用，如第二肿瘤、不育、脏器功能和心理障碍等。

6. 中期分析　在研究方案实施过程中应有规律地检测研究中出现的问题，如毒性过大或疗效明显低于预期估计时，应根据方案设计时所定的要求及时修改或终止。

（四）资料分析

资料统计分析不能弥补方案设计与实施中已发生的错误。研究方案的结果又必须通过合理的统计分析才能体现对结果的理解。在分析时应注意以下问题：

1. 避免偏差　首先不能将已进入研究方案的病例随意剔除，使结果无可比性。因此对符合研究条件并已进入研究的病例，无论时间长短，均应列入统计分析，其中也包括一部分的“问题病人”，如仅用 1～2 剂药物即拒绝继续治疗或早期死亡的病人，因为这些病人也代表了接受这个研究方案的一部分人群。有效率为有效病人数/受试病人总数，如将“问题病人”从分母中剔除，结果就发生偏差，使有效率高于实际受试人群有效率。

2. 各种数据分析与比较应符合统计学处理原则。

（五）临床研究实验性方案的报告

临床研究性论文的价值也即是它所报告的实验价值在于它的正确性、有效的医学信息和对读者的说服力。方案的设计、实施过程的质量、统计分析的合理性决定报告的正确性。研究方案的目的、进入实验的条件的合理性决定报告能否提供充足的医学信息。研究者试图在研究报告中与读者交流的内容决定是否对读者有说服力。

一个设计和实施过程良好的临床研究方案要通过有效的报告体现，两者缺一不可，模棱两可或误导性的报告有害于医学科学的发展。已认识到肿瘤治疗需要系统性的临床研究，研究方案需专业性的设计与分析，但临床研究方案的报告方法尚未受到足够的重视。临床结果的比较在按标准的报告顺序时才有可靠性，其基本结构的常规为背景、方法、结果和结论四大部分。

报告中作者应列具所有的研究假设，包括统计结果有显著意义和无意义项目。详细的方法学介绍，如病人的登记程序、进入研究方案或剔除病人的条件、目标人群、治疗方案的细节和修改、随访、研究终点、评估标准、对照组性质、分组方法、质量控制方法及主要参考资料，对研究终点应作明确定义，以便读者理解和比较，并使读者可重复报告的结果。

结果部分应明了、详细，包括对病人的描述如年龄、性别、疾病的性质特性、进入研究之前的治疗及其他可能对预后产生影响的因素、毒性反应。在病人少时应列出各个病人在研究终点时的情况。结论反应作者对研究结果的理解，如分析合理，结果本身就可证明结论。对结论中可能存在的偏差应加于讨论，应谨慎地、有根据地作出研究方案是否对病人有利的结论。

（汤静燕）

各论

第 11 章 儿童急性淋巴细胞白血病

白血病是造血系统恶性增生性疾病，是造血干细胞在分化过程中于某一阶段发生分化阻滞，凋亡障碍和恶性增殖的疾病，是克隆病和基因病。儿童恶性肿瘤中白血病约占32%～37%，我国14岁以下的儿童约占总人口的近30%，因此，估略每年我国新发病的儿童白血病约15，000例左右。我国儿童白血病中95%以上是急性白血病，其中65%～70%是急性淋巴细胞白血病（acute lymphoblastic leukemia，ALL），30%左右是急性髓系白血病（acute myeloid leukemia，AML），在发达地区的大城市中，恶性肿瘤已是儿童首位的致死疾病，而白血病又是首当其冲，因此，深入研究儿童白血病的防治有重要的科学意义和社会意义。

在过去的几十年间白血病的基础研究和临床疗效有了长足的进步和发展，由于分子生物学方面，尤其在白血病的发病与耐药机制方面的研究取得了很大进展。这些方面的发展导致治疗策略的不断更新。儿童急性白血病，尤其是急性淋巴细胞白血病（ALL）已成为可以治愈的恶性肿瘤，儿童ALL的治疗根据危险程度分型实施化疗，使其完全缓解（CR）率可达95%以上，5年以上无事生存（Evant Free Survival，EFS）率可达80%～90%，儿童ALL是当今疗效最好、治愈率最高的恶性肿瘤性疾病之一。近几年来化疗个体化和药物遗传学成为研究的焦点，由于某些药物代谢关键酶的遗传多态性与药物耐受的相关研究以及第二肿瘤预防对策的相关性已取得很大的进展。宿主在化疗药物代谢存在明显的个体差异，从而提出化疗个体化的创见。微量残留白血病（MRD）可反映治疗的强度，越来越多的证据表明它是一个极为重要的预后因素，因此，治疗过程中监测MRD日益成为评估治疗反应的一种有效手段，并以此重新修正临床危险度调整治疗方案，提高总体疗效。总之，根据白血病细胞的生物学特性，宿主遗传的异质性和微量残留白血病等因素，实施化疗个体化，将会大大提高儿童白血病的治愈率。为进一步提高治愈率，当今，儿童白血病工作者将以下几个问题作为研究的热点并予以努力探索：1. 深入研究预后因素，更为准确地进行危险程度分型以避免治疗过度或不及。2. 进一步探讨化疗药物的药代动力学与药物遗传学，实施化疗个体化。3. 进行白血病细胞的分子遗传学和宿主细胞药物基因组学的研究，并阐明白血病的发病及耐药机制，4. 检测测早期治疗反应，监测治疗过程中的MRD修正临床危险度评估并调整治疗（强度）方案，5. 从各个方位探索更为特异的靶向治疗。本章从以上几个方面研究的进展出发，阐明其治疗观念、治疗方法及其治疗结果的进展。

一、发病率及流行病学

小儿白血病在人群中年发病率是30/100万～40/100万人口，据20世纪90年代的统计资料，我国白血病的发病率以每10万人口计，上海是2.64～3.65，天津是2.85～4.33，河南平顶山是3.5～7.09，我国白血病的发病率低于欧美发达国家而与亚洲国家相似。目前恶性肿瘤性疾病是我国儿童主要的死亡原因之一，而白血病又在小儿恶性肿瘤性疾病中占首位，约36%。据1988年对全球一些重要地域的调查报告显示：上海地区儿童（0～19岁）

急性淋巴细胞白血病（acute lymphoblastic leukemia，ALL）年标准化发病率为 18.4/100 万（男 20.4/女 16.2），香港地区 19.6（男 21.1/女 18.0）；上海地区儿童（0～19 岁）急性髓细胞白血病（acute myeloblastic leukemia，AML）年标准化发病率为 12.1/100 万（男 13.5/女 10.5），香港地区 3.4/100 万（男 2.1/女 4.7）。上海是世界上 AML 高发的地区，该项调查显示 AML 高发居前三位的地区是：新西兰（毛利人）、中国上海、日本大阪，同处亚洲的中国香港、印度发病率明显低。慢性粒细胞性白血病（chronic myelocytic leukemia，CML）约占白血病发病率的 3%～5%。本病全年均可发病，但春季和秋季似乎各有一个发病高峰。

二、病因学

根据目前的认识，白血病的确切病因尚不明。本病尚不属于遗传性疾病，但在家族史中可有多发恶性肿瘤的情况。在大部分病例，遗传异常导致急性白血病主要是获得性的，而不是内在的。只有 5%的白血病患者与内在遗传综合征有关。发病年龄以3～10 岁为多见，美国儿童 ALL 发病年龄高峰为 2～5 岁。男孩略多于女孩。本病病因未明，但与地域环境因素、电离辐射、化学接触、酗酒与吸烟以及与机体对某些病毒感染所致的特殊反应有关。此外，近年来通过微卫星不稳定、基因突变频率和一些易患生物标记研究发现，它可能是遗传学和环境因素共同作用的结果。儿童白血病致病的有关危险因素见表 11－1。

表 11－1　儿童白血病致病危险因素

确定程度	ALL	AML
普遍接受的危险因素	男性	种族（hispanic）
	年龄（2～5 岁）	化疗药物（烷化剂、表鬼臼毒素）
	高社会地位	Down 氏综合征
	种族（白人、黑人）	范可尼贫血
	宫内接受 X 射线	神经纤维瘤 I 型
	Down 氏综合征	Bloom 综合征
	神经纤维瘤 I 型	Schwachman 综合征
	Bloom 综合征	家族性-7 染色体
	Schwachman 综合征	Kostmann 粒细胞缺乏
	运动失调性毛细血管扩张症	
建议	出生时高体重	怀孕吸烟史
	母亲胎儿流产史	双亲和小儿接触杀虫剂
		双亲溶剂接触
有限证据	怀孕时双亲吸烟史	怀孕时母亲使用大麻
	双亲职业接触	室内氡辐射
	出生后感染	出生后氯霉素使用
	饮食	
	怀孕母亲饮酒史	
	新生儿 VitK 预防	
	电或磁接触	
	出生后氯霉素使用	
可能无关	超声	
	室内氡辐射	

三、临床表现

白血病的临床表现不尽一致，小儿急性白血病可表现缓慢起病，常呈现为进行性苍白、乏力、食欲减退、盗汗、虚弱、低热和轻微的出血症状，从起病到诊断可长达2～6 个月，也可以骤然起病，以不规则高热、急速的进行性苍白、明显的出血症状和骨关节疼痛等症为首发表现，起病后数日至数周得以诊断，多数病人在起病后 2～6 周内明确诊断。其临床表现归结为贫血症、出血症、发热感染症状和白血病细胞对全身各脏器、组织浸润引起的症状和体征。

（一）主要症状

1. 贫血症

常早期出现，轻重不等，表现为苍白、乏力、气促、心悸、颜面浮肿等，这些征象呈进行性加重，与出血症和出血程度不成比例。

2. 出血症状

患儿多有不同程度的、广泛的皮肤和粘膜出血，表现为皮肤紫癜、乌青和瘀斑，甚至发生皮下血肿。齿龈出血、鼻出血、口腔粘膜渗血，严重者可出现眼底视网膜出血，导致视力减退、颅内压增高。耳内出血导致眩晕、耳鸣和听力减退，有时会有呼吸道、消化道和泌尿道出血，临床表现为咯血、呕血和尿血。颅内出血时表现为头痛、呕吐、抽痉和昏迷等。是儿童白血病致死的主要原因之一。

3. 发热

多数患儿起病时有发热，可以是低热、不规则发热、持续高热或弛张热，暂时性热退时常大汗淋漓。低热时常伴盗汗。发热的原因有两个，一是白血病性发热（肿瘤热），这种发热用抗生素治疗无效，常用吲哚美辛（消炎痛）0.5mg/kg 体重，每 8h 口服，热可退净，以此鉴别肿瘤性发热和感染性发热。发热的另一原因是感染，常见的感染是呼吸道感染，咽喉炎、气管炎、肺炎、齿龈炎、口腔溃疡等，皮肤疖肿、肠炎、肛周炎也颇为常见。临床常见无明显感染病灶的发热，它可由内源性细菌（肠道源性、口腔等）和外源性细菌侵入血液循环引起菌血症和败血症所致。

4. 感染

引起感染的细菌常见的是大肠杆菌、绿脓杆菌、副大肠杆菌等革兰阴性杆菌和金黄色葡萄球菌，近年来表皮葡萄球菌的感染有增高趋势，其他还有粪链球菌、克雷白菌、阴沟杆菌、硝酸盐阴性杆菌、粘质沙雷菌、弗氏枸橼酸杆菌等条件性致病菌和厌氧菌。除了细菌感染外，还常见病毒感染，有巨细胞病毒（CMV），疱疹病毒等引起多脏器损害，发生带状疱疹、单纯疱疹、水痘等。此外还有真菌感染，常见的真菌有白色念珠菌、曲霉菌、隐球菌等可引起鹅口疮、肛周真菌症、真菌性肠炎、肺炎。在粒细胞低下时还可引起卡氏肺囊虫肺炎，表现为高热、气促、进行性呼吸困难、低氧、高碳酸血症，因缺乏呼吸系统疾病的物理体征，如不及时积极治疗常导致缺氧死亡。上述各种感染可单独发生也常见混合感染，临床常表现为不规则或弛张性发热。

5. 白血病细胞浸润症状

常见有网状内皮系统的浸润，表现为肝、脾和淋巴结肿大（详见下节“体检”）。在ALL 比 AML（M5 除外）更多见并更严重。骨关节浸润症表现为持续性并阵发性加剧的骨、关节疼痛或肿痛，行动受碍，多见于腕、肘、膝、踝、肩和髋关节处，常被误诊为风湿病或类风湿关节炎或骨髓炎。中枢神经系统浸润时，常引起颅内压增高，如头痛、呕吐、视乳头水肿所致视力模糊，也可引起面瘫等颅神经损害症，甚至发生癫痫样发作，意识障碍等。其它脏器如胃肠道、肺、胸膜、泌尿系统和心脏浸润时，引起相应脏器功能障碍的症状。

（二）主要体征

各种亚型的急性白血病有其常见的共同体征。诸如贫血症（苍白），出血症（紫癜、瘀斑、乌青等），尤其以各脏器组织浸润性体征为其特征性表现。

1. 肝脾肿大

急性白血病以轻至中度肝脾肿大为多见，肝脾多增大到肋下 2～5cm，质地中等，表面多光滑，ALL肝脾增大发生率与严重程度常超过 AML。以中至重度肝脾肿大为其特征性的体征。

2. 淋巴结肿大

淋巴结肿大在 ALL 中表现更为显著，表现在全身各浅表淋巴结和深部淋巴结（纵隔、肠系膜、胃肠壁淋巴组织和腹膜后腹主动脉旁淋巴结），严重者可呈“淋巴瘤样”巨大淋巴结，其直径可超过 2.5cm，质地较硬，多无压痛。可见多个肿大的淋巴结融合成团块。ALL 时淋巴结肿大的范围和肿大程度往往大于 AML 和 CML。

3. 腮腺肿大

腮腺浸润性肿大在小儿急性白血病并不少见，常表现为二侧腮腺无痛性增大，质地较硬，表面高低不平，无压痛或轻度压痛。

4. 睾丸肿大

ALL 睾丸浸润时可见单侧或双侧睾丸无痛性肿大，质地多坚硬，可呈节结状高低不平，无压痛，透光试验呈阴性。超声检查可表现为非均质性回声区。

5. 皮肤或软组织浸润症

多见于婴儿 AML 和 M4，M5，但 ALL 中也有所见，皮肤浸润表现为无色或暗红色或紫色的白血病性灶性皮疹，高出皮面。还可见皮下软组织肿块或结节，乳房肿块。眼眶及眶周、眼球后浸润时形成绿色瘤（chloroma），表现为单侧或双侧眼球凸出，外观为紫绿色，以婴幼儿 M2、M4、M5 和 M1 时多见。

四、儿童 ALL 的 MIC 分型特点及其意义

不同类型及其亚型的白血病有其不同的生物学特征，从而对治疗有不同的效应，因此，从不同角度对其分型有重要的临床意义。

（一）细胞形态学分型

1976 年，法、英、美三国（FAB）协作组提出的急性白血病形态学分型标准已作为本病诊断分型的基本方法，以后又作了多次补充和修改。FAB 分型法是根据白血病细胞的形态学将白血病分为急性淋巴细胞白血病（acute lymphoblastic leukemia，ALL）和急性髓系白血病（acute myelocytic leukemia，AML）两大类型。ALL 根据细胞的大小和形态又分为 L1、L2 和 L3 三种亚型；AML 按细胞类型不同又分为 M0～M7 八型。对急性白血病分型以形态学和细胞化学染色的方法最为简单易行，在临床上起重要作用。然而，由于白血病细胞的异质性，分化程度不一，使其在形态上也复杂多变，加之杂合细胞白血病等因素，均给分型带来困难。基于细胞水平的观察属于直观判断，其准确程度与各人的经验和主观因素有关。因而时常发生谬误。需要用其他方法予以佐证或鉴别。

（二）细胞免疫学分型

正常血细胞从造血多能干细胞分化、发育、最终成为功能各异的不同系列细胞，在此过程中伴随着细胞膜、细胞浆或细胞核抗原表达的增多与减少，甚至消失。这个变化过程与血

细胞的系列及分化发育阶段密切相关。这些细胞表面和胞浆内随分化成熟过程而不断改变的抗原簇称为造血细胞分化抗原簇（cluster of differentiation，CD）。分化抗原的表达情况是鉴别和区分白血病细胞的来源及分化程度的基础。白血病免疫分型（immunophenotyping of leukemia）是利用单克隆抗体（单抗）（monoclonal antibody，McAb）检测白血病细胞的细胞膜和细胞浆抗原，分析其表型，以了解被测白血病细胞所属细胞系列及其分化程度。它不但能客观地反映各类白血病的细胞来源及分化发育阶段，而且大大提高鉴别白血病类型的准确性，还有助于指导治疗和判断预后。

1. 免疫分型抗体组合的选择

白血病是一种十分复杂的造血系统恶性疾病，而白血病细胞的分化抗原的表达情况则更为复杂多变。因此，至今世界上仍没有一个用于免疫分型的统一的抗体组合。但是总的来说，确认白血病细胞的能力与所用的单抗的种类数是正相关的。所用的单抗数量越多，能获得的有关白血病细胞特征的信息也越多越全，免疫分型的结果也越细致越精确。北美实验室诊断急性白血病和淋巴瘤相应的抗体种类是 16～19 个，欧洲推荐的种类更多。大而全的抗体组合虽然能全面了解白血病细胞抗原表达并且省时，但是费用太高，所以，一个使用抗体种类较少而又能准确鉴定白血病细胞来源和分化阶段的单抗组合，应该是能在大多数实验室，尤其是发展中国家的医疗机构推广应用。尽管白血病细胞的抗原表达情况不等同于正常的血细胞，显得非常复杂，常出现某些抗原缺乏、过度表达、跨系表达或某一阶段不应有的抗原的表达等情况，但是，通过多年来的研究，仍不难发现一些白血病的系列特异抗原、系列敏感抗原和系列相关抗原（见表 11－2）

表 11－2　系列特异及系列敏感抗原

	B-ALL	T-ALL	AML	
B 系列：				
CD19	100%	－/＋	－/＋	敏感性指标
cCD79a	99%	0	0	特异性指标
T 系列：				
CD7	－/＋	100%	25%	敏感性指标
cCD3	0	100%	0	特异性指标
髓系：				
CD13	－/＋	－/＋	70%	
CD33	－/＋	－/＋	70%	
CD117	0	0	70%	特异性指标
Anti-MPO	0	0	70%	特异性指标
Mega：				
CD41	0	0	＜10%	
CD61	0	0	＜10%	
红系：				
Glyco A	0	0	＜3%	

（摘自 St. Jude Children's Research Hospital）

系列特异抗原指只在某一系列白血病细胞中特异性地表达，而从不出现跨系列表达的抗原，也就是其表达能够充分说明白血病细胞的来源。系列敏感抗原指虽有一定程度的跨系列表达，但在所属系列的白血病细胞中是无一例外都表达的抗原。系列相关抗原是指有跨系列的表达，且敏感程度也有限，但在免疫分型中仍起重要作用的抗原。

2. 急性白血病免疫分型实验方案

以 St. Jude 儿童研究医院 Dr. Datio Campana 为代表的白血病免疫分型专家，主张先用系列特异和系列敏感抗原的单抗进行初筛，确定白血病细胞的系列来源。然后再根据白血病所属系列来源进一步分期以鉴别其亚型（表 11-3）。

表 11-3 急性白血病免疫分型方案

B 系列 ALL	T 系列 ALL	AML
CD19	CD7	CD13
cCD79a	cCD3	CD33
		Anti-MPO

通过这 7 种包括系列特异与系列敏感抗原的抗体组合，可以确定 96% 以上急性白血病的来源（cCD79a、cCD3 以及 Anti-MPO 为胞浆染色）。然后，再根据白血病细胞的系列来源作以下进一步鉴别。

B 系列 ALL	T 系列 ALL	AML
CD34	CD34	CD34
cμ	TdT	HLA-DR
TdT		CD14
CD10		CD15
CD45		Glycophorin A
CD22		CD41
sIgM		

其中免疫球蛋白重链 μ，末端脱氧核苷酸转移酶（TdT）为胞浆内染色，SIgM 为膜表面免疫球蛋白 M

3. B 系-ALL 的分期

根据对 B 系-ALL 的免疫分型所获得的信息我们可以将其分为三期：

早期前 B-ALL、前 B-ALL 和成熟 B-ALL（表 11-4）。

表 11-4 B-ALL 的免疫学分期

	CD19	CD10	CD34	TdT	CD22	cμ	SIg
早期前 B-ALL	+	+	+	+	+	−	−
前 B-ALL	+	+	−	+/−	+	+	−
成熟 B-ALL	+	+/−	−	−	+	+	+

注：SIg 为细胞膜表面免疫球蛋白，Cμ 胞浆免疫球蛋白重链

其中，最为关键的三个指标是 CD34，Cμ 和 SIg。如 SIg 阳性可以认定为成熟 B-ALL；CD34 阴性、SIg 阴性，Cμ 阳性则为前 B-ALL；CD34 阳性，Cμ 阴性为早期前 B-ALL。

4. AML 的免疫学亚型

AML 的免疫学诊断标准如下：

(1) 没有淋巴系列抗原的表达，如 cCD79a、cCD3 或 T 细胞受体（T cell receptor，TCR）。

(2) 表达一项髓系特异性抗原或至少两项髓系相关抗原

由于现已知的所有粒、单核系抗原基本无分化发育阶段特异性，因此，到目前为止，除了 M6 和 M7 可以通过免疫分型确诊，其余 M1～M5 尚无亚型特异性抗原（CD14 与单核系有关，

主要见于 M4 和 M5)，还无法将 AML 确切地分出免疫学亚型。但值得指出的是，M3 区别于其它各型的特点为 HLA-DR 和 CD34 都为阴性。(AML 各亚型的抗原表达情况见表 11－5)

表 11－5 AML 各亚型的抗原表达情况

McAb	M1	M2	M3	M4	M5	M6	M7
HLADR	+	+	－	+	+	+/－	+/－
CD34	+	+/－	－	+/－	+/－	－	+/－
CD33	+	+	+	+	+	+/－	+/－
CD13	+/－	+	+	+	+	－	+/－
CD15	－	+	+/－	+	+	+/－	/
CD14	－	+/－	－	+	+	－	－
GPA	－	－	－	－	－	+	－
CD41	－	－	－	－	－	－	+
CD61	－	－	－	－	－	－	+

5. 急性混合性白血病（hybrid acute leukemia，HAL）

前已述及，白血病细胞的抗原表达情况十分复杂，常出现跨系表达。如在 1/4 儿童 ALL 和 1/3 成人 ALL 中，可检测到有髓系相关抗原的表达。但这种现象除了可用于免疫学方法检测白血病微小残留（minimal residual disease，MRD）外，对于预后和治疗并无重大意义。而对于那些白血病细胞同时表达淋巴系相关抗原（通常为 CD2 和 CD7）和髓系特异抗原（如 MPO）的患者，则需要同时针对这两个系列进行治疗。急性混合性白血病和伴有淋巴分化抗原的 AML 或伴有髓系分化抗原的 ALL 区别关键在于：前者的白血病细胞同时至少要表达 2 种淋巴分化抗原和 2 种髓系分化抗原。这是一组免疫表型复杂的疾病，反映了白血病细胞的异质性及细胞分化发育过程中表面标记表达的复杂性。急性混合性白血病又有双表型，双系列以及双克隆类型之分。双表型指一种细胞表面同时表达不同系列抗原；现被命名为带有髓系标记的 ALL 和带有淋系标记的 AML，双系列型则有表达不同系列抗原的两群细胞同时存在或先后出现；双克隆型的细胞由两种来源完全独立的不同白血病细胞群体组成。

6. 白血病免疫分型的临床意义

形态学分型是白血病分型的基础，白血病免疫分型是形态学分型的重要补充。随着针对各系列分化抗原的单克隆抗体的发展以及免疫分型方案的逐步完善，白血病免疫分型起到越来越重要的作用。国际 MIC 分型协作组认为对于每一例急性白血病患者都有必要进行免疫分型，尤其在以下这些情况时，能起到更为重要的作用。对于细胞形态学和化学染色不能确定系列来源的白血病、急性混合性白血病、对 B 系－ALL 进行分期以评价其预后，以及白血病微量残留细胞用流式细胞术通过免疫分型检测能得到满意的结果。

(三) ALL 细胞遗传学和分子遗传学特点

60％～75％的 ALL 患者，可被发现特征性的遗传学异常，如染色体增减导致高二倍体和低二倍体，染色体易位形成融合基因，引起基因表达失调控和抑癌基因失活。常见儿童 ALL 染色体核型异常并形成融合基因的分布状况是：t(12;21)(p12-13;q22)，ETV6-CBFA2（TEL-AMLL）占 20％～25％；t(1;19)(q23;p13)，E2A-PBXI 占5％～6％；t(4;11)(q21;q23) MLL-AF4 和其它 11q23 易位，融合（MLL 重组）占 4％～8％；t(9;22)(q34;q11)BCR-ABL 融合占 3％～4％；t(8;14)(q24;q32.3)，t(2;8)(p12;q24)或 t(8;22)(q24;q11)，伴 MYC 过度表达 IGH，IGK 或 IGL 重排占 2％；t(1;14)(p34;q11)，TAL-

SIL 重排占 3%～4%染色体数量异常中，多二倍体（染色体>50 条）者占 27%～29%。

（四）ALL 的 MIC 分型

为了进一步提高白血病分型的水平，国际 FAB 协作组的大多数成员和免疫专家、细胞遗传学家组成 MIC（morphology，immunology，cytogenetics）研究协作组。自 1985 年开始对 ALL 和 AML 提出分型方案。强调以细胞形态学为主，免疫学和细胞遗传学作补充，相互结合。随着分子遗传学研究面的不断拓宽，揭示了染色体核型变化与异常融合基因密切相关。MICM（morphology，immunotyping，cytogenetics，molecular genetics）分型又将白血病的分型向更新、更精确的道路迈进一步。

五、儿童 ALL 的危险程度分型

不同危险程度的 ALL 亚型有不同的预后，为了改善高度危险程度 ALL 的疗效和减轻低度危险程度 ALL 的治疗毒副作用，应按不同危险程度采用不同强度的化疗方案。近 20 年来，欧美的一些儿童白血病治疗中心分别对 ALL 制订并不断修正判断危险程度的因素，并对其作了危险程度分型，以指导治疗提高疗效。

（一）儿童 ALL 危险因素

目前人们对按疾病危险度进行 ALL 治疗已形成共识，但事实上要确定哪些是易复发因素还很困难，即便目前认为是低危的患者，其中仍有 15%～20%的病例迟早要复发。危险因素评判系统中，是依据多种因素，如年龄、白细胞计数、免疫表型和融合基因改变进行综合评价。ALL 临床试验中发现，超过 60 个预后因素有统计学意义。除了儿童肿瘤协作组（CCG）的报告外，大多数研究提示男性的预后不良。睾丸白血病或 T-ALL 也不能完全解释为何男孩的预后较女孩差。

1. 年龄因素

70%～75%小于 1 岁的婴儿白血病有 MLL（HRX）基因重排，尤其以 t(4;11)，AF4-MLL 融合基因者（约占其中的 50%）预后不良。在青少年和成人 ALL 中，t(9;22)BCR-ABL 融合基因的发生率达 25%～30%，儿童约占 4%～5%。t(4;11)等 MLL 基因重排异常约 5%～9%，这些基因型预后差。相反，高二倍体染色体（多于 50 条/细胞）和 t(12;21)，ETV6-CBFA2 融合基因通常发生在 1～9 岁的儿童，其预后较好，这二种类型的大多数患者其外周血白细胞计数也低。t(12;21)是预后好的标记。编码还原叶酸载体的基因（reduced folate carrier，RFC）是在 21 号染色体上，与叶酸代谢有关。在高二倍体 ALL 中，21 号染色体增加是最常见的异常。B 系 ALL 患者的原始细胞中由于有多于二个拷贝的 21 号染色体，所以可以聚集更多的长链聚谷氨酸氨甲喋呤（MTX polyglutamates，MTXPGs）。有 MLL 基因重排的患儿也有预后较好者，如有 t(11;19)和 MLL-ENL 融合基因的 T-ALL。2～9 岁的 t(4;11)ALL 比<1 岁者预后明显要好。<2 岁、>9 岁、白细胞>25×10^9/L、有 t(9;22)BCR-ABL 融合基因的 ALL，由于预后差，故在缓解后宜行造血干细胞移植，但年龄在 2～9 岁、诊断时白细胞计数<25×10^9/L、泼尼松试验良好反应（PGR）的 t(9;22) BCR-ABL 的 ALL 患儿预后比前者要好。

2. 细胞遗传学异常

在儿童 ALL 中细胞遗传学异常是一个重要的预后因素，有 t(4;11)(q21;q23) MLL-AF4、t(9;22)(q34;q11)BCR-ABL 预后差，t(12;21)(p12-13;q22)，ETV6-CBFA2、多二倍体（染色体>50 条）者预后较好。一般来说，无染色体畸变者比有染色体畸变者预后较好。

3. 诊断时白细胞计数

诊断时白细胞计数也是一个重要的预后因素，诊断时外周血白细胞计数>100×10⁹/L，是一个预后不良的因素。

4. 早期治疗反应

在年龄、WBC、性别和染色体核型等预后因素中，由于预测价值有限，提示需要更好的预后分类。Pinkel 称 ALL 真正唯一的预后因素是治疗。如果“极端”地说，这种观点应该是有理的，如果不接受治疗，ALL 是致命的；如对每位患者给予正确的治疗，假设可以进入好的营养和治疗状态以及有好的依从性，那么 ALL 就不一定是致命的。不幸的是，目前还没有对每位患者给予合理和正确的治疗。尽管有不良预后标记，如 t(9;22)BCR-ABL 融合基因、t(4;11)等 MLL 基因重排的患儿，外周血白细胞计数较低并且早期泼尼松（Pred）试验治疗 PGR 的患儿，通过强烈的化疗，有可能治愈，其预后不很坏。诱导缓解治疗中早期外周血幼稚细胞和骨髓反应观察是十分重要的，有助于指导治疗。即便患者起病时年龄在 1～9 岁间、低白细胞、超过 50 条高二倍体染色体且有 ETV6-CBFA2 的早期前 B-ALL，如泼尼松试验早期治疗反应差（PPR），仍应重新划分为高危 ALL 进行治疗。早期治疗反应不良的评判系统见表 11－6。

表 11－6　ALL 早期治疗反应不良的评判标准[3]

细胞来源	诱导治疗	反应情况
外周血	泼尼松试验（治疗 7 天）加鞘注氨甲喋呤一次	幼稚细胞>1×10⁹/L
	联合化疗 7 天	见幼稚细胞
骨髓	联合化疗 7 天	幼稚细胞>25%
	联合化疗 14 天	幼稚细胞>5%
	联合化疗 21 天	幼稚细胞>1%（MRD）
	诱导缓解结束达完全缓解时	幼稚细胞>0.01%（MRD）

5. 危险程度分型

上海交通大学医学院附属新华医院上海儿童医学中心参考美国 St. Jude 儿童研究医院（见表 11－7）和 BFM-ALL-95 的 ALL 分级系统，制定了 ALL-XH-99 方案的临床分型。

表 11－7　St. Jude 儿童研究医院 ALL 疾病危险度分级系统

危险度	特征
低危	早期前-B 伴 ETV-CBFA2 融合基因，DNA 指数≥1·16，而≤1·60，或年龄在 1～9 岁且 WBC<50×10⁹/L。 必须无下述临床表现：CNS 状态 3（脑脊液原始细胞>5 WBC/μL 或伴有脑神经瘫痪者）；卵巢、睾丸白血病（TL，超声为依据）；无以下基因改变：t(9;22)(BCR-ABL)；t(1;19)(E2A-PBXI)；MLL 重排；低二倍体（<45 条染色体）；早期治疗反应差
标危	所有不存在低危或高危 ALL 因素者的 T-ALL 或早前 B-ALL。
高危	t(9;22)或有 BCR-ABL 融合基因并且诊断时 WBC 计数>25×10⁹/L 或早期治疗反应差者（在诱导缓解第 19 或 26 天原始细胞>5%）；年龄小于 12 月婴儿伴 MLL 重排；第 46 天诱导失败者，或在诱导缓解第 26 天原始细胞>5%。

ALL-BFM95 方案在以往研究基础上，提供了一种新的更为准确的危险程度分组体系，

与以前体系（主要依据危险因素和早期泼尼松反应）比较，更为准确地对标危组（SRG）和中危组（MRG）进行分组。SRG 患儿必须满足以下条件：①早期泼尼松反应佳（PGR）；②第 33 天骨髓完全缓解；③无 t(9;22)易位或 BCR/ABL 基因重组；④无 t(4;11)易位或 MLL/AF4 基因重排；⑤WBC＜20×10^9/L 及年龄≥1y～＜6y；⑥非 T-ALL。中危组除满足前 4 个条件外还应包括以下条件之一：①WBC＞20×10^9/L；②年龄＜1y；③年龄≥6y。但高危患儿只需符合下列条件之一：①早期泼尼松反应差（PPR）；②第 33 天骨髓不完全缓解；③ t(9;22)易位或 BCR/ABL 基因重组；④t(4;11)易位或 MLL/AF4 基因重排。

上海交通大学医学院附属新华医院/上海儿童医学中心 ALL-XH-99 危险程度分型：

ALL-XH-99 方案的 ALL 临床危险度分型

（1）危险因素

1）诊断时外周血白细胞计数≥50×10^9/L，＜100×10^9/L

2）DNA 指数＜1.16 或＞1.60

3）染色体核型异常为 t(1;19)，t(8;14)等或染色体为低二倍体＜45

4）T-ALL

5）诊断或诱导治疗中并发中枢神经系统白血病（CNSL）和/或睾丸白血病（TL）者

6）诊断时外周血白细胞计数≥100×10^9/L

7）染色体核型异常为 t(9;22)，t(4;11)者

8）发病年龄＜1 岁，＞12 岁

9）治疗早期效应不佳

a. 泼尼松 60mg/m^{2}治疗 7 天白血病细胞≥1×10^9/L

b. 诱导治疗第 19 天骨髓象呈原淋＋幼淋＞5%者

c. 诱导治疗第 35 天未获完全缓解（NR）者

10）由 MDS 转化的 ALL

（2）危险度分型

1）低危型（LR-ALL）：不存在上述危险因素中的任何 1 项者

2）中危型（MR-ALL）：存在危险因素第 1～5 项中的 1 项或多项者

3）高危型（HR-ALL）：存在危险因素第 6～10 项中任何 1 项者

六、治疗原则和策略

（一）治疗原则

迄今白血病的治疗仍以化学治疗（化疗）为主要手段，化疗的主要原则是，按型选方案，强调早期连续适度化疗和分阶段坚持长期规则化疗。分阶段化疗包括诱导缓解治疗、缓解后治疗和髓外白血病防治。化疗过程中应周密地进行对症治疗和并发症的防治，包括出血和 DIC 的防治；积极防治感染；白细胞淤滞和肿瘤溶解综合征的防治。使用 G-CSF 可以缩短骨髓抑制时间，但是不能改善白血病患者的长期无病生存（disease-free survivor，DFS）率。目前的 ALL 缓解概念不仅仅是形态学上的缓解，应该争取达到免疫学和分子学缓解。

（二）治疗策略

儿童 ALL 治疗策略的进展

治疗策略的不断改进是儿童 ALL 疗效进展的重要原因，在 BFM 90 方案中，9 年预期 EFS 可达 78%。最近的 St. Jude 儿童研究医院报道其 ALL 5 年 EFS 达到 81%。对其原因，他们作如下总结，见表 11－8。

表 11-8 St. Jude 儿童研究医院各阶段疗效总结与治疗策略

年代	研究编号	病例数	5 年生存率	治疗策略
1962～1966	Ⅰ-Ⅳ	90	9±3%	联合化疗优于单药化疗，全量化疗优于半量化疗
1967～1979	Ⅴ-Ⅸ	825	36±2%	中枢神经系统白血病预防
1979～1983	Ⅹ	428	53±2%	使用大剂量甲氨蝶呤，阿糖胞苷＋VP16（EA）以克服耐药
1984～1991	Ⅺ-Ⅻ	546	70±2%	缓解以后即行 HDMTX 和 EA 强化治疗，之后交替使用非耐药配对
1991～1997	ⅩⅢA，ⅩⅢB	366	81±8%	对高危易复发的初发患者强烈联合化疗＋早期强烈鞘注化疗

（三）儿童急性淋巴细胞白血病长期无病生存的几个关键措施

1. 根据上述不同危险程度给予相应的不同强度的治疗。

2. 早期连续适度化疗是首要的关键：包括按不同危险程度给予不同强度的诱导缓解治疗、巩固治疗、庇护所（髓外白血病）防治和早期强化治疗。

3. 长期规则的维持治疗和定期的强化治疗。

4. 积极长期的髓外白血病防治。

5. 积极的支持治疗和防治感染减少治疗相关死亡。

七、ALL 治疗的进展和国内外主要治疗方案

通过目前的联合化疗和支持治疗，95%以上的儿童 ALL 可以获得 CR，对危险程度较高的 ALL，力争通过早期强烈化疗以尽快地减少白血病细胞的负荷、减少肿瘤细胞耐药机会。在诱导缓解中使用 4 个或更多的药物可以改善预后。地塞米松比泼尼松容易进入血脑屏障，在脑脊液中的半衰期更长，故在诱导缓解，强化和维持治疗中使用地塞米松可以起到更好的防治中枢神经系统白血病（CNSL）的作用。以往认为成熟 B-ALL 的预后欠佳，但通过间断使用大剂量环磷酰胺＋大剂量 MTX（3～5g/m^2）＋阿糖胞苷，预后大大改善，治疗时间只需 2～8 个月，有些研究组建议在此基础上加上异环磷酰胺和/或 Vm26，可以进一步提高治疗效果，法国一个研究组治疗 102 名患儿的治愈率达到 85%，如能完成以上方案，无须对成熟 B-ALL 进行长期维持治疗。

（一）治疗进展历程

36 年前 Aur 等对 35 例儿童 ALL 完成 Total Study Ⅴ治疗方案，其 20 年以上长期无病生存（LTDFS）率达 50%。近 20 多年间多个治疗中心报道，经积极治疗，儿童 ALL 的缓解率可达 95%以上，>5 年的无事故生存（EFS）率可达 75%～90%。上海交通大学医学院附属新华医院，1978～1988 年收治的 139 例儿童 ALL，其缓解率达 97.1%。其中缓解的 135 例中 105 例经系统正规治疗者，5 年以上持续完全缓解（CCR）率是 58.6%，5 年以上生存率达 71.9%。北京儿童医院 215 例 ALL 的 5 年持续完全缓解率和 5 年生存率也分别达 50.6%和 69%。新华医院在 1988～1991 年，采用 XH-88 方案，进一步加强早期连续强烈化疗，57 例 ALL 的缓解率是 96.5%，其 5 年 CCR 率是 81.3%，1997～2003 实施 ALL-XH-99 方案，158 例患儿 5 年 EFS 达 72.4±7.8%。可见现代治疗儿童 ALL 的目的不再是获得缓解及延长生命，而是争取治愈。目前，经积极治疗至少一半以上的儿童 ALL 可以获得治愈。要达此理想目标，必须根据儿童 ALL 的不同危险程度，采用相应强度的化疗，并

遵循早期连续适度化疗“前紧后松”的策略和长期的治疗。

（二）治疗步骤

1. 诱导缓解治疗

1960年代，国外多数用VP方案诱导缓解治疗，完全缓解率可达80%～85%，但长期持续完全缓解（CCR）率较低，故1970年代对VP作为诱导治疗产生疑虑，1980年代大多摒弃用VP作为诱导治疗（Rivera 1986年）。近20年来我国大多数基层医院仍单纯采用VP方案作诱导治疗，在很大程度上影响远期疗效，极少有患者长期存活，值得引起基层县市级医院重视并纠正。

儿童ALL诱导缓解治疗的标准方案采用VDLP：长春新碱（Vincristine，VCR，V）；柔红霉素（Daunorubine，DNR，D）；左旋门冬酰氨酶（L-Asparaginase，L-ASP，L）和泼尼松（Prednisone，Pred，P）（剂量和用法见后述）。用VDLP可获95%以上的完全缓解（CR）率，其中DNR和L-ASP不仅能提高CR率，而且是获得长期无事生存（EFS）关键的2个药物。上海交通大学医学院附属新华医院的新华ALL-XH-88方案（见表8－8）用VDLP对标危和高危ALL作诱导缓解治疗其完全缓解（CR）率是96.5%；ALL-XH-99方案的CR率是96.8%。

现在大多数治疗中心诱导缓解治疗，SR-ALL多采用VDLP方案，HR-ALL有用VPDL±环磷酰胺［CTX（C）］方案，他们的完全缓解率都在95%以上。北京儿童医院用CODP（环磷酰胺＋柔红霉素＋泼尼松＋长春新碱）方案作诱导缓解治疗，88例患儿完全缓解率达98%。大多数用法是VCR 1.5mg/m^2每周1次，共4次，泼尼松每日60mg/m^2共28日，L-ASP 6000～10000 U/m^2隔日1次，共8～10次，DNR20～40mg/m^2每日1次，共3日（第1～3日），CTX 600～1000mg/m^2第1日）。

上海交通大学医学院附属新华医院和北京儿童医院均获得高完全缓解率和高长期无病生存率，正是采纳了上述现代治疗的观点。集国内外20多年来的临床经验，DNR和L-ASP是提高完全缓解率和长期无病生存率的两个关键性药物。上述治疗方案的治疗过程中，绝大多数患儿在治疗的第10～20日骨髓象呈明显抑制，原淋＋幼淋0～<5%，表明极大程度地杀伤了白血病细胞，从而能达到高质量的完全缓解，有效地防止继发性耐药发生所导致的早期复发。由于危险程度的不同，其CR率和长期无病生存率不同，因此，应该采用不同强烈程度的化疗。对HR-ALL采用更强烈的早期连续强烈化疗、维持治疗以及定期强化治疗可明显提高完全缓解率和长期无病生存率，力争缩小HR-ALL与SR-ALL远期疗效的差异。

2. 缓解后治疗

缓解后治疗包括，巩固治疗、庇护所（髓外白血病）防治、早期强化治疗、长期规则的维持治疗和定期的强化治疗，一般总的治疗时间是，女孩2.5年，男孩3年。

(1) 巩固治疗：强烈的巩固治疗是在缓解状态下，最大限度地杀灭微量残留病（MRD）细胞的有力措施，可有效地防止早期复发，并使在尽可能少的MRD状况下进入维持治疗。BFM（1983年），Gaynou（1988年），Hass（1983年），CCSG（1986年）等采用环磷酰胺＋阿糖胞苷＋硫鸟嘌呤的CAT方案，新华医院ALL-XH－88方案中也用CAT（M）作巩固治疗CTX 600mg/m^2第1日，Ara-C每日100mg/m^2共7日或第1～5日、第8～12日，6－TG（或巯嘌呤6-MP）每日75mg/m^2，Ara-C同步应用。有的治疗中心用中、大剂量甲氨喋呤（HDMTX＋CF）既作全身巩固治疗，又作为庇护所治疗，如POG组用1g/m^2 ALGB组、Hass用500mg/m^2 St. Jude医院用2g/m^2 St. Louis医院，St. Jude儿童研究医院的Total ⅩⅢB、上海儿童医学中心的ALL-XH-99对SR-ALL用3g/m^2，HR-ALL用5g/m^2

巩固治疗和庇护所治疗。

(2) 庇护所治疗：由于大多数化疗药物不能进入中枢神经系统、睾丸和眼球等庇护所，若不作积极的庇护所治疗，在化疗的3年期间CNSL发生率可高达30%～50%，而在男孩中睾丸白血病（testis leukemia，TL）则可有5%～20%。由CNSL和TL导致骨髓复发治疗失败。因此，强烈的庇护所治疗是ALL获长期无病生存的重要关键之一。

在诱导治疗期间每周鞘内注射1次，共4次，用MTX，Ara-C和地塞米松（DX），即称为"三联"鞘注。巩固治疗后的强烈庇护所治疗，首选HDMTX+CF方案，新华医院在1983年做了剂量为1g/m^{2}对HDMTX的药代动力学研究，测定治疗过程中血清和脑脊液中MTX浓度的动态观察，其最高血清浓度可达3.7×10^{-5} mol/L，24h后仍可达（2.8～7.2）$\times10^{-6}$mol/L，66h时还有1.1×10^{-7}mol/L，这样在用药的24h内可穿透身体各组织，消灭MRD。脑脊液中的MTX浓度，在静脉推注总量1/3后5 min，鞘注前，脑脊液中的MTX浓度已达3×10^{-6}mol/L，鞘注MTX后最高浓度可达6.7×10^{-4}mol/L，24h后仍达（0.58～2.6）$\times10^{-6}$mol/L（中位数0.7×10^{-6}mol/L），这个浓度在24h内MTX可穿透中枢神经系统中各部位，有效地杀灭在中枢神经系统中的白血病细胞。1986年起又做了剂量为3g/m^{2}的HDMTX药代动力学试验。血清中最高的MTX浓度是5×10^{-5}mol/L，72h是（2～3）$\times10^{-6}$mol/L，而脑脊液中的浓度至少在12h内达2×10^{-6}mol/L，24h后仍有2×10^{-7}mol/L，MTX剂量3g/ m^{2}时比1g/ m^{2}更有效地杀灭全身组织和中枢神经系统中的MRD，对男孩ALL是最有效的防止TL复发的措施。MTX总量1～2g/m^{2}的用法是，1/3量（极量为500mg）静脉推注其余量静脉滴注，持续24h，在静脉滴注0.5～2h间鞘注MTX 12.5mg/m^2，DX 5mg和Ara-C 1mg/kg，在用药开始后的第37h肌注四氢叶酸钙（CF），15mg/m^2，每6h 1次，共6～8次。为了减少HDMTX+CF治疗的毒性，必须做到：①肝肾功能必须正常；②用药之日起每日输入液体3000ml/ m^2，共4日（水化）；③碱化尿液（尿pH须≥7），用药前、后3日口服碳酸氢钠1.5～3g/d，用药时先静脉滴注5%碳酸氢钠5ml/kg体重，每日1次，共4日；④按时按量用四氢叶酸钙（CF）解救。高白细胞的T-ALL须在持续完全缓解后6～12个月间（已完成4个疗程HDMTX+CF后）作头颅照射，剂量是12Gy，在1980年代SR-ALL多作头颅照射，剂量是18Gy，在1990年代发现放疗明显影响生存质量（主要是生长发育和智力发育）。因此，在1990年代中期，对SR-ALL不作放疗，甚至HR-ALL尽可能不作放疗，而用每3个月一次HDMTX+CF全身化疗以及加强鞘内化疗来取代。放疗期间鞘注"三联"3次。绝对不能在头颅照射后再用HDMTX+CF治疗，否则将引起严重的脑白质变性。凡有用HDMTX反指征者（如肝功能损害等），或已有过CNSL者，则在巩固治疗后作头颅照射，剂量同上。不同的治疗方法，其CNSL发生率不同。

近年来MTX的研究表明，在相同胞外MTX浓度下，不同特征的ALL细胞形成的MTX长链聚谷氨酸盐（MTXPG）及其聚集量不同，在预后较好的高二倍体ALL患儿比非高二倍体者要高，T-ALL细胞要达到MTXPG 95%饱和所需的胞外浓度为48μM，而B-ALL细胞约为34μM。因此有必要按型、按危险度使用不同剂量的HDMTX治疗儿童ALL。其意义是加强对中、高危患儿的髓外白血病治疗以及巩固治疗。近8～9年来，新华医院/上海儿童医学中心的研究表明对低危ALL患儿HDMTX剂量应为3g/m^2，中、高危为5g/m^2。HDMTX维持24小时比维持12小时起到更好的巩固治疗及髓外白血病防治作用。颅脑放疗是BFM协作组对高危儿童进行CNSL预防治疗并获良好疗效的有效措施，考虑放疗对长期生存质量的影响，St. Jude儿童研究医院则对儿童ALL颅脑放疗进行了严格的限制。新华医院用HDMTX 3g/m^2、1g/ m^{2}和头颅照射＋鞘注的CNSL发生率分别是

7.4%（1/27），12.7%（10/79）和9.7%（3/31），HDMTX后追加头颅照射者则降低到4.2%（2/48）。用5g/m^2的HDMTX+CF以及加强鞘内化疗以来的8～9年中CNSL发生率<2%。而所有作HDMTX 5g/m^2无1例发生TL。在维持治疗期间每3个月鞘注“三联”1次，直至终止治疗为止，St. Jude儿童研究医院认为CNSL预防的主要作用还是早期强烈的鞘内化疗，他们在18个月内根据危险程度（低、中和高危）鞘注“三联”分别是18、20和22次。

（3）早期强化治疗：为了使MRD减少到尽可能少的程度，有些治疗中心采用早期强化（再诱导）治疗，他们多用VPDL或替尼泊苷（VM26）+Ara-C方案。新华医院ALL-XH－88方案在庇护所治疗后紧接用VPDL和VM26+Ara-C作早期强化治疗。经过上述早期连续强烈化疗，在5个月左右时间中，用9～10种药物，4个不同的方案相继积极治疗（见表11－9），可有效地避免继发性耐药的发生。根据儿童ALL长期无病生存与“治疗积分”的关系来计算，已完成达到长期无病生存所需总积分的70%左右，有效地保障了长期无病生存。近5年来我们治疗的患儿中，凡完成上述早期连续强烈化疗者，较少有早期复发，与国外治疗中心的疗效相似。

（4）规则的维持治疗和定期作强化治疗：国内外大多数治疗中心多采用每周MTX 20～30mg/m^2+6-MP每日晚间顿服75mg/kg，共3周，VP 1周。ALL-XH-88方案对HR-ALL，在每治疗年的第3、第9个月用COAP作“小强化”，第6个月用VPDL，第12个月用VM-26+Ara－C作“大强化”治疗；SR-ALL则每年用VPLD或VM26+Ara－C强化1次。HR-ALL总治疗时间3.5年，SR-ALL是3年。在1987年前新华医院收治的并坚持5年治疗的一组110例患儿，持续完全缓解5年后已按医嘱终止治疗者81例（74%），至今只有8例发生复发。St. Jude医院的Total Study Ⅺ方案采用VP16+CTX（1次/周），MTX+6-MP，共7日，VM26+Ara－C（1次/周），VCR（1次）+Pred（7日），每6周序贯一个轮回，总疗程120周作为整个维持强化治疗。

由于以往对SR-ALL的治疗有很高的长期生存率并积累了一定的经验，更多地考虑生存质量、避免远期毒性及继发性肿瘤，并节省治疗开支，近3～4年来，国际上一些治疗协作组，降低了SR-ALL的化疗强度。近来，国内的治疗中心正在对SR-ALL的治疗强度作一定的调整，根据这个原则上海交通大学医学院附属附属新华医院/上海儿童医学中心在1998年1月～2005年4月实施ALL-XH-99方案。

（三）国内外儿童ALL的主要治疗方案

表11－9　ALL-XH-88诊治方案

	诱导治疗	巩固	*庇护所治疗	早期强化治疗	维持治疗	强化治疗
SR-ALL	VPDL	CAM	HDMTX+CF	VPDL 或 VM-26+Ara-C	MTX+6-MP（3周）-VP（1周）6-MP序贯	VPDL或VM-26+Ara-C（每年1疗程）
HR-ALL	VPDL	CAM	HDMTX+CF	同上	MTX+6-MP（3周）-VP（1周），共2月接COAP（1疗程）	VPDL（每年第6个月）VM-26+Ara-C（每年第12月）

注：VDPL：长春新碱（VCR）1.5mg/ m^2周1次，共4周，泼尼松（Pred）每日2mg/kg，共28日，柔红霉素（DNR）20～30mg/ m^2每日1次，共3次，左旋门冬酰胺酶（L-L-ASP）6000～10000U/m^2共10次。CAM：CTX 600mg/m^2 d1，Ara-C 50mg/m^2 Q12h d1～d7，皮下注射，6MP 75mg/m^2 d1～d7。COAP：CTX、VCR（第1日）剂量同上，Ara-C100mg/ m^2，×5日，泼尼松每日1mg/kg×7日。VM-26+Ara-C：VM-26 160mg/ m^2，Ara-C 300mg/ m^2，每周2次，共3～4次。MTX+6-MP：MTX每周15～30mg/ m^2，共3周，肌注，6-MP每日75 mg/ m^2，口服3周。*：在诱导治疗期间鞘注“三联”每周1次，共4次，MTX：<1岁：5mg，1～3岁：7.5mg，4～6岁：10mg，>6岁：12mg；Ara-C：1～1.5mg/kg；地塞米松5mg（〈3岁者2mg〉。CCR 6～12个月（HR-ALL者6个月）作头颅照射，HR-ALL 20Gy，SR-ALL18Gy。维持治疗期间每3

个月鞘注 1 次“三联”（剂量同上）。HD-MTX＋CF：见第五节“中枢神经系统白血病的防治”。

ALL XH-99 方案：

ALL-XH-99 方案在 ALL-XH-88 方案的基础作了如下几个方面的调整：①诱导治疗用 VDLP，根据早期治疗反应（7 日泼尼松试验）和第 19 天骨髓象，再次划分危险程度，重新分组实施个体化化疗，若泼尼松试验反应差或第 19 天骨髓象原/幼淋细胞＞5%，初诊时若是低、中危，则上升为高危。在低、中、高危组中 L-ASP 分别用 6、8、10 次（6000～10000IU/m^2，d9 起 Qod）。HR 组用长春地辛（VDS）替代低、中危组所用的长春新碱（VCR）；用去甲氧柔红霉素（IDA），10mg/m^2，d8，d10，d12，替代低、中危组所用的柔红霉素（DNR）。② 在巩固治疗中采用 CAM：CTX LR 用 600mg/m^2，MR、HR 用 800mg/m^2。Ara-C 在 MR、HR 组采用中、大剂量 Ara-c，中危组 Ara-c 1g/m^2 Q12h，d1-3 静滴。HR 组 Ara-c 2g/m^2 Q12h，d1-2 静滴，低危组 Ara-C 用 50mg/m^2 Q12h d1～d7。6MP 用 50mg/m2 d1～d7 晚间顿服。③ HDMTX 行髓外白血病预防，SR 组给予 3g/m^2，中、高危组 5g/m^2，静滴 24 小时，在第 37 小时予甲酰四氢叶酸钙（CF）进行解救，15mg/m^2，Q6h 5～8 次，届时于治疗起第 44h 和第 68h 检测 MTX 血浆浓度（见以下第六节）。④ 早期强化治疗也较 ALL-XH-88 方案有所不同，SR、MR、HR 组中 L-ASP 分别为 4、6、8 次，高危组患儿接受两剂 IDA；VM26 或 VP16 剂量加大至 300mg/m^2。⑤ 维持治疗时间有所缩短，治疗的期限是女孩维持 2 年半，男孩 3 年，MR-ALL 和 HR-ALL 延长 1 年。⑥ SR-ALL 和 MR-ALL 患儿不再进行头颅放疗，HR-ALL 患儿放疗剂量降至 18Gy。详见图11－1。

新华医院/上海儿童医学中心自 1998 年 1 月～2002 年 12 月收治初治 ALL 患儿 158 例，全部患儿接受 ALL－XH－99 方案治疗。年龄在 6 个月～18 岁，平均年龄 6.5 岁；男 101 例，女 57 例。随访时间截至 2003 年 3 月 31 日，中位随访时间 26 个月（1～60 个月）。

诱导缓解情况　158 例中 5 例未达 CR，总 CR 率为 96.8%；LR-ALL 为 100%，MR-ALL 为 97.6%，HR-ALL 为 92.9%；平均达到 CR 的时间为 33 d，最长是 50d，最短 21d。

远期疗效　本组患儿因经济或其他原因在获 CR 后失访者 8 例，其余患儿均接受该方案化疗。采用 Kaplan-Meier 方法进行评估患儿的 EFS。结果表明 150 例 ALL 患儿 2 年 pEFS 为（85.9±3.1）%，3 年 pEFS 为（83.0±3.6）%，4 年 pEFS 为（80.9±4.1）%，5 年 pEFS 为（72.4±7.8）%，见图 11－2。2 年 DFS 为（87.5±3.2）%，3 年 DFS 为（85.9±3.5）%，4 年 DFS 为（83.7±4.1）%，5 年 DFS 为（75.3±7.8）%，见图 11－3。60 例 LR 患儿中失访 1 例，余 59 例患儿 5 年 pEFS 为（88.9±5.5）%，42 例 MR 患儿中失访 2 例，余 40 例患儿 5 年 pEFS 为（78.5±8.0）%，56 例 HR 患儿中失访 5 例，余 51 例患儿 5 年 pEFS 为（53.4±10.9）%，通过 Log-rank 检验三组间 EFS 有显著性差别（$P < 0.05$），见图 11－3。

随访中有 15 例复发，总复发率为 10.0%，其中 8 例 HR，4 例 MR，3 例 LR。复发的中位时间为 12 个月（3～49 个月）。其中 13 例初次单独复发部位是骨髓，骨髓复发率为 8.7%；初次单独中枢神经系统复发 2 例，中枢神经系统复发率为 1.3%。无睾丸白血病复发。1 例在 CCR 29 个月继发急性髓细胞白血病。

4 死亡：死亡 21 例，死亡率为 14.0%。其中诱导治疗期间死亡 4 例。在 CCR 期间死亡 4 例，分别为水痘肺炎 1 例、骨髓抑制后胃肠出血 1 例、骨髓抑制后败血症 2 例。13 例死于白血病复发。化疗相关死亡 7 例，占（7/150）4.7%。

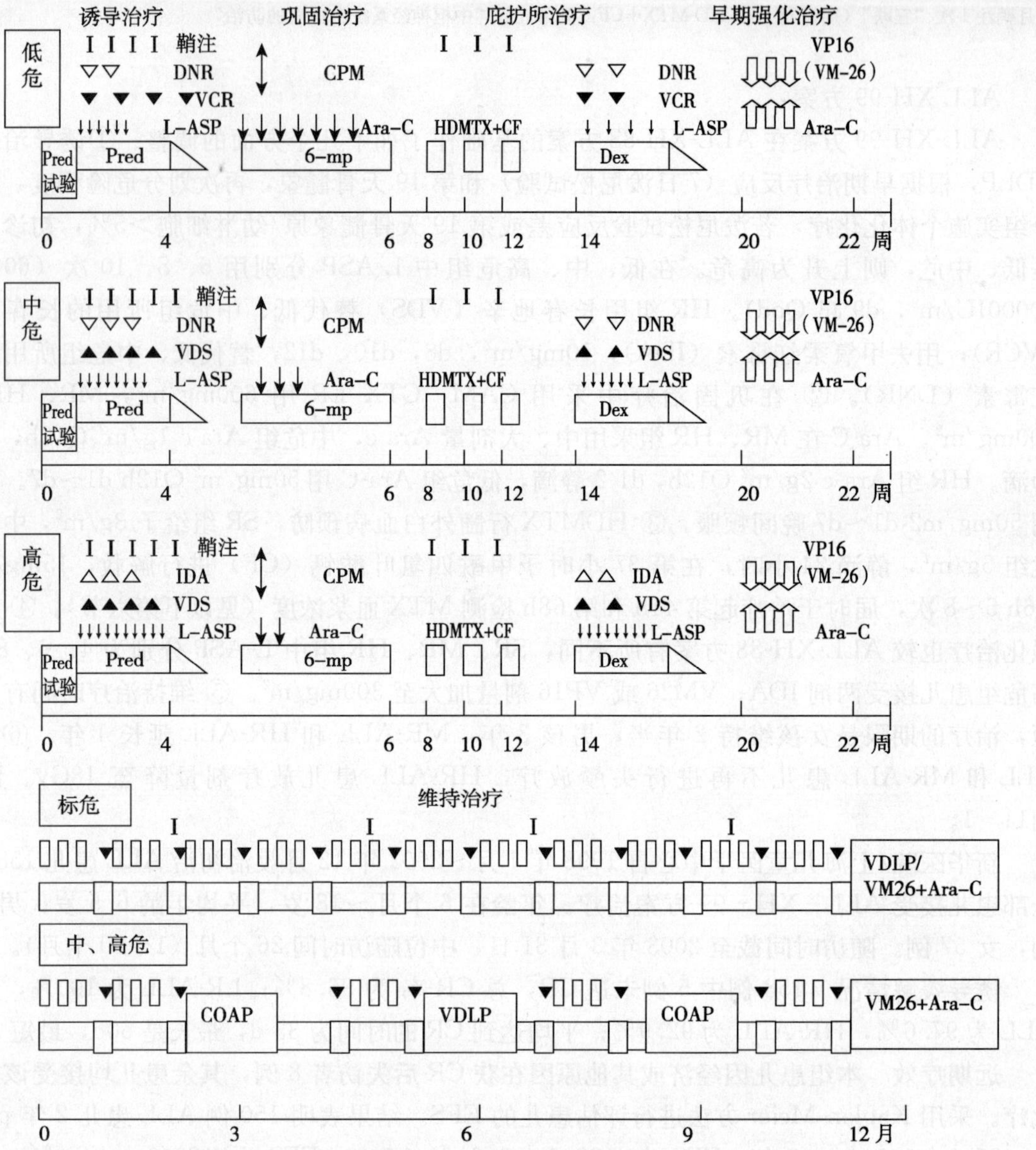

图 11-1 ALL-XH-99 方案

注：诱导治疗：Pred 60mg/m². 天，分三次口服，第 1～28 天，第 1～7 天为 Pred 试验，第 29 天起 1 周内减停；VCR LR 组 1.5mg/m². 周×4 次，VDS MR、HR 组 3mg/m². 周×4 次；DNR 20mg/m²；LR 组第 1～2 天，MR 组第 1～3 天，HR 组 IDA 10mg/m²，隔日一次共 3 次；L-ASP 剂量为 6000～10000IU/m². 次，隔日一次，第 9 天开始，LR、MR、HR 组中分别为 6，8，10 次。巩固治疗：CPM 600～800mg/m²，第一天，Ara-C 在 LR 组 100mg/m². 天，每 12h 一次，皮下注射，第 1～7 天，MR 组为 Ara-C 1g/m². 次 每 12h 一次，第 1～3 天静滴，HR 组为 Ara-C 2g/m². 次 每 12h 1 次，第 1～2 天静滴，6MP 50mg/m². 天，第 1～7 天；髓外白血病防治，HDMTX 3 次，间隔 10 天，在 LR 组给予 3g/m²，MR、HR 组 5g/m²。早期强化：Dex 取代 Pred；LR、MR、HR 组中 L-ASP 分别为 4，6，8 次；HR 组用 IDA 替代 DNR；VP16/VM26＋Ara-C：VM26 或 VP16 剂量为 300mg/m²，Ara-C 为 300mg/m²，每 3 天一次共 3 次。维持治疗时间：LR 组女孩维持 2 年半，男孩 3 年，MR、HR 组延长 1 年。MTX 20～30mg/m². 周×3 次，肌注，6-MP 75mg/m². 天×21 天口服，第 22 天 VCR，第 22～28 天地塞米松（Dex）口服，在每治疗年的第 3、第 9 个月用 COAP 作“小强化”，第 6 个月用 VPDL，第 12 个月用 VM-26＋Ara-C 作“大强化”治疗；LR、MR 组不再进行头颅放疗，HR 组放疗剂量降至 18Gy。

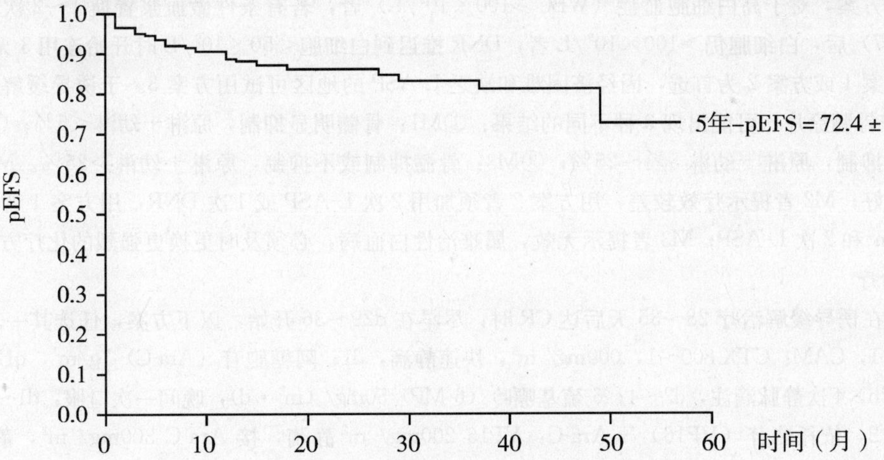

图 11－2 150 例 ALL 患儿的 EFS 曲线

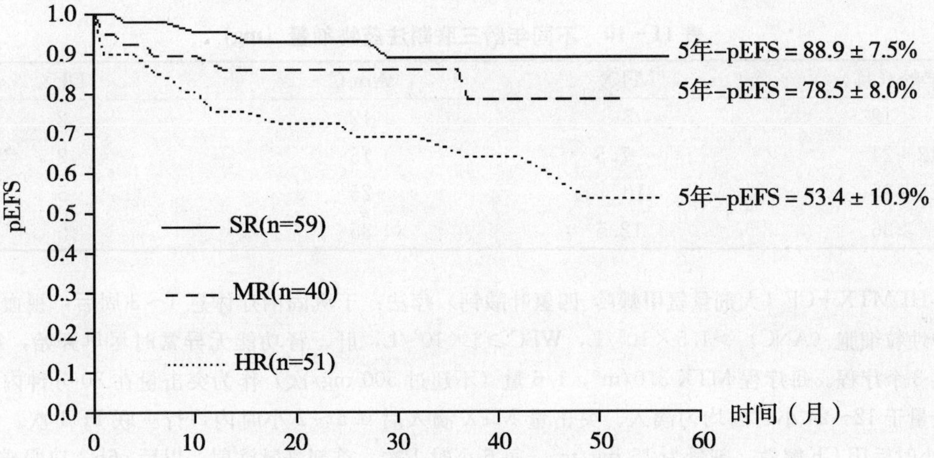

图 11－3 SR、MR、HR 三组间 EFS 比较

全国儿童 ALL 诊疗建议第二次修改草案 （中华儿科杂志 1999 年第五期）

（一）治疗原则：按型选方案，采用早期连续强烈化疗和长期治疗的方针。治疗程序是，依次进行诱导缓解、巩固治疗、髓外白血病预防治疗、早期强化、维持治疗和强化治疗。

（二）高危 ALL（HR-ALL）化疗

1. 诱导治疗

（1）方案 1，VDLP4 周：长春新碱（VCR）1.5mg/m² （每次最大量不超过 2 mg/ m²）静脉注射，于 d8、d15、d22、d28；柔红霉素（DNR，D）30mg/m²，用 5％葡萄糖液 100ml 稀释快速静脉滴注（30～40 分钟），于 d8～10，共 3 次；左旋门冬酰氨酶（L-ASP）5,000～10,000U/ m²静脉滴注或肌注（根据不同产品的生物活性和特性选用剂量和施药途径），于 d9、d11、d13、d15、d17、d19、d21、d23，共 8 次；泼尼松（Pred，P）60 mg/ m²/天，d1～28（d1～7 为泼尼松实验），一天量分 3 次口服，d29 每 2 天减半，1 周内减停。

（2）方案 2，CVDLP4 周：环磷酰胺（CTX，C）800mg/ m²，稀释于 5％葡萄糖液 100ml 在 1 小时内快速静脉滴注，d8（一次）；DNR 30mg/ m²，静脉滴注同上，d8～9，其余同 VDLP 方案。

（3）方案3，CODP4周；CTX 800～1000mg/m^2，用法同上，d8，VCR，DNR和Pred剂量和用法同前。

不论用何方案，对于高白细胞血症（WBC≥100×10^9/L）者，若有条件做血浆置换1～2次，或泼尼松试验（d1～7）后，白细胞仍>100×10^9/L者，DNR推迟到白细胞<50×10^9/L时开始连用3天。上述3个方案中，方案1或方案2为首选，因经济困难和缺乏L-ASP的地区可试用方案3。于诱导缓解化疗的第19天必须复查骨髓涂片，可能出现3种不同的结果：①M1：骨髓明显抑制，原淋+幼淋<5%；②M2：骨髓呈不同程度抑制，原淋+幼淋5%～25%；③M3：骨髓抑制或不抑制，原淋+幼淋>25%。M1者提示疗效和预后良好；M2者提示疗效较差，用方案2者须加用2次L-ASP或1次DNR，用方案1者加用1次CTX800mg/ m^{2}和2次L-ASP；M3者提示无效，属难治性白血病，必须及时更换更强烈的化疗方案。

2. 巩固治疗

巩固治疗在诱导缓解治疗28～35天后达CR时，尽早在d29～36开始，以下方案，任选其一。

（1）方案1，CAM：CTX 800～1，000mg/ m^2，快速静滴，d1；阿糖胞苷（Ara-C）1g/m^2，q12h×6次，或2g/m^2，q12h×4次静脉滴注，d2～4；6-巯基嘌呤（6-MP）50mg/（m^2·d），晚间一次口服，d1～7。

（2）方案2，依托泊苷（VP16）+Ara-C：VP16 200mg/ m^{2}静滴，接Ara-C 300mg/ m^2，静滴，d1，d4，d7。

3. 髓外白血病预防性治疗

（1）三联鞘注（IT）：于诱导治疗的第1天起仅用Ara-C+Dex（剂量同下），此后d8，d15，d22用三联（剂量见表11-10），诱导期间共4次，早期强化治疗末用1次。

表11-10　不同年龄三联鞘注药物剂量（mg）

年龄（月）	MTX	Ara-C	DEX
<12	5	12	2
12～24	7.5	15	2
25～35	10	25	5
≥36	12.5	35	5

（2）HDMTX+CF（大剂量氨甲蝶呤-四氢叶酸钙）疗法：于巩固治疗休息1～3周后，视血象恢复情况，待中性粒细胞（ANC）>1.5×10^9/L，WBC≥3×10^9/L，肝、肾功能无异常时尽早开始，每10天1疗程，共3个疗程。每疗程MTX 3.0/m^2，1/6量（不超过500 mg/次）作为突击量在30分钟内快速静脉滴入，余量于12～24小时内均匀滴入。突击量MTX滴入后0.5～2小时内，行三联IT 1次。开始滴注MTX36小时后用CF解救，剂量为15 mg/m^2，每6小时1次，首剂静脉注射，以后q6h，口服或肌注，共6～8次。有条件者检测血浆MTX浓度（<0.1μM为无毒性浓度），以调整CF应用的次数和剂量。HDMTX治疗前、后3天口服碳酸氢钠1.0g，每日3次，并在治疗当天给5%碳酸氢钠3～5 ml/kg静滴，使尿pH≥7。用HDMTX当天及后3天需水化治疗（3,000 ml/(m^2·d)）。在用HDMTX同时，每天用6-MP 50 mg/m^2，共7天。

（3）颅脑放疗：原则上适用于3岁以上患儿，凡诊断时WBC计数≥100×10^9/L，t(9;22)，t(4;11)，诊断时有CNSL，因种种原因不宜作HDMTX治疗者，于完全缓解（CR）后6个月内进行，总剂量18Gy，分15次于3周内完成，同时每周IT 1次。放疗第三周用VDex方案，VCR 1.5mg/m^{2}静注一次，Dex 8mg/（m^2·d）×7天，口服。

4. 早期强化治疗

（1）强化方案1，VDLDex：VCR、DNR均于d1，d8，剂量同前。L-ASP 5,000～10,000U/m^2，d2、d4、d6、d8，共4次；DEX 8mg/(m^2·d)，d1～14。第3周减停。休疗1～2周（待血象恢复，肝肾功能无异常），接VP16+Ara-C 3次（剂量与用法同前）。

（2）强化方案2：COADex：CTX 800 mg/m^2，快速静滴，d1；VCR1.5 mg/m^2，静滴，d1；Ara-C 100 mg/(m^2·d)，分2次，q12h，皮下或肌注，d1～7；Dex 10mg/(m^2·d)，d1～7。待血象恢复后再用VP16+Ara-C，3次（剂量和用法同上）。

5. 维持及加强治疗

(1) 维持治疗，6-MP＋MTX：6-MP 75 mg/(m^2·d)，夜间睡前顿服，21天；MTX 20～30 mg/(m^2·次)，肌注，每周1次，连用3周。接着VDex，如此反复序贯用药，遇强化治疗时暂停。在6-MP＋MTX用药3周末保持WBC计数 3×10^9/L左右，ANC1.0～1.5×10^9/L，根据WBC和ANC计数，调整6-MP和MTX剂量。

(2) 加强治疗，COADex：自维持治疗起，每年第3、第9个月各用1疗程（CTX为600mg，其余剂量和用法同前）。

(3) 加强强化治疗：维持治疗期每年第6个月用VDLDex或COADex（用法同早期强化）。每年第12个月用VM26或VP16＋Ara-C 1疗程（同早期强化方案）1疗程。

(4) 未作颅脑放疗者，维持治疗第2个月进行HDMTX＋CF治疗，每3个月一次或每6个月2次，共8次。然后，每3个月三联鞘注1次。作颅脑放疗者，不能再作HDMTX＋CF治疗，只能采用三联鞘注每12周1次，直至终止治疗。

(5) 总疗程：自维持治疗算起，女孩3年，男孩3.5年。

（三）标危ALL（SR-ALL）化疗

1. 诱导缓解方案同HR-ALL方案，但DNR减为2次，30 mg/m^2，d8，d9。

2. 巩固治疗方案，CAM：CTX剂量800 mg/m^2，快速静滴，d1；Ara-C 100mg/m^2·d，分2次，q12h，皮下或肌注，d1～7；6-MP 75mg/(m^2·d)，晚间顿服，d1～7。

3. 髓外白血病预防：三联鞘注及HDMTX-CF疗法同HR-ALL，对SR-ALL原则上不用颅脑放疗，而采用定期重复HDMTX-CF疗法。如不宜用HDMTX，也可酌情行颅脑放疗（剂量及用法同HR-ALL）。

4. 早期强化治疗：同HR-ALL。

5. 维持治疗及加强治疗：

(1) 维持治疗：6-MP＋MTX及VDex序贯维持用药（用法及剂量同HR-ALL）。

(2) 强化治疗：维持治疗期间每年强化1次，第1、3年末选用VDLDex或CODDex（剂量和用法同HR-ALL），VDLDex首选。第2年末选用VP-16＋Ara-C。

HDMTX-CF：同HR-ALL，但比HR-ALL减少2次HDMTX，共用6次。

总疗程时间：自维持治疗起算，女孩2年半，男孩3年。

（四）初诊时CNSL的治疗

在进行诱导化疗的同时，三联鞘注第1周3次，第2、3周各2次，第4周1次，共8次，一般在鞘注化疗2～3次后CSF常转阴。然后在完成早期强化治疗后（诱导、巩固、髓外白血病防治和早期强化后，第6个月），作颅脑放疗18Gy，作完放疗后不能再作HDMTX＋CF治疗，但三联鞘注必须每8周1次，直至终止治疗。CR后发生CNSL复发的患儿也可按这一方法治疗，但在完成三联鞘注第5次后，必须用VDLDex和鬼臼噻吩甙（Vm26）＋Ara-C各一个疗程作全身强化治疗，以免由CNSL引发骨髓复发，并继续完成共8次鞘注。颅脑和脊髓放疗紧接全身强化治疗之后。此后三联鞘注每8周1次，直至终止治疗。

（五）初诊时睾丸白血病（TL）的治疗

在确诊TL后，若是双侧TL，则作双侧睾丸放疗，总剂量为24～30Gy；若是单侧TL，也可作双侧睾丸放疗（因为目前尚无作单侧睾丸放疗的方法）或病侧睾丸切除。在作TL治疗的同时继续进行巩固、髓外白血病防治和早期强化治疗。若CR后发生TL的患儿，先作上述TL的治疗，紧接着VDLDex和Vm26＋Ara-C方案各一个疗程，作全身治疗，以免由TL引发骨髓复发。

儿童ALL诊疗建议第三次修订草案修改的要点

1. 主要参考BFM 2000和St. Jude ⅩⅤ方案。

2. B系ALL免疫分型采用实际应用分为3个亚型

第二次修订草案中B系ALL分为4个亚型，其中早期前B分为2期（早期前BⅠ型和早期前BⅡ型），但临床应用对这2期在治疗上已予以覆盖，处理上无明显差别，国际各研究中心大都将B系ALL分为3个临床亚型。

3. 危险程度分型分为3型：LR-ALL，MR-ALL和HR-ALL

国际上几乎所有的儿童白血病治疗中心均将 ALL 危险程度分型分为 3 型（LR-ALL，MR-ALL 和 HR-ALL），这有利于用更适当强度的化疗分别治疗 3 种不同危险程度的 ALL，有利于提高长期无病生存率并减轻不必要的毒性，实施个体化治疗。

4. 除了在 HR-ALL 外，在 LR-ALL 和 MR-ALL 都不用 VP16，以避免继发性白血病（第二肿瘤）。

1980 年代中后期就开始报道由表鬼臼毒素引起的治疗相关白血病，1990 年代各家都有更多的报告，发生率约 6%±3.2%，近几年国内也有越来越多的表鬼臼毒素导致的治疗相关白血病发生。目前，上海儿童医学中心的发生率约在 3%左右，为了避免他的发生，国际上较普遍地尽量避免不必要的应用表鬼臼毒素，因此，除了 HR-ALL 及难治性白血病外，尽量回避应用表鬼臼毒素。

5. 修订了 HDMTX 在各型的应用，强调了 MTX 药物浓度监测的重要性

HDMTX + CF 是有效治疗 ALL 的一种治疗方法，已被国内较大范围内应用。但应用的剂量及用法还存在较大差异，对 LR-ALL 应采用 $2.5g/m^2$ 或 $3g/m^2$，对 MR-ALL 和 HR-ALL，在有条件的或有一定治疗经验的医院应采用 $5g/m^2$，并目前主张采用 24 小时静脉持续点滴，治疗后第 37 小时用 CF 解救。

6. 缩短了总治疗时间

总治疗时间 LR-ALL 和 MR-ALL 的女孩 2 年，男孩 2.5 年，HR-ALL 各延长半年。只要严格地按规定的方案规则治疗，延长治疗时间对提高长期无病生存率无明显的积极意义。缩短不必要的治疗时间，可减轻治疗的经济负担，减轻不必要的治疗毒性和痛苦。

7. 严格控制不必要的放射治疗

除了高白细胞的 T-ALL 外，其余 ALL 的各亚型一般不主张作头颅放射治疗作为中枢神经系统白血病的预防性治疗。

儿童 ALL 诊疗建议第三次修订草案 （中华儿科杂志 2006，44（5）：391-394）

一、临床危险度分型

1. 与小儿 ALL 预后确切相关的危险因素

（1）年龄在<12 个月的婴儿白血病或≥10 岁的年长儿童。

（2）诊断时外周血白细胞计数≥$50×10^9/L$。

（3）诊断时已发生中枢神经系统白血病（CNSL）或睾丸白血病（TL）者。

（4）免疫表型为 T 细胞白血病。

（5）不利的细胞遗传学特征：染色体数目为<45 的低二倍体，t(4;11)，MLL－AF4 融合基因或其他 MLL 基因重排，或 t（9；22），BCR－ABL 融合基因异常。

（6）早期治疗反应不佳者：泼尼松诱导试验 $60mg/m^2/d×7$ 天，第 8 天，外周血幼稚淋巴细胞≥$1×10^9/L$（$1000/\mu L$），定为泼尼松不良效应者（PPR），和/或标准方案联合化疗（包括泼尼松诱导试验）第 19 天骨髓幼稚淋巴细胞>5%者。

（7）初治诱导缓解治疗失败（标准诱导方案联合化疗 6 周未获完全缓解）。

2. 根据上述危险因素，临床危险度分型分为三型：

（1）低危 ALL（LR-ALL）：不具备上述任何一项危险因素者。

（2）中危 ALL（MR-ALL）：具备以下任何 1 项或多项者。

1）年龄在≥10 岁

2）诊断时外周血白细胞计数≥$50×10^9/L$

3）诊断时已发生 CNSL 和/或 TL

4）免疫表型为 T 细胞白血病

5）染色体数目为<45 的低二倍体，或 t(12;21)、t(9;22)核型以外的其他异常染色体核型，或 t(4;11)外的其他 MLL 基因重排

（3）高危 ALL（HR-ALL）：具备以下任何 1 项或多项者。

1）年龄<12 个月的婴儿白血病

2）诊断时外周血白细胞计数≥$100×10^9/L$

3）染色体核型为 t(9;22)且有 BCR-ABL 融合基因，t(4;11)且有 MLL-AF4 融合基因

4）早期治疗反应不佳者

5）初治诱导缓解治疗失败

二、中枢神经系统白血病诊断标准

1. 中枢神经系统白血病表现

(1) 诊断时或治疗过程中脑脊液（CSF）中白细胞计数≥5×10^6/L（5/μL）。

(2) 同时在 CSF 沉淀制片标本中有形态学可确定的原、幼淋巴细胞。

(3) 有或无中枢神经系统症状或体征。

2. 排除其他病因引起的中枢神经系统病变

三、睾丸白血病诊断标准

睾丸单侧或双侧肿大，质地变硬或呈结节状缺乏弹性感，透光试验阴性，超声波检查可发现睾丸呈非均质性浸润灶，活组织检查可见白血病细胞浸润。

四、儿童 ALL 的治疗

（一）治疗原则：按不同危险度分型选方案，采用早期连续适度化疗和分阶段长期规范治疗的方针。治疗程序依次是：诱导缓解治疗、巩固治疗、髓外白血病预防治疗、早期强化治疗、维持治疗和维持治疗期间的强化治疗。（为了使 ALL 患儿经治疗后能获得更好的远期疗效，提高长期存活儿率及存活质量，建议尽可能并尽早把患儿转送到有儿童血液肿瘤专业的大医院，以获得及时的、系统的规范诊治，不做无序的化疗）。

（二）高危 ALL（HR-ALL）

1. 诱导缓解治疗

(1) VDLP 方案 4 周　长春新碱（Vincristine，VCR）1.5mg/m²（每次最大量不大于 2 mg/ m²）静脉注射，于 d8、d15、d22、d29；柔红霉素（Daunorubicin，DNR）30mg/m²，用 5%葡萄糖液 100ml 稀释快速静脉滴注（30 分钟），于 d8～10，共 3 次；左旋门冬酰氨酶（L-Asparaginase，L-ASP）6，000 U～10，000 U/ m²静脉滴注或肌注，于 d11、d13、d15、d17、d19、d21、d23，d25，d27，d29 共 10 次；泼尼松（Prednisone，Pred）d1～7 为泼尼松试验，60 mg/（m²/d），分次口服，d8～28 为 40 mg/（m²/d），分次口服，d29 起每 2 天减半，1 周内减停。

〔说明〕① 对于高白细胞血症（WBC≥100×10^9/L）者，DNR 推迟到白细胞＜50×10^9/L 时开始连用 3 天。②于诱导缓解化疗的第 19 天必须复查骨髓涂片，可能出现 3 种不同的结果：1）M1：骨髓明显抑制，原淋＋幼淋＜5%，2）M2：骨髓呈不同程度抑制，原淋＋幼淋 5%～25%，3）M3：骨髓抑制或不抑制，原淋＋幼淋＞25%。M1 者提示疗效和预后良好；M2 者提示疗效较差，即改用 CAM 方案，用法见下述；M3 或不缓解者提示无效，属难治性白血病，必须及时改换更为强烈的化疗方案，如 DAEL 方案等。

DAEL 方案：地塞米松（Dexamethasone，Dex）20mg/(m².d）分次口服或静注 d1～6，Ara-C 2g/m² q12h×5 次，静滴 3 小时 d1～3，VP16 100mg/m² q12h×5 次，静滴 3 小时，d3～5，L-ASP 25，000U/m²，静滴 4 小时，D6。

(2) 高白细胞血症（外周血白细胞＞100×10^9/L）的治疗：用戊羟脲 20～30mg/(kg・d)，口服，至白细胞＜50×10^9/L 开始化疗。对有肺部低氧和/或脑部症状者，有条件的单位应作血浆置换去除高白细胞，预防细胞溶解综合征，并服用别嘌呤醇 200～300mg/(m²・d)，预防高尿酸血症，并充分水化和碱化尿液。

2. 巩固治疗

在诱导缓解治疗达 CR 时，尽早在诱导缓解治疗 d36±7 开始用 CAM 方案。

CAM 环磷酰胺（Cyclophosphamide，CTX）1，000mg/ m²，置于 0.9%氯化钠 100ml，快速静滴，d1；阿糖胞苷（Cytosine arabinoside，Ara-C）1g/m²/次，q12h×6 次，d2～4，或 2g/(m²・次)，q12h×4 次，d2～3，静脉滴注，6-巯基嘌呤（Mercaptopurine，6-MP）50mg/（m²・d），晚间一次口服，d1～7。

3. 髓外白血病预防性治疗

(1) 三联鞘注（IT）　于诱导治疗的第 3 天起仅用甲氨喋呤（Methotraxate，MTX）＋Dex，此后 d8，d15，d22，d29 用三联（剂量见表 11－11），诱导期间共 5 次，早期强化治疗末用 1 次。大剂量甲氨喋呤（HDMTX）＋甲酰四氢叶酸钙（Calcium Folinate，CF）后三联鞘注每 8 周一次，共 22 次。初次鞘注时应避免损伤。

表 11-11　不同年龄三联鞘注药物剂量

年龄（月）	MTX	Ara-C	DEX
<12	5.0mg/3ml*	12mg/2ml*	2mg
12～24	7.5mg/4ml	15mg/2ml	2mg
25～35	10.0mg/5ml	25mg/2ml	5mg
≥36	12.5mg/5ml	35mg/2ml	5mg

* MTX 和 Ara-C 制剂均需有合适的冲配浓度，太浓时易引起化学性鞘膜炎

（2）HDMTX+CF　于巩固治疗休息 1～3 周后，视血象恢复情况，待中性粒细胞（ANC）$>1.5\times10^9$/L，WBC$\geq3\times10^9$/L，肝、肾功能无异常时尽早开始，每 10 天 1 疗程，共 3 个疗程。每疗程 MTX $5.0g/m^2$，1/6 量（不超过 500 mg/次）作为突击量在 30 分钟内快速静脉滴入，余量于 24 小时内均匀滴入。突击量 MTX 滴入后 0.5～2 小时内，行三联 IT 1 次。开始滴注 MTX 36 小时后用 CF 解救，剂量为 15 mg/m^2，每 6 小时 1 次，首剂静脉注射，以后 q6h，口服或肌注，共 6～8 次。有条件者检测血浆 MTX 浓度（<0.1μM 为无毒性浓度，不需 CF 解救），以调整 CF 应用的次数和剂量。HDMTX 治疗前、后 3 天口服碳酸氢钠 1.0g，每日 3 次，并在治疗当天给 5%碳酸氢钠 5 ml/kg 静滴，保持尿 pH≥7。用 HDMTX 当天及后 3 天需水化治疗 [4,000 ml/(m^2·d)]。在用 HDMTX 同时，每晚顿服 6-MP 50 mg/m^2，共 7 天，HDMTX+CF 连续 3 疗程后每 12 周重复 1 疗程，共 6 疗程。如没有条件监测血浆 MTX 浓度的医院则建议用 $3.0g/m^2$ 的 HDMTX+CF。但应创造条件监测血浆 MTX 浓度，尽量争取做 $5.0g/m^2$ 的 HDMTX+CF，以提高高危 ALL 的远期疗效。

（3）颅脑放疗　原则上适用于 4 岁以上患儿。凡诊断时 WBC 计数$\geq100\times10^9$/L 的 T-ALL，诊断时有 CNSL，在完成 HDMTX+CF 4 个疗程后，于 CR 后 5～6 个月后进行；以及因种种原因不宜作 HDMTX 治疗者。总剂量 12Gy，分 15 次于 3 周内完成，同时每周 IT 1 次。放疗第三周用 VDex 方案，VCR 1.5mg/m^2 静注一次；Dex 8mg/m^2·d，d1～7，口服。

4. 早期强化治疗

（1）VDLDex 方案　VCR、DNR 均于 d1，d8，剂量和用法同诱导治疗方案；L-Asp 6,000 U～10,000U/m^2，d1、d3，d5，d7，d9，d11，d13，和 d15，共为 8 次；Dex 6mg/(m^2·d)，d1～14。第 3 周减停。休疗1～2 周（待血象恢复，肝肾功能无异常），后用依托泊苷（Etoposide，VP16）+Ara-C 3 次（剂量与用法见下述）。

（2）VP16 或替尼泊苷（Teniposide，VM26）+Ara-C，VP16（或 VM26）200mg/m^2，静脉滴注 3 小时 2；Ara-C 300mg/m^2，d1，d4，d8，静脉滴注 2 小时（每次均是 VP16 在先，Ara-C 在后）。

5. 维持及加强治疗

（1）维持治疗：6-MP+MTX：6-MP 75 mg/（m^2·d)，夜间睡前顿服，d1～21；MTX 20 mg/(m^2·次)，肌注，每周 1 次，连用 3 周。接着 Vdex（VCR+Dex）用 1 周，如此反复序贯用药，遇强化治疗时暂停。在 6-MP+MTX 用药 3 周末 WBC 计数保持 3×10^9/L 左右，ANC $1.0\sim1.5\times10^9$/L，根据 WBC、ANC 计数和肝功能状况，调整 6-MP 和 MTX 剂量。

（2）加强治疗：COADex：自维持治疗起，每年第 3、第 9 月各用 1 疗程（CTX 为 600mg/m^2 d1；VCR 1.5 mg/m^2，d1；Ara-C 100mg/m^2 分 2 次，q12h，皮下或肌注，d1～5；DEX 6mg/(m^2·d)，d1～7。

（3）加强强化治疗：维持治疗期每年第 6 个月用 VDLDex（用法同早期强化治疗）。每年第 12 个月用 VP16（或 VM26）+ Ara-C　1 疗程（用法同早期强化（2））。

（4）在连续 3 个疗程 HDMTX+CF 后 3 个月重复进行 HDMTX+CF 治疗，每 3 个月 1 疗程，共 3 疗程。此后，每 8 周三联鞘注 1 次，共 22 次。作颅脑放疗者，不能再作 HDMTX+CF 治疗，只能采用三联鞘注每 8 周 1 次。

6. 总疗程：女孩 2.5 年，男孩 3 年。

7. 有 t(9;22)/BCR-ABL 融合基因；t(4;11)/MLL-AF4 融合基因者，完全缓解后在有条件的情况下做异基因造血干细胞移植。

（三）中危 ALL（MR-ALL）化疗

1. 诱导缓解治疗：同 HR-ALL 的 VDLP 方案，但 L-ASP 减为 8 次。

2. 巩固治疗方案：CAM　CTX 1000 mg/m^2，快速静滴，d1；Ara-C　1g/(m^2·次) q12h 静滴，共 6 次，d1～3；6-MP 50mg/(m^2·d)，晚间顿服，d1～7。

3. 髓外白血病预防：三联鞘注及 HDMTX-CF 疗法同 HR-ALL，HDMTX＋CF 每 3 月 1 疗程，×2 个疗程，完成 HDMTX＋CF 治疗后三联鞘注每 8 周一次，共 20 次。

4. 早期强化治疗

(1) 除了 L-ASP 减为 6 次外，其余同 HR-ALL。

(2) DVL＋HDAra-C（共 8 天为 1 个疗程）：

Dex 8mg/(m^2·d) 分次 tid 口服，d1～8；VCR 1.5mg/m^2（最大量 2.0mg/次），静注，d1，d8；L-ASP 6,000～10,000 U/m^2，静滴 3～4 小时，d4，d5；Ara-C 1g/(m^2·次) q12h，d1～3（共 6 次），静滴 3 小时。

5. 维持治疗及加强治疗

(1) 维持治疗　6-MP＋MTX 及 VDex 序贯维持用药（用法及剂量同 HR-ALL）。

(2) 强化治疗　维持治疗期间每年强化 1 次，第 1、3 年末选用 VDLDex。第 2 年末选用 DVL＋HDAra-C。

(3) HDMTX-CF　同 HR-ALL，但比 HR-ALL 减少 1 个疗程 HDMTX，共用 5 疗程。

6. 总疗程时间　女孩 2 年半，男孩 3 年。

（四）低危 ALL（LR-ALL）

1. 诱导缓解治疗　同 HR-ALL 的 VDLP 方案，但 DNR 减为 2 次，d8，d9；L-ASP 从 d10 起，并减为 6 次。

2. 巩固治疗 CAM　CTX 剂量 1000 mg/m^2，快速静滴，d1；Ara-C 75mg/(m^2·d) 每天分 2 次，q12h，肌注，d1～4，d8～11；6-MP 50mg/(m^2·d)，晚间顿服，d1～14。

3. 髓外白血病预防　三联鞘注诱导治疗期间 4 次，HDMTX-CF 疗法，剂量是 3g/m^2，（与 HR-ALL 相比）总疗程减少 2 次，共为 4 次，HDMTX＋CF 后三联鞘注每 8 周一次，共 18 次。

4. 早期强化治疗

(1) VDLDex　VCR、DNR 均于 d1，d8，剂量同前，L-Asp 6,000 U～10,000U/m^2，d1，d3，d5，d7，d9，d11 共为 6 次，Dex 6mg/(m^2·d)，d1～14。第 3 周减停。

(2) DVL＋HDAra-C（共 8 天为 1 个疗程）：

Dex 8mg/(m^2·d)，分三次口服，d1～8；VCR 1.5mg/m^2（最大量 2.0mg/次），静推，d1，d8；L-ASP 10,000U/m^2，静滴 3～4 小时，d4，d5；Ara-C 1g/m^2 q12h，d1～3（共 6 次），静滴 3 小时。

5. 维持及加强治疗

(1) 维持治疗　6-MP＋MTX：6-MP 75 mg/(m^2·d)，夜间睡前顿服，d1～21，MTX 20 mg/(m^2·次)，肌注，每周 1 次，连用 3 周。接着 VDex，如此反复序贯用药，遇强化治疗时暂停。在 6-MP＋MTX 用药 3 周末保持 WBC 计数 3×10^9/L 左右，ANC 1.0～1.5×10^9/L，根据 WBC、ANC 计数和肝功能状况，调整 6-MP 和 MTX 剂量。

(2) 加强强化治疗　CCR12 个月时用 VDLDex（用法同早期强化）。

或 COADex 强化治疗 1 次

6. 总疗程　女孩 2.0 年，男孩 2.5 年

（五）成熟 B-ALL

按Ⅳ期 B-NHL 方案治疗

（六）初诊时 CNSL 的治疗

在进行诱导化疗的同时，三联鞘注第 1 周 3 次，第 2、3 周各 2 次，第 4 周 1 次，共 8 次，一般在鞘注化疗 2～3 次后 CSF 常转阴。然后在完成早期强化治疗后（诱导、巩固、髓外白血病防治和早期强化后，第 6 个月），作颅脑放疗 18Gy，作完放疗后不能再作 HDMTX＋CF 治疗，但三联鞘注必须每 8 周 1 次，直至终止治疗。CR 后发生 CNSL 复发的患儿也可按这一方法治疗，但在完成三联鞘注第 5 次后，必须用 VDLDex 和 Vm26 ＋ Ara-C 各一个疗程作全身强化治疗，以免由 CNSL 引发骨髓复发，并继续完成总共 8 次的三联鞘注。颅脑放疗紧接全身强化治疗之后。此后三联鞘注每 8 周 1 次，直至终止治疗。

（七）初诊时睾丸白血病（TL）的治疗

在确诊 TL 后，若是双侧 TL，则作双侧睾丸放疗，总剂量为 24～30Gy；若是单侧 TL，也可作双侧睾

丸放疗（因为目前尚无作单侧睾丸放疗的方法）或病侧睾丸切除，另一侧作睾丸活检，若阳性则再作放疗。在作 TL 治疗的同时继续进行巩固、髓外白血病防治和早期强化治疗。若 CR 后发生 TL 的患儿，先作上述 TL 的治疗，紧接着 VDLDex 和 HDMTX+CF 方案各一个疗程，作全身治疗，以免由 TL 引发骨髓复发。

国外方案主要介绍国际上有代表性的 BFM，Dana Farber，POG，CCG 和 St. Jude 治疗方案：

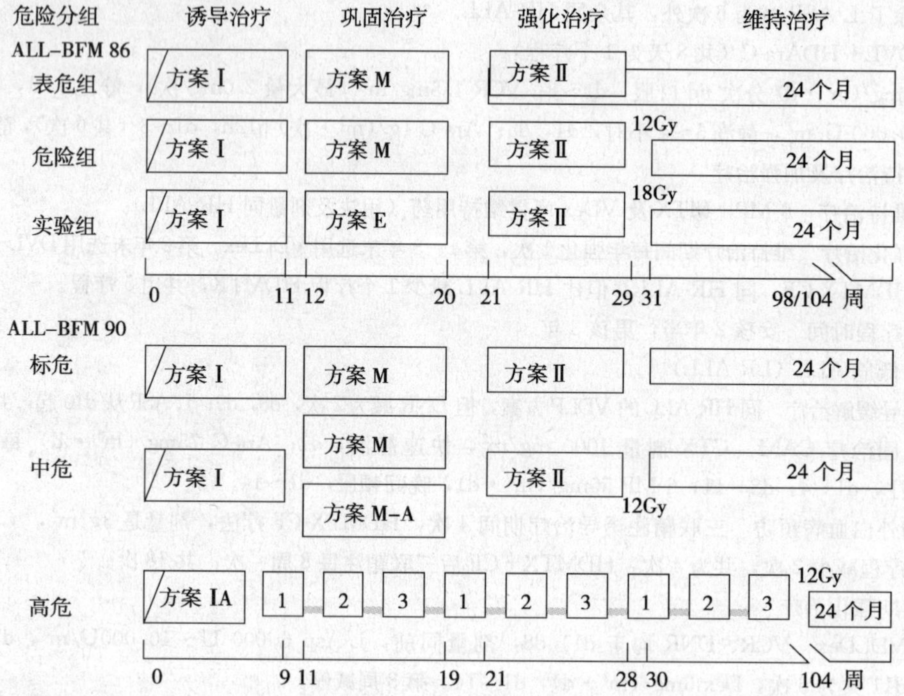

摘自：Long-term results of four consecutive trials in childhood ALL. Leukemia 2000；14：2208

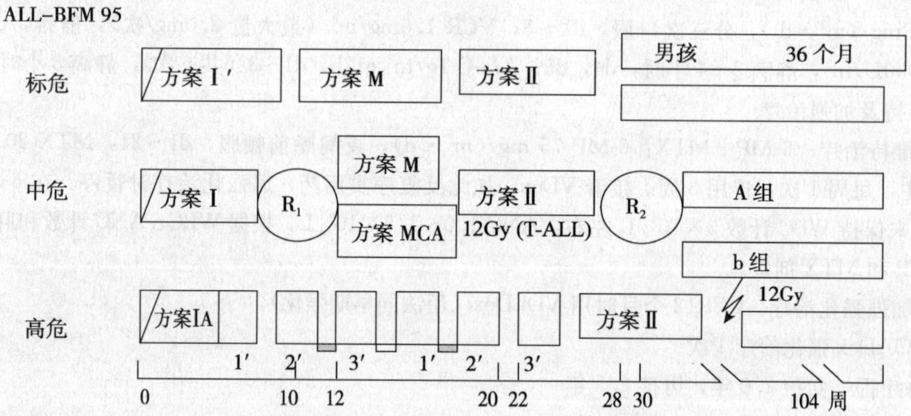

图 11－4　ALL-BFM 86-95 方案

注：诱导治疗方案Ⅰ，在阶段 A 为 PRED+VCR+DNR+L-ASP 联合，阶段 B 为 CTX+ARA-C+6-MP+IT-MTX；方案Ⅰ′在 d8、d15 增加两剂 DNR（30g/m^2）。巩固治疗方案 M（-A）：6-MP+HD-MTX（5g/m^2），在 ALL-BFM 90 又增加 HD-L-ASP（方案 M-A）。强化治疗方案Ⅱ/Ⅲ：阶段 A 为 DEX+VCR+DOX+L-ASP；阶段 B 为 CTX（只在方案 Ⅱ）+ARA-C+6-TG+IT-MTX；ALL-BFM 90 中 1/2/3 三个冲击治疗包括 HD-MTX（5g/m^2）+HD-ARA-C（2g/m^2）与 DEX、VCR、MTX 等药物的不同组合，ALL-BFM 95 中 1′/2′/3′三个冲击治疗在 ALL-BFM 90 中 1/2/3 三个冲击治疗的基础上增加 CTX 与 Ifo。▭表示 G-CSF，在每个冲击性治疗结束后给予。维持治疗：MTX（20mg/ m^2/w po）+6-MP（50mg/m^2/d po）。ALL-BFM 95：R_1即代表方案 M 与 MCA（HD-MTX+ HD-ARA-C）的随机试验；R_2即代表 DEX+VCR 与标准维持治疗的比较，▮代表 DEX+VCR 的冲击治疗。◸代表 PRED 在诱导治疗第一周内剂量自 40 mg/m^{2}逐渐增加至 60mg/m^2。

摘自：Trial ALL－BFM 95 Updated English version of the original study protocol（of Nov. 10，1995）Hannover May 28th 1998. pp. 21

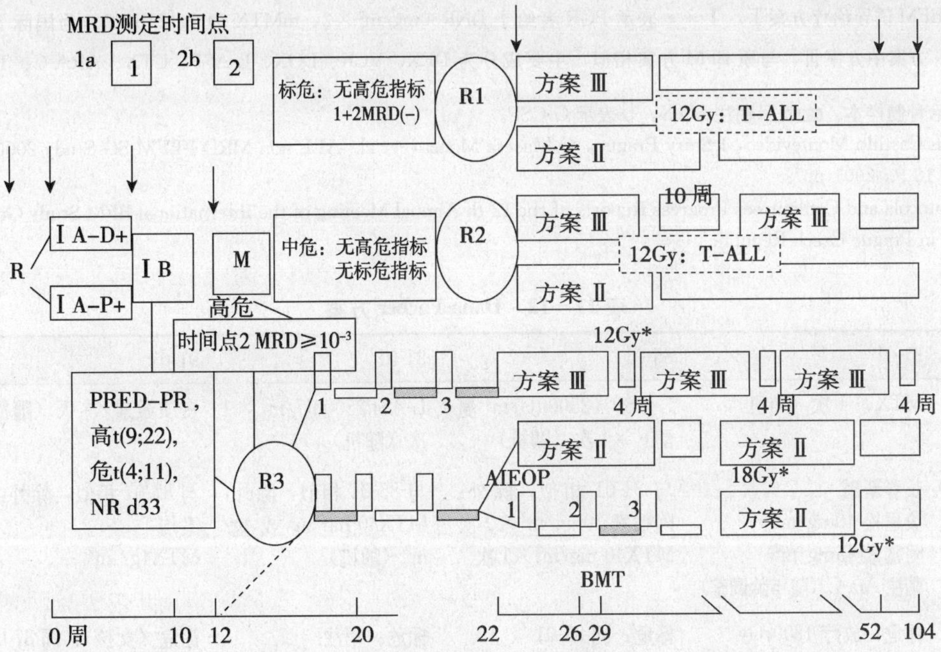

图 11-5 ALL-BFM 2000（参照 MRD）方案

注：ALL-BFM 2000 方案为 ALL-BFM 协作组联合 AIEOP 提出，该方案采用新的危险分层体系，几乎全部基于患者对治疗的反应：①泼尼松反应：如果化疗 d8 外周血幼稚细胞＞1000/μL（PPR）则归为高危；②诱导治疗 d33 骨髓缓解的程度：如果化疗 d33 骨髓为（M2 或 M3）归为高危；③用半定量克隆技术检测化疗 MRD 状态，在化疗第 33 天（时间点 1）和接受方案 M 化疗前（时间点 2）进行测定 MRD，以评价白血病细胞增殖动力学对治疗的反应。在这两个时间点 MRD 均≤10^{-4}（至少 2 种标记物）为标危；在时间点 2MRD≥10^{-3}为高危；不符合标危或高危条件者为中危。Ⅰ A-D+表示 BFM 方案Ⅰ+DEX，Ⅰ A-P+表示 BFM 方案Ⅰ+Pred。↓表示骨髓标本。＊表示预防性头颅放疗仅用于合并脑白者。▭表示 G-CSF

摘自：Protocols and Committees Progress reports of the 12th Annual meeting of the InternationalBFM Study Group. Prague，Czech Republic，May 6th，2001 pp152

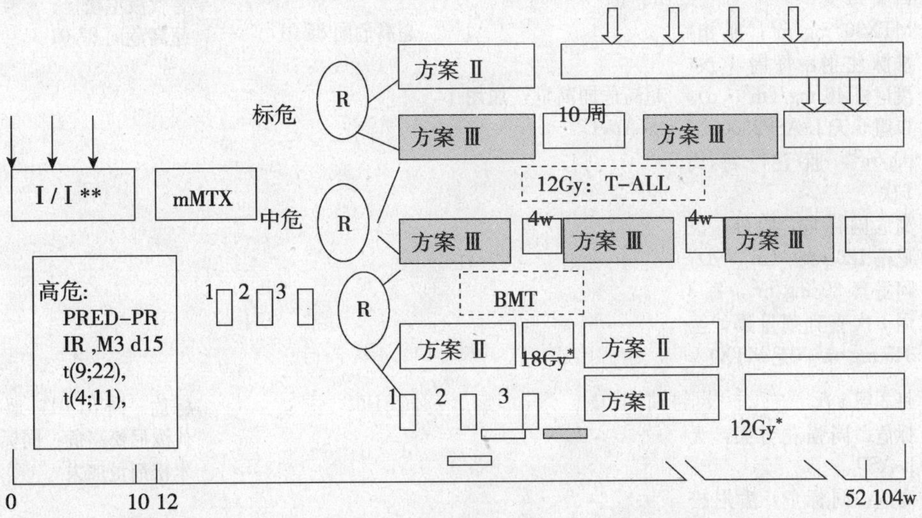

图 11-6 ALL non MRD（不参照 MRD）I-BFM-SG 2000 方案

注：ALL non MRD I-BFM-SG 2000 方案 为国际 BFM 研究小组（主要由捷克、乌拉圭、以色列等国家组成，不包括德国）于 2001 年 1 月河内会议初步制定的。鉴于 MRD 检测需要较多的理论和技术支持，因此，国际 BFM 研究小组在该方案中主要依据年龄、WBC、d8 外周血白血病细胞计数、d15 和 d33 的骨髓缓解状况，将患者进行危险分组。

Ⅰ为 BFM 诱导治疗方案Ⅰ，Ⅰ＊＊表示 PGR 者给予 DNR30mg/m²×2，mMTX 为 2g/24h×4。为国际 BFM 2000 方案中方案Ⅲ，与原 BFM 方案相似，主要成分为 DEX、VCR、DOX、L-ASP、CTX、ARA-C、TG、MTX IT。↓表示骨髓样本。▭表示鞘注 MTX。⇩表示 G-CSF。

摘自 L Castillo Montevideo，J Stáry Prague，G Masera Monza，et al. ALL non-MRD I-BFM-SG Study 2000 Proposal of January 18 th，2001 pp7

In Protocols and Committees Progress Reports of the 12 th Annual Meeting of the International BFM Study Group May. 4～6 2001 in Prague Czech Republic

表 11－12 Dana-Farber 方案

方案	81-01	85-01	87-01	91-01
窗口研究（3～5天）	MTX×1次（随机）	L-ASP（25000U/m² 氨酶）×1次（随机）	L-ASP25000U/m²×1次（随机）	皮质激素×3天（随机）
诱导(4周)	长春新碱 泼尼松 40mg/m² 阿霉素 45mg/m² 鞘注 Ara-C（随年龄调整）	与 81-01 相似，除外：阿霉素 30mg/m²×2次 MTX40 mg/m²×1次	与 85-01 相似，除外：MTX40 mg/m² 或 4g/m²（随机）	与 87-01 相似，除外：所有方案均 MTX4g/ m²
CNS 处理（3周）	标危：放疗 1800cGy 高危：放疗 2800cGy 均鞘注 MTX/Ara-C*	标危：同 81-01 高危/超高危：放疗 2400 cGy 均鞘注 MTX/Ara-C*	标危：鞘注 MTX/Ara-C 每周2次×2周，随后每18周重复 高危：放疗 1800cGy＊＊，鞘注 MTX/Ara-C	标危（女孩）：同 87-01 标危 标危（男孩）：同 87-01 高危 高危/超高危：同 87-01
强化（约6～9月）	每3周序贯 标危：长春新碱 2.0mg/m² 静脉注射，每3周1次 6-MP50 mg/（m²·d），口服14天 MTX30 mg/m²，肌肉/静脉注射，每周1次，泼尼松 40 mg/(m²·d)，口服5天 L-ASP25000IU mg/m²，肌注，每周1次 高危同标危，除外：泼尼松 120 mg/（m²·d），阿霉素 30 mg/m²，每3周1次直到剂量累计至 345 mg/m²（无 MTX）	标危同 81-01 高危同 81-01，除外：阿霉素剂量累计至 360 mg/m² 超高危同高危，加用1次 Ara-C#	标危同 85-01 高危同 85-01 超高危同 85-01	标危：与 87-01##类似，用地塞米松 6mg/（m²·d），口服5天，替代泼尼松 高危同 87-01##，地塞米松 6mg/（m²·d），口服5天，替代泼尼松 超高危同 87-01
持续（维持）化疗（至 CCR2 年）	每3周1次 标危：同强化方案，无 L-ASP 高危：同标危，泼尼松剂量加大	同 81-01	同 81-01	标危：同 81-01，地塞米松替代泼尼松高危：同标危，地塞米松剂量加大

注：1. 长春新碱最大剂量为 2.0mg/m²

2. 强化治疗中 L-ASP 使用次数为 20 周，除外 91-01 为 30 周

3. ＊：每周 2 次×2 周，随后每 18 周 1 次

4. ＊＊：180 cGy/天或 90 cGy 2 次/天，共 10 天。

5. #：诱导后即用 MTX130mg/kg，静脉注射，持续 1 小时，第 1，2 周（同时解救）；Ara-C 100-130mg/kg，12 小时

1 次×6 次，第 3 周；L-ASP 825IU/ kg，肌注，第 2，3 周；长春新碱 0.05mg/kg，静注，每周 1 次×4 周；6-MP1.3mg/kg/天，口服 14 天；鞘注 6mg/次，第 1，2 周

6. ##：L-ASP（大肠杆菌蛋白酶制剂 25000IU/m^2，PEG-ASP 2500 IU/（m^2·W）；6-MP50 mg/（m^2·d），口服 2 周；高危：阿霉素 30 mg/m^2/次，48 小时均匀持续滴注

摘自：LB Silverman et al Protocol results for children with ALL 1981-1995

Leukemia 2000；14：2249

表 11－13　Dana-Farber 方案的疗效

方案	病人数	5 年生存率（%）	8 年生存率（%）	10 生存率（%）
81-01	289	74±3	71±3	69±3
85-01	220	78±3	77±3	77±3
87-01	369	77±2	74±2	74±2
91-01	377	83±3	随访总数未够	随访总数未够

表 11－14　POG 方案

方案	早期前 B 细胞性			T 细胞性 8691/8704(86-92)	婴儿白血病		
	AlinC 14(86-90)	AlinC 15(90-94)			8493(84-89)	9107(91-93)	8398(86-90)
	8602	9005	9006				
诱导	PV+L-ASP	PV+L-ASP	PV+DOX+L-ASP	PV+DOX+CTX，Ara-C+CTX+L-ASP	PV＋Ara-C/CTX	同 8493	同 9006
强化	A）中剂量 MTX，每 3 周×6 次	A）中剂量 MTX+6-MP 静注，每 2 周 1 次×12 次	A）中剂量 MTX+6-MP 静注，每 2 周 1 次×12 次	Ara-C 或 VM26＋PV+DOX	Ara-C/VM26	大剂量 Ara-C+DOX	同 9006
	B）中剂量 MTX 每 3 周×6 次 ＋ L-ASP 每周 1 次×24 次	B）口服 MTX ＋6-MP 静注，每 2 周 1 次×12 次	B）VM26＋Ara-C，中剂量 MTX ＋ 6-MP 静注，PV ＋ DOX ＋ L-ASP ＋Ara-C，每 2-3 周×3 次，共 12 次		MTX/6-MP	Ara-C ＋VP16	
	C）中剂量 MTX+Ara-C 每 3 周 1 次×6 次					MTX+6-MP 静注	
	D）中剂量 MTX+Ara-C 每 12 周 1 次×6 次	C）中剂量 MTX，每 2 周 1 次×12 次			PV+Ara-C/CTX	PV＋CTX＋Ara-C	

续表

方案	早期前B细胞性			T细胞性 8691/8704(86-92)	婴儿白血病		
	AlinC 14(86-90)	AlinC 15(90-94)			8493(84-89)	9107(91-93)	8398(86-90)
	8602	9005	9006				
维持	MTX肌注，6-MP口服，PV	MTX肌注，6-MP口服	MTX肌注 6-MP口服	A) Ara-C/CTX+PV+DOX+6-MP，Ara-C +VM26B）L-ASP 每周1次×20次	MTX肌注+6-MP 口服 PV+Ara-C 或CTX	MTX肌注+6-MP 口服 PV+Ara-C/CTXAra-C+VP16	
中枢神经系统浸润防治措施	三联鞘注（13次）+头颅及脊髓照射（依据年龄及确诊时是否有CNS而定）	同左（15次）	同左（17次）	WBC＜5万/L同左（17次），WBC＞5万/L加头颅照射，CNS加脊髓照射	三联鞘注23次	三联鞘注16次	同9006

注：1. PV（长春新碱+泼尼松），6-MP（巯基嘌呤），MTX（甲氨蝶呤），L-ASP（左旋门冬酰氨酶），VM26（替尼泊苷），VP16（依托泊苷），Ara-C（阿糖胞苷，CTX（环磷酰胺），DOX（阿霉素）。

2. Alinc 14方案中，标危患儿随机分到A，B，C，D组中；高危患儿随机分到B，C，D组中；中枢浸润患儿或Ph+患儿分到C组。

3. Alinc 15方案中，9005为标危方案，9006为高危方案；Ph+患儿用9006中的A方案。

摘自KW Maloney et al. Long-term results of POG ALL studies. Leukemia，2000，14：2277

表 11－15　POG方案的疗效

分型	数量	5年生存率（%）	8年生存率（%）	10年生存率（%）
标危B细胞性	2697	77.4±0.9	75.3±1.3	74.2±1.9
高危B细胞性	1127	55.3±1.6	51.7±2.4	50.8±3.4
T细胞性	439	51±2.4	50.2±2.9	50.2±3.8
婴儿白血病	141	22.4±3.8	22.4±4.9	20.9±7.0
总计	4404	66.6±0.7	64.3±1.1	63.4±1.5

表 11－16　St. Jude儿童研究医院的方案

方案组成	11号方案		12号方案	13号方案	
	高危	低危		高危	低危
诱导	PV+DNR+L-ASP→VM26+Ara-C	同左	同11号方案	大剂量MTX→PV+DNR+L-ASP→VP16+阿糖	同左
巩固	大剂量MTX	大剂量MTX		大剂量MTX+6-MP	同左
维持	VP16+CTX→6-MP+MTX→VM26+Ara-C→PV，每周1次或每6周序贯治疗	4种药物选两种每周序贯使用或6-MP+MTX3周+PV一周循环使用	6-MP+MTX加VM26+阿糖，每6周循环使用，加用5次大剂量MTX	VP16+CTX→6-MP+MTX→MTX+Ara-C→PV+L-ASP（维持28周停用），VP16+CTX→6-MP+大剂量MTX（维持治疗1年停用）→VP16+Ara-C→PV+L-ASP，每周序贯使用	6-MP+MTX→6-MP+MTX→6-MP+MTX→PV→6-MP+MTX→6-MP+MTX→6-MP+大剂量MTX（满1年停用）→PV

续表

方案组成	11 号方案		12 号方案	13 号方案	
	高危	低危		高危	低危
再诱导	无	无	无	PV＋DNR＋L-ASP→VP16＋Ara→大剂量 MTX，从第 32 治疗周至 37 周	同左
脑白防治	三联鞘注 13～15 次，头颅放疗	三联鞘注 9 次	三联鞘注 13～20 次，头颅放疗	三联鞘注 22～26 次，头颅放疗	三联鞘注 15 次

注：1. PV（长春新碱＋泼尼松），DNR（柔红霉素），6-MP（巯基嘌呤），MTV（甲氨蝶呤），L-ASP（左旋门冬酰氨酶），VM26（替尼泊苷），VP16（依托泊苷）CTX（环磷酰胺）。

2. 所有三联鞘注均在第一治疗年完成；伴中枢浸润者在诱导阶段完成 4 次鞘注，在头颅放疗阶段再加用 5 次鞘注；12 号方案中低危患儿予 13 次鞘注，高危者 18～20 次鞘注。

摘自 C-H Pui，et al. Results of total therapy study for childhood ALL. Leukemia，2000，14：2287

表 11－17　St. Jude 儿童研究医院方案的疗效

疗效	11 号方案				12 号方案		13 号方案			
	高危（%）		低危（%）		（%）		高危（%）		低危（%）	
	T 细胞型	非 T 细胞型	T 细胞型	非 T 细胞型	T 细胞型	非 T 细胞型	T 细胞型	非 T 细胞型	T 细胞型	非 T 细胞型
5 年生存率	51.9±6.8	64.7±4.7	40.0±13.9	85.2±2.6	60.0±19.0	78.8±4.1	65.0±10.7	50.0±25	70.4±6.2	88.1±3.6
8 年生存率	50.0±6.8	63.7±4.7	40.0±13.9	83.1±2.8	60.0±19.0	71.7±5.2				
10 年生存率	50.0±6.8	62.7±4.8	40.0±15.5	82.0±2.8	60.0±21.9	71.7±12.1				

表 11－18　CCG1883 和 1882 方案

	CCG-1883 方案	CCG-1882 拟定方案
诱导阶段 5 周	Pred 60mg/(m^2·d)，PO，d0-27，14 天后逐渐减量 VCR 0.75(≤12m)或 1.5mg/m^2(＞12m)次，IV，每周 1 次×4 次 DNR 12.5(＜6m)或 25mg(＞12m)/ m^2/次，IV，d0、7、14 L-ASP 6000U/ m^2/次，IM，每周 3 次，d3-24 Ara-C IT 7.5(≤12m)或 15mg(＞12m) d0 MTX IT 3mg(≤3m)或 6mg（4-11m)d14、d28 或 d7、d14、d21、d28 Ara-C IV 1500(＜6m)或 3000mg(≥6m)/m^2 d0，3h 内输注完毕 q12h×4 L-ASP　6000U/m^2，IM，d_1，Ara-C 输注后 3h 6-mp 50mg/(m^2·d)，PO d21-25，35-39，49-53	Pred 60mg/(m^2·d)，PO，d0-28 VCR 1.5 mg/(m^2·次)，IV，每周 1 次×4 次 L-ASP 6000U/(m^2·次)，IM，每周 3 次，共 9 次 DNR 25 mg/(m^2·次)，IV，每周 1 次×4 次 MTX IT d1、14、28，(1 岁 8mg，2 岁 10mg，≥3 岁 12mg)
巩固阶段 10 周	VCR　0.75 或 1.5mg/m^2 IV d14，28，42 IV MTX　600mg/m^2(1h)； 1200mg/m^2/h(23h)，d14，28，42 CF 解救　200mg/m^2(1h)； 12mg/m^2(3h×6 剂)；12mg/m^2 q6h CTX　100 mg/m^2 iv d_{56} Ara-C IT 7.5(≤3m)、15(4-11m)或 30mg(12-23m) d21、35、49 MTX IT 3、6 或 8mg d7 或 d7、56，同 Ara-C IT 随年龄调整剂量	9 周 CTX 1000mg/(m^2·d) IV d0，d28 Ara-C 75mg/(m^2·d)SC/IV d1-4 d8-11，d29-32，d36-39 6-MP 60mg/(m^2·d) PO d1-13，d28-41 VCR 1.5 mg/(m^2·d) IV d14，d21，d42，d49 L-ASP　6000U/(m^2·d) IM d14，d16，d18，d21，d23，d25，d42，d44，d46，d49，d51，d53 MTX IT d1，d8，d15，d22(剂量同诱导治疗) 放疗　无脑白者头颅放疗 1800cGy 合并脑白者头颅放疗 2400cGy 和脊髓放疗 600cGy 睾丸白血病者睾丸 2400cGy

续表

	CCG-1883 方案	CCG-1882 拟定方案
中间维持阶段4周	IV MTX 100 mg/m^2 d0、14 VCR 0.75 或 1.5 mg/m^{2}d0、14 L-ASP 15000U/m^2 IM d1、15，IV MTX 后 24h Ara-C IT 7.5、15 或 30mg d0 MTX IT 3、6 或 8mg，d7、21（仅用于合并脑白者）	中间维持治疗阶段Ⅰ（6 周） VCR 1.5 mg/(m^2 · d) IV d0，d10d20，d30，d40 MTX 100 mg/(m^2 · d) IV d0，d10d20，d30，d40 L-ASP 15000 U/(m^2 · d) IM d1，d11，d21，d31，d41
强化阶段10周	再诱导阶段（4 周） Pred 60mg/(m^2 · d)，PO d0-20，7 天后逐渐减量 L-ASP 6000U/次，IM，每周 3 次×6 剂，d3-20 VCR 0.75 或 1.5mg/m^2 IV d0、7、14、42 DNM 25mg/m^2，IV，d0、7 MTX IT 3、6 或 8mg d0、7、14、49	再诱导阶段（4 周） Dex 10 mg/(m^2 · d) PO d0-20，? VCR 1.5 mg/(m^2 · d) IV d0，d14，d21 Dox 25 mg/(m^2 · d) IV d0，d7，d14 L-ASP 6000 U/(m^2 · d)IM d3，d5，d7，d10，d12，d14 MTX IT 3、6 或 8mg d0、7、14、49
	再巩固阶段（6 周） Ara-C IV 1500 或 3000mg/m^2 d28，4 剂×3h，q12h L-ASP 6000U/m^2 IM d30，Ara-C 输注前 6h MTX IV 6000mg/m^2(1h) 1200mg/m^2(23h)，d42 CF 解救 200mg/m^2(1h)； 12mg/m^2(3h×6 剂)；12mg/m^2 q6h	再巩固阶段（4 周） VCR 1.5 mg/(m^2 · d) IV d42，d49 CTX 1000 mg/(m^2 · d) IV d28 TG 60mg/(m^2 · d) PO d28-41 Ara-C 75mg/(m^2 · d) SC/IV d29-32，d36-39 MTX IT d29，d36 L-ASP 6000 U/(m^2 · d) IM d42，d44，d46，d49，d51，d53
维持阶段12周一个循环	CTX 100 mg/m^2 IV d56 VCR 0.75 或 1.5mg/m^2 IV d0、28、56 Pred 40mg/(m^2 · d)，PO d0-4、28-32、56-60 6-MP 75mg/(m^2 · d) PO d0-83 MTX20 mg/m^{2}po d7、14、21、28、35 42、49、56、63、70、77 MTX IT 3、6、8 或 10mg，d0 维持治疗时间：男孩 3 年，女孩 2 年。	中间维持治疗阶段Ⅱ8（周） VCR 1.5 mg/(m^2 · d) IV d0，d10d20，d30，d40 MTX 100 mg/(m^2 · d) IV d0，d10d20，d30，d40 () L-ASP15000 U/(m^2 · d) IM d1，d11，d21，d31，d41 MTX IT d0，d20，d40 强化治疗同上 8（周） 维持治疗 12（周）一个循环 VCR 1.5 mg/(m^2 · d) IVd0，d28，d56 Pred 60 mg/(m^2 · d) PO d0-4，d28-32，d56-60 6-MP 75mg/(m^2 · d) PO d0-83 MTX 20mg/(m^2 · d) PO d7，d14，d21，d28，d35，d42，d49，d56，d63，d70，d77 MTX IT d0（1 岁 8mg，2 岁 10mg，≥3 岁 12mg） 维持治疗时间：男孩 3 年，女孩 2 年。

注：CCG-1883 方案是针对婴儿 ALL 制定的一个化疗方案，使其 4y-EFS 达 39%；中枢神经系统单独复发率 3%，从而说明该方案中鞘注治疗联合大剂量的全身化疗可有效预防 CNS 白血病。CCG-1882 拟定方案是针对对早期化疗不敏感的高危 ALL 制定的，该方案加强了诱导治疗后的化疗强度，使得 5y-EFS 达 75%。

摘自：New England Journal of Medicine 1998；338：1663～1671

Journal of Clinical Oncology 1999；17：445～455

八、中枢神经系统白血病的防治

随着联合化疗方法的不断改进，对小儿急性白血病的治疗已不仅满足于获得完全缓解，更应使病人的缓解时间延长，长期无病生存率乃至治愈率不断提高。ALL 缓解期中枢神经系统白血病（CNSL）的复发常引起骨髓复发，最终导致治疗失败，因此 CNSL 的防治已成为小儿急性白血病尤其是 ALL 患者长期无病生存的关键之一。在未作 CNSL 预防性治疗的年代，CNSL 复发率高达 50%～65%；自 1960 年代后期单用鞘内照射氨甲喋呤（MTX）预防性治疗后下降到 23%左右；1971 年起 Aur 等采用^{60}Co 头颅照射加鞘注 MTX 治疗，CNSL 降至 10%左右；1973 年 Freeman 等采用剂量为 500mg/m^{2}的中剂量 MTX＋四氢叶酸钙（IDMTX＋CF）作为 CNSL 预防性治疗，CNSL 复发率是 20%左右；目前，为了进一步降低 CNSL 发生率，提高长期无病生存率，特别是对高危型 ALL 病人采用强烈的鞘内化疗、多疗程大剂量 MTX（HDMTX＋CF）疗法以及头颅放疗联合鞘内化疗等综合措施，提高了疗效，更加明显地减少了 CNSL 的发生率。现就 CNSL 诊断和防治等有关问题阐述如下。

（一）发生 CNSL 的时间

急性髓细胞白血病（AML）病人的 CNSL 绝大多数发生在白血病进展期，以 M2b 较为多见，特别是疾病的晚期（未经治疗或治疗无效），急性单核细胞白血病在缓解期亦易有 CNSL 复发。ALL 病人的 CNSL 可发生在任何时期，除了在全身广泛浸润时期以外，大多数病人见于完全缓解期维持化疗期间。

（二）CNSL 的诊断

我国 1993 年广西北海会议拟订的 CNSL 诊断标准是，凡有中枢神经系统症状和体征（脑膜刺激征、颅压增高、脑病变和脑神经受累症状等），且能排除其他病因者；脑脊液（CSF）检查白细胞计数＞10×10^6/L，蛋白＞0.45g/L，以及 CSF 离心沉淀涂片中找到≥1 个幼稚淋巴细胞，具备上述任何一项或一项以上表现者均可诊断为 CNSL。1998 年山东荣城会议修订的 CNSL 诊断标准是，治疗前有或无中枢神经系统（CNS）症状或体征，脑脊液（CSF）中白细胞计数＞0.005×10^9/L（5/μL），并且在 CSF 沉淀制片标本中其形态为确定无疑的原、幼淋巴细胞，可以确诊；能排除其他原因引起的 CNS 表现和 CSF 异常，临床可疑 CNSL 者，应暂时按 CNSL 处理，动态观察 CNSL 及 CSF 的变化。没有临床症状和体征者称为亚临床型。

在发生 CNSL 时绝大多数病人的脑电图（EEG）表现为中～高度弥漫性慢波异常，甚至有局灶性分布和痫性放电等异常。因此，在排除其他病因的前提下，虽然无上述诸项确诊指标，EEG 多次检查有中～高度异常者可视为 CNSL 的前驱表现，并应作相应的处理。当 CNSL 有一定范围的颅内浸润时，CT 检查可见局灶性浸润阴影，并可作出精确的定位诊断，但 CT 检查阴性也不能排除颅内浸润的存在。用普通试管离心沉淀 CSF，尽管加小牛血清涂片染色，但离心沉淀常使细胞团缩或白血病细胞形态结构破坏而易被漏检，用 Cytospin 装置作 CSF 涂片检查可获确切的检出率，近来有人作 CSF 铁蛋白测定，发现在 CNSL 时增高。

（三）CNSL 的预防

1. 急性淋巴细胞白血病

鞘注（IT）“三联”［氨甲喋呤（MTX）＋阿糖胞苷（Ara-C）＋地塞米松（Dx）］

在诱导化疗的第 1 周起用 IT“三联”，（剂量见表 10）：于诱导治疗的第 1 天起，此后

d8，d15，d22，诱导期间共 4 次，早期强化治疗末用 1 次。

在高危型 ALL 以及 EEG 中～高度异常者，则诱导治疗期内鞘注 5～6 次为宜。在巩固化疗后随即作进一步强烈的 CNSL 预防性治疗，有下述方案可酌情选择：

(1) 单纯鞘内化疗

若没有条件做头颅照射或大剂量 MTX（HDMTX+CF）治疗，可单纯用“三联”鞘内注射。剂量同前，每 8 周 1 次，直至完成 18～22 次（低、中、高危）为止。

(2) 头颅照射+鞘注化疗

用 ^{60}Co 或直线加速器，总剂量为 12～18Gy，分 10～15 次，每周 5 次于 2～3 周内完成。放疗期间用长春新碱+泼尼松 2 周，每周鞘注“三联”一次。头颅放疗完成后在长期的维持化疗期间，每 3 个月鞘注“三联”1 次。头颅放疗的毒副反应主要是脱发，少数病人有恶心呕吐、厌食反应。<5 岁的患儿放疗后更易因为脑白质变性引起智能发育障碍，故目前多数学者认为只有高危型 ALL 特别是高白细胞性的 T-ALL 宜作头颅放疗，剂量以 12～18Gy 为宜，其他类型尽量不作。

(3) HDMTX+CF

HDMTX+CF（大剂量氨甲蝶呤-四氢叶酸钙）疗法（3g/m^2 或 5g/m^2）于巩固治疗休息 1～3 周后，视血象恢复情况，待白细胞≥3×10^9/L，中性粒细胞（ANC）>1.5×10^9/L 时，肝、肾功能无异常时尽早开始，每 10 天 1 疗程，共 3 个疗程。每疗程 MTX 总量是 3.0g/m^2，1/6 量（不超过 500 mg/次）作为突击量在 30 分钟内快速静脉滴入，余量于 24 小时内均匀滴入。突击量 MTX 滴入后 0.5～2 小时内，行“三联”鞘注 1 次。开始滴注 MTX 36 小时后用甲酰四氢叶酸钙（CF）解救，剂量为 15 mg/m^2，每 6 小时 1 次，首剂静脉注射，以后 q6h，口服或肌注，共 6～8 次。有条件者监测血浆 MTX 浓度，理想的 MTX 血浆浓度是，用 MTX 后的第 44 小时为≤1.0μM，第 68 小时为≤0.1μM（<0.1μM 为无毒性浓度，以调整 CF 应用的次数和剂量（见表8-17～表 8-19）。HDMTX 治疗后 3 天口服碳酸氢钠 1.0g，每日 3 次，或给 5%碳酸氢钠 5 ml/kg 置于水化的液体中 24 小时持续点滴；并在治疗当天用 HDMTX 前和治疗后 3 天每天水化前给 5%碳酸氢钠 5 ml/kg 静滴，使尿保持 pH≥7。用 HDMTX 当天及后 3 天需水化治疗 3,000 ml/（m^2·d）（若 MTX 总量用 5g/m^{2}时，水化量须增大到4,000ml/m^2）。在用 HDMTX 同时，每天用 6-MP 50 mg/m^2，共 7 天。根据疗程中检测 MTX 血浆浓度，设置了预警浓度以调整水化、碱化强度和 CF 解救剂量和时间见表11-19、表 11-20 和表 11-21。

表 11-19　MTX 开始滴入后的正常浓度范围

时间	浓度
23 小时	≤150.0μM
44 小时	≤1.0μM
68 小时	≤0.1μM

表 11-20　根据 MTX 浓度调整 CF 用量

1 [MTX] <5.0μM	具体见表 8-19
[MTX] >5.0μM	1. CF 解救至 [MTX] ≤5.0μM 之后见表 8-19 2. CF= [MTX] ×体重（mg）

表 11－21　44 小时 MTX 浓度小于 5.0μM 时 CF 剂量

即时浓度（μM）	即时 CF 用量（mg）
4～5.0	75
3～4.0	60
2～3.0	45
1～2.0	30
＜1.0	15

在治疗前肝肾功能必须正常，在 3 个疗程后须作全身性早期强化治疗，以免治疗中发生骨髓复发。HDMTX＋CF 疗法的主要毒性有口腔粘膜溃疡、皮疹、食欲不振、腹泻、肝功能损害、短暂的白细胞减少等，亦可引起脑白质变性的远期毒性，治疗中应加强口腔护理，防治粘膜炎。若减毒措施和保肝措施恰当，毒性发生率在 30%左右，一般不影响下一疗程进行。早期强化治疗完成后在维持化疗期间每 3 个月作 HDMTX＋CF 治疗 1 次，低危 ALL 1 次，中危 ALL 2 次，高危 ALL 3 次。

（4）其他措施

有人对预后极差的 1 岁婴儿的急淋白血病和未分化型白血病采用每疗程总剂量为 33，600mg/m^2 的 HDMTX＋CF 治疗，取得较好的疗效。因毒性大未再应用。近来普遍认为 HDMTX＋CF 治疗替代头颅照射预防 CNSL，可取得类似疗效，并避免放射治疗引起的远期毒性（生长发育和智力障碍等）。若已做过头颅放疗，不宜再用 HDMTX 治疗，因为放疗破坏了血脑屏障，将大大增加 HDMTX 对中枢神经系统的毒性，引起脑白质变性。近 6 年我院 ALL-XH-99 方案用 3g/m^2 的 HDMTX＋CF 用于低危 ALL，5g/ m^2 用于中危和高危 ALL 治疗组，原则上不作头颅放疗，CNSL 发生率是 1.3%。

2. 急性髓细胞白血病

多数治疗中心对 AML 不作积极的预防性 CNSL 治疗，因为 AML 在缓解期较少发生 CNSL。我院 230 例 AML，仅 1 例在缓解期内发生 CNSL。故一般在诱导缓解后仅鞘注“三联”2 次。但也有些医院对 AML 也作 CNSL 积极防治（方法同 ALL）。但是对急性单核细胞白血病，也应作积极的预防性治疗，在诱导治疗过程中鞘注“三联”4 次，缓解后每 12 周鞘注“三联”1 次，共 18 次，其具体方法同 ALL。

（四）CNSL 的治疗

1. 三联鞘注化疗

鞘注 MTX＋AraC＋Dx，剂量同 CNSL 预防，第 1 周隔日 1 次，第 2、3 周每周 2 次，第四周 1 次，共 8 次。一般在 2～3 次后即可获得 CNSL 完全缓解。此后每 8～10 周一次，直至全身化疗终止或 CNSL 复发。

2. 放射治疗

鞘注药物 8 次后随即作再诱导化疗，然后进行颅脑放疗加上鞘注“三联”化疗，以往做的脊髓照射因远期毒性太大现已摒弃。颅脑照射总剂量是 24Gy，（近来把剂量减为 18Gy）分 15 次在 3 周内完成。放疗期间鞘注“三联”4 次，从第 2 周起用长春新碱和泼尼松全身化疗，放疗完成后继续维持治疗。

（五）复发性 CNSL 的治疗

发生≥2 次 CNSL 我们称之为复发性 CNSL，其预后不容乐观。上海交大医学院附属新华医院在 1988～1996 年间对 14 例复发性 CNSL 作新的治疗探讨。其中 12 例采用全颅、全脊髓间歇照射联合鞘内化疗，具体做法是全颅 1.5Gy＋脊髓 0.75Gy×3 天，照射的第 1 天鞘内注射"三联"剂量同上。以后每 8 周照射 1 次头颅 1.5Gy，脊髓 0.75Gy，当天作鞘内注射，药物及剂量同前，总照射剂量头颅是 24Gy，脊髓 12Gy，总治疗时间持续 2 年 2 个月。本组患儿中仅 1 例再次（第 3 次）复发 CNSL，他们 CCR3 的中位时间是 35 个月（19～85 个月）。以往仅接受过一次头颅照射者可选择此方案。另 2 例以往已接受过 2 次头颅照射，他们采用的治疗方案是：每 12 周口服一次 CCNU（$130mg/m^2$），每 8 周鞘注"三联"次，药物及剂量同上，该 2 例病人未再发生 CNSL，其 CCR 分别长达 51 个月和 65 个月。在这二种方案执行过程中，全身维持化疗和定期全身强化治疗酌情进行。前一方案无明显不良反应，也无脱发反应，仅在初治时有恶心反应，但远期毒性表现为生长发育障碍。后一方案的主要毒副反应是在服用 CCNU 后 3～4 周有骨髓抑制，有时并发感染和出血，因此在口服 CCNU 后 2 周应停止全身维持化疗，直至骨髓增生和血象恢复正常后再继续原维持治疗。

对多次复发 CNSL 的患儿有作者用脑脊液贮存器（Omaya），定期从 Omaya 中注入化疗药物。也有作异基因骨髓移植，或大剂量 CCNU 联合 VM26 同时作自身骨髓移植治疗，但这二种治疗费用昂贵，有较大风险，难以推广使用。

（六）CNSL 复发的预后

一般单次 CNSL 复发者经积极治疗和预防仍可争取长期无病生存。但多次 CNSL 复发者，二次复发间隔时间常越来越短（即使定期作鞘注药物预防再次复发）。CNSL 复发者至少有 65%的病人在 3 年内引起骨髓复发并导致死亡。通过对 CNSL 增殖动力学的研究，得知 CNSL 时脑脊液中白血病细胞增殖缓慢，很难通过鞘注 AraC、MTX 等药物被完全杀灭，故难以根治。

九、睾丸白血病的诊断和治疗

（一）睾丸白血病（TL）的诊断

单侧或双侧肿大，质地变硬或呈结节状缺乏弹性感，透光试验阴性，睾丸超声波检查可发现非均质性浸润灶，活组织检查可见白血病细胞浸润。

（二）睾丸白血病的治疗

在确诊 TL 后，若是双侧 TL，则作双侧睾丸放疗，总剂量为 24～30Gy；若是单侧 TL，也可作双侧睾丸放疗（因为目前尚无法作单侧睾丸放疗）或病侧睾丸切除，另一侧作活检。在作 TL 治疗的同时继续进行巩固、髓外白血病防治和早期强化治疗。若 CR 后发生 TL 的患儿，先作上述 TL 的治疗，紧接着 VDLDex 和 Vm26＋Ara-C 方案各一个疗程，作全身治疗，以免由 TL 引发骨髓复发。

十、微量残留白血病的检测

白血病微量残留病（minimal residual disease，MRD）是指白血病患者经诱导化疗达到临床完全缓解后体内残留的白血病状态。通常，诊断时 ALL 患者体内的白血病细胞数为 $1\sim4\times10^{12}$（1～4kg），经诱导化疗取得临床完全缓解后，残留的白血病细胞数为 $10^6\sim10^8$（小于 10^9），体内残存的白血病细胞，它是白血病复发的根源。研究表明，在临床诱导缓解治疗结束时，如果 MRD 检测阳性；或是在持续治疗期间，MRD 有逐渐上升趋势，都预示着患者有复发风险。由此可见，一种可靠的 MRD 检测方法的建立必将有助于准确评估病人在缓解期间体内残余白血病细胞的数量，从而有利于对治疗方案的再选择以及预后的判断。由于目前表示微量残留白血病的特异标记及检测技术已能覆盖 98%以上的 ALL 和大部分的 AML，故临床大多用于检测 ALL 和部分 AML 以及 CML 的 MRD。

（一）检测方法

1. 遗传学方法检测 MRD

(1) 常规的细胞遗传学方法

此方法是基于诊断时患儿染色体核型异常来检测 MRD。该方法的主要优点是用常规显带技术中分析中期分裂象，可清晰、直观地识别白血病细胞，特异性强。但操作过程费力，且中期分裂细胞的数量及白血病细胞的增殖率直接影响检出率，个体之间差异也很大。敏感度为 10^{-2}～10^{-1}。

(2) 原位杂交

用于 MRD 检测的主要是荧光原位杂交（fluorescence in situ hybridization，FISH），是应用荧光物质标记在特异染色体上的基因作探针，来识别染色体数目和结构异常的一种方法。优点是提供了分裂间期细胞的信息，提高了低增殖率白血病细胞中异常核型的检出率。但该方法在实际检测过程中受到非整倍体（非白血病细胞）细胞的存在和技术误差的限制，敏感度为 10^{-2}。如将此方法与形态学分析和免疫组织化学技术结合应用可正确区分可疑的原始细胞形态学的特征，提高其结果的准确性。

2. 免疫学方法检测 MRD

免疫学方法主要是依据白血病相关的免疫表型如畸变、异常或异位抗原表达即白血病细胞与正常细胞抗原表达量的差异及白血病细胞的异常抗原表型来检测 MRD。畸变、异常或异位抗原表达常常是由系性交叉抗原表达、抗原表达不同步、抗原过度表达、抗原表达缺乏和/或异位抗原表达引起。由于正常 B 系祖细胞具有与白血病细胞相似的表型，因此该技术的关键是能够正确区分残留的白血病细胞和正常的造血祖细胞。近年来随着流式细胞技术的发展及用 DNA 微阵列识别新的白血病标志 CD58，St. Jude 儿童研究医院已能用多参数流式细胞仪（multiparameter flow cytometry，MP-FCM）检测 90%以上 ALL-MRD。国内上海儿童医学中心徐翀等也通过用 CD38/CD10/CD34/CD19 四色抗体联合标记快速、可靠的区分白血病细胞和正常的造血祖细胞并成功地检测了 100 例以上 B-ALL 患儿的 MRD。

流式细胞仪检测免疫表型标记

(1) B-ALL MRD 监测的细胞标志的选择：

1) 正常 B 细胞的免疫发育过程

进行 MRD 检测的关键在于：要能够准确区分正常的干祖细胞和白血病细胞。

选择用于检测 MRD 的细胞标志的原则是：该细胞标志在白血病细胞中的表达情况（表达的强度、表达的时序、表达的系列来源等）明显不同于正常的 B 淋巴细胞。要把握这一点，首先要了解正常 B 淋巴细胞的抗原表达情况。（见表 11－22）

表 11－22　骨髓正常 B 淋巴细胞的成熟过程

原始幼稚 B 淋巴细胞				成熟 B 淋巴细胞
TdT				
CD34				
CD10(bright)	CD10	CD10	CD10	
CD19	CD19	CD19	CD19	CD19
CD22(dim)	CD22(dim)	CD22(dim)	CD22(dim)	CD22
CD38(bright)	CD38(bright)	CD38(bright)	CD38(bright)	CD38(bright to negative)
		CD20(dim)	CD20	CD20
	cμ	sIg	sIg	sIg
				CD21
最原始 →				完全成熟

dim 指荧光强度弱，说明某抗原在细胞表面表达数量少；bright 指荧光强度强，说明某抗原在细胞表面表达数量多。

摘自：Robert W McKenna，et al. Blood，2001；98：2498-2507

由上表可知，CD19 是贯穿于整个 B 淋巴细胞分化成熟过程的一个“全 B”抗原。CD34 和末端脱氧核苷酸转移酶（TdT）只在 B 淋巴细胞最原始状态时表达。CD22 分子在每个 B 细胞表面的表达数量/表达密度是随着细胞的分化成熟过程而增加的；CD20 与 CD22 的表达相似，也是随着细胞的成熟，在细胞表面的表达数量逐渐增多，但 CD20 出现于 B 细胞发育过程的中期。CD38 和 CD10 与 CD22 的表达情况相反。在 B 细胞最早期的时候，每个细胞表面 CD38 和 CD10 分子的表达数量最多，而随着细胞的分化、发育，CD38 和 CD10 在细胞表面的表达数量逐渐减少。但 CD10 在 B 细胞达到成熟时就消失了。胞浆免疫球蛋白重链（cytoplasmicμ，cμ）在 B 细胞发育中期，CD34 消失后才出现，再以后则出现膜表面免疫球蛋白（surface immunoglobulin，sIg）。CD21 只出现于成熟 B 细胞。

2）可用于 B 系-ALL 的 MRD 检测的细胞标志分类

①在正常早期 B 淋巴细胞中极少表达的其他系列的抗原

如 CD13、CD38、CD15、CD65 和 CD56（质的差异）CD13、CD33 和 CD15 这些抗原主要表达在髓系细胞表面；CD65 抗原的分子结构和抗 CD15 抗体所识别的糖链结构极为相似，表达于粒系和单核系细胞表面；CD56 抗原主要表达于外周血淋巴细胞中的一群介导非主要组织相容性复合物限制的细胞毒性细胞亚群——自然杀伤细胞（natural killer cells，NK cells）。另外，在 NK-T 细胞上也有表达。NK-T 细胞以 CD3＋CD56＋为特征区别于 NK 细胞（CD3-CD56＋），由于其在肿瘤免疫方面具有重要作用，目前在国际上备受关注。这些抗原在正常的早期 B 淋巴细胞上无表达。如果 B-ALL 细胞表达上述抗原中的一种，即表明该白血病细胞上此抗原的表达与正常 B 淋巴细胞有质的差异，从而利用该抗原可以明显区分正常 B 系淋巴细胞和白血病细胞，可以作为 MRD 监测的十分有用的指标。

②表达时相混乱的抗原（asynchronous）

如 CD21/CD34 和 cμ/CD34（质的差异）在正常的 B 淋巴细胞中，其分化抗原都是与细胞的分化、发育及成熟不断发生改变，与细胞的分化程度相关（见图 11－1）。CD21 抗原属于补体调节蛋白基因家族的成员，它是补体成分 C3d 以及 EB 病毒的受体，只在成熟 B 淋巴细胞表面表达。cμ 出现于 B 细胞发育中期，CD34 消失以后。如果 CD21 或 cμ 与 CD34 同时阳性，则反映了白血病细胞抗原表达的时相混乱，与正常的 B 细胞有着质的差异。因此，CD21/CD34 和 cμ/CD34 也可以作为 MRD 监测的可选指标。

③过强表达或过弱表达的抗原（overexpress or underexpress）

过强表达：CD19，CD10，CD34，CD58，TdT

过弱表达：CD38，CD45

这些抗原虽然在白血病细胞和正常 B 细胞都有表达，但是它们在表达数量上可有明显差异。在白血病细胞表面，CD19、CD10 和 CD34 等的表达强度常比正常的 B 祖细胞高 10 倍；另外，CD38 和 CD45 的表达强度却常明显弱于正常的 B 祖细胞。因此，利用某些抗原表达强度这一特性也可明确区分 B 系淋巴细胞和正常 B 祖细胞。

④与染色体异常的相关抗原

现已有两种针对于染色体异常相关抗原的单抗得到应用。一种是“7.1”单抗，与人细胞上与大鼠硫酸软骨素粘蛋白互为同源物的分子反应，可以特异识别具有 11q23 染色体异常的白血病细胞。另外一种称为“KOR-SA3544”的单抗，可以特异识别具有 t(9;22)染色体异常，即 BCR-ABL 融合基因的白血病性淋巴细胞。

正常的干祖细胞和白血病细胞抗原表达的差异可以是性质上的，也可以是数量上的，或两者兼而有之。（表 11－23）比如 CD34/CD19/CD21 主要表达在 B 系 ALL 上，而 CD34/

CD56 主要表达在一些 AML 中。这些抗原在正常细胞偶然也能表达，但抗原表达量要比白血病细胞低得多。CD3/TdT 这个抗原组合在大多数 T-ALL 细胞中表达，而且目前还没有发现表达在正常骨髓细胞上。抗原表达数量上的差异同样可用于区别白血病细胞和表型相似的正常的细胞亚群，如在 B 系 ALL 中的一些病例中，CD19、CD10 和 CD34 的表达比正常 B 祖细胞要高 10 倍，CD45、CD38 的弱表达同样也是某些 B 系 ALL 的异常表现。因此，我们在分析所选抗体组合的点图时，应尽量注意正常细胞表达的空白区域。这些区域出现的细胞为白血病细胞，并可预示残留白血病。图 8－8～8－14 显示上海儿童医学中心检测 MDR 的图像。

表 11－23　用于 ALL-MRD 检测的免疫表型组合

ALL 系列	白血病相关的差异	免疫表型组合	发生频率（%）[b]
B-系列	最高程度量的差异	CD19/CD34/CD10/TdT	30～50
		CD19/CD34/CD10/CD22	20～30
		CD19/CD34/CD10/CD38	30～50
		CD19/CD34/CD10/CD45	30～50
	最高程度质的差异	CD19/CD34/CD10/CD13	10～20
		CD19/CD34/CD10/CD15	5～10
		CD19/CD34/CD10/CD33	5～10
		CD19/CD34/CD10/CD65	5～10
		CD19/CD34/CD10/CD21	5～10
		CD19/CD34/CD10/CD56	5～10
		CD19/CD34/CD10/ KORSA 3544	10～20
		CD19/CD34/TdT/ cytoplasmicμ	10～20
		CD19/7.1	3～5
		CD19/p53	3～5
T-系列	质的差异	TdT/CD3	90～95
		CD34/CD3	30～50

摘自：Dario Campana，et al. Cytometry，1999；38：139-152

3）T-ALL MRD 检测的细胞标志选择

在所有的 T-ALL 病人中，联合使用 TdT 和 T 系抗原如 CD3 和 CD5 等的单抗可以得到较多的信息。而对于 TdT 弱表达或阴性的病例，如 CD34 阳性，则可用 CD34 来代替 TdT。此外，还可以用 T-ALL 白血病细胞不表达但在其他正常的 TdT 阳性骨髓细胞上高表达的抗原如 CD19 和 MHC-Ⅱ类抗原 HLA-DR，来帮助区分正常的细胞和白血病性细胞。可用 CD34 来代替 TdT。此外，还可以用 T-ALL 白血病细胞不表达但在其他正常的 TdT 阳性骨髓细胞上高表达的抗原如 CD19 和 MHC-Ⅱ类抗原 HLA-DR，来帮助区分正常的细胞和白血病性细胞。

4）关于 AML 的 MRD 检测

一般选用在白血病细胞和正常细胞表达强度有明显差异的指标。但各实验室的方案不尽相同，至今还没有很成熟的检测方法。

3. PCR 检测 MRD

PCR 技术主要通过检测肿瘤特异序列包括白血病细胞特殊的抗原受体基因重排及染色

体易位、融合基因来检测 MRD。

(1) 靶分子

1) 免疫球蛋白和 T 细胞受体基因重排接合部

在造血干细胞向淋巴细胞分化过程中，免疫球蛋白（Immunoglobulin，Ig）和 T 细胞受体（T Cell Receptor，TCR）基因的可变区（V）和结合区（J）基因会发生重排。这样每个淋巴细胞就有一个特异的 V-（D）-J 组合编码 Ig 或 TCR 分子的可变区。在 V（D）J 基因接合部 DNA 片断的随机丢失及末端脱氧核糖核酸转移酶介导的 N 区插入会导致 Ig 或 TCR 分子基因接合部序列改变，因此，接合部序列是多种多样的，可作为肿瘤特异性的标志。通常 TCR 基因重排不仅见于 T-ALL，亦见于 B 系-ALL。IgH、TCRδ、TCRγ、TCRβ 在 B 系-ALL 的表达率分别为 95%、84%、55%和 33%，而在 T-ALL 的表达率则分别为 14%、68%、91%和 89%，两系相合和系不相关重排可见于几乎所有 ALL。

2) 染色体易位和相应的融合基因

用染色体畸变作为特异靶基因进行 PCR-MRD 分析的优点是它在疾病发展过程中比较稳定。但是大部分急性白血病尚未发现有断裂点很明确的染色体易位，所以本法只能应用于 40%的 ALL。

(2) 定量 PCR 检测 MRD

目前所用的基于 PCR 的定量方法有杂交、极限稀释和竞争—PCR。这些方法均是对 PCR 终末产物的分析，不够精确，而且要求多步 PCR，既增加污染机会，又费时耗力，临床常规应用受限。实时定量 PCR（Real-time Quantitative PCR，RQ-PCR）在每个循环后自动测定 PCR 产物量，不需 PCR 后处理步骤，其敏感性可与点杂交相比。St Jude 儿童研究医院用 RQ-PCR 和极限稀释法同时检测了 8 例 T-ALL TAL-1 缺失的 MRD，发现两种方法有很好的一致性（$r^2=0.926$）。

(3) PCR-MRD 的假阳性和假阴性

PCR 技术能够以极少量样品中的 DNA 作为模板，进行大量扩增。其处理过程任何一步的污染都可造成假阳性结果，因此要严格设置对照。PCR 检测 MRD 为阴性，可能为病人体内白血病细胞低于所能检测的最低水平，但亦有可能为假阴性。常见的原因有技术问题如试剂降解、引物不特异以及寡克隆、克隆演化形成。Li 检测了 18 例复发的前 B-ALL 病人，重排形式改变的有 14 例（78%），推测其机制可能为①通过 V_H加到先前存在的 D-J_H复合物的 IgH 基因继续重排；②V_H-V_H基因替换；③N 序列被加或排除在 V_H-N-D_H接合部的“开”、“关”机制；④新克隆/亚克隆的产生。因此，要避免假阴性必须选择多基因靶点扩增。

目前用于 MRD 检测的方法虽然很多，但各有其优、缺点，不都适用于所有 ALL 患者。St. Jude 儿童研究医院用 PCR 和 MP-FCM 方法同时检测了 62 例 B 系-ALL 临床缓解病人的骨髓标本，证明抗原受体基因重排的 PCR 与 MP-FCM 检测抗原异常表型有很好的一致性，同时应用可检测几乎所有 ALL-MRD，减少假阴性结果的发生。

目前 MRD 检测作为 ALL 临床常规应用存在的问题：① 费用 Goulden 统计了用于儿童 ALL-MRD 研究的三种方法的花费，RQ-PCR＞MP-FCM＞FISH。用 RQ-PCR 方法检测初诊及三次随访标本费用为 2300 欧元，用 MP-FCM 则为 1100 欧元。费用是限制 MRD 常规临床应用的问题之一。② 尚缺乏外周血与骨髓标本 MRD 检测比较的前瞻性研究 儿童骨髓穿刺有一定困难，存在稀释等问题，能否用外周血代替骨髓检测尚需进一步研究。最近，Coustan-smith 用 MP-FCM 的方法研究了 226 例 ALL 患儿 718 对 BM 和外周血标本，结果显示：在 T-ALL，BM 和外周血 MRD 有很好的一致性；而在 B 系 ALL，BM-MRD 检出率远高于外周血。提示外周血 MRD 是依赖于白血病细胞特殊的生物特征而不是打破了血-骨髓屏障。外周血可用于检测骨穿困难的 T-ALL 患儿的 MRD，而在 B 系 ALL 外周血检出 MRD 则与复发明显相关。

新华医院在 1990 年 1 月到 1994 年 6 月共收集到 65 例 ALL 患者的骨髓标本，其中 B-ALL 53 例，T-ALL 12 例。作 PCR 扩增检测抗原受体基因重排。根据抗原受体基因重排的 Southern 杂交结果，选择相应重排类型的扩增引物进行 PCR 反应。在 53 例 B-ALL 初发标本中，对其中 30 例进行了 TCRγ 基因重排的检测，结果 16 例（53%）出现 $V\gamma_1$-$J\gamma_1$ 重排，其中 2 例呈 TCRγ 双等位基因重排。最常使用的 Vγ 片段为 VγⅠ家系（Vγ1～8）其次为 Vγ9、Vγ11。对 46 例患者进行了 TCRδ 基因重排检测，18 例（40%）出现 Vδ2-Dδ3 重排，其中 4 例为 Vδ2-Dδ3 双等位基因重排，3 例为 Vδ2-Dδ3 伴 Dδ2-Dδ3 重排，1 例患者出现 Vδ1-Jδ1 重排。对 25 例患者进行 IgH 基因重排检测，23 例（92%）出现一条或两条以上的 IgH 等位基因重排，另 2 例发生缺失。在 12 例 T-ALL 中，TCRγ 以及 TCRδ 基因的 Vδ1-Jδ1 重排分别为 8 例（66%）和 5 例（41%）。再作 DNA 顺序分析。我们共测定了 22 例 TCRγ，18 例 TCRδ，2 例 IgH 基因重排标本的 V-（D）-J 结合部顺序（N 顺序）。结果显示每例抗原受体基因 N 顺序都不相同，即高度变化的结合部顺序对每一个白血病克隆都是特异的，其高度特异性是由于富含 GC 的非模板碱基顺序插入；高度变异的 V 区 3’，D 区两端和 J 区 5’碱基缺失以及未发生缺失的编码顺序端单个或双个“P”核苷酸的非随机插入等造成。根据这些 N 顺序，我们设计合成了 19 个白血病克隆特异的寡核苷酸探针（表 11－24），用于 MRD 检测。最后作杂交反应。将患者初发期 DNA 以 1μg 为起点，1∶10 逐级稀释，并以正常个体外周血 DNA 补充所减少的模板量，按同样方法进行 PCR。结果显示，以 TCRδ 基因中 Vδ1-Dδ1 重排为标记的患者敏感度为 10^{-5}，以 Vδ2-Dδ3 和 Dδ2-Dδ3 不完全性重排及 TCRγ 基因重排为标记的患者为 10^{-3}～10^{-4}，2 例为 10^{-2}，以 IgH 基因重排为标记的敏感度为 10^{-4}。

表 11－24　在 ALL 用于 PCR 检测的免疫球蛋白（IG）和 T 细胞受体（TCR）基因重排结合部及其发生频率

IG/TCR 基因重排	B-系列 ALL（%）	T-ALL（%）
IGH		
V_H-D_H-J_H	85	—
IGK（Kde）		
Intron-Kde[b]	25	0
Vκ-Kde[b]	（～45%）	0
Total IGK-Kde	50	0
TCRG		
VγJγ	55	90
TCRD		
Vδ2-Dδ3 or Dδ2-Dδ3	40	5
Dδ2-Jδ1 or Vδ-Dδ-Jδ1	0	50～55
Total TCRD	40	55
至少一个 PCR 靶点	95	＞95
至少二个 PCR 靶点	90	90
至少三个 PCR 靶点	65	50

[a] J. J. M. Van Dongen et al，未发表的结果 [b]通过称为内含子——Kde 重排的“Kde 重排”能检测 Cκ 基因区以及通过 Vκ-Kde 重排能检测 Jκ 和 Cκ 基因区

摘自：Childhood Leukemias edited by Ching-Hong Pui Cambridge University press 1999 pp413-439

(4) ALL特异性融合基因产物

几乎所有ALL都伴有染色体易位、基因重排、缺失和突变，这为MRD检测提供了高度特异的分子标记。但由于PCR介导的MRD检测要求PCR产物长度不超过2kb，因而只有那些融合基因断裂点聚集在非常小的区域（<2kb）的染色体易位才适合作MRD检测的靶基因（表11-25）；此外，ALL是一种高度异质性疾病，这亦限制了某一种肿瘤标记检测MRD的应用范围。

表11-25 PCR分析染色体异常的分子靶点（融合基因—肿瘤特异标记）

染色体异常	PCR的分子靶点	发生频率(%)[a]
T-ALL		
—	TAL(DNA) or SIL-TAL1 (RNA)	15-25
t(11;14) (p13;q11)	RHOM2-TCRD (DNA)	7
t(10;14) (q24;q11)	HOX11-TCRD (or TCRA) (DNA)	4
t(1;14) (p32;q11)	TAL1-TCRD (or TCRA) (DNA)	3
B-lineage ALL		
t(12;21) (p12-13;q22)	TEL-AML1 (RNA)	25
t(1;19) (q23;p13.3)	E2A-PBX1 (RNA)	6
t(9;22) (p34;q11)	BCR-ABL (RNA)	儿童5%～8%，成人25%
t(4;11) (q21;q23)	MLL-AF4 (RNA)	2 婴幼儿10%
t(8;14) (q24;q32.3)	MYC-IGH (DNA)	2
t(5;14) (q31;q32)	IL3-IGH (DNA)	<1
t(11;19) (q23;p13)	MLL-ENL (RNA)	<1，婴儿2%
t(9;11) (p21-22;q23)	MLL-AF9 (RNA)	<1
t(17;19) (q22;p13)	E2A-HLF (RNA)	<1
AML		
t(8;21) (q22;q22)	AML1-ETO (RNA)	8～15
t(15;17) (q21;q21)	PML-RARA (RNA)	7～20
Inv (16) (p13q22)/t(16;16)	CBFB-MYH11 (RNA)	7～12
t(9;11) (q21-22;q23)	MLL-AF9 (RNA)	7～10
t(3;5) (q25;q34)	NPM-MLT1 (RNA)	1
t(9;22) (q34;q11)	BCR-ABL (RNA)	<1
t(6;9) (p23;q34)	DEK-CAN (RNA)	<1
t(16;21) (p11;q22)	FUS-ERG (RNA or DNA)	<1
t(7;11) (p15;p15)	NUP98-HOXA9 (RNA)	<1
t(8;16) (p11;p13)	MOZ-CBP (RNA)	<1
CML		
t(9;22) (q34;q11)	BCR-ABL (RNA)	95

摘自：Childhood Leukemias edited by Ching-Hong Pui Cambridge University press 1999 pp413-439

我们用 RT-PCR 检测 SIL-TAL-1、BCR-ABL、AF4-MLL、AF9-MLL 和 ENL-MLL 融合基因，在 16 例患者中检测到肿瘤融合基因标记，其中 4 例 T-ALL 为 SIL-TAL-1；8 例、3 例和 1 例 B-ALL 分别为 BCR-ABL、MLL-AF4 或 HRX-ENL 融合基因转录本。以 SIL-TAL-1、BCR-ABL 和 MLL-AF4、MLL-ENL 融合基因为标记的患者敏感度为 10^{-4}～10^{-6}。联合使用上述克隆和肿瘤特异标记，共能覆盖本组中 96％的患者。CR 后定期（6 个月）或不定期采取骨髓液 5ml 冻藏作 MRD 检测。对其中有 3 次或 3 次以上复查骨髓随访标本的 23 例作 MRD 跟踪检测随访时间 10～54 个月。检测 MRD 的灵敏度，用 TCRγ、TCRδ、IgH 基因作标志者分别是 10^{-2}～10^{-4}，10^{-3}～10^{-5} 和 10^{-4}；用 SIL-TAL-1、bcr/abl 和 HRX 基因关相的融合基因作标志者分别是 10^{-5}，10^{-6} 和 10^{-4}。

（二）MRD 检测在急性白血病治疗中的意义

1. MRD 检测的临床意义

（1）评估早期治疗效应

早期治疗反应是儿童 ALL 最重要的预后因素。1980 年代初，主要以形态学评估治疗反应。美国儿童肿瘤治疗组（CCG）用诱导缓解治疗第 14 天骨髓的幼稚淋巴细胞的比例将病人分为 M1（幼稚细胞＜5％）、M2（幼稚细胞 5％～25％）和 M3（幼稚细胞＞25％），由于按此标准 90％的病人被定为 M1，CCG 研究者后来以诱导治疗第 7 天的骨髓结果分类。BFM 协作组则以 7 天强的松治疗反应和一次氨甲蝶呤鞘注后外周血幼稚细胞计数评价早期治疗反应，将外周血幼稚细胞≥1000/μL 定为强的松不良反应（prednisone poor responders，PPR），反之为强的松良好反应（PGR）。St Jude 研究小组用强的松、长春新碱、柔红霉素及 L-Asp 联合治疗 7 天外周血幼稚细胞计数作为评估标准。但是 Brisco 等比较了三种（形态学、单抗及 PCR）检测 MRD 的方法，发现第 14 天 BM 原始细胞≤5％的阳性预测值为 75％，对 BM 复发识别的敏感度只有 30％，因此提出了单纯以形态学评估早期治疗反应是不精确的。检测抗原受体基因重排的 PCR 和检测异常免疫表型的 MP-FCM 联用，可检测儿乎所有 ALL 的 MRD，界定了儿童 ALL“分子”或“免疫”缓解的标准即在诱导缓解治疗结束时，骨髓中白血病细胞＜0.01％。诱导治疗结束时 MRD 检查为阴性，提示预后良好，而此时 MRD≥10^{-3}，相当于诱导失败。Panzer-grumayer 用 PCR 方法检测了 68 例经诱导治疗后形态学缓解的 ALL 患儿第 15 天的骨髓，MRD 水平分为≥10^{-2}、10^{-3} 和≤10^{-4}。基于第 15 天骨髓 MRD 将病人分为两组：一组为第 15 天 BM-MRD≤10^{-4}，其 5 年 RFS 为 100％；另一组为 MRD≥10^{-2} 或 10^{-3}，这部分病人中，部分持续缓解，部分复发。St Jude 儿童研究医院则用四色 MP-FCM 检测了诱导治疗第 19 天 BM-MRD，结论与 Panzer-grumayer 相似。有 46％的病人此时 MRD（10^{-4}，5 年 CCR 达 95％；如此时 MRD ≥10^{-4}，5 年累计复发危险 32.2％±6.5％。因此，诱导治疗第 15 天或第 19 天的 MRD 可识别出 MRD 迅速清除、预后良好、不需强烈化疗的患者，有利于个体化治疗。

（2）基于 MRD 行危险度再分型进行个体化治疗

目前危险度主要是依据临床及生物学特征进行分类包括初发时患儿的年龄、外周血白细胞计数、染色体异常核型及易位、融合基因等。基于初发时患儿的年龄、外周血白细胞计数的危险度分类对 B 系-ALL 可以可靠地预测复发风险，但却不适用于 T-ALL。按此标准分类的病人中约 1/3 标危病人会复发，而且此标准无法区别高危病人需异基因造血干细胞移植还是仅通过用强化疗就能成功治愈。

BFM 协作组在进行了大规模的前瞻性 MRD 研究后，提出了基于 MRD 的危险度分类。他们用 PCR 方法动态检测了 240 例 ALL 患儿治疗期间和治疗后的 9 个时间点的 MRD，结果显示：所有选取时间点的 MRD 结果以最初的两个时间点即诱导治疗结束时（T1）和巩固治疗前（T2）最有意义。并基于 MRD 水平将病人分成三组：低危（LR）组——T1、T2 两个时间点 MRD 均阴性；高危（HR）组——T1、T2 两个时间点 MRD 均$\geqslant 10^{-3}$；界于两者之间为中危（IR）组，其相对应的 3 年复发率为 2%、75%和 23%。根据此结果认为：T1 的 MRD 可识别低危病人，T2 的 MRD 对识别高危病人有效，T5（一年）MRD 可提供中危病人的预后。对 MRD-LR（低危）病人应降低治疗强度，而对 MRD-HR（低危）病人应制定更强的治疗方案包括骨髓和造血干细胞移植。之后，他们又动态检测了 71 例 T-ALL 及 210 例 B 系-ALL 患儿的 MRD，认为在最初的 5 个时间点，MRD 水平在 T-ALL 患儿明显高于 B 系-ALL；基于 MRD 分类的低危组 T-ALL5 年 EFS 为 98%；而高危组病人，5 年 EFS T-ALL 为 0%，B 系-ALL 为 25%，提示基于 MRD 的危险度分类对 T-ALL 有更明显的预后意义，且发现 T3（再诱导）、T4（维持治疗开始）的 MRD 水平对中危 T-ALL 有明显的意义，而对 B 系-ALL 价值不大。BFM-AIEOP 2000 已将 MRD 评价用于危险度分类，认为第 5 周和第 12 周，MRD 均阴性为标危，这两个时间点 MRD 均$\geqslant 10^{-3}$，以及 ph（+），t(4;11)或诱导失败为高危，其余病例则为中危。St. Jude 儿童研究医院也将第 15 天、第 42 天及诱导治疗 4 个月的 MRD 纳入了危险度分类标准，并依据分类系统制定个体化治疗方案。总之，在诱导治疗仅两周时，约一半病人 MRD 为阴性，这部分病人有相当好的预后；而另一部分病人则需观察诱导治疗结束时及巩固治疗前的 MRD，据此 MRD 将病人分为不同的危险度，评价预后进行分层治疗。虽然大部分患儿 MRD 在诱导治疗一年后会转阴，但顾龙君等人随访了 23 例中国 ALL 儿童的 MRD，其中有一例 CCR 患儿，MRD 低水平存在 4 年。同样的结果在其他人研究中也发现，机制尚不清楚。

(3) 评估造血干细胞移植后复发的风险

骨髓移植是最强烈的、昂贵的和危险的治疗 ALL 的方法。最近，Bader 用 PCR 方法对 51 例接受干细胞移植的病人进行了回顾性研究，所有病人在移植前均处于缓解状态，其中 8 例 CR1、32 例 CR2、5 例 CR3；MRD 检测结果为 17 例在高水平，10 例在低水平，14 例为阴性，其相对应的 5 年 EFS 为 28%、48%、78%。提示移植前 MRD 的负荷和移植后的复发有明显的相关性，骨髓移植前应常规检测 MRD。

总之，通过检测 ALL 患儿 MRD，可揭示其在体内的变化规律，评估早期治疗反应，对早期复发进行预测，及时调整治疗方案，实施个体化治疗，从而延长病人的无病生存期，并减少不必要的化疗所带来的痛苦。

表 11－26　MRD 的检测在急性白血病临床治疗中的应用

检测的时段	检测的目的
诱导缓解期间	检测对治疗的早期反应
诱导缓解结束，缓解后治疗早期	对于高危复发患者的判别
治疗的整个期间	检测即将发生的复发
治疗的整个期间	检测髓外（如中枢神经系统）白血病细胞的存在
造血干细胞移植前	评估造血干细胞移植后复发的风险

2. 白血病 MRD 检测的临床评价

MRD 检测通常较形态学方法提前 3～6 个月预示复发，在诱导治疗结束时，MRD 呈显著高水平阳性，提示治疗过程中可能复发。根据我们研究的结果认为：绝大多数 MRD 持续阴性者得以长期无病生存，持续阳性或由阴转阳者在2～11个月内复发导致死亡，加强强烈化疗将可能提前使MRD转阴，持续低水平阳性者，属长期带瘤生存，延长化疗并强化治疗后可能转阴并获长期无病生存。用不同的基因特异标志检测MRD可以有不尽一致的结果。

十一、并发症防治和支持疗法

（一）并发症的防治

患儿在住院期间，每天观察并记录体征变化和每2～3天查全血常规观察，尤其是诱导缓解治疗过程中，经历强烈的细胞毒作用后必然发生严重的骨髓抑制阶段，原则上不管白细胞计数低下的情况，按方案完成治疗，但在发生严重感染时终止或延迟化疗，在骨髓抑制阶段可用静脉丙球、G-CSF预防感染，输注红细胞纠正严重贫血，输注单采血小板防止血小板计数过低（$<20\times10^9/L$）导致严重出血，尤其是防止颅内出血。治疗中患儿饮食减少时注意补液和静脉营养，维持氮平衡和水电介质、酸碱平衡。感染时大力积极用足量、足疗程有效抗生素控制感染。有肝功能损害时加用护肝药物。住院病人必须加强管理，防止发生院内交叉感染。

（二）支持治疗及积极防治感染的要点

1. 尽可能清除急、慢性感染灶。对怀疑似结核病者需用抗痨等保护性治疗。

2. 加强营养，不能进食或进食极少者可用静脉营养；加强口腔、皮肤和肛周的清洁护理；加强保护隔离。预防和避免院内交叉感染。

3. 强烈化疗期间可酌情给予成分输血，输注少浆红细胞悬液或单采血小板悬液；有条件者还可预防性地用静脉丙种球蛋白输注；还可酌情应用粒细胞集落刺激因子（G-CSF或GM-CSF）等。

4. 预防性应用SMZco 25mg/(kg·d)，每周连用3天，预防卡氏囊虫感染。并积极治疗细菌、病毒、深部真菌及卡氏肺囊虫性肺炎等感染。

5. 预防高尿酸血症，在诱导化疗期充分水化及碱化尿液，并同时服用别嘌呤醇200～300mg/(m^2·d)，共7～10天。

（三）化疗注意事项

1. 每一个疗程化疗完成后，一旦血象恢复（$WBC\geqslant3\times10^9/L$，$ANC>1.5\times10^9/L$），肝肾功能无异常，须及时作下一阶段化疗，尽量缩短二个疗程之间间隙时间（一般是2～3周）。

2. 在每一化疗疗程中，一旦疗程未完成或出现WBC低下，尤其是诱导过程中出现骨髓抑制时，不能轻易终止化疗，应该作积极支持治疗的同时，继续完成化疗。

3. 维持化疗期间，尤其是维持化疗早期，应根据WBC控制在$3\times10^9/L$，ANC $1\sim1.5\times10^9/L$，及时调整MTX和6-MP的剂量；若WBC始终高于$4\times10^9/L$，不能下降者，易复发；若ANC过早或长时间$<1\times10^9/L$，则易发生严重感染。

4. 在化疗过程中，一旦出现严重感染，应减缓或暂时中断化疗，待积极控制感染后继续尽快完成化疗。

5. 遇严重出血时，及时大力止血，注意防治DIC，血小板极低（$<20\times10^9/L$）时，及时输注足量单采血小板悬液，以免发生致死性颅内出血。

6. 每一疗程前后尤其是使用HDMTX和HD-Ara-C治疗时，必须检查肝肾功能。肝肾功能异常时，须及时积极治疗，以期尽早恢复。

7. 在缓解后治疗过程中，如遇不能用化疗、感染解释的不明原因的白细胞和/或血小板低下，并迟迟不能恢复者，要警惕早期复发，应及时作骨髓涂片检查，追查原因。不能盲目等待延长休疗时间。

8. 用DNR前后必须作心电图检查，注意维护心功能正常，以预防不可逆的心肌毒副作用，须密切注意DNR累积量不宜超过180mg/m^2；小于2岁不能超过160mg/m^2。CTX累计剂量最好不大于20g/m^2，以预防继发性肿瘤和影响生育功能。

（四）出院后随访

1. 根据患儿出院时所处的治疗阶段，详细向病人交代下一次入院或门诊治疗的治疗计划及治疗方案。

2. 休疗阶段必须防止感染，以利于下一阶段按时进行治疗。定期（每周一次）复查血象；每半年或按需作骨髓象复查；根据化疗需要每一疗程前后必须复查肝肾功能。

3. 根据病儿居住地和病情需要，1周～3个月必须门诊复查随访，尤其是ALL维持治疗的第一个月，最好每周门诊随访一次，调整MTX和6-MP的剂量。每3个月必须鞘注“三联”一次（或HDMTX＋CF治疗中的鞘注化疗）。

（顾龙君）

参考文献

1. Pui CH. Recent advance in the biology and treatment of childhood acute lymphoblastic leukemia. Curr Opin Hematol，1998，5：292-301
2. Pui CH，Dario Campana，William E Evans. Childhood acute lymphoblastic leukemia—current status and future perspectives. Lancet Oncol，2001，2：597-607
3. Bennett JM，Catovsky D，Daniel MT，et al. Proposal for the classification of the acute leukaemia. French-American-British cooperative group. Br J Haematol，1976，33：451-458
4. Parkin DM，Stiller CA，Draper，et al. International incidence of childhood cancer. Lyon，France：International Agency for Research on Cancer，1988.（IARC scientific publication No 87）
5. Tayor GM，Birch JM. The hereditary basis of human leukemia. In：Henderson ES，Lister TA，Greaves MF，eds. Leukemia. 6th ed. Philadelphia：WB Saunders，1996. 210-245
6. Borowitz Mj，Guenther KL，Shults KE，et al. Immunophenotyping of acute leukemia by flow cytometric analysis. Use of CD45 and right-angle light scatter to gate on leukemia blasts in three-color analysis. Am J Clin Pathol，1993，100：534-540
7. Coustan-Smith E，Behm FG，Sanchez J，et al. Immunologic detection of minimal residual disease in children with acute lymphoblastic leukemia. Lancet，1998，351：550-554
8. Rubnitz JE，Thomas Look A. Molecular basis of leukemogenesis. Curr Opin Hematol，1998，5：264-270
9. Pui CH，Boyett JM，Hancock ML，et al. Outcome of treatment for childhood cancer in black as compared with white children：The St. Jude Children's Research Hospital Experience，1962 through 1992. JAMA，1995，273：633-637
10. Bhatia S，Sather H，Zhang J，et al. Ethnicity and survival following childhood acute lymphoblastic leukemia（ALL）：Follow-up of the Children's Cancer Group（CCG）Cohort. Proc Amer Assoc Clin Oncol，1999，18：568a
11. Galpin AJ，Schuetz JD，Masson E，et al. Differences in folylpolyglumatate synthetase and dihydrofolate reductase expression in human B-Lineage versus T-Lineage leukemia lymphoblastic：mechanisms for lineage differences in methotrexate polylglutamylation and cytotoxicity. Mol Pharmacol，1997，52：155-163
12. 顾龙君，陈赛娟，钱珠兹等. 小儿急性淋巴细胞白血病的生物学多因素研究. 中华儿科杂志，1993，

31：262
13. Lin AP，Kaminski DL，Rasmussen A. Substrates of human hepatic cytochrome P450 3A4. Toxicology，1995，104：1-8
14. Lange BJ，Sather H，Weetman R，et al. Double delayed intensification improves outcome in moderate risk pediatric acute lymphoblastic leukemia（ALL）：A Children's Cancer Group Study，CCG-1891. Blood，1997，90：559a
15. Pinkel D. Selecting treatment for children with acute lymphoblastic leukemia. J Clin Oncol，1996，14：4-6
16. Reiter A，Schrappe M，Ludwig WD，et al. Chemotherapy in 998 unselected childhood acute lymphoblastic leukemia patients：results and conclusions of the multicenter trial ALL-BFM 86. Blood，1994，84：3122-3127
17. Pui C H. Acute lymphobastic leukemia. In：Pui CH ed. Childhood Leukemia. Cambridge：Cambridge Univeristy Press，1999；322-335
18. Stanulla M，Schrappe M，Brechlin AM，et al. Polymorphisms within glutathione S-transferase genes（GSTM1，GSTT1，GSTP1）and risk of relapse in childhood B-cell precursor acute lymphoblastic leukemia：a case-control study. Blood，2000，95：1222-1228
19. Rivera GK，Pinkel D，Simone JV，et al. Treatment of acute lymphoblastic leukemia：30 years' experience at St. Jude Children's Research Hospital. J Clin Oncol，1993，329：1289-1295
20. Hiddemann W，Womann B，Ritter J，et al. Frequency and clinical significance of DNA aneuploidy in the BFM trials. Rec Res Cancer Res，1993，131：123-132
21. 顾龙君，应大明，顾梅榆等. 儿童急性淋巴细胞白血病长期无病生存与治疗积分的关系．中华儿科杂志，1989，27：281-284
22. 顾龙君，姚慧玉，薛惠良等儿童急性淋巴细胞白血病早期连续强烈化疗：新华（XH）－88 方案 57 例疗效分析. 中华血液学杂志，1994，15：76
23. 顾龙君，孙桂香，卢新天等. 儿童急性淋巴细胞白血病诊疗建议（第二次修订草案）. 中华儿科杂志，1999，37：305-307
24. Schlieben S，Borkhardt A，Reinisch I，et al. Incidence and clinical outcome of children with BCR/ABL-positive acute leukemia（ALL）. A prospective RT-PCR study based on 673 patients enrolled in the German pediatric multicenter therapy trials ALL-BFM90 and CoALL-05-92. Leukemia，1996，10：957-963
25. Reiter A，Schrappe M，Ludwig WD，et al. Chemotherapy in 998 unselected childhood acute lymphoblastic leukemia patients. Results and conclusions of the multicenter trial ALL-BFM 86. Blood，1994，84：3122-3133
26. Schrappe M，Reiter A，Ludwig WD，et al. Improved outcome in childhood ALL despite reduced use of anthracyclines and of cranial radiotherapy：results of trial all-BFM 90. Blood，2000，95：3310-3322
27. Protocols and Committees Progress reports of the 12th Annual meeting of the InternationalBFM Study Group. Prague，Czech Republic，May 6th，2001
28. M Schreppe，A Reiter，M Zimermann，et al. Long-term results of four consecutive trials in childhood ALL performed by the ALL-BFM study from 1981 to 1995. Leukemia，2000，14：2205-2222
29. LB Silverman，L Declerck，RD Gekber，et al. Results of Dana Farber Cancer Institute Consortium protocols for children with newly diagnosed acute lymphoblastic leukemia (1981-1995). Leukemia，2000，14：2247-2256
30. KW Maloney，JJ Shuster，S Murphy，et al. Long-term results of treatment studies for childhood acute lymphoblastic leukemia：Pediatric Oncology Group studies from 1986-1994. Leukemia，2000，14：2276-2285

31. C-H Pui, JM Boyett, GK Rivera, et al. Long-term results of Total Therapy studies 11, 12 and 13A for childhood acute lymphoblastic leukemia at St. Jude Children's Research Hospital. Leukemia, 2000, 14: 2286-2294

32. James BNachman, Harland N Sather, Martha G Sensel, et al. Augmented post-indution therapy for children with high-risk acute lymphoblastic leukemia and a slow response to initial therapy. New England J Med, 1998, 338: 1663-1671

33. Gregory HReaman, Richard Sposto, Martha Gsensel, et al. Treatment outcome and prognostic factors for infants with acute lymphoblastic leukemia treated on two consecutive trials of the Children's Cancer Group. Journal of clinic Oncology, 1999, 17: 445-455

34. 叶辉，顾龙君，陈静等. 大剂量甲氨蝶呤静滴后四氢叶酸钙解救方案的探讨. 中华血液学杂志，2000，20：92-93

35. 顾龙君，应大明，刘红等. 大剂量氨甲喋呤对急性淋巴细胞白血病庇护所治疗的探讨. 中华血液学杂志，1986，7：277-280

36. 叶辉，顾龙君，陈静等. 儿童急性淋巴细胞白血病大剂量甲氨蝶呤治疗研究. 中华血液学杂志 2001；22：385-386

37.. Reiter A, Schrappe M, Ludwig WD, et al. Intensive ALL-type therapy without local radiotherapy provides a 90% event-free survival for children with T-cell lymphoblastic lymphoma: a BFM group report. Blood 2000; 95: 416-421.

38. Otten J, Suciu S, Lutz P, et al. The importance of L-ASParaginase (A'ase) in the treatment of acute lymphoblastic leukemia (ALL) in children: results of the EORTC 58881 randomized phase Ⅲ trail showing greater efficiency of Escherichia coli (E. coli) as compared to Erwinia (ERW) A'ase [abstract]. Blood. 1996; 88: 669.

39. C-H Pui, Boyett JM, Rivera GK, et al. Long-term results of total therapy studies 11, 12 and 13A for childhood acute leukemia at St Jude childrens research hospital. leukemia 2000; 14: 2286-2294.

40. Coustan-Smith E, Sancho J, Hancock ML, et al. Clinical importance of minimal residual disease in childhood acute lymphoblastic leukemia. Blood 2000; 96: 2691-96.

41. Trial ALL-BFM 95 Updated English version of the original study protocol (of Nov. 10, 1995) Hannover May 28th 1998.

42. Stanulla M, Schrappe M, Brechlin AM, et al. Polymorphisms within glutathione S-transferase genes (GSTM1, GSTT1, GSTP1) and risk of relapse in childhood B-cell precursor acute lymphoblastic leukemia: a case-control study. Blood 2000, 95: 1222-1228

43. Walker AH, Jaffee JM, Gunasegaram S, et al. Characterization of an allelic variant in the nifedipine-specific element of CYP3A4: ethnic distribution and implications for prostate cancer risk. Human Mutation 1998, 20: 299-308

44. Pui CH, Campana D. New definition of remission in childhood acute lymphoblastic leukemia. Leukemia 2000, 14: 783-785

45. 顾龙君，况少青，董硕等. 用多种特异性基因标志跟踪检测儿童微量残留白血病的研究. 中华血液学杂志. 1996；17：227-232

46. Kuang S, Gu L, Dong S, Cao Q, Xu C, Huang W, Su X, Huang Q, Xie JX, Chen SJ, Chen Z. Long-term Follow-up of minimal residual disease in childhood acute lymphoblastic leukemia patients by polymerase chain reaction analysis of multiple clone-specific or malignancy-specific gene markers. Cancer Genet Cytogenet. 1996; 8 (2): 110-117

47. 况少青，顾龙君，董硕等，急性淋巴细胞白血病基因重排及其用于微量白血病检测的研究. 中华血液学杂志. 1996；17：243

48. 顾龙君，马志贵，薛惠良等，肿瘤特异基因跟踪检测小儿微量残留白血病的研究. 上海第二医科大学

学报. 1998；18：353
49. Mcleod HL，Lin JS，Scott EP，et al. Thiopurine methyltransferase activity in American white subjects and black subjects. Clin Pharmacol Ther 1994，55：15-20
50. Nachman JB，Sather HN，Sensel MG，et al. Augmented post-induction therapy for children with high-risk acute lymphoblastic leukemia and a slow response to initial therapy. N Engl J Med 1998，338：1663：1671
51. Raimondi SC，Peiper SC，Kitchingman GR，et al，Childhood acute Iymphoblastic leukemia with chromosomal breakpoints at 11q23. Blood，1989；73：1627-1633.
52. Chien Shang Chen，Hilden J M，Frestedt J，et al，The chromosome 4q21 gene（AF-4/FEL）is widely expressed in normal tissues and shows breakpoint diversity in t（4；11）（q21；q23）acute leukemia. Blood，1993；82：1080-1084.
53. Eower N，Parry P，Gibbons B，et al，Human trithorax gene rearrangements in therapy- related acute leukemia after etoposide treatment Leukemia，1994；8：226-231.
54. 顾龙君，孙红，赵雅泉等，复发性中枢神经系统白血病治疗的探讨. 中华血液学杂志. 1994；15：98
55. 顾龙君，陈赛娟，钱珠兹等，小儿急性淋巴细胞白血病的生物学多因素研究. 中华儿科杂志. 1993；31：262
56. Pui CH，et al. L-ASParaginase may potentate the leukemogenic effect of the epipodophyllotoxins. Leukemia 1995；9：1680-1684
57. Long-Jun Gu，Qi-Dong Ye，Ai-Bin Liang et al，Thiopurine methyltransferase（TPMT）activity and its relation to thioguanine nucleotide level in Chinese children with acute lymphoblastic leukemia. Blood 2001；98：310a
58. Qi-Dong Ye，Jin-Cai Zhao，Ai-Bin Liang Yu-Chung Ye，Ching-Hon Pui，Long-Jun Gu Hereditary polymophism of thiopurine s-methyltransferase activity in a Chinese Han population in Shanghai area. Blood 1999；96：199b
59. 顾龙君 进行科学的规范治疗提高小儿急性白血病长期无病生存率. 中华血液学杂志，1999；20：341～342
60. 梁爱斌，顾龙君，沈浩等. 中国人巯基嘌呤甲基转移酶遗传多态性的初步研究. 中华血液学杂志，1998，19：383～384
61. 顾龙君 儿童白血病化疗个体化的探讨. 中国当代儿科杂志，2001，3：613～614
62. 顾龙君，马志贵，董 硕等. 婴儿急性白血病的临床和分子生物学特点. 中华血液学杂志，2000，21：349-351
63. 顾龙君，马志贵，李筱骏等. 婴儿白血病 HRX 基因重排及其意义. 中华儿科杂志，1995，33：261
64. Campana D，Neale GAM ，Coustan-smith E，et al. Detection of minimal residual disease in acute lymphoblastic leukemia：the St Jude experience. Leukemia，2001，15，278-279
65. Szczepanski T，Orfao A，van der Velden VH，et al. Minimal residual disease in leukemia patients. Lancet Oncol，2001，2（7）：409-17
66. Chen X，Pan Q，Stow P ，et al. Quantification of minimal residual disease in T-lineage acute lymphoblastic leukemia with the TAL-1 deletion using a standardized real-time PCR assay. Leukemia，2001，15：166-170
67. Li AH，Rosenquist R，Forestier E，et al. Detailed clonality analysis of relapsing precursor B acute lymphoblastic leukemia：implication for minimal residual disease. Leuk Res，2001，25（12）：1033-1045
68. Goulden N，Oakhill A，Steward C. Practical application of minimal residual disease assessment in childhood acute lymphoblastic leukemia. Br J Haematol. 2001，112（2）：275-281
69. Coustan-Smith E，Sancho J，Hancock ML et al. Use of peripheral blood instead of bone marrow to monitor residual disease in children with acute lymphoblastic leukemia. Blood，2002，100（7）：2399-402

70. Brisco MJ, Sykes PJ, Hughes E, et al. Comparison of methods for assessment of minimal residual disease in childhood B-lineage acute lymphoblastic leukemia. Leukemia, 2001, 15 (3): 385-390
71. Pui CH, Compana D. New definition of remission in childhood acute lymphoblastic leukemia. Leukemia, 2000, 14 (5): 783-785
72. Panzer-Grumayer ER, Schneider M, Panzer S, et al. Rapid molecular response during early induction chemotherapy predicts a good outcome in childhood acute lymphoblastic leukemia. Blood, 2000, 95 (3): 790-794
73. Coustan-Smith E, Sancho J, Behm FG, et al. Prognostic importance of measuring early clearance of leukemia cells by flow cytometry in childhood acute lymphoblastic leukemia. Blood, 2002, 100 (1): 52-58
74. Pui CH . Risk assessment in acute lymphoblastic leukemia: beyond leukemia cell characteristics. J Pediatr Hematol Oncol, 2001, 23 (7): 405-8
75. van Dongen JJ, Seriu T, Panzer-Grumayer ER, et al. Prognostic value of minimal residual disease in childhood acute lymphoblastic leukemia. Lancet, 1998, 352 (9142): 1731-38
76. Willemse MJ, Seriu T, Hettinger K, et al. Detection of minimal residual disease identifies differences in treatment response between T- ALL and precursor B-ALL . Blood, 2002, 99 (12): 4386-93
77. Kuang SQ, Gu LJ, Dong S, et al. Long term follow-up of minimal residual disease in childhood acute lymphoblastic leukemia patients by polymerase chain reaction analysis of multiple clone-specific of malignancy-specific gene markers. Cancer Genet Cytogenet, 1996, 88: 110-7
78. Bader P, Hancock J, Kreyenberg H, et al. Minimal residual disease status prior to allogeneic stem cell transplantation is a powerful predictor for post-transplant outcome in childhood acute lymphoblastic leukemia. Leukemia, 2002, 16 (9): 1668-1672
79. 顾龙君等，儿童急性淋巴细胞白血病诊疗建议（第三次修订草案）. 中华儿科杂志，2006，44（5）：392～395

第 12 章 急性髓细胞性白血病

急性髓细胞性白血病（AML）是一类由多种不同亚型组成的造血系统恶性肿瘤，其特征为异常白血病细胞过度增殖和正常血细胞生成受阻。AML 在儿童和青少年急性白血病中仅占 15%～20%，但在此年龄组死于白血病的患者中占 1/3 以上。过去 30 年，发达国家的研究组对儿童 AML 采用更强的化疗及造血干细胞移植，并改进支持治疗，显著提高了疗效。大约一半的患儿在诊断后 5 年仍处于无病状态，并几乎已治愈。然而其治愈率仍明显低于儿童急性淋巴细胞白血病（ALL），导致治疗失败的主要原因是复发和治疗相关性死亡。因此急需开发新的治疗方法以克服耐药性、降低复发率，同时减少治疗引起的近期和远期副作用。

一、流行病学和危险因素

在 15 岁以下儿童和青少年急性白血病患者中，AML 约占 16%。与 ALL 相似，AML 的发病率随年龄而变化，两岁以下发病率最高，在 9 岁左右降到最低。AML 与 ALL 的比率在婴儿中约为 1∶1，1～10 岁儿童为 1∶7，15～19 岁的青少年为 1∶3。在所有年龄组中，男孩与女孩之间、白人与黑人之间 AML 的发病率都几乎相等。

不同种族间儿童 AML 的分布存在差异，例如，亚洲/太平洋岛屿血统的儿童可能具有较高的 AML 患病危险性。同样，AML 特殊亚型的发病率在不同人群中也有变化，如早幼粒细胞白血病在西班牙、意大利、墨西哥及中美和南美的发病率较高，而绿色瘤在非洲和土耳其儿童及青少年中发生更频繁。

二、病因

儿童 AML 的病因仍未明确，但可能与遗传和环境因素有关系。

（一）遗传因素

研究发现，Down 综合征患者患巨核细胞白血病（AMKL）的几率比非 Down 综合征的患者大 600 倍；其它遗传性基因结构的病变如 Fanconi 贫血、Bloom 综合征、神经纤维瘤病、Noonan 综合征、先天性中性粒细胞减少症，都与髓细胞性肿瘤的高危险性有关。

（二）环境因素

非遗传性危险因素包括电离辐射、烷化剂、拓扑异构酶Ⅱ抑制剂。一项大型的综合分析显示，生后暴露于超过 0.4μT 电磁场中的儿童患急性白血病的危险度增加 2 倍。另外一些因素尚不确定，如孕期饮酒、接触杀虫剂、苯或高浓度的氡。

（三）拓扑异构酶Ⅱ抑制剂

有证据表明一些导致 AML 发病的关键事件发生在宫内，且一些遗传学上的改变与由拓扑异构酶Ⅱ抑制剂诱导的 AML 相同，因此有学者提出在宫内接触拓扑异构酶Ⅱ抑制剂能导致儿童期患急性白血病。

三、发病机制

AML 白血病细胞因染色体易位或突变导致一些蛋白质的结构或功能发生变化，形成具有不同功能的两大类。其中，结构上有酪氨酸激酶活性的蛋白，如 BCR-ABL、c-KIT、FLT3，可传递存活和增殖的信号；参与转录调控的蛋白，如核结合因子（CBF）、维甲酸受体α（RARα）、CCAAT 增强子结合蛋白α（C/EBP-α）、MLL 及 HOX 蛋白，其改变导致细胞分化受阻。二者共同导致白血病细胞存活和增殖占优势而分化受阻。

FLT3 是早期造血祖细胞表达的一种酪氨酸激酶受体，对于正常免疫系统的发育是必需的。FLT3 与其配体结合后，激活酪氨酸激酶活性，发生自磷酸化作用，并引起各种蛋白的磷酸化和信号转换。在大部分 AML 可见 FLT3 高水平表达；约 10％的儿童 AML 和 25％的成人病例出现 FLT3 内部串联重复（ITDs），5％～10％的病例出现点突变。这些突变引起不依赖配体的二聚体形成和 FLT3 的自磷酸化作用，激活下游靶基因以及不依赖细胞因子的生长，造成白血病细胞的增殖和存活。

CBF 是一种由 AML1（又称 CBFA2）和 CBFβ 构成的异二聚体转录因子，是整个造血系统主要的调控因子。白血病相关染色体重排常涉及 CBF，如 AML 中的 t(8;21)、inv(16)，ALL 中的 t(12;21)，骨髓增生异常综合征中的 t(3;21)等。正常时 AML1 与 DNA 的结合可以启动转录活性，并使得其它的转录因子和辅助激活因子向该区域聚集，形成蛋白复合物共同调节转录。蛋白复合物中包括组蛋白乙酰化酶，由于组蛋白的乙酰化，引起染色质的构象改变，从而提高了靶基因的转录活性。融合蛋白也可与 DNA 核心增强序列结合，但却对转录具有显著的抑制作用，这是由于它使得组蛋白去乙酰化酶加入了蛋白复合物中，后者诱导染色质结构关闭，从而抑制转录。这种变化改变了造血干细胞的自我更新和分化能力。

单独的 FLT3 或 CBF 突变并不足以引起白血病，发展为白血病需要二次突变。突变的转录因子和酪氨酸激酶之间可能存在相互作用，共同诱发 AML。

四、临床表现

AML 初步诊断通常是根据病人的临床表现和外周血检查。大部分病人出现发热、苍白、虚弱、疲乏、食欲减退和消瘦。病程常为 4～6 周。

常见的临床症状有发热、贫血、出血、浸润。许多儿童 AML 以发热伴严重感染为首发症状，因为大量白血病细胞恶性增生，正常的中性粒细胞减少，当中性粒细胞绝对值低于 500 时，发生感染的几率很高。粘膜和皮肤出血在诊断时较常见，极少发生严重出血。半数以上的儿童有肝、脾、淋巴结肿大，但重度肿大者少见。约 10％的患儿可见严重齿龈增生。约有 1％～2％发生皮肤和皮下结节，小婴儿更常见。皮肤损害可表现为一个或多个淡红到淡紫色的丘疹、斑疹、各种大小（0.5～3cm）的结节或斑丘疹。有时皮肤结节在白血病细胞累及骨髓前可发生。不常见的临床症状有骨痛、上呼吸道粘膜炎和腹痛。极少数病例表现源自髓细胞性肿瘤的，如粒细胞肉瘤、绿色瘤、髓细胞瘤、巨核细胞瘤产生的压迫效应或中枢神经系统的髓外沉淀。这些肿块易出现于有较强造血功能和骨膜脆弱的骨骼中，如眶底和椎体。因此，具有绿色瘤的病人通常首先表现为眼眶浸润和硬膜外压迫。

五、实验室检查

诊断时平均白细胞计数约为 20×10^9/L，平均血红蛋白约为 80g/L，平均血小板计数约

为 70×10^9/L。大部分病例外周血涂片可发现白血病细胞，但 10%的儿童包括许多绿色瘤的患儿未能在外周血发现幼稚细胞。约 5%的患儿可有凝血酶原时间、凝血酶时间、部分凝血活酶时间延长，纤维蛋白原水平降低和循环纤维蛋白降解物增加。发生弥漫性血管内凝血（DIC）与 AML 的类型（M3、M4、M5）、高白细胞血症和感染相关。在 M4、M5，由白血病细胞释放的溶菌酶引起肾小管功能障碍可导致低钾血症、低磷血症、低钙血症和低蛋白血症。AML 不常见高尿酸血症。

骨髓形态学及细胞化学染色检查可对白血病细胞进行定性的判断。进一步可抽取骨髓液进行细胞遗传学、免疫表型及分子生物学分析。

当骨髓有核细胞中幼稚细胞≥20%，AML 的诊断即可成立。80%以上的病例通过形态学和细胞化学的检查就能确定为 AML，部分病例需通过免疫表型分析来明确类别，特别是 M0 或 M7 的免疫分型尤为重要。细胞遗传学和分子遗传学研究对于进一步划分 AML 类型及判断预后极为关键。例如，存在 t(8;21)（AML1-ETO）、t(1;22)（RBM15-MKL1）就可以分别诊断急性粒细胞性白血病和巨核细胞白血病，而不必考虑骨髓的幼稚细胞计数。

除了骨髓病变，AML 在诊断时即可累及中枢神经系统（CNS），包括脑膜浸润、硬膜外或脑实质的绿色瘤或白细胞淤滞。病人通常无症状，但存在软脑膜弥散性浸润者在病初即有头痛、呕吐、畏光、视乳头水肿、视网膜出血或脑神经麻痹的表现。CNS 白血病的诊断有时还依据脑神经麻痹的体征或 CNS 白血病细胞浸润的影像学证据。CNS 白血病在婴儿和 M4、M5 亚型及高白细胞血症的患者中更加常见。

六、鉴别诊断

在儿童 AML 的鉴别诊断中，应考虑到一些肿瘤和非肿瘤性疾病。

（一）类白血病反应

在新生儿尤其要注意先天性感染引起的反应性过程，如梅毒、弓形体病、巨细胞病毒感染有时在新生儿的表现与白血病相似。严重的细菌感染能引起骨髓抑制伴有外周血强烈的髓外反应，但这些过程通常为自限性并对抗生素治疗有效。

（二）传染性单核细胞增多症

常见肝脾淋巴结肿大，EB 病毒血清学和 EBV 抗体检查可诊断。

（三）骨髓增生异常综合征的症状有时很难与 AML 区分

难治性贫血的病史及形态学具有骨髓增生异常综合征的特征，幼稚细胞小于 20%的患者，符合 MDS 的诊断。

七、分类和重要的亚型

目前普遍采用世界卫生组织（WHO）分类标准进行儿童 AML 的分类。但最近的研究结果显示儿童 AML 在很多方面与成人 AML 不同。例如，携带 11q23 异常的 AML 占婴儿 AML 的 80%以上，占其它年龄组儿童患者的 15%，而在成人患者中仅占 2%；一些 AML 类型如携带 t(1;22)的巨核细胞白血病仅见于成人。

（一）急性早幼粒细胞白血病

急性早幼粒细胞白血病（APL）是在儿童和成人 AML 中都很独特的临床亚型，其特点包括白血病细胞的分化停滞在早幼粒细胞阶段、t(15;17)易位产生的 PML-RARα 融合蛋白、出血性体质和凝血障碍、对全反式维甲酸（ATRA）和蒽环类药物极为敏感等。APL 是急性白血病中第一个成功进行靶向治疗的类型，ATRA 与 PML-RARα 融合蛋白结合并诱导白血病细胞向成熟粒细胞分化。除患有 Down 综合征的儿童 AML，APL 是 AML 中治愈率最高的亚型。

表 12-1　儿童 AML 常见的遗传学改变

染色体改变	基因改变	主要的 FAB 类型	发生率（%）
t(8;21)(q22;q22)	AML1-ETO	M2，嗜酸细胞增多症	12～15
11q23 异常	MLL	M4，M5	10～15
t(9;11)(p21-22;q23)	MLL-AF9	M5	6～8
t(15;17)(q22;q12-21)	PML-RARα	M3，M3v	8～10
inv(16)(p13;q22)/t(16;16)(p13;q22)	CBFβ-MYH11	M4Eo	6～8
t(10;11)(p13;q21)	AF10-CALM	复杂类型	2
t(6;9)(p23;q34)	DEK-CAN	M2，嗜碱细胞增多症	1
t(8;16)(p11;p13)/inv(8)(p11;q13)	MOZ-CBP/TIF2	M4，M5	1
t(1;22)(p13;q13)	RBM15-MKL1	M7	＜1
t(3;5)(q25;q34)	NPM-MFL1	M2	＜1
t(9;22)(q34;q11)	BCR-ABL	M1	＜1
t(11;20)(p15;q11)	NUP98-TOP1	—	＜1
7 or 7q 染色单体缺失		结构异常	2
8 号染色体三体		复杂类型	2
21 号染色体三体		M7	2
复杂核型（≥3 条异常）		复杂类型	10～15
正常染色体		复杂类型	20～25

APL 在儿童和青少年 AML 中不超过 10%，大部分被归为 M3 亚型。最常见的细胞遗传学和分子生物学特征是 t(15;17)易位和 PML-RARα 融合基因，其它染色体畸变有 t(11;17)(q23;q21)、t(5;17)(q35;q12-21)、t(11;17)(q13;q21)和 der（17），分别导致 RARα 与 PZLF、NPM、NμMA 和 STAT5b 基因的融合。携带 PML-RARα、NPM-RARα 或 NμMA-RARα 蛋白的 APL 对 ATRA 非常敏感。携带 PZLF-RARα 蛋白的 APL 则缺乏对维甲酸的分化反应，因此这种患者单用 ATRA 治疗其预后很差。

初诊时呈现低白细胞数是 APL 的典型临床特征，肝脾肿大和 CNS 白血病并不常见。多见出、凝血异常，常表现为血小板减少、凝血活酶时间和凝血时间延长、纤维蛋白降解产物增加、低纤维蛋白原血症等。凝血紊乱在化疗前或化疗早期可造成死亡，化疗药物促使白血病细胞裂解、凝血活素的释放可致病情恶化。白血病细胞表面携带的膜联蛋白Ⅱ可通过与组织纤溶酶原激活子相互作用激活纤溶酶原，从而促进纤维蛋白的裂解，增加 DIC 的发生率。诱导缓解治疗时应用 ATRA 降低了出血的严重性，减少了血细胞的消耗以及诱导期的死亡率，然而具有高白细胞数的 APL 患者极易发生严重出血而致早期死亡。

APL 初诊时罕见髓外病变，因此除非患者出现了累及 CNS 的症状和体征，诊断时并非必须进行腰穿。即使必须做腰穿，也应在输注血小板和新鲜冰冻血浆，纠正凝血紊乱后方可进行。

（二）伴 t(8;21)(q22;q22)的 AML

最近有报道伴 t(8;21)(q22;q22)和 AML1-ETO 融合基因的 AML 可以在子宫内发生，但此病罕见于 3 岁以下和 60 岁以上。AML1 基因编码 CBFα2 蛋白，构成核心结合因子异二聚体的一部分，在基因转录调节中发挥重要作用。该类型成人及儿童患者中应用含大剂量阿糖胞苷的强烈化疗可以提高预后，最近两个研究组报告 5 年生存率达到 80%。但持续表达 AML1-ETO 融合基因并不提示疾病进展。

（三）伴 inv(16)或 t(16;16)(q13;q22)的 AML

染色体畸变导致 16q22 的 CBFβ 基因和 16p13 的 MYH11 基因的融合，造成核心结合因子异二聚体亚单元断裂。因此诱发白血病的机制类似于 t(8;21)易位。CBFβ-MYH11^{+} AML 当白血病细胞破裂后内容物释放导致的多器官功能衰竭，早期死亡率高达 10%。诱导和巩固治疗后持续的 CBFβ-MYH11 融合基因表达与复发高度相关。目前尚不清楚大剂量阿糖胞苷对此亚型 AML 取得良好预后是否至关重要。有研究发现对此亚型 AML 给予重复大剂量阿糖胞苷是有益的，但 St. Jude 儿童研究医院报告，虽然没有应用重复大剂量阿糖胞苷，伴 inv（16）的 AML5 年无病生存率也达到 76%。另外，把足叶乙甙和克拉屈滨（Cladribine）加入到阿糖胞苷和阿霉素联合化疗方案中，有助于提高预后。

（四）伴 t(9;11)的 AML

在 AML 中 11q23 染色体重排的发生率约 15%，位于 11q23 的 MLL 基因可与 50 多个伙伴基因发生融合，MLL-AF9 占近一半。St. Jude 的研究结果发现，具有 t(9;11)的儿童 AML 较其他 11q23 基因异常的患者有明显好的预后，5 年无病生存率约 65% ± 11%，而其他 11q23 基因异常的患儿 5 年无病生存率仅为 24% ± 9%。他们应用阿糖胞苷、阿霉素联合化疗方案中加入了足叶乙甙和克拉屈滨。

（五）婴幼儿 AML

虽然 2 岁以内的 AML 较少见，但却有着独特的临床和生物学特征。约 20%的儿童 AML 年龄小于 24 个月，其中一半发生在生后 12 个月内。将年龄<24 个月的儿童 AML 按年龄分成 3 组：在围产期或出生后 4 周内诊断的 AML 称为先天性 AML，占 5%以下；发病年龄>1 个月且<12 个月者称婴儿 AML；当诊断年龄>1 岁且<2 岁时称幼儿 AML。

先天性 AML 的特征为，从宫内发生一些引起白血病的改变到出现临床表现之间的潜伏期极为短暂。新生儿期一些非肿瘤性疾病如 Down 综合征、严重细菌感染、母子血型不合、宫内病毒感染、梅毒和弓形体病等合并暂时性骨髓增生紊乱时的表现可类似于白血病。其它疾病还有如播散性神经母细胞瘤、横纹肌肉瘤和朗格罕组织细胞增多症。

先天性 AML 临床和实验室表现可在出生时或生后数周出现。先天性 AML 中 70%以上的病例可见累及皮肤。明显的肝脾肿大也较常见。在一项研究中平均白细胞计数为 98×10^9/L（3.4～342×10^9/L）。80%以上病例 FAB 分型为 M4 或 M5。约 80%以上病例中可发现累及染色体 11q23 的异常。中枢神经系统白血病可见于 50%的新生儿患者中。虽然先天性 AML 的患者被认为预后差，但一些研究指出，强烈的化疗加上改进的支持治疗可治愈其中一部分患儿。

（六）巨核细胞白血病

急性巨核细胞白血病（M7，AMKL）是发生于幼儿的一种疾病。1985 年 AMKL 被 FAB 协作组鉴定为白血病的一种特殊类型，它占儿童原发 AML 的 12%～15%，在患有 Down 综合征的儿童 AML 中约占 50%，也可作为第二肿瘤发生。成人 AMKL 在原发 AML 中占不到 1%。儿童 AMKL 的形态学可能会与 ALL 的 L2 型混淆。此外，在 AMKL 中常发生骨髓纤维化，造成骨髓的“干抽”，给诊断带来了困难。由于外周血和骨髓中白血病细胞的缺乏以及病人临床表现的复杂性，许多儿童 AMKL 最初被误诊为骨髓硬化症、MDS 或实体瘤。骨骼损害在 AMKL 中也相对常见，但其特征与在儿童白血病的其它亚型发生的骨损害不同。髓外病变较常见。骨髓中的白血病细胞胞浆表面有小泡，并常见双核的原始细胞。

许多病例的幼稚细胞容易成簇状。白血病细胞具有α醋酸萘酚酯酶活性，且胞浆具有特征性的多病灶、斑点状染色模式，其α醋酸萘酚酯酶活性通常可被氟化钠抑制。在75%的病例中，骨髓切片呈网硬蛋白（reticulin）染色阳性。所有受检白血病细胞的T细胞标志、B细胞标志和单核细胞标志均为阴性。大部分病例的白血病细胞表达CD33抗原。淋巴相关抗原CD2或CD7的不典型表达或两者同时表达也很常见，至少表达一种血小板相关抗原（CD36、CD41a、CD41b或CD61）。细胞遗传学检查常显示多重复合的染色体核型异常，3号染色体畸变，8、19和21三倍体。在1/3儿童患者中发现存在染色体11q23畸变。年幼儿童的巨核细胞白血病可首先表现为腹部的异常，这是由白血病细胞沉积（巨核细胞瘤）在腹部组织引起。

（七）患Down综合征的儿童AML

暂时性白血病（TL）也称为暂时性骨髓增殖性紊乱（TMD）或暂时性骨髓造血异常，估计发生在约10%的具有21三体性的患儿中。患儿常能很好地存活下来，并且在3个月时血细胞计数恢复正常。虽然这个过程被认为是Down综合征特有的，也有极少数不具有Down综合征的新生儿患有TL。这些新生儿中的大部分都具有染色体结构的异常，如嵌合型21三体性，18三体性或Noonan综合征。估计20%患有TL的新生儿在3岁时发展为典型的AMKL。

对Down综合征的儿童进行常规的血细胞计数检查是必要的。患有Down综合征的儿童一般都易患白血病和骨髓增殖性疾病/骨髓增生异常综合征，甚至缺乏TL的病史。MDS在Down综合征患儿中与AML密切相关。实际上，大约25%的儿童MDS患者也同时患有Down综合征。在初期的检查中，最常见的特征是长期血小板减少和难治性贫血的病史。骨髓检查常显示红系或巨核细胞系或两者同时增生不良。在诊断MDS后的数月至数年间可发展为白血病。但这种疾病却对常规的AML治疗方案非常敏感；因此，大部分患有Down综合征的AML儿童可被治愈。在CCG最近的一项研究中，患有Down综合征的儿童AML预后好，预计8年无病生存率为77%。

（八）儿童7单倍体综合征

婴儿或儿童7单倍体综合征是一种骨髓功能障碍。骨髓异常的范围可从骨髓增生不良/骨髓增生性改变到典型的AML改变。典型病例的年龄从6个月到2岁之间，且大部分为男孩。初期检查的特点包括反复感染、发热、苍白和出血的病史。常见肝脾肿大和腺体病。可表现贫血、巨红细胞症、血小板减少和白细胞增多伴单核细胞增多。

由于7单倍体或7q缺失发生于35%的骨髓增生不良/骨髓增殖性疾病和约5%的原发儿童AML中，这些疾病的临床特征有所重叠，因而很难在它们之中区分出一个具有独特生物学特征的组别。但具有部分或完全性7号染色体缺失的原发儿童AML预后很差。

（九）原发髓细胞瘤

约4%儿童AML在初诊时具有散在的髓细胞性肿块，实质上是髓系祖细胞组成的实体瘤，最初根据其大体标本的切面呈绿色而被命名为绿色瘤。这种颜色是由于肿瘤细胞中的髓过氧化物酶，当标本暴露于氧气中会迅速的褪色。因为一些髓系肿瘤细胞不含髓过氧化物酶，如巨核细胞系或单核细胞系的肿瘤细胞，所以称为粒细胞肉瘤、骨髓肉瘤、骨髓细胞瘤或巨核细胞瘤。几乎每个器官都可发现髓细胞瘤，但在骨骼和周围神经组织较常见。这种分布形式可能与骨髓细胞的不同功能相关。例如，累及皮肤、齿龈和脑膜者与单核细胞白血病相关联，而累及骨骼者常见于巨核细胞白血病。

髓细胞瘤在儿童和青少年中的发生率是成人的两倍。最常见的部位有皮肤、齿龈、眼眶组织和其它神经系统部位。在一些中东和非洲国家的儿童和青少年中累及眼眶尤为常见。在BFM研究组的一系列报告中，具有髓细胞瘤的患儿与AML患儿相比，年龄明显较小，且白细胞计数偏低，M1/M2或M4/M5亚型的发生率也较低。少数研究结果显示孤立的髓细胞瘤和特异性细胞遗传学异常如t(8;21)、t(9;11)和inv(16)之间存在相关性。髓细胞瘤的X线影像没有特异性的特征，不能与其它儿童软组织肿瘤相区别。当髓细胞瘤出现于骨骼，可表现为局灶的破坏性骨质溶解伴有邻近软组织肿块。还可见到骨膜反应，尤其是在AMKL患者中。髓细胞瘤引起一些临床症状：眼球突出、皮肤小结、牙龈疼痛、脊髓压迫，但常不能在外周血发现幼稚细胞，患有孤立性髓细胞瘤的骨髓检查结果完全正常，因此易导致诊断延误或误诊。如对这些病人仅给予局部的外科切除或放疗，可在数周至数月内进展为明显的白血病。髓细胞瘤的治疗，不论其骨髓中幼稚细胞数的多少，都应采用AML的强烈化疗方案。应对压迫重要脏器如脊髓或颅内扩散明显的病例使用放疗。

（十）FAB-M0亚型

FAB-M0亚型自1987年被识别，1991年才确立了这种亚型的诊断标准。其白血病细胞不具有独特的形态学或细胞化学特征。根据FAB的标准，AML-M0的确诊标准：小于3%的幼稚细胞表现为MPO（＋）和苏丹黑B（＋）；大于20%的幼稚细胞表达髓细胞抗原而无淋巴细胞特异的标记。一度认为这种亚型的白血病主要发病于中老年患者，然而它在儿童也可发生，发生率为6%～8%。AML-M0多发于女童及3岁以下的幼儿。临床实验室特点与其他AML亚型并没有很大的区别。免疫表型分析通常显示为与早期髓系祖细胞相似的谱系表达：TdT＋、HLA-DR＋、CD34＋、cCD117＋；多数病例表达CD13/CD33。常见非特异性的淋巴样标记如CD7、CD2阳性表达。大约50%的病例可见≥3%的细胞表达抗-MPO抗体，还有大约50%儿童患者表达CD56（为NK细胞的标记）。尚未发现某种染色体异常与AML-M0相关，30%病例为正常核型，20%表现为多种染色体改变（复合核型），如四倍体、－5、－7、＋8以及11q23。而对于成人AML-M0，AML1基因的突变是常见现象。似乎此亚型儿童患者预后较差。

（十一）双克隆或混合型白血病

在1%～2%的儿童AML，白血病细胞表达多个系列特异性的标记。可以是两个独立的克隆，携带着不同的系列特异性标记，称为双系或双克隆白血病；也可以是一群白血病细胞表达一种以上的系列特异性标记，称为混合型、双表型、杂合型、嵌合型白血病。混合型髓系/B淋巴细胞白血病细胞可同时表达MPO和B细胞特异性抗原。同样的，混合型髓系/T淋巴细胞白血病细胞可同时表达MPO和T细胞特异性抗原。髓系特异性标记与一种或多种淋巴系相关标记的共表达很常见，但不具有临床或生物学相关性。

目前尚未见对双克隆或混合型白血病的临床特征、生物学特性以及治疗结果的系统研究。有研究提示混合型白血病的预后较差。目前，患者均先接受针对优势克隆的治疗方法：如果髓系克隆占主导，即采用AML化疗方案，经过一至两个疗程后反应不明显时再改用ALL化疗方案；反之亦然。通常当患者处于缓解期且有合适的供者时才考虑造血干细胞移植。

（十二）治疗后相关性AML

随着肿瘤治疗的成功，治疗相关性白血病（t-AML）和MDS（t-MDS）的发生率也在增高。应用鬼臼乙叉甙及烷化剂如环磷酰胺、异磷酰胺、氮芥、苯丁酸氮芥和美法伦等，与化疗结束后4～5年甚至10～12年发生的t-AML/MDS有关。这些患者的预后很差，即使接受异体BMT后长期生存率也只有10%～20%。APL经成功治疗后伴发t-AML/MDS者预后也很差。

八、儿童 AML 的治疗

（一）诱导治疗

AML 的治疗包括两个基本的阶段：诱导缓解治疗和缓解后巩固治疗（或称强化治疗）。一些试验还包括维持阶段，但其在 AML 治疗中的作用尚未肯定。常用的诱导缓解药物包括阿糖胞苷、柔红霉素、依托泊苷和 6-巯基嘌呤，诱导缓解率大约70%～85%。

近年的研究采用新的化疗药物（如克拉屈滨）或者增加化疗强度来提高诱导治疗力度。St. Jude 儿童研究医院 AML91 试验联合应用克拉屈滨及两个疗程的 DAV（柔红霉素、阿糖胞苷、依托泊苷）进行诱导治疗，缓解率可达 78%，5 年无病生存率高于未使用克拉屈滨的 AML87 方案。他们在 AML97 试验中，在用 DAV 前应用克拉屈滨和阿糖胞苷，缓解率增高至 90%～100%；其对长期预后的影响尚需更长期的随访。

与柔红霉素相比较，去甲氧柔红霉素具有吸收更快，在细胞内可存留更长时间，更少产生耐药性，产生心脏毒性的可能性更小，在体内转化的活性代谢产物在血浆中半衰期更长等优点。同时，去甲氧柔红霉素对高危患者幼稚细胞的清除更有效，第 15 天幼稚细胞<5%的患者预后较好。

可以通过增加药物剂量、延长每个疗程中药物的作用时间，或减少疗程间距来强化诱导化疗。POG8498 和 POG9421 研究通过使用大剂量阿糖胞苷提高了诱导阶段的强度，虽然并没有明显提高缓解率，但改善了最终的预后。英国 MRC 研究组在 AML9、10 试验中，通过延长柔红霉素、阿糖胞苷和巯嘌呤的作用时间提高了诱导治疗强度，使缓解率和长期生存率都得到提高。

最近，荷兰-比利时血液肿瘤协作组发现，粒细胞集落刺激因子（G-CSF）可以增加白血病细胞对化疗药物的敏感性，接受 G-CSF 的成人 AML 患者无病生存率（DFS）较高，而复发率较低。G-CSF 的益处对标危 AML 患者尤为显著。

表 12-2　阿糖胞苷、柔红霉素、足叶乙甙的化疗方案简介

研究组	病例数	疗程数	预计达缓解的时间 (weeks)	累积剂量（mg/m²）阿糖胞苷	柔红霉素	足叶乙甙	完全缓解率（%）	存活率
POG 882124	649	2	6～8	18,700	135	—	85	3-yr，42%
CCG-289125	295	4	16～17	3200	320	1600	75	3-yr，51%
AML-9126	73	3～4	8～12	1250～3750	90～270	400～1200	78	5-yr，53%
MRC-1021	341	2	8～10	1800	300	0～1000	83	7-yr，56%
MRC-129	564	2	8～10	1800	288～300	1000	92	5-yr，68%
BFM-93	471	4	16～22	21,200～39,200	264～380	950	82	5-yr，60%
LAME-89/91	268	2	6～8	1400～2000	225～315	—	90	6-yr，60%
NOPHO-93	219	2～3	8～6	1600～13,300	150～195	800～900	91	7-yr，64%
ANZCCSG(AML-2)	167	2	8～10	12,700～18,700	150	—	91	5-yr，55%

注：POG，儿科肿瘤组；AML-91，急性髓细胞白血病-91 研究组（St. Jude 儿童研究院）；MRC-10/12，医学研究协会-10/12 研究组；ANZCCSG-AML2，澳大利亚和新西兰儿童肿瘤研究组 AML-2 组；BFM，柏林-法兰克福-蒙斯特- 93 研究组；LAME89/91，儿童白血病性贫血及骨髓增生异常协作组-89/90；NOPHO，北欧儿童血液病协会

（二）缓解后治疗

已有多个研究发现采用 HDAC（大剂量阿糖胞苷）或 HAM（米托蒽醌和阿糖胞苷）方案，可以提高了 AML 患儿的预后。因此目前认为强化的缓解后治疗方案可降低复发率、提高无病生存率和总生存率。HDAC 对于伴 t(8;21)或 inv（16）的 AML 患者疗效最为显著，接受多疗程 HDAC 者的预后比仅接受一个疗程 HDAC 者好得多。

（三）造血干细胞移植

异体骨髓移植（BMT）对 AML 来说是一种替代化疗、行之有效的缓解后治疗方法。CCG 2891 研究表明，获得 CR 的患者中，异体 BMT 组的预后显著好于自体 BMT 组和化疗组。目前，自体 BMT 不再广泛用于 AML 的治疗。COG 的研究者认为只要有合适供体，所有患者均可在第一次缓解后行异体 BMT。大多数欧洲研究者认为中危和高危 AML 患者应该在第一次缓解后并有相合供体时行 BMT，而低危患者却并不是必须的。

（四）CNS 治疗

虽然在儿科领域尚无有关 CNS 预防性治疗与否的研究，但基本上现在所有儿科 AML 研究都包含鞘内注射化疗。鞘注用药包括阿糖胞苷、甲氨喋呤，或二者和氢化强的松三联用药。应用鞘注可以使 CNS 复发率＜5％。而颅脑放疗已被认为是造成远期死亡、继发第二肿瘤、长期内分泌和神经系统后遗症发生的根源，而 CNS 预防性放疗逐渐被放弃。

已有研究结果认为儿童 AML 患者初诊时即有 CNS 白血病者预后不好。但 St. Jude 儿童研究医院等几个协作组的研究结果证实，初诊时即有 CNS 白血病者，并不影响缓解诱导率和 CR 持续时间。通常认为，对于这类病人应每周行鞘注一次直到脑脊髓液中幼稚细胞消失，然后每月鞘注一次直到全部疗程结束。有些治疗方案在鞘注后给予 CNS 放疗，通常在临近系统化疗结束时伴随鞘注给予剂量为 24Gy 的放疗。

（五）APL 的治疗

自 1992 年以来，儿童及青少年 APL 患者就已经运用和成人一样的治疗方案。经 ATRA 联合化疗的 CR 率为 79％～88％；长期 EFS 为 64％～76％。

APL 白血病细胞对蒽环类抗生素非常敏感，可能是由于 P-糖蛋白和其他耐药分子的表达比其他 AML 亚型低得多。而且去甲氧柔红霉素与柔红霉素的效能大致相同，关键是药物剂量。单独使用 ATRA 可获得高 CR 率，但维持时间并不持久（3～5 月），而且还会发生维甲酸综合征相关性白细胞快速升高。研究指出，联合化疗（ATRA＋化疗）与序贯化疗（ATRA 诱导缓解后再用化疗）相比，两组 CR 率相同，但是 2 年 EFS 分别为 84％和 77％，2 年复发率分别为 6％和 16％，似乎联合化疗有助于降低复发的危险性。因此，虽然联合化疗组完全缓解率没有明显增加，早期死亡率没有明显降低，但对 APL 患者开始诱导治疗时即联合 ATRA 和化疗已经成为一种引人瞩目的方案。这种方法还具有减少维甲酸综合征发生率的可能性。在 ATRA 服用 2～4 天改善凝血异常后，如果白血病数＜10×10^9/L 即可以开始化疗。一些研究结果表明如果诱导缓解过程应用 ATRA 联合蒽环类抗生素则可以不应用阿糖胞苷。APL 患者 CR 后有必要进行巩固治疗，因为早期的研究表明单用 ATRA 会有很高的早期复发率。在很多研究中，巩固化疗以蒽环类抗生素为主。HDAC 在巩固治疗中的作用很微弱。对 AML 所有亚型，至少在完成包括 ATRA 和蒽环类抗生素的诱导治疗后再进行两个疗程的缓解后治疗，然而尚无法确定巩固治疗的理想疗程数。现在，造血干细胞移植在 APL 治疗第一次缓解时尚无意义。

研究提示含 ATRA 的维持治疗是很有意义的。缓解后的患者接受为期一年每日 ATRA 维持治疗具有显著性的优势。在诱导期和维持期均接受 ATRA 的患者预后最好：5 年 EFS

为74%。

三氧化二砷一般用于复发或难治的APL的治疗。

九、AML治疗的药物基因组研究

宿主因素，如药代动力学和药物基因组研究，对许多肿瘤包括AML的治疗效果有非常重要的意义。患有Down综合征的儿童AML治愈率为80%～100%。如此高的治愈率部分是由于Down综合征患者中白血病细胞的胱硫醚合成酶（CBS）水平的增高和CBS多态性的高频率发生，继而导致阿糖胞苷代谢的变化。其他参与阿糖胞苷代谢的蛋白，如脱氧胞苷酸激酶、胞苷脱氨酶、DNA聚合酶、腺苷载体等，也发生了多态性或表达改变，并可能在白血病细胞对阿糖胞苷的敏感性方面起到一定作用。日本和CCG研究发现，GSTT1基因同源缺失的AML患者较至少拥有一个GSTT1等位基因的患者具有相对高的早期死亡率和相对低的OS率。GST缺失还和治疗反应差有关。MDR1基因的特异性多态性很可能通过药代动力学作用于药物代谢，导致AML患者复发率增高。

十、并发症和支持治疗

AML患者初诊可能会有危及生命的并发症如出血、白细胞淤滞、肿瘤融解综合征或感染。白细胞数增加的患者可能会发生白血病幼稚细胞在小血管中沉积，导致肺或CNS梗死或出血。对这样的患者可以在化疗开始前给予白细胞分离术或交换术迅速降低白细胞数。对于肿瘤融解综合征引起的高尿酸血症和高磷酸血症应该积极水化碱化、口服磷酸盐粘合剂和重组尿酸氧化剂予以阻止和纠正。

无论在诊断或治疗中，感染并发症都是AML患者致死的重要原因。虽然研究认为相当一部分发热和中性粒细胞减少症的肿瘤患者发生严重感染的几率不高，而且可以用口服抗生素治疗，但是所有AML患者如果发生发热性的中性粒细胞减少症，则需应用静脉注射广谱抗生素，3、4代头孢菌素（如头孢他定、头孢吡肟）。而且，由于接受大剂量阿糖胞苷的AML患者草绿色链球菌感染发生率的增加，一般经验性的使用万古霉素。有脓毒血症或假单孢子菌感染应用氨基糖甙类药物如托普霉素。患有严重腹痛的患者，放射学支持盲肠炎的诊断，已知蜡样芽胞杆菌感染者应该用碳青霉烯（亚胺培南、美罗培南）治疗。

近年AML患真菌感染的几率在增加，以念珠菌和曲霉菌感染多见。因此如果患者接受3～5天抗生素治疗后仍然发热时就要接受经验性的抗真菌治疗。但预防性的抗真菌治疗并未被证实有效，因此并不是对所有的AML患者都要预防性用药。目前有效的抗真菌药有制霉菌素B、两性霉素B脂质体注射剂、唑类（依曲康唑、伏立康唑等）、棘球白素（卡泊芬净、FK463等）。

细胞因子类如粒-单核集落刺激因子（GM-CSF）和G-CSF已经被用来化疗后加速中性粒细胞的恢复来尝试减少死亡率、改善预后。

APL患者诊断时和诱导化疗期间易患DIC和出血。明显的出血常发生在口腔粘膜、CNS、消化道、鼻衄，月经过量也时有发生。在诱导化疗中应用ATRA可使细胞毒性化疗引致的凝血紊乱减轻，但是致死性的出血并发症仍然存在。血小板输注的目的是能维持止血，并没有必要达到某个血小板数目，DIC患者还应适当输注新鲜冰冻血浆或浓缩的凝血因子。ATRA的主要毒性是维甲酸综合征，表现为发热、体重增加、呼吸抑制、间质性肺炎、胸膜心包渗出、间断性的低血压以及急性的肾衰竭。单用ATRA诱导至缓解的APL患者发生维甲酸综合征的几率为25%。近年来采用早期监测及应用地塞米松此综合征的死亡率已经有所下降。

与 ATRA 同时运用化疗可能会减少维甲酸综合征的发生率，有研究表明：高白细胞患者预防性应用强的松 75mg /日。维甲酸综合征发生为 16%，仅 3%死亡。然而，应用数周皮质类激素治疗有潜在的毒性，故主张短期应用。

儿童患者尤其是 10 岁以下者应用 ATRA 的还存在一个问题就是神经毒性的增加。头痛和假肿瘤综合征在儿童比在成人发生频率要高。处理这种症状可以停用 ATRA 一段时间，用地塞米松或/和乙酰唑胺，或调低 ATRA 剂量。儿童维持治疗期用 ATRA 和乙酰唑胺者需定期接受眼科检查及电解质监测。在一些欧洲研究组中，15 岁以下患儿应用 ATRA 25 mg/(m^2 · d) 会比更高剂量效应更好，更容易耐受。在儿童和青少年 APL 治疗中还需考虑到柔红霉素＞400 mg/m^2 者易患心肌病。

十一、预后因素

合并唐氏综合征的 AML 患者拥有较好的预后。其他亚型的 AML，特定的临床特征、核型、分子遗传学特征以及对治疗的反应都是很重要的预后因素。然而，任何预后因素都依赖于治疗，因此即使患者具有好的核型，接受的治疗不同其预后也会不同。MRC、POG、CALGB 等的研究结果表明，inv（16）或 t(8;21)的 AML 患者具有相对好的预后。在 CALGB 试验中，携带这些核型的患者的预后比其他所有 AML 亚型要好，如果接受多个疗程的 HDAC 则预后更好；MRC AML 10 试验中，携带 inv(16)或 t(8;21)的患者其 5 年 OS 率分别为 69%、61%；POG8821 试验中，伴有 t(8;21) 的儿童患者其 4 年 OS 率为 52%，伴有 inv（16）者为 75%。

结构异常如 11q23 是 AL 最常见的基因异常，且通常与不同的白血病亚型如 ALL、AML、AMKL、双表型白血病、先天性白血病、MDS、继发白血病等有关。MLL 基因大约有 50 个易位伙伴基因。可在大约 20%的 AML 患者中发现携带 MLL 基因重排，相互易位如 11q23 与 9p21-22（AF9)、与 10p12（AF10)、与 19p13.1（ELL)、与 6q27（AF6）等。t(4;11)为儿童 ALL 常见，而罕见于 AML 中。携带 11q23 异常的患者大多年龄较小、WBC 数较高。

一些研究结果提示 t(9;11)携带者预后较好。MRC AML 10 试验中，t(9;11)携带者预后中等（3 年 OS 率为 50%）；POG8821 试验中，t(9;11)携带者或其他 11q23 异常者则预后较差（3 年 OS 率 33%）。过去二十年间在 St. Jude 儿童医院治疗的 AML 患者中，携带 t(9;11)者预后较其他细胞分子生物学亚型稍好（5 年 EFS 65%）。这可能是由于使用了鬼臼乙叉甙和克拉屈滨，而且其对 AML－M5 尤其有效。携带 t（9；11）者的白血病细胞在体外试验中较其他患者的幼稚细胞对阿糖胞苷、鬼臼乙叉甙、蒽环类抗生素和克拉屈滨更为敏感。

对 APL 患者，白细胞数是最重要的预后因素。在一些研究中，女性预后较好。一些协作组报道预后较差者携带 PML-RARα 融合基因短型转录本，而另一些研究组却并未发现这种差异。CD56 的表达（神经脊粘附分子，与白血病细胞的运输有关）是一种预后较差的指标。最近有研究提示 HLA-B13 与复发显著相关。高危患者，如初诊时白细胞数＞10×10^9/L 者或白血病细胞表达 CD56 者，应该考虑使用 HuM195（抗 CD33 抗体，用于治疗形态学上已缓解而 PML-RARα 转录本仍阳性的 APL 患者）。

FLT3 基因的突变和内部串连重复（ITD）被认为与儿童、成人 AML 的较差预后有关。在日本的一项研究中，携带 FLT3-ITD 的成人 AML 患者 5 年 OS 率仅为 14%，在多元分析中它也是最重要的预后因子。类似地，MRC 研究中 106 例 AML 患者在诊断 18 个月后，14 例携带 FLT3-ITD 者有 13 例死亡。随后进行的 MRC10/12 研究中，27%的患者携带 FLT3-ITD，并与复发率增高，DFS、EFS、OS 率降低有关。CCG 分析了 91 例儿童和青少年 AML 患者，15 例携带 FLT3-ITD 者 8 年 EFS 仅为 7%，且多元分析认为 FLT3-ITD 是最重要的预后因子。同样的，对 234 例儿童 AML 患者的研究也认为 FLT3-ITD 是强有力的复发指征。

表 12-3　儿童 AML 的预后因素

预后良好	AML 伴 t(15;17)(q22;q12-21)、AML 伴 inv(16)(p13q22) /t(16;16)(p13;q22)、AML 伴 t(8;21)(q22;q22)、AML 伴 t(9;11)(p22;q23)、唐氏综合征发生的 AML、1 岁以下的 AML
中危或未确定	急性巨核细胞白血病、伴随其他染色体异常的 AML、染色体核型正常、FLT3 突变、MLL 扩增、ATP-结合转运子的表达、CCAAT 增强子结合蛋白 alpha 基因突变、嗜环境病毒整合位点 1 的过度表达
预后不良	AML 伴染色单体 7 or -7（q）、AML 伴 t(6;9)(p23;q34)、AML 伴复杂核型、MDS 转化的 AML、2 疗程后的持续的白血病、治疗相关性 AML

十二、微小残留病（MRD）

MRD 分析提供了一种较为客观、敏感的治疗反应评定方法。检测 MRD 的方法有基于 RNA 的白血病细胞融合基因的 PCR 分析，异常免疫分型的流式细胞术检测。在 AML，骨髓中早期幼稚细胞的消失是一个独立的治疗效果的预测指标。CCG2961 研究评价了 252 例儿童 AML 的 MRD，在诱导治疗末期，16%发现 MRD（>0.5%的幼稚细胞，携带异常表型）获得缓解。多元分析认为 MRD^+ 患者的复发率为 MRD^- 患者的 4.8 倍，而死亡率为后者的 3.1 倍（$P<0.0001$）。St. Jude 儿童研究医院进行的试验得出了相同的结论：诱导治疗末期 MRD^+ 患者 2 年生存率为 33%，而 MRD^- 者为 72%（$P=0.022$）。

采用定量 RT-PCR 检测白血病特异的融合基因转录本是另一种检测 MRD 的方法。虽然此方法在 APL 中的预测价值和临床意义已经明确，但是在其他 AML 亚型则尚未明确。大约 95%的 APL 患者完成强化巩固治疗后呈 PML-RARα 阴性。如果巩固后仍为阳性者则提示复发可能性高，而多次阴性结果则提示具有较高的长期生存率。如果患者在 PML-RARα 呈阳性而形态学尚呈阴性时即接受化疗，则较形态学复发时才接受化疗者预后好得多。理想的检测时间应为：至少在巩固治疗末期应有至少 2 次骨髓标本的检测，第一次 CR 后 2 年内每 3 个月检测一次，以后 2～3 年内每 6 月检测一次。由于敏感性的增加，定量 PCR 将有助于预测复发。

十三、未来展望与方向

由于 AML 治愈率仍很低，因此亟待研发新的治疗方法。已出现一些新药如曲沙他滨、2,2-二氟脱氧胞嘧啶核苷、替莫唑胺、吉姆单抗、奥佐米星（免疫调节药）等。去甲基化药物和组氨酸去乙酰化抑制剂等的研究也在进行中。

最鼓舞人心的是，AML 中突变或异常高表达的特异性激酶抑制剂的研究取得了很大的进展。如上所述，酪氨酸激酶 FLT3 的结构活化突变代表 AML 中特异的治疗干预目标，因此已研发出几种 FLT3 抑制剂。在临床前试验中，这些药物选择性抑制野生型和突变的

FTL3 的自磷酸化作用，抑制 FLT3 的下游目标，诱导包含 FLT3 突变的 AML 细胞或细胞系的凋亡，在小鼠 AML 模型中获得了一定的治疗作用。这种抑制剂也可以抑制 FLT3 活化引起的分化受阻。这些处于Ⅰ、Ⅱ期临床试验的激酶抑制剂，将可能使 AML 的治疗更有效且毒性更小。

（吴敏媛）

参考文献

1. O'Brien TA, Russell SJ, Vowels MR, et al. Results of consecutive trials for children newly diagnosed with acute myeloid leukemia from the Australian and New Zealand Children's Cancer Study Group. Blood, 2002, 100: 2708-2716
2. Ahlbom IC, Cardis E, Green A, et al. Review of the epidemiologic literature on EMF and Health. Environ Health Perspect, 2001, 109 (Suppl. 6): 911-933
3. Meshinchi S, Stirewalt DL, Alonzo TA, et al. Activating mutations of RTK/ras signal transduction pathway in pediatric acute myeloid leukemia. Blood, 2003, 102: 1474-1479
4. Pui CH, Relling MV, Downing JR. Acute lymphoblastic leukemia. N Engl J Med, 2004, 350: 1535-1548
5. de Botton S, Coiteux V, Chevret S, et al. Outcome of childhood acute promyelocytic leukemia with all-trans-retinoic acid and chemotherapy. J Clin Oncol, 2004, 22: 1404-1412
6. Hann IM, Webb DK, Gibson BE, et al. MRC trials in childhood acute myeloid leukaemia. Ann Hematol, 2004, 83 (Suppl 1): S108-S112
7. Byrd JC, Ruppert AS, Mrozek K, et al. Repetitive cycles of high-dose cytarabine benefit patients with acute myeloid leukemia and inv (16) (p13; q22) or t (16; 16) (p13; q22): results from CALGB 8461. J Clin Oncol, 2004, 22: 1087-1094
8. Razzouk BI, Raimondi SC, Srivastava DK, et al. Impact of treatment on the outcome of acute myeloid leukemia with inversion 16: a single institution's experience. Leukemia, 2001: 15: 1326-1330
9. Rubnitz JE, Raimondi SC, Tong X, et al. Favorable impact of the t(9;11) in childhood acute myeloid leukemia. J Clin Oncol, 2002, 20: 2302-2309
10. Chessells JM, Harrison CJ, Kempski H, et al. Clinical features, cytogenetics and outcome in acute lymphoblastic and myeloid leukaemia of infancy: report from the MRC Childhood Leukaemia working party. Leukemia, 2002, 16: 776-784
11. Kawasaki H, Isoyama K, Eguchi M, et al. Superior outcome of infant acute myeloid leukemia with intensive chemotherapy: results of the Japan Infant Leukemia Study Group. Blood, 2001, 98: 3589-3594
12. Schoch C, Schnittger S, Klaus M, et al. AML with 11q23/MLL abnormalities as defined by the WHO classification: incidence, partner chromosomes, FAB subtype, age distribution, and prognostic impact in an unselected series of 1897 cytogenetically analyzed AML cases. Blood, 2003, 102: 2395-2402
13. Kotylo PK, Seo IS, Smith FO, et al. Flow cytometric immunophenotypic characterization of pediatric and adult minimally differentiated acute myeloid leukemia (AML-M0). Am J Clin Pathol, 2000, 113: 193-200
14. Krance RA, Hurwitz CA, Head DR, et al. Experience with 2-chlorodeoxyadenosine in previously untreated children with newly diagnosed acute myeloid leukemia and myelodysplastic diseases. J Clin Oncol, 2001, 19: 2804-2811
15. Lowenberg B, van Putten W, Theobald M, et al. Effect of priming with granulocyte colony-stimulating factor on the outcome of chemotherapy for acute myeloid leukemia. N Engl J Med, 2003, 349: 743-752
16. Testi AM, Biondi A, Lo CF, et al. GIMEMA-AIEOP AIDA protocol for the treatment of newly

diagnosed acute promyelocytic leukemia (APL) in children. Blood, 2005, 106: 447-453

17. Zwaan CM, Meshinchi S, Radich JP, et al. FLT3 internal tandem duplication in 234 children with acute myeloid leukemia: prognostic significance and relation to cellular drug resistance. Blood, 2003, 102: 2387-2394
18. Cassinat B, Zassadowski F, Balitrand N, et al. Quantitation of minimal residual disease in acute promylocytic leukemia patients with t(15;17) translocation using real-time RT-PCR. Leukemia, 2000, 14: 324-328
19. Brown P, Meshinchi S, Levis M, et al. Pediatric AML primary samples with FLT3/ITD mutations are preferentially killed by FLT3 inhibition. Blood, 2004, 104: 1841-1849
20. Stone RM, DeAngelo DJ, Klimek V, et al. Patients with acute myeloid leukemia and an activating mutation in FLT3 respond to a small-molecule FLT3 tyrosine kinase inhibitor, PKC412. Blood, 2005, 105: 54-60

第13章 慢性髓细胞性白血病

慢性髓细胞性白血病（chronic myelogenous leukemia，CML）是一种起源于多能造血干细胞的恶性克隆增殖性疾病，在所有种类的白血病中所占比例为14%，人群中总发病率约为1/10万，多在成人中发病儿童较少见，约占儿童白血病的3%～5%。常见的临床症状包括疲劳、体重减轻、多汗和由于脾脏肿大引起的腹部不适等。患者白细胞计数明显升高，多在100×10^9～600×10^9/L范围内。临床上CML可划分为3期：慢性期、加速期和急变期。多数病人诊断于慢性期。虽然有过电离辐射导致一些患者发病的报道，但是大多数患者发病的原因现在仍然不是很清楚。费城染色体（The Philadelphia Chromosome，Ph）是CML特征性的细胞遗传学改变，它是由9号与22号染色体长臂各有一段发生断裂并相互易位所形成，结果导致一种新的bcr/abl融合基因形成，后者转录出具有高酪氨酸激酶活性的bcr/abl融合蛋白质（P210）。甲磺酸伊马替尼（Imatinib mesylate，IM，格列卫）是一种特异性的酪氨酸激酶抑制剂，于2002年被批准在CML各期中使用。由于其肯定的疗效，格列卫目前已成为众多患者的治疗首选。造血干细胞移植（stem cell transplantation，SCT）也是一种有效的治疗方法，同时也是目前惟一能治愈CML的手段。已经发现有部分患者不能耐受格列卫治疗或者在治疗过程中出现对格列卫耐药的现象，针对此情况已经有第二代酪氨酸激酶抑制剂研制成功，它们分别是AMN107（Nilotinib）和BMS-354825（Dasatinib）。AMN107和BMS-354825已经被证明具有更强的激酶抑制剂作用、更好的耐受性、更有效抗耐药突变的能力和更小的副作用。这两种药物已经进入Ⅲ期临床研究实验，相信不久以后就能应用于CML患者的治疗中。

1845年苏格兰的Bennett和德国的Virchow各描述了一组患者有脾脏肿大、严重贫血，尸检时血液中充满了大量的粒细胞，Bennett称之为脓血症，但Virchow认为这并不是疾病的原因。1847年在Craige等人也有类似的报道后，Virchow将此命名为白血病。1878年Neumann报道认为骨髓不仅是正常血细胞产生的部位，同时也是白血病的起源部位，从而提出了髓系白血病的名称。1960年Nowell和Hungerford第一次报道了此患者21号染色体或者22号染色体长臂端有丢失，称之为费城染色体，以后Rowley进一步证实CML患者存在着9号染色体和22号染色体的易位，从而推动了CML的细胞遗传学和分子遗传学的深入研究。

一、病因和发病机制

（一）地域环境和流行病学因素

全世界CML的发病率并不一致，以澳大利亚为最高，美国、日本、哥伦比亚、加拿大次之。中国医学科学院血液病研究所于1986～1988年三年间对全国22个省市自治区38个单位的调查结果表明，白血病年发病率为2.71/10万，其中CML为0.36/10万，而CML的发病率国外报道是1/10万，在各类白血病发病率中占第3位。本病多见于成人，在儿童中少见。北京协和医院对414例CML的分析结果为：男∶女为1.6∶1，发病年龄为3～85岁，但以21～40岁发病率最高。

（二）物理化学因素

CML的病因至今仍未研究得十分清楚，但现在公认物理因素中放射线的致病作用可能导致CML的发生。日本在广岛、长崎遭受两颗原子弹轰炸后，英国医生在对强直性脊椎关节炎和宫颈癌患者进行放射治疗后，发现CML的发病率明显升高。在强直性脊椎关节炎患者放疗后4年内发生的白血病中，20%为CML，在宫颈癌患者进行放射治疗后9年内发生的白血病中，30%是CML，原子弹轰炸后11年的幸存者患白血病的总病例中CML的比例也高达30%。

目前已有文献报道某些化疗药物也可能诱发CML。例如烷化剂药物、蒽环类抗肿瘤抗生素、甲基卞肼、拓扑异构酶Ⅱ的抑制剂等均可以诱发CML。

CML是起源于多能造血干细胞的恶性克隆增殖性疾病，其原因是：

(1) CML慢性期时病变累及红细胞系、中性粒细胞系、嗜碱性粒细胞系、嗜酸性粒细胞系、单核细胞系和巨核细胞系。

(2) CML患者的红细胞、粒细胞、巨核细胞以及B淋巴细胞前体中均出现Ph染色体，但是骨髓原始纤维细胞以及其他的体细胞中无Ph染色体，这提示CML为造血干细胞疾病。

(3) 由葡萄糖-6-磷酸脱氢酶（G-6-PD）的同工酶研究发现，携带有此酶的双重杂合子A型和B型妇女均患有CML，而且在其红细胞、中性粒细胞、嗜碱性粒细胞、嗜酸性粒细胞、单核细胞和血小板中可有同一类型的同工酶，说明CML是单克隆起源的。

(4) 在患有某些性染色体遗传病如Turner综合征和Klinefelter综合征的病人中，其杂合子中的Ph染色体仅仅在一种细胞系中存在，不存在于有其他杂合子的性染色体中。

（三）CML的细胞与分子遗传学特征

1. bcr/abl融合基因

特异性的Ph染色体，即费城染色体（The Philadelphia Chromosome）是CML细胞遗传学的特征性改变。其特点是9号以及22号染色体的长臂各有一段发生断裂形成相互易位，t(9;22)(q34;q11)，结果9号染色体上abl原癌基因移至22号染色体断裂点集簇区bcr基因的5'端，出现一个新的异常融合基因bcr/abl，该基因能表达高酪氨酸蛋白激酶（PTK）活性。PTK是一组催化酪氨酸残基磷酸化的酶，它通过从三磷酸腺苷上转移一个磷原子到酪氨酸残基上，而使底物蛋白活化，目前已经发现PTK有100多个家族成员，它们通过活化底物蛋白参与细胞的信号传递，在调节细胞的分化、生长和激活中起重要作用。

bcr定位于22q11，长约135kb，含有23个外显子，可编码2个bcr蛋白并广泛分布于人类各组织中。目前在CML中已经发现存在有3个bcr断裂点丛集区：M-bcr、m-bcr、μ-bcr。其中M-bcr是主要断裂点簇区，与M-bcr相应的bcr/abl重组基因转录本是b2a2、b3a2、b3a3、b2a3，为8.5kb的mRNA，编码蛋白产物为P210；与m-bcr相应的bcr/abl重组基因转录本是e1a2，为7.5kb的mRNA，编码蛋白产物为P190；与μ-bcr相应的bcr/abl重组基因转录本是e19a2，其编码蛋白产物是P230。P210、P190和P230分别见于大多数的CML和约1/3的ALL、2/3的ALL以及少数CML和AML、CML急性变和CNL。

根据bcr/abl融合基因编码蛋白的不同，可将其分为3种不同的临床血液学类型：

(1) P210CML：主要累及粒系，中度影响其分化和成熟，一小部分细胞可以分化为成熟的中性粒细胞、嗜酸性粒细胞和嗜碱性粒细胞，但是大部分细胞停滞在中、晚幼粒细胞阶段，而对红系、单核细胞和淋巴细胞的影响较小。

(2) P190CML：同时累及粒、单细胞系，其特征是有明显的绝对和相对单核细胞增多，成熟中性粒细胞和单核细胞比值减少，有不同程度的嗜碱性粒细胞增多，外周血幼稚粒细胞比例相对较高，中性粒细胞碱性磷酸酶积分很低，其特征介于 CML 和 CMML 之间。

(3) P230CML：其特征是成熟中性粒细胞增生为主，表现出比较良性的临床过程，患者生存的时间较长。

2. bcr/abl 蛋白功能

c-abl 蛋白的生物学活性：①参与细胞周期以及负性调节细胞的生长，在整个细胞周期中，c-abl 蛋白呈现出不同的磷酸化状态；②参与胚胎的发育；③参与神经系统的发育；④介导骨髓细胞与基质细胞之间的相互作用。

bcr 蛋白是一个 160kD 的磷酸化蛋白，至少有 3 种不同的活性：①bcr 外显子 1 编码的丝氨酸/苏氨酸蛋白激酶活性；②与 c-abl 蛋白 SH2 结构域结合的活性；③bcr 羧基末端关联的 P21 三磷酸鸟苷酶激活蛋白 GAP 活性。

因为 bcr/abl 融合基因有较强的 PTK 活性，能介导致癌信号的传递，诱发造血系统的恶性肿瘤。它通过与某些蛋白质的相互作用，把致癌信号传到 ras 途径和 JAK-STAT 途径（酪氨酸蛋白激酶-信号传导子和转录活化子），这是生长因子和细胞因子传递的两条重要的信号途径。bcr/abl 蛋白通过与 Grb2（生长因子受体结合蛋白 2）、SOS（核苷酸交换因子）、Shr 以及 Crkl 等信号因子的相互作用，耦联到 ras 途径。Grb2 含有 1 个 SH2 结构区域和 2 个 SH3 结构区域，能与 SOS 形成稳定的复合物。Grb2 不仅能直接和 bcr/abl 蛋白结合，而且还可以通过 She 或者 Syp 间接与 bcr/abl 蛋白结合，从而将 bcr/abl 蛋白 PTK 介导的致癌信号耦联到 ras 通路。在 JAK-STAT 信号转导中，bcr/abl 不通过 JAK 激酶，而是直接激活 STAT1 和 STAT3。

3. P210 bcr/abl 的致病机制

目前认为 P210 bcr/abl 不仅改变了细胞的蛋白酪氨酸磷酸化水平和肌动蛋白结合能力，更重要的是改变了某些关键调节蛋白的正常磷酸化类型，而这些蛋白可能介导酪氨酸激酶的信号传导并调节基因的表达，影响细胞的增殖和分化，如 Grb2、P21ras、Crkl、c-myc、bcl-2 等。所以 P210 bcr/abl 的表达扰乱了正常的信号转导途径，使细胞失去了对周围环境的反应性，从而抑制了凋亡的发生。

4. 检测 bcr/abl 融合基因的临床意义

(1) 诊断和鉴别诊断：bcr/abl 阴性者易转化或者急变。bcr/abl 基因的检测可以将一部分首发骨髓象类似 AML M2a 的 CML 急变期病人鉴别出来，同时又可将一部分高白血病细胞综合征的 AML 和 CML 相鉴别。在 CML 与 CMML 的鉴别中，bcr/abl 的阳性与否不仅具有决定性意义，还能将一部分具有 Ph 染色体阳性的 ALL 诊断出来，这一类病人又分为淋巴系统受累和干细胞受累两种，前者的无病生存率平均仅有 4 个月，后者的无病生存率为 35 个月（$P<0.01$）。在骨髓增殖性疾病中 bcr/abl 基因阳性与否亦有一定意义。

(2) 预示 CML 急变和预后：在 P210CML 中出现 P190 转录本预示着加速期和急变期的到来。这种急变的机制是 m-bcr 能活化 ras 基因，激活 Jun 激酶，上调 myc 基因的表达，从而引起造血细胞的转化。另外 m-bcr 能抑制 p53 基因的凋亡功能，引起内在的基因组不稳定性，导致继发性基因突变的进行性积累，最终发生急变。有资料表明 Ph（+）、Ph（－）但 bcr 阳性、Ph（－）且 bcr 阴性患者生存时间分别为 73 个月、60 个月、25 个月。

(3) 预示治疗反应：目前 CML 可首选 IFN-α 治疗，但临床上一些病人对其无反应，小样本试验提示这与 bcr/abl 基因表达有一定关系，但最近的大样本试验认为两者无关。对于存在 bcr/abl 融合基因的病例，提示格列卫治疗至少可以取得短期疗效。

（4）基因分型：可将 CML 分为三型，分别为 Ph^+/bcr^+、Ph^-/bcr^+、Ph^-/bcr^-，前两者具有相同的血液学特征和临床特征，称为典型的 CML；而 Ph^-/bcr^- 的 CML 与 CMML 相似，可能属于 CMML 的一个型或者两者同属于 MDS 的两个不同的亚型，而非真正的 CML。

（5）基因治疗：可以通过反义核酸技术减少 bcr/abl 的转录，修正异常基因的表达，诱导细胞凋亡，从而抑制 CML 细胞增殖。目前已有运用 bcr/abl 反义核酸技术体外净化骨髓，自体移植后并不干扰造血重建工作的报道。

（6）HSCT 后的病情监测：CML 患者行 HSCT 后，一些病人 bcr/abl 基因始终阴性，这些病人能长期存活。但 HSCT 后大多数病人会出现至少一次的阳性，因此在 HSCT 术后 9～12 个月 bcr/abl 阳性结果可能意义不大，但之后仍为阳性者表明可能会出现复发的情况。

5. p53 基因

（1）p53 基因和 p53 蛋白的作用

p53 基因定位于 17 号染色体短臂 1 区 3 带，长度为 20kb，含有 11 个外显子。第一个外显子长 213bp，不编码蛋白，它与第二个外显子相距较远，约为 10kb。p53 基因仅转录一个 2.6kb 的 mRNA，因此包含大量的非编码序列，p53 基因的表达产物即 p53 蛋白由 293 个氨基酸残基组成，它可与 DNA 结合而发挥生物学效应。p53 蛋白的氨基端含有很强的转录激活序列，可激活结合点下游的基因而发挥其功能。一种野生型的 p53 蛋白激活基因，称之为 WAF1，WAF1 基因上游有 p53 蛋白序列特异性结合位点，野生型的 p53 蛋白与之结合后，WAF1 基因被激活，其表达产物 P21 蛋白增加。P21 蛋白是周期素依赖激酶（CDK）的强抑制剂，可以阻止细胞从 G1 期进入 S 期，从而达到抑制细胞增殖的作用。野生型的 p53 蛋白可与单链 DNA 末端结合并催化其形成双链寡核苷酸，当 p53 蛋白构象发生改变时，则不能形成双链寡核苷酸。野生型 p53 蛋白还可以去除错配的寡核苷酸链，在 DNA 修复中起重要作用。许多研究表明，当 DNA 完整性受到破坏时，野生型 p53 蛋白表达增加，细胞停滞在 G1 期，让受损的 DNA 有足够的时间得到修复或者介导损伤严重的细胞进入凋亡过程，从而使异常的 DNA 得以纠正或被清除，这种作用对抑制肿瘤发生有重要意义。当肿瘤细胞的 p53 基因发生异常改变时，p53 蛋白丧失了正常的生物学活性，使诱发肿瘤的基因得以保留，细胞不断进入增殖周期，无限增殖而形成肿瘤。目前已经确认 p53 基因的突变多发生在第 4、5、7、8 外显子，称为突变热点区域。

（2）与 CML 急性变的关系

p53 基因的突变率为 20%～30%。Kakai 检查了 92 例 CML 的 118 份标本，慢性期有 80 份，突变检测没有发现 p53 基因的变化，7 份加速期的患者有 1 份有 p53 基因的突变，而 31 份急变期的患者中有 5 份有 p53 基因的点突变，其中有 4 份是急粒变，1 份为急淋变。p53 基因突变与 17 号染色体的丢失有关，6 例有 p53 突变者，其中 5 例细胞遗传学检查显示丢失 17p。仅有 1 例患者有正常的 17p，相比之下有正常 17 号染色体的 13 例急粒变的患者无一例有 p53 的突变。p53 基因的变化可能是在 CML 形成过程中，丢失 17p 发生的。

（3）p53 的构象变化

按 p53 蛋白对单克隆抗体 PAB240 以及 PAB1620 或者 PAB1801 的反应性将其分为两种构象，即野生型或者抑制型构象（PAB240-/PAB1620-或 PAB1801-）和突变型或促进型构象（PAB240＋/PAB1620-或 PAB1801-），当以 PAB1620-存在时，起抑制细胞增殖的作用，而以 PAB240＋/形式存在时，则可暂时解除抑制作用而允许细胞增殖。这种变化并非 p53

基因突变引起，而是由某些因素，比如生长因子、物理化学因素所引起，使野生型的抑制型p53 蛋白转变为促进型蛋白。在 CML 时，患者 CD34＋细胞与 p53 反义核苷酸孵育后，p53 蛋白表达减少，主要为抑制型构象减少，而促进型构象不减少，细胞动力学显示 G0～G1 期细胞明显减少，而 S 期以及 G2～M 期细胞明显增多，集落也明显增大，表明 CD34＋细胞在 p53 反义核苷酸存在时，其粒单祖细胞集落（CFU-GM）明显增多，集落也明显增大，表明 CML 原始细胞促进型构象的 p53 蛋白水平受 p53 基因以外的某种因素调节，可能这种 p53 蛋白与 CML 原始细胞的产生和增殖有关。有促进型构象的 p53 蛋白的 CD34＋细胞多为 CD34＋/HLA-DR＋，且处于细胞增殖期，而 CML 患者 Ph＋或者 bcr/abl＋的原始细胞多表达 CD34＋/HLA-DR＋，这也是 CML 的发病机制之一。

6. CD34＋细胞

在 CML 中 86％±16％的 CD34＋细胞具有 bcr/abl mRNA。CML CD34＋细胞的增殖活性在体内、体外均增高。而且在体外不依赖于外源性生长因子的刺激。CML CD34＋细胞中处于 G0 期的细胞比正常的 CD34＋细胞少。和正常的 CD34＋细胞相比，CML CD34＋细胞更早脱离 G0～G1 期。在外源性细胞因子缺乏时，30％的 CML CD34＋细胞能进行周期更替，而正常细胞不能。在 Fas 信号转导的凋亡途径的研究中，CML CD34＋细胞亦表达 Fas 受体，表达水平显著高于正常的 CD34＋骨髓细胞。Fas 受体将凋亡信号传导给正常细胞和 CML CD34＋细胞而引发细胞凋亡。但用 Fas 受体激动剂诱导 CML CD34＋发生细胞凋亡时，其 P210 bcr/abl 阳性细胞都可阻止凋亡的发生。

7. 造血微环境

（1） 整合素受体功能异常

在正常造血过程中，粘附受体的 β1 系统，尤其是 α4β1 和 α5β1 整合素受体对骨髓微环境的粘附和归巢起重要作用。CD34＋细胞的 β1 整合素受体介导祖细胞粘附至基质上，由 β1 整合素受体传导的信号还调节造血祖细胞的正常增殖和分化，正常祖细胞表面 β1 整合素受体的活化可抑制细胞增殖。虽然 bcr/abl 阳性的 CML 祖细胞其整合素受体表达在正常水平，但其 β1 整合素受体介导的祖细胞对基质的粘附以及纤维连接蛋白的 α4β1 和 α5β1 结合位点均有缺陷，表明其 β1 整合素受体的功能异常，导致 CML 祖细胞对 β1 整合素受体介导的增殖抑制失去反应，祖细胞及其前体细胞以及分化的造血细胞大量增殖，祖细胞从骨髓中提前释放。

（2） 细胞骨架成分异常磷酸化

整合素信号的正常传导需要 β1 整合素受体同细胞骨架成分的协调。细胞骨架成分及其粘附斑多蛋白复合体中的 FAK、PI-3K 和 RAFTK 均参与正常的整合素介导的信号传递，但在 CML 中被异常磷酸化。同时 CML 祖细胞对层粘附蛋白、胶原蛋白Ⅴ的粘附增强，祖细胞骨架的改变干扰了 $P145^{c\text{-}abl}$ 的正常功能，最终导致 CML 细胞的恶性增殖。

（3） 细胞粘附成分缺陷

CML CD34＋细胞上某些粘附分子的缺陷是信号传导异常的成因之一。CML 发生时 L-选择蛋白表达下降甚至缺失。L-选择蛋白是一种细胞粘附分子，表达在白细胞上，在 CD34＋细胞与基质相互作用的过程中，参与细胞间复杂的信号传导，L-选择蛋白的下降或缺失从另一个方面引发了 CD34＋细胞与基质相互作用的异常。

8. 抗凋亡在 CML 发生中的作用

（1） bcr/abl 的抗凋亡作用

abl 基因产物 P145 定位于细胞核内，具有低的酪氨酸激酶活性，其过量表达可以抑制细胞周期 G1/S 期的转换。整合素调节它的活性及核内定位。在 CML，融合蛋白定位于胞浆中，具有明显增强的酪氨酸激酶活性，可以直接参与细胞向 CML 表型的转化。另外 abl 激酶参与了凋亡的调节。在 CML，细胞表达 bcr/abl 融合蛋白导致体外对化疗药物及其他 DNA 损伤性药物的耐药，并通过抑制凋亡延长生长因子非依赖性的 CML 祖细胞的生长。同时 bcr/abl 的表达可能影响造血细胞周期的分布，损伤的 DNA 通过延迟 G2/M 期的转换而得以修复。CML 细胞凋亡的失调可能与 bcl-2 表达增高相关，经转化的、生长因子非依赖性的小鼠 bcr/abl 细胞可因为 bcl-2 的过量表达而耐受凋亡且具有致瘤性。bcl-2 表达一旦被抑制，该细胞则回到生长因子依赖性并消除致瘤性。将 bcr/abl 反义核苷酸转染 Ph＋白血病 SCID 小鼠，能阻止疾病的发展，促进白血病细胞发生凋亡。bcr/abl 反义核苷酸能抑制人 CML 急变细胞系 K562 细胞的增殖，降低其白血病祖细胞的产率，诱导 K562 细胞发生凋亡。由此可见，bcr/abl 能诱导细胞体外增殖以及向幼稚细胞转化，并抑制凋亡。

（2）P53 基因的失活

P53 基因下调 bcl-2 基因表达，活化具有促进凋亡作用的 Bax 基因表达，而 bcl-2 与 Bax 的比率调节增殖与凋亡的平衡。有人研究发现 p53 基因缺陷小鼠转染 bcr/abl 基因，则细胞克隆形成能力提高，细胞获得非生长因子依赖的生长特征，凋亡细胞明显减少。当野生型 p53 基因转染该系小鼠则可对抗上述作用。同时发现转染野生型 p53 基因可诱导 CML 急变细胞发生凋亡。在条件培养情况下，K562 细胞中 p53 依赖的凋亡受到抑制，转染野生型 p53 基因则使细胞恢复对生长因子的依赖性。

（3）bcl-2 及其家族的抗凋亡能力增加

Ba/F3 为 IL-3 依赖的细胞系，去除 IL-3 后诱导细胞凋亡。将 bcr/abl 转染 Ba/F3 使之持续表达 P210 bcr/abl，在致死量作用下细胞仍然保持存活。研究表明 Ba/F3、bcr/abl 阳性细胞 bcl-2 的表达增高，用 bcl-2 反义核苷酸处理下调 bcl-2 的表达，细胞恢复对 IL-3 的生长依赖性。bcl-2 可能是 bcr/abl 致瘤信号途径中重要的下游分子，bcr/abl 可能借助 bcl-2 发生抗凋亡作用。

bcl-Xl 为 bcl-2 家族一员，作用类似于 bcl-2，能够抑制凋亡的发生，bcl-Xs 同样为 bcl-2 的成员，但是与 bcl-2 的作用相反，具有促进凋亡的作用。K562 细胞对多种药物诱导的凋亡耐受，经检测发现其高表达 bcl-Xl。将 bcl-Xs 基因转染给 K562 细胞，在大剂量的阿糖胞苷诱导下，细胞发生凋亡。HL-60 细胞在多种细胞毒性药物作用下发生显著的凋亡，但将 bcr/abl 基因转染给 HL-60 细胞，再用细胞毒药物处理，不再发生特征性的细胞凋亡。HL-60 细胞在转染 bcr/abl 后 bcl-Xl 表达水平升高，细胞获得凋亡抵抗的特征，应用 bcl-Xl 反义核苷酸处理 HL-60、bcr/abl 阳性细胞使其 bcl-Xl 表达下降，增强其对凋亡诱导剂的敏感性。

（4）c-myc 的作用

c-myc 为一个具有双重作用的基因，它既能促进细胞的增殖又能诱导细胞的凋亡。bcl-2 和 c-myc 协同作用可以减低 c-myc 的凋亡诱导作用，诱导促进肿瘤的发生。当去除生长因子时，bcr/abl 阳性细胞保持高水平表达 c-myc mRNA 及其蛋白。而 bcr/abl 阴性细胞 c-myc 的表达迅速下降。c-myc 的表达是 bcr/abl 的恶性转化途径中重要的下游事件。功能缺陷的 c-myc 基因对 c-abl 恶性转化能力的抑制是通过阻断 bcr/abl 蛋白的表达而实现的。bcr/abl 融合蛋白可能通过阻断 c-myc 的诱导凋亡作用，增强 c-myc 的促进增殖及恶性转化潜能而充分发挥作用。当 bcr/abl 功能失活或者阻断其信号传递，c-myc 诱导凋亡作用得以实现。

（5）Fas 基因的作用

Fas（CD95）为 45kD 的细胞表面蛋白，属于 TNF 受体超家族成员，在多种细胞中都有表达。Fas 与其抗体或者其特异性的 Fas 配体结合产生细胞凋亡。K562 细胞表面无 Fas 表达，将 Fas 转染给 K562 细胞，尽管细胞表面表达 Fas 蛋白，但在 Fas 抗体作用下，K562 细胞仍表现出凋亡耐受。应用 bcr/abl 反义技术处理 Fas 阳性 K562 细胞，下调 P210 bcr/abl 的表达，在 Fas 抗体的作用下，K562 细胞产生凋亡效应。同样将 V-abl 基因转染给高表达 Fas 的 HL-60 细胞，使 HL-60 细胞获得对 Fas 抗体诱导的凋亡耐受性。这表明 bcr/abl 可能为 Fas 诱导凋亡信号途径下游的负调控分子。

9. CML 急性变的发病机制

(1) bcr/abl 融合基因与 CML 急变的关系

有学者认为 M-bcr 内的断裂点定位可能与 CML 急性变有关，尤其是断裂点在 3'端的容易发生急性变。也有观点认为 bcr 断裂部位与患者的病程、存活期和预后没有明显关系，但是与患者急变的细胞类型有一定的关系。

Ph 染色体也可出现在 5%～20%的 ALL 和 2%的 AML 中，此时至少有 50%的 bcr 断裂点位于 m-bcr，可以形成较小的 bcr/abl 融合基因，产生 P190 蛋白，与 P210 蛋白相比，P190 有更强的酪氨酸激酶活性和转化潜能。P190 仅出现在 AL 中，部分 CML 患者从慢性期向急变期的转化与产生 P210 向 P190 转化有关。

最近还有一种观点认为 bcr/abl 融合基因表达水平与 CML 急性变有关。CML 患者从慢性期发展到急变期，常伴有 bcr/abl mRNA 水平明显升高。bcr/abl 融合基因的表达状况与 CML 成熟度呈负相关。进一步研究表明 bcr/abl 融合基因是抑制凋亡基因，能通过抑制细胞凋亡增加细胞数量，基因组的内在不稳定性也随之增加，细胞就容易发生第二次突变，从而使 CML 向急变期转化。

(2) 抑癌基因的失活

1) p53 基因的缺失、重排和突变

p53 基因主要有转录因子的作用，它对肿瘤细胞的作用主要是抑制细胞增殖，诱导细胞分化和凋亡，其突变不仅引起 p53 抗癌活性的丧失，而且使其具有促进恶性转化的活性，使 p53 基因由抑癌基因转变为癌基因，一旦细胞的 p53 蛋白失活，即终止 DNA 复制，从而容易造成子代细胞的突变和染色体的异常，CML 加速期中 p53 基因的突变可以加速恶性克隆增殖，增加遗传不稳定性，导致迅速进入急性变期。

2) p16 基因和 CML 急淋变

大约有 20%～30%的 CML 患者出现急淋变，这与 p16 基因的缺失有一定关系。p16 基因为细胞周期素依赖激酶 4 抑制基因，也称为 MTS1、INK4 或者 CDK4I，定位于人染色体 9p21 区，编码分子量为 96kD 的 p16 蛋白，也是一种重要的抑癌基因。现在发现 p16 蛋白可与 cyclin D 竞争结合 CDK4，从而直接抑制 CDK4-cyclin D 复合物的形成，使 P110Rb 不能被 CDK4 磷酸化，阻止细胞进入 G1-S 期，这是细胞周期 G1-S 检测点负调控系统的一个重要组成部分。如果 p16 基因缺失或者突变导致其不能正常表达，就不能竞争结合 CDK4 阻止细胞进入有丝分裂，同时增加 cyclin D 与 CDK4 的结合而增加 CDK4 的活性，促进细胞有丝分裂，从而使细胞生长失控，导致进一步的癌变。在 CML 急淋变的过程中 p16 基因纯合子缺失起了重要的作用。

3) Rb 基因与巨核系变

Rb 基因也是重要的抑癌基因。在调控细胞周期和正常细胞生长中起重要作用。其功能缺失使得细胞生长调节失控而发生肿瘤。

(3) 癌基因的活化

1）ras 基因的活化

去调节的 ras 信号与人类白血病相关联，其中活化机制包括 ras 基因点突变，ras-GAP 分子或来自于 TK 癌基因的失活突变。bcr/abl 能激活造血细胞中的 ras 多种信号途径，从而引起造血细胞的转化。ras 活化是 CML 急变期中的重要分子事件，现在研究还发现 N-ras 基因突变还发生在巨核系急变和 Ph（－）的 CML 急性变中。

2）c-myc 基因扩增

基因扩增是癌基因活化的主要形式。细胞内一些基因通过不明原因复制成多拷贝，这些多拷贝的 DNA 以游离形式存在称为双微体。这表示高度的染色体破坏与不稳定性。基因扩增是肿瘤异质性的表现形式之一，因为 CML 进展过程中常出现异常的 8 号染色体，因此位于 8q34 上的原癌基因的变化都对疾病进展有一定作用。研究发现在 CML 急变期患者的血细胞中发现了双微体，c-myc 基因扩增了 8～16 倍，并出现重排，而慢性期无此变化。

3）Evi-1 基因表达升高

Evi-1 基因是定位于人类染色体 3q26 染色体上的转化基因，在人类和小鼠造血细胞中都在表达。但在逆转录病毒诱导的小鼠髓性白血病和带有 3q26 染色体异常的人类髓性白血病中常过度表达。许多研究认为，Evi-1 基因表达增加可促进非成熟的原始细胞增殖，阻止髓性前体细胞向终末分化，从而促进白血病的发生。即使在 3q26 无异常的情况下也会发生。

二、临床表现

CML 的主要临床表现为粒细胞增多、脾脏肿大和贫血。个别患者初期症状不明显，经过半年或者更长时间才来就诊，通过检查发现脾脏肿大和血液学异常才得到确诊。

（一）慢性期症状

1. 一般症状

本病最早出现的自觉症状是乏力、头晕、腹部不适等表现，也可以出现全身不适、耐力减低、恶心等症状。也可以表现为基础代谢增高的特点，比如怕热、盗汗、多汗、体重减轻、低热、心悸和精神紧张等症状，这些症状可能是由粒细胞增多引起代谢旺盛及蛋白质分解增加所致，贫血也能引起上述症状。面色苍白也是本病的常见表现，早期可不明显，随病情加重而显著，如伴有骨髓纤维化则更加明显。晚期常伴有髓外浸润的表现，如淋巴结肿大或肿块、皮肤结节等。

2. 脾脏肿大

脾脏肿大是 CML 最常见的体征之一。肝大、淋巴结肿大、皮肤紫癜也可见，肝肿大一般比脾肿大轻。除全身感染外，一般少见淋巴结肿大，部分患者在诊断时可触及淋巴结肿大，以颈部、锁骨上窝和腋窝多见，只有少数病人直径在 1cm 以上。脾肿大程度不一，轻者肋下刚及，重者达脐部，甚至达到盆腔。40%～70%患者在初诊时脾脏在肋下 10cm 左右，脾肿大程度与患者病情、病程以及白细胞数密切相关，脾脏如达到脐部其病程起码 6 个月以上。脾脏质地坚硬，可触及脾切迹，通常无触痛。如出现脾栓塞和脾周围炎等并发症时，可有局部剧烈腹痛和压痛，严重者可出现脾出血和脾破裂。脾脏肿大与髓外造血有一定关系，常与白细胞数成正比，可随病情缓解粒细胞减少而脾脏缩小。

3. 贫血

病情早期常无贫血，随着病情发展，骨髓造血细胞被过度增生的粒细胞所代替时而出现贫血。

4. 胸骨压痛

胸骨压痛也是常见的体征，对病情的发展有重要的意义。压痛通常局限于胸骨体，患者常因触痛而拒绝按压。胸骨压痛的出现提示有骨髓细胞增生，骨髓内压力增加，骨膜下浸润。半数以上的患者胸骨压痛是复发或者病情明显变化的特征。

5. 发热

一般发热轻微而且不规则，在应用化疗药物后消失，晚期有不明原因发热，抗生素以及一般化疗药物治疗无效。

6. 顽固性阴茎异常勃起

少数病人中出现，由于阴茎海绵体被白细胞浸润或者血栓形成所致。

7. 其他

个别患者可有痛风、急性关节炎或者尿酸性尿结石，为白血病细胞大量破坏使血尿酸浓度升高所致。

（二）加速期、急变期症状

我国在 1989 年全国白血病会议上，根据临床表现和实验室检查将 CML 病情恶化时期分为加速期和急变期这两个相对独立的期。加速期是由 CML 进入急变期的过渡阶段，也是患者病情恶化的转折点，加速期代表了 CML 患者由可以控制病情到不能控制状态的恶性变化。然而由于其临床表现是一个循序渐进的过程，不可能决然分开，而且大概有 20%～25%的患者不经加速期而直接进入急变期。

加速期在临床上以不明原因的低热、乏力、纳差、盗汗、消瘦加重为特点，伴有与白细胞不成比例的脾脏迅速肿大伴压痛，淋巴结突然肿大、胸骨压痛明显等体征，贫血常进行性加重，而且使用常规传统的化疗药物无效。进入急变期，除伴有上述症状外还表现为全身骨痛，肝、脾、淋巴结肿大，髓外浸润表现如皮肤结节、睾丸浸润、阴茎异常勃起、眼眶浸润出现绿色瘤等。严重的中性粒细胞缺乏常导致难以控制的细菌、真菌感染，表现为持续高热不退，甚至发生败血症。严重的血小板缺乏可引起出血趋势加重，甚至发生脑出血而死亡。

急变期的临床表现和血液学表现与一般急性白血病相似，治疗十分困难，多数患者生存期仅 2～4 个月，且对常规化疗抵抗，加速期或者急变期患者（慢性期未使用过格列卫）使用格列卫后可使其中一部分重新进入慢性期，但是这些患者很容易产生对格列卫耐药的情况，而且在加速期和急变期使用格列卫的效果不如在慢性期使用的效果好，最终患者重新回到加速期或者急变期，平均生存期仅有 6 个月左右。

CML 急变的形式和主要类型有 3 种：

1. 缓慢急变，这是最常见的急变类型，患者在 3～5 年的慢性期后，在 3～6 个月的加速期中，原始细胞逐渐增长，最终进入急变期，通常是急性粒细胞白血病变，患者常表现出急性髓细胞性白血病（AML）的临床表现和特征，骨髓象类似于 AML 中 M1 或者 M2 的特点，但嗜碱性粒细胞增多，除了急性粒细胞性白血病变以外，还有一种类型是急性淋巴细胞白血病变，表现出急性淋巴细胞性白血病（ALL）的骨髓特点。

2. 无加速期的急性变，这种形式比较少见，患者的原始细胞在数日或者数周内快速增长，迅速进入急变期，快速增长的原始细胞可造成实质性的脏器或者血管淤滞性的损害和白血病肺病变。

3. 髓外急变，这种形式更为罕见，其表现为原始细胞在血液和骨髓外的组织内呈弥漫性增殖，形成原始细胞瘤，外周血和骨髓缺乏急变表现，瘤体形成的部位可能是淋巴结、骨骼、皮肤、肺、中枢神经系统、消化道、乳腺和卵巢等。髓外急变预示着预后不良，骨髓急变多在髓外急变之后的 3 个月内发生。

加速期和急变期还常见不同程度的骨髓纤维化，发生率可达 80%。典型病例有进行性贫血、脾脏进行性肿大和骨髓干抽三大特征。骨髓活检是确诊的金标准。骨髓活检镜下可见大量纤维细胞增生和胶原纤维沉积。纤维细胞占造血组织的 35%以上或者伴有纤维条索样改变，或者 Gomori 染色＋＋以上，均可诊断为骨髓纤维化。骨髓小粒涂片进行 Gomori 染色也是诊断骨髓纤维化的最简单方法，骨髓纤维化常是急变的早期表现。骨髓纤维化产生的机制尚未明了，可能与部分细胞因子的释放有关，当 CML 进入加速期和急变期时，原始细胞释放大量的血小板来源的生长因子（PDGF）。纤维母细胞在 PDGF 的作用下增殖，以胶原和纤维连接蛋白的形式沉积在骨髓基质内。

三、实验室检查

（一）慢性期

1. 外周血象

(1) 白细胞计数：白细胞数明显增加是 CML 的特征性变化。一般在诊断 CML 时，外周血白细胞计数常超过 50×10^9/L，约有半数病人可达 100×10^9～600×10^9/L，少数病人可达 1000×10^9/L。白细胞数增加与脾脏肿大呈正相关性。

(2) 细胞学分类：各阶段的中性粒细胞都可见到，占白细胞总数的 90%以上，分类中成熟粒细胞比例可增加，以中幼粒和晚幼粒细胞为主，分别占 15%～40%和20%～40%，杆状核和分叶核粒细胞也多见，原始粒细胞＋早幼粒细胞＜10%，原始粒细胞在 5%以下。嗜酸性粒细胞和嗜碱性粒细胞也有不同程度的增加，分别是 5%～10%和 3%～5%，如果嗜碱性粒细胞计数超过 15%～20%，则提示预后不良。浆细胞绝对数和相对比例也有增加，淋巴细胞和单核细胞常显著减少或者相对减少。

(3) 红细胞和血红蛋白：早期可正常，后随疾病发展而逐渐降低。血片中可见到少量有核红细胞。网织红细胞正常或者偏高。疾病发展过程中因出血、溶血、骨髓红细胞生成减少而出现血红蛋白下降。贫血一般呈中度，为正细胞正色素性，如果伴有骨髓纤维化，红细胞可出现大小不均，呈明显的异形性。红细胞在 2.5×10^{12}/L，血红蛋白在 80g/L 左右。晚期急变期红细胞和血红蛋白迅速下降。CML 的早期和中期血小板可正常或者升高，常可达 500×10^9～800×10^9/L，甚至达到 1000×10^9/L 以上，增高程度与白细胞数改变无相关性。血小板形态正常，但功能多异常，较少形成血栓，偶尔可见巨核细胞外逸现象。疾病晚期血小板减少。持续血小板增高或者减少提示预后不良。

2. 骨髓象

骨髓增生极度活跃或者明显活跃。粒细胞系列明显增生，核左移现象比外周血显著。造血细胞占骨髓细胞的 75%～90%，以粒系增生为主，多为中性粒细胞和晚幼粒细胞，分别占有核细胞总数的 15%～40%和 20%～40%，原始粒细胞和早幼粒细胞比例＜15%，原始粒细胞（Ⅰ型＋Ⅱ型）≤10%，嗜酸性粒细胞和嗜碱性粒细胞明显增多，并可见幼稚阶段的嗜酸性和嗜碱性粒细胞，粒细胞可见核浆发育不平衡现象，分裂象增加。红细胞系列早期增生旺盛，但由于粒细胞系列增生极度旺盛，所以红细胞系呈相对比例减少，各阶段幼稚红细胞均可见到。疾病晚期呈增生受抑。巨核细胞数可增高或者正常，早期血小板易见，晚期巨核细胞和血小板显著减少。另外，骨髓中可多见 Ferrata 细胞和类 Gaucher 细胞，通过电镜检查发现这些细胞胞浆内含物结构不同于 Gaucher 细胞内的神经节苷脂或者脑苷脂，表明这些细胞来源于组织细胞吞噬大量破碎粒细胞膜的分解成分而形成。

（二）CML 的细胞遗传学改变

CML 慢性期病人约有 95%Ph 染色体阳性，99%bcr/abl 基因阳性。随着 CML 从慢性期进展至加速期或者急变期常有新的染色体核型出现，最常见的是双 Ph 染色体、+8、i(17q)、+19、+21 等，它们可以单独出现或者合并出现，最常于临床诊断急变期之前 2～3 个月出现，有预测急变期的价值。少数病人还可合并出现急性非淋巴细胞性白血病(ANLL) 特异的染色体异常核型，例如 t(8;21)、t(15;17)、inv（16）和 inv（3）等。

急变期有些额外染色体的出现对判断病情预后常有价值：第一种情况是病人只有 Ph 染色体或者双 Ph 染色体，治疗效果较好，中位生存期为 5.7 个月；第二种情况是病人有 Ph 染色体和其他额外的染色体，此时只有半数患者治疗有效，中位生存期为 4.9 个月；最后一种情况是患者的染色体异常全部为非 Ph 的额外染色体，则治疗效果差，中位生存期为 2.5 个月。

（三）CML 的粒、单祖细胞培养

慢性期粒、单祖细胞（CFU-GM）的数目在外周血为正常对照的几十倍到几百倍，而且呈自发性生长状态，即无需外源性粒单细胞集落刺激因子（GM-CSF）的刺激即可生长，其增加程度与白细胞计数相一致，与幼稚细胞数量无关，缓解后降至正常。骨髓中的 CFU-GM 浓度增加不及外周血中 CFU-GM，大约为正常值的 20 倍。CFU-GM 的比重较正常集落低。在加速期和急变期，CFU-GM 呈小簇状态生长或者不生长。

（四）中性粒细胞碱性磷酸酶（NAP）

CML 患者外周血或骨髓中 NAP 活性常显著减低，约 90%左右 CML 患者缺乏此酶，积分常为零。NAP 减低与 Ph 染色体阳性无相关性。CML 患者合并感染或者进展到急变期时，NAP 活性可暂时升高，同时 NAP 也可随治疗好转而增加，一般积分为 100～300 左右。有研究结果认为 CML 细胞在合成此酶的能力方面并无内在缺陷，但在化学特性上与正常细胞相比有差异。

（五）粒细胞的吞噬功能

吞噬功能是成熟粒细胞的主要功能，临床上可用吞噬指数检验粒细胞功能，比如检查粒细胞所含的酵母数为吞噬指数，CML 患者常低于正常人。但是当疾病缓解后，可上升至正常。

（六）维生素 B_{12}（氰钴氨）

在细胞代谢中起辅酶的作用，促进核酸的形成。通常在血液中与 α 球蛋白融合形成氰钴氨Ⅰ，与 β 球蛋白融合形成氰钴氨Ⅱ。在 CML 患者的血清中，α 球蛋白常明显升高，导致结合的维生素 B_{12} 增多，所以 CML 患者中维生素 B_{12} 的浓度明显升高，常为正常的 10 倍以上，增加程度与白细胞总数成正比，治疗后可明显下降。少数 CML 患者可发生恶性贫血，这是因为维生素 B_{12} 与氰钴氨Ⅰ有高度亲和性，氰钴氨Ⅰ升高导致了血清中维生素 B_{12} 正常、而组织中维生素 B_{12} 缺乏。

（七）血清乳酸脱氢酶

CML 患者明显升高。

（八）尿酸

CML 患者在未经任何治疗时，血尿酸和尿中尿酸明显升高。尤其是采用大剂量的化疗药物后，大量细胞被破坏，导致大量嘌呤释放，可使尿酸沉淀形成尿酸结石发生梗阻，或者发生痛风性关节炎和尿酸性肾病。

（九）急变期形态学类型

不仅有慢性期的特点，而且血象还有类似急性白血病的特点。白细胞计数在慢性期基础上继续迅速升高，而且常规药物不能有效控制。细胞分类可见成熟粒细胞减少，原始粒细胞和早幼粒细胞迅速增加，原始细胞比例可超过 20%甚至更高。嗜碱性粒细胞也有明显增加。血红蛋白和红细胞计数明显下降，血小板计数也有明显下降。

骨髓中原始粒细胞和早幼粒细胞可在短时间内迅速增加，原始粒细胞比例可超过 30%，嗜碱性粒细胞明显增加，红细胞和巨核细胞系明显受到抑制。

CML 急性期中，最常见为急性粒细胞性白血病变（简称为急粒变），约占急变总数的 50%～60%，其次是急性淋巴细胞白血病变（简称为急淋变），约占急变总数的 33%，还有其他的急变类型如粒-单核细胞变、嗜酸性粒细胞变、急性单核细胞变、巨核细胞变、幼红细胞和红白血病变、早幼粒细胞变等。

1. 急粒变：外周血或者骨髓中原始粒细胞≥20%，外周血原始细胞＋早幼粒细胞≥30%，骨髓中原始细胞＋早幼粒细胞≥50%，并伴有嗜碱性粒细胞和嗜酸性粒细胞比例增加。

2. 急淋变：外周血中白细胞数明显增多，以原始和幼稚淋巴细胞增多为主，外周血原始淋巴细胞＋幼稚淋巴细胞≥20%，原始细胞中有高浓度的末端脱氧核苷酸转移酶（TdT），原始淋巴细胞表面显示 B 淋巴细胞或者前 B 淋巴细胞膜抗原标志，T 淋巴细胞标志少见。

四、CML 的诊断和分期标准

（一）诊断标准

1. Ph 染色体阳性或者 bcr/abl 融合基因阳性

满足以下任何一项条件即可诊断：

（1）外周血白细胞升高，以中性粒细胞为主，不成熟细胞＞10%，原始细胞（Ⅰ型＋Ⅱ型）＜5%～10%；

（2）骨髓粒细胞高度增生，以中性中幼、晚幼粒细胞、杆状核粒细胞增生为主，原始细胞（Ⅰ型＋Ⅱ型）＜10%。

2. Ph 染色体阴性而且 bcr/abl 融合基因阴性

满足以下 1～4 项中的三项和第五项即可诊断：

（1）脾大；

（2）外周血：白细胞计数持续升高＞30×10^9/L，以中性粒细胞为主，不成熟细胞＞10%，嗜碱性粒细胞增多，原始细胞（Ⅰ型＋Ⅱ型）＜5%～10%；

（3）骨髓象：增生明显至极度活跃，以中性粒细胞、晚幼粒细胞、杆状核粒细胞增多为主，原始细胞（Ⅰ型＋Ⅱ型）＜10%；

（4）NAP 积分减低；

（5）排除类白血病反应、慢性粒单核细胞白血病（CMML）或者其他类型的骨髓增生异常综合征（MDS）和其他类型的骨髓增殖性疾病。

（二）分期标准

1. 按临床表现分期

CML 的分期是目前指导治疗的主要依据，也是判断预后的参考标准。因此任何 CML 患者都应进行分期诊断。按病情发展过程 CML 可以分为慢性期、加速期和急变期。分类标准如下：

（1）慢性期

1）临床表现：无症状或有低热、乏力、多汗、体重减轻等症状；

2）血象：白细胞计数明显增高，以中性中幼、晚幼粒细胞和杆状核粒细胞升高为主。原始细胞（Ⅰ型＋Ⅱ型）＜5%～10%，嗜酸性和嗜碱性粒细胞增多，可见少量有核红细胞；

3）骨髓象：增生明显至极度活跃，以粒系增生为主，中性中幼、晚幼粒细胞和杆状核粒细胞增多明显，原始细胞（Ⅰ型＋Ⅱ型）＜10％；

4）染色体：有 Ph 染色体；

5）粒、单祖细胞培养：集落和簇较正常明显增加。

（2）加速期

根据 NCCN（National Comprehensive Cancer Network）2006 版 CML 诊疗指南中定义加速期有以下不同分期标准：

1）Sokal et al 标准：

①外周血或骨髓原始细胞≥5％；

②嗜碱性粒细胞＞20％；

③血小板计数≥1000×10^9/L；

④出现克隆演变；

⑤常见 Pelger-Huet 样中性粒细胞、有核红细胞和巨核细胞碎片；

⑥骨髓中有明显的胶原纤维增生；

⑦非治疗引起的贫血或血小板减少；

⑧脾脏进行性肿大；

⑨白细胞倍增时间＜5 天；

⑩不明原因的发热。

2）国际骨髓移植登记处（International Bone Marrow Transplant Registry）标准：

①羟基脲或者白消安难以控制白细胞计数；

②快速白细胞倍增时间（＜5 天）；

③外周血或骨髓原始细胞≥10％；

④外周血或骨髓原始细胞和早幼粒细胞≥20％；

⑤外周血嗜碱性粒细胞和嗜酸性粒细胞≥20％；

⑥对羟基脲或白消安反应无效的贫血或血小板减少；

⑦持续性血小板减少；

⑧出现克隆演变；

⑨进行性脾增大；

⑩进行性骨髓纤维化。

3）M. D Anderson 癌症治疗中心使用标准（Criteria Used at M. D. Anderson Cancer Center）：

①外周血原始细胞≥15％；

②外周血原始细胞和早幼粒细胞≥30％；

③外周血嗜碱性粒细胞≥20％；

④非治疗引起的血小板计数≤100×10^9/L；

⑤出现克隆演变。

4）WHO 标准：

①外周血和/或骨髓有核细胞中原始细胞占白细胞比例的 10％～19％；

②外周血嗜碱性粒细胞≥20％；

③非治疗相关的持续性血小板减少（＜100×10^9/L）或者非治疗相关的血小板增多（＞1000×10^9/L）；

④非治疗引起的进行性脾大和持续性白细胞计数增加；

⑤有克隆演变的细胞遗传学表现。

(3) 急变期

根据 NCCN（National Comprehensive Cancer Network）2006 版 CML 治疗指南中定义急变期有以下不同分期标准：

1) WHO 标准：

①外周血白细胞或骨髓有核细胞中原始细胞≥20%；

②髓外原始细胞浸润；

③骨髓活检中发现较大簇或者聚集大量原始细胞。

2) 国际骨髓移植登记处（International Bone Marrow Transplant Registry）标准：

①外周血和/或骨髓中原始细胞≥30%；

②髓外白血病细胞浸润。

2. 按染色体分期

Ph 染色体是 CML 特征性的细胞遗传学标志，根据 Ph 染色体数量和是否伴有核型改变可将 CML 分为 5 期：

Ⅰ期：无 Ph 染色体，全部为正常核型；

Ⅱ期：Ph 染色体占总细胞数的一定比例，部分为正常核型，部分为 Ph 染色体；

Ⅲ期：全部为 Ph 染色体；

Ⅳ期：Ph 染色体阳性伴有某些其他中期细胞染色体核型异常；

Ⅴ期：全部为 Ph 染色体阳性，同时出现其他异常的染色体，如－Y、＋Ph、del (16)、del (13)、t(11;12)、＋8、i (17q) 等。

五、CML 的其他类型和 Ph（＋）急性白血病

其他类型 CML 包括不典型慢性髓系白血病（aCML，即 bcr-abl (－) 的慢性髓系白血病）、慢性粒-单核细胞白血病（CMML）、慢性中性粒细胞性白血病（CNL）、幼儿型慢性髓系白血病（JCML）和幼年型慢性粒-单细胞性白血病（JCMML）五个类型。

(一) 不典型 CML（Ph (－) 或者 bcr-abl 融合基因 (－) 的 CML）

与典型的 CML 相比，Ph (－) 或者 bcr－abl 融合基因 (－) 的 CML 无论在发病年龄、外周血细胞、单核细胞、嗜碱性粒细胞、幼稚粒细胞和骨髓中幼稚红细胞的比例、病态造血或在治疗预后方面均有显著差异。目前大多数学者认为它与 Ph（＋）CML 是两类性质不同的疾病。与骨髓增生异常综合征（MDS）中的慢性粒单核细胞白血病（CMML）密切相关。有学者将 23 例 Ph (－) 或者 bcr/abl 融合基因 (－) 的 CML 与 100 例 CMML 对比研究，发现两者在年龄、性别构成、脾肿大、血象改变、骨髓中粒红比例以及生存期等方面十分接近，细胞遗传学和分子生物学也显示两者相同之处，如相同的核型 t (5; 12) (q31; p12) 等，ras 原癌基因突变发生率极其相似。Ph (－) 或者 bcr/abl 融合基因 (－) 的 CML 既然与 CMML 有一定关系，故两者可能同属于 MDS。

1. Ph (－) 或者 bcr/abl 融合基因 (－) 的 CML 在全部 CML 中只占 3%～6%。

2. 细胞遗传学检查：一般认为 Ph（＋）CML 较少发生除 Ph 染色体以外的其他染色体核型异常，而 Ph (－) CML 较常出现其他的染色体核型异常，其中以＋8 最为多见。

3. 分子生物学研究：ras 原癌基因突变发生率明显增高。在 CMML 中也有 50%～80% 的 N-ras 突变率，支持 Ph (－) 或者 bcr/abl 融合基因 (－) 的 CML 与 CMML 有某种特

别关系。

4. 临床表现与诊断：其临床表现和血液学改变有别于典型的 CML。通常患者的发病年龄较高，中位年龄为 67 岁（34～80 岁），男多于女（1.7∶1～2.3∶1），贫血多见，脾脏轻至中度肿大，白细胞数增高者相对较少（$>10\times10^9$/L 占 32%），血小板数多减少，治疗效果差，疾病进展多以骨髓衰竭为主，急性变相对少见。有关 Ph（-）或者 bcr/abl 融合基因（-）的 CML 诊断，尚无一致的诊断标准，目前大致可以归纳为：①至少分析 25 个骨髓或外周血有丝分裂细胞后未发现 Ph 染色体；②持续无明显原因的白细胞数增高（$>20\times10^9$/L）；③外周血 75%以上的白细胞为粒系细胞；④外周血中发现早、中、晚幼粒细胞，原始细胞≤5%；⑤排除其他骨髓增生性疾病如真性红细胞增多症、原发性血小板增多症、骨髓纤维化等；⑥分子生物学检查无 bcr/abl 基因重排。

（二）慢性中性粒细胞性白血病（chronic neutrophilic leukemia，CNL）

CNL 是十分罕见的慢性白血病类型，和 CML 相似，它有持续而又显著的中性粒细胞数升高，白细胞数常$>20\times10^9$/L，起病隐匿，发病年龄多在 60 岁以上，亦有年轻患者的报道。CNL 进程缓慢，中位数生存期在 5 年左右。发病后贫血程度不一，骨髓和内脏器官有明显的成熟中性粒细胞浸润。少数病例可发生急变，因此有学者将其视为骨髓增生性疾病。它与 CML 不同，CNL 的特点为患者粒细胞计数一般呈中度非进行性慢性中性粒细胞增多；外周血中幼稚髓系细胞减少，无明显的嗜酸性粒细胞或者嗜碱性粒细胞增多；骨髓中成熟的髓系细胞增多；NAP 积分正常或者升高；脾脏轻度肿大或者无肿大；有 Ph 染色体，bcr 断裂区位于 μ 区。

（三）幼年型 CML（juvenile chronic myelogenous leukemia，JCML）

本病发病年龄较小，在 2 岁以下多见，起病较急。面部皮疹常见，亦可发生在躯干和四肢。呈粟粒样丘疹、湿疹样皮疹或出血性浆液性疱疹，淋巴结肿大多见，可为全身性或局限性，颈淋巴结常有化脓趋势。脾脏轻至中度肿大。出血多见，表现为皮肤紫癜、鼻出血、内脏或颅内出血等，常有反复感染。贫血为中至重度，白细胞增高不如典型的 CML 明显，骨髓象骨髓有核细胞增生亦不如典型的 CML 明显，Ph 染色体常为阴性，抗碱血红蛋白明显升高，可达到 15%～30%，红细胞葡萄糖酵解酶水平升高。NAP 积分减低，血清中尿中溶菌酶升高，抗核抗体（ANA）可呈阳性。

（四）慢性粒单细胞性白血病（chronic myelomonocytic leukemia，CMML）

CMML 为骨髓增生异常综合征（MDS）的一个亚型。临床表现常仅有轻度贫血，常有脾脏肿大，表现为外周血单核细胞持续性增多，相对数为 31%～36%，绝对值为 1.0×10^9/L，骨髓中单核细胞比例没有外周血高。非特异性酯酶阳性的细胞百分率高，外周血未成熟细胞大多数<5%，31%～81%的病例具有不同程度的病态造血，嗜碱性粒细胞绝对数和相对数在正常范围，约 1/3 的病人死于急性髓性白血病。

（五）幼年型慢性粒单细胞性白血病（juvenile chronic myelomonocytic leukemia，JCMML）

大多数为 2 岁以下发病。发病前多有急性或亚急性感染的前驱症状，半数以上有发热和呼吸道症状，如扁桃体炎和支气管炎，贫血较常见，50%有全身皮肤粘膜出血，肝、脾、淋巴结肿大常见。半数以上可见皮疹，多为面部的斑丘疹。外周血白细胞数多低于 50×10^9/L，单核细胞数$>5\times10^9$/L，可见不成熟粒细胞、红细胞。半数以上患者血小板低于 50×10^9/L，血红蛋白多降低，HbA2 水平下降，但 HbF 增高。骨髓象特异性的变化较小，单核细胞占髓系细胞的 5%～10%。免疫学检查常见多克隆高丙种球蛋白血症，68%的患者存在染色体的异常，16%的患者为染色体单体 7 综合征，但 Ph 染色体阴性而且 bcr/abl 阴性，30%的患者存在突变的 ras 基因。

（六）Ph^+ 急性淋巴细胞白血病（Ph^+ ALL）

20%～35%的 ALL 成人患者和 5%的儿童患者检查有 Ph 染色体。Ph 染色体阳性的急性淋巴细胞白血病常有较高的外周血白细胞计数，一般在 50×10^9/L 以上，细胞形态学类似急性淋巴细胞白血病 L2 亚型，发病时中枢神经系统白血病的发病率较高，预后较差。这种疾病的临床和血液学发现与 CML 的急性变也不相同。

虽然此种疾病的患者有 t(9;22)易位，其染色体核型和 CML 的 Ph 染色体核型不能区分，但其 bcr 的分子重组却不相同。分子遗传学分析的结果是 ALL 病人的 abl 基因易位到 22 号染色体后，染色体断裂点（22q11）的位置在 bcr 基因的第一个外显子，bcr 基因的第一个外显子剪接子与 abl 基因的第二个外显子连接，由此产生 7.5kb 的 mRNA，转译出 P190 蛋白质。

（七）Ph^+ 急性髓性白血病（Ph^+ AML）

约有 2%的急性髓性白血病表现出 Ph 染色体阳性，对此认识有两种截然不同的观点。一种认为其实际上是 CML 急性变，而患者的慢性粒细胞性白血病慢性期隐匿未能察觉到。对此观点有如下解释：①急变期正好在发现 Ph 染色体阳性的几天里；②某些病例细胞遗传学的结果与 CML 急变期细胞遗传学的结果相同；③患者存在明显的脾脏肿大；④患者有正常的血小板计数和增多的嗜碱性粒细胞；⑤患者有长期的消瘦、乏力症状，有某些 CML 的症状如化疗后粒细胞增多；⑥Ph 染色体阳性的 AML 和 CML 急性变同样有较差的预后；⑦22号染色体断裂点与典型的 CML 一样，产生的也是 P210 融合蛋白；⑧某些病人与 CML 慢性期一样在化疗后进入缓解。持不同观点的学者认为这是一种特殊类型的 AML，理由有：①Ph^+ AML 患者的染色体是嵌合性的，正常核型和异常核型共存；②Ph 染色体可以出现在疾病的进程中；③附加染色体的异常与 CML 急变期的染色体异常不同；④某些患者没有出现典型的 22 号染色体断裂现象，相反随疾病发展，Ph^+ AML 可演变成 Ph^- AML；⑤某些 Ph^+ AML 呈淋、粒双相杂合白血病。

六、鉴别诊断

1. 类白血病反应

类白血病反应是机体受到刺激而发生的类似于白血病的血象变化。常见原因为严重感染、中毒、恶性肿瘤、大出血、过敏性休克和服用某些药物。尤其以严重感染和恶性肿瘤较为多见。其与 CML 有很多相似之处，可有白细胞总数的增高、外周血中出现幼稚细胞、脾脏肿大和淋巴结肿大，感染时中性粒细胞有中毒性改变，如中毒性颗粒、空泡变性和核浓缩等。类白血病反应和 CML 主要的鉴别要点为：

- 原发病治愈后，类白血病反应会消失，白细胞数恢复至正常；
- 无胸骨压痛，脾不大或者轻度肿大；
- 通常无贫血和血小板减少；
- 白细胞数可超过 50×10^9/L。一般在 100×10^9/L 以内，超过 200×10^9/L 罕见；
- 幼粒细胞百分率不高，原粒少见，嗜酸性粒细胞低于正常；
- 骨髓变化程度一般比 CML 轻，以成熟粒细胞增生为主；
- 胞浆中明显可见中毒颗粒和空泡，缺乏白血病的细胞异型性，核浆发育不平衡；
- NAP 积分增高，而 CML 此项积分为零；

● 无 Ph 染色体，也无 bcr/abl 基因重排。

2. 骨髓纤维化

多见于 40 岁以上的成人。肝、脾可明显肿大，脾多肿大且肿大程度与白细胞数不成比例，即脾肿大显著而白细胞仅轻度增多，或者脾功能亢进白细胞数反而减少。白细胞总数增高，但很少超过 $50\times10^9/L$。外周血中有幼稚粒细胞，还可见有核红细胞，原始细胞及各阶段幼粒细胞甚至比骨髓中的比例还多。成熟红细胞形态显著异常，红细胞呈泪滴样改变、月牙形、盔甲形或者梨形状。中性粒细胞碱性磷酸酶积分明显升高，Ph 染色体阴性，骨髓有核细胞明显减少，常出现干抽现象。脾脏、肝脏和淋巴结病理检查可见造血灶。骨髓活检可见纤维化病变，X 线检查可见骨髓密度增加。

3. 真性红细胞增多症

起病缓慢，病程长，脾脏呈中度或者明显肿大，白细胞数可达 $50\times10^9/L$，嗜酸性粒细胞和嗜碱性粒细胞增加，血小板亦显著增高。患者血容量和血液粘滞度增加，出现皮肤、粘膜红紫、结膜充血、面色潮红等。患者血红蛋白和红细胞数明显增加，红细胞容量绝对值增加，红细胞压积增高。外周血中性粒细胞 80%以上为分叶核细胞，中性粒细胞碱性磷酸酶增高。Ph 染色体阴性，偶尔有 bcr/abl 融合基因出现。

4. 红白血病

本病可有脾脏肿大和血中见到幼稚细胞的临床表现，但是血和骨髓中有大量的类巨幼样变的原红和早幼红细胞，幼红细胞糖原染色（PAS）阳性。粒细胞和血小板均减少。

5. 骨质硬化症

可出现全身骨质广泛性硬化，使海绵骨质变为致密骨质。临床表现为贫血、肝、脾、淋巴结肿大，外周血中白细胞总数明显增加，可见幼稚粒细胞和幼红细胞，骨髓常出现干抽现象，骨髓细胞增生低下。X 线检查可见全身骨髓腔减小，骨皮质增厚。

6. 其他

CML 的脾肿大还应与肝硬化、血吸虫病、黑热病、霍奇金病、肝糖原累积症等引起的脾肿大相鉴别。CML 合并脾梗死引起的左上腹剧痛应与相关急腹症鉴别。但由于本病有特殊血象，鉴别并不困难，脾脏 B 超可以鉴别。

七、治疗

（一）慢性期治疗

目前 CML 慢性期患者主要采用常规化疗、联合化疗、干扰素治疗、造血干细胞移植治疗、新研制成功的酪氨酸激酶抑制剂格列卫（STI571，imatinib）和中药治疗等。

1. 羟基脲

已经替代白消安成为 CML 慢性期治疗的首选药。在加速期和急变期亦可使用。此药作为一种周期特异性抑制 DNA 合成的药物，能够选择性地阻止 DNA 合成，杀伤 S 期细胞。

本药临床上服用后起效快但维持时间短，几乎没有迟发毒性作用，不诱发染色体畸变，与白消安无交叉耐药性。一般开始剂量成人为 2～3g/d，儿童为 25～50mg/(kg·d)。待白细胞数降至 $5\times10^9/L\sim10\times10^9/L$ 时暂时停药，停药后白细胞数又很快回升，故一般在血象正常后用羟基脲每日 0.5～1g 作维持治疗。随着白细胞数的下降，患者自觉症状好转，外周血幼稚细胞数减少或者消失。增加的血小板数下降，贫血改善，脾脏也迅速减小，但是 Ph 染色体不能被消除。羟基脲的副作用比较轻，主要是轻度的消化道反应、皮肤丘疹、月经量多等，对胎儿有致畸作用，无导致肺纤维化作用，骨髓的抑制作用轻，停药后能很快恢复。羟基脲能导致骨髓细胞的巨幼变，大红细胞增加，但是不影响继续用药。长期使用可引起皮肤损害，包括色素沉着、斑丘疹和皮肤、指甲萎缩。

2. 白消安

由 Haddow 和 Timmis 于 1953 年首先应用于 CML 的治疗，是一种甲烷磺酸类烷化剂，也是既往治疗 CML 慢性期的首选药。示踪物研究表明它在体内可解离出甲烷磺酸基团，而余下的丁烷基团连接到 DNA 的鸟嘌呤上。本药可与 DNA 双链形成交叉联接，对粒细胞膜的通透性强，为细胞周期非特异性药物，主要作用于 G1 期细胞，对非增殖性细胞也有效。

此药采用口服，应用方便，无即时副反应，有效率高，在疾病慢性期的效果比较令人满意，血液学缓解为 85%～90%。白消安有两种常用的治疗方法：一是初治病人使用时，白细胞数一般在 50×10^9/L 甚至更高，此时成人剂量为每天 4mg，每周检查一次血象，白细胞一般在 3 周后开始下降。如 3～4 周后白细胞数不下降，剂量可加至每天 6mg。用药后原有自觉症状如乏力、腹胀、多汗好转，在 1～3 个月内白细胞数可降低 1 万～1.5 万，血液中幼稚细胞基本消失。白细胞数降至 20×10^9/L～30×10^9/L 时可暂时停药，此时白细胞会继续下降达正常水平，停药必须及时，否则可发生严重骨髓抑制甚至导致死亡。如果白细胞数在 20×10^9/L 左右不再下降，也可暂时将剂量加至每天 6mg。停药后仍需每周检查血象，并观察临床变化。病人此后病情逐渐好转，临床和血象趋向正常化。首次缓解可达数月甚至数年之久。然后当白细胞数再次升至 50×10^9/L 时，可重复另一次疗程，对缓解期很短的病人于再次缓解后可考虑维持治疗。维持量因人而异，需要一段时间去摸索，目的是将白细胞数维持在 10×10^9/L 左右；另一种用药方法是成人剂量每天 4～6mg，儿童用量 2～4mg/(m^2·d)，每周检查一次血象，当白细胞数降至一半时，药物剂量亦减少一半。当白细胞数接近 10×10^9/L 时，开始摸索维持剂量，目标是维持白细胞数在 5×10^9/L～10×10^9/L，当白细胞数在 5×10^9/L 时立即停药，直至白细胞数升高至 25×10^9/L～50×10^9/L 再重复原来的方案。

本药的副作用为长期的皮肤色素沉着，尤以面部、躯干、四肢为明显。发生色素沉着可能与去巯基作用有关，白消安与谷胱甘肽的巯基起反应，使得角质减少，而形成黑色素。少数患者出现无泪、粘膜干燥、眼晶体病变。比较严重的副作用可以导致广泛的肺纤维化，是一种严重致死性病变，临床表现为肺功能衰竭。这种副作用在长期使用白消安的患者中发病率低于 1/50，原因是肺组织对白消安过敏。另外一种较为严重的副反应是 Addison 病样的极度消瘦，少见，病情严重，但患者肾上腺皮质功能并无明显异常。严重的骨髓抑制与用药过程中的检测不力有关，持续时间长，恢复慢为其特点。白消安还可能引起不可逆的闭经或者睾丸萎缩等。

3. 靛玉红及其衍生物甲异靛

靛玉红是一种吲哚化合物类的抗肿瘤药物，是中国医学科学院血液学研究所经过 20 年的研究，从泻肝经实火的当归龙荟丸中发现单药青黛有治疗 CML 的作用，单用青黛治疗慢性期的 CML 总有效率为 88.36%，然后进一步对青黛分离提纯最后从青黛中找出了治疗 CML 的有效成分——靛玉红。中国医学科学院血液学研究所用靛玉红治疗 CML118 例，剂量 100～300mg/d，分 3～4 次口服，总有效率达 95.8%，完全缓解者 46 例，但是不能防止急性变。靛玉红主要的副作用为腹痛、腹泻、腹胀、恶心、呕吐及便血等消化道症状，这是因为靛玉红为针状结晶，对胃肠道粘膜直接刺激所致。约有 1/3 病例会出现消化道症状，大部分病例随用药时间延长副作用逐渐减轻，约有 5%～7%的患者因有严重的副作用（大便次数明显增多，还伴有粘液样血便）而终止靛玉红治疗，停药后血便即会停止。长期服用时偶发肺动脉高压，停药后可恢复。未见骨髓抑制、女性闭经和诱发第二肿瘤。副作用轻重程度与药物剂量大小无关，可能与患者的个体敏感性有关。

靛玉红治疗 CML 获得完全缓解后 Ph 染色体会轻度减少，但不能完全消失，使用靛玉红治疗的患者其急性变三年内发病率为 32.95%，与白消安治疗 CML 的三年内急性变发生率（43%）相似。因此，靛玉红和白消安一样不能防止或者延缓 CML 急性变的发生。

1982 年中国医学科学院药物研究所为克服靛玉红对胃肠道的副作用及溶解性差的缺点，定向合成一系列双吲哚类化合物，并从其中 30 多种化合物发现了甲异靛，经过大量动物实验证明它可以明显抑制 DNA 的合成，与靛玉红相比甲异靛吸收迅速而完全。1997 年全国甲异靛临床试验协作组公布了甲异靛对 CMLⅢ期临床观察的大组资料[3]，374 例患者中初治组完全缓解率为 45%，部分缓解率为 39.3%；复治组完全缓解率为 35.9%，部分缓解率为 41.4%，总有效率为 90.11%，缓解率为 81.28%。完全缓解和部分缓解的病人治疗前后血象和体征有明显的改善。69 例未缓解患者经甲异靛治疗后白细胞也有明显的下降，脾脏有明显的回缩，治疗前后也有统计学意义。2001 年中国医学科学院血液病医院总结其收治的 1980～1993 年 13 年间 650 例 CML 患者治疗的长期疗效，发现单用甲异靛治疗与羟基脲相比，慢性期和累计转恶率差异无显著性。与白消安治疗组相比，甲异靛治疗组中位慢性期长于白消安治疗组，总体转恶率显著低于白消安组，远期疗效优于白消安。

甲异靛推荐每日服用剂量为 75～150mg，分 3 次口服，应连续服用 2～3 个月以上，维持量每日 50～100mg，可长期服用数月甚至数年。甲异靛治疗和靛玉红作用相类似，治疗后症状改善，脾脏缩小，白细胞下降，治疗过程中无骨髓抑制，且与白消安无交叉耐药性，长期使用安全而方便。但是甲异靛和靛玉红一样，不能防止急性变的发生，其疗效不如羟基脲和白消安，且起效慢，因此目前尚不能代替白消安和羟基脲，但是甲异靛和靛玉红的优点在于两者使用安全，适宜用作 CML 的维持治疗用药。

甲异靛治疗后脾脏开始回缩所需时间与白细胞开始下降时间相比，无显著性差异，但脾脏缩至最小的时间却明显短于白细胞降至最低的时间，说明此药缩脾效果优于降白细胞。甲异靛治疗 CML 另一个特点是获得最佳疗效的时间较长，因此应用该药必须首先保证足够的剂量和时间，否则如不适当的更换治疗方法，必然导致治疗失败，而并非药物无效。

甲异靛的主要副作用是不同程度的骨、关节、肌肉疼痛。多在服药后 1 个月出现，一般持续 2 周左右。患者服用解热镇痛药或者扑尔敏可有好转，疼痛发生与剂量及个体差异可能有关。服用甲异靛的消化道反应轻微，无粘液血便，少数患者服药后脸部可出现浮肿，但无心、肝、肾功能损害。甲异靛或者靛玉红可以与羟基脲、白消安交替或者联合用药，也可把甲异靛或靛玉红作为维持巩固治疗的主要药物，长期使用安全方便。

4. 三尖杉酯碱及高三尖杉酯碱

为三尖杉科植物提取的生物碱，现在已经可以半合成，体内外均有抗 CML 细胞增殖活性的作用。可选择性抑制^{3}H-亮氨酸掺入白血病细胞蛋白质，也可以抑制 DNA 合成。鉴于蛋白质合成的抑制出现快，抑制作用强，一般认为蛋白质合成的抑制为其始发机制，目前主要用于急性非淋巴细胞性白血病的治疗。近来试用于 CML 的治疗。Brien 等用此药治疗 71 例晚期 CML，诊断均超过一年，其中 58 例使用过干扰素，41 例耐干扰素，通过中心静脉导管持续输注，剂量为 2.5mg/(m^2·d)，连用 14 天，血液学缓解后维持治疗，每月用药 7 天。使用天数根据粒细胞及血小板数调整。58 例进展期患者中有 42 例（72%）达血液学完全缓解，9 例（16%）达部分缓解。71 例中有 22 例有遗传学反应，提示对 CML 有较好疗效。随后又有研究证明高三尖杉酯碱与IFN-α或者Ara-C具有协同作用，将高三尖杉酯碱与IFN-α应用于CML慢性期早期的患者，其获得完全血液学反应（CHR）的比率为84%，细胞遗传学反应（CCR）比率为52%，其效果优于使用单药治疗，更为重要的是，使用高三尖杉酯碱时只需较低剂量的IFN-α即可维持CHR，此时IFN-α平均使用剂量一般为2.4 MIU/(m^2·d)。最新研究还发现高三尖杉酯碱和格列卫联用时对CML细胞系和原代细胞具有相加作用。

三尖杉酯碱的毒性作用是骨髓抑制，多数患者可恢复。部分患者用药后出现心肌损伤、心律失常，故三尖杉酯碱对有器质性心脏病和有肝、肾功能不全者慎用。

5. 阿糖胞苷（Ara-C）

为嘧啶类抗代谢药物，在细胞内先经脱氧胞苷酶催化磷酸化，转变成有活性的阿糖胞苷酸（Ara-CMP），再转变成二磷酸及三磷酸阿糖胞苷（Ara-CDP和Ara-CTP）而起作用，主要用于AL的治疗，现尝试用于CML慢性期的治疗。本品主要通过与三磷酸脱氧胞苷竞争，而抑制DNA多聚酶，干扰核苷酸掺入DNA，并能抑制核苷酸还原酶，阻止核苷酸转变为脱氧核苷酸，但对RNA和蛋白质的合成无显著作用，属于作用于细胞周期S期的周期性特异药物，但对G_1/S及S/G_2也有作用。在CML治疗中使用剂量为20mg/d，连用14天，同时使用IFN-α剂量为3 MIU/(m^2·d)。本品的副作用为骨髓抑制和消化道粘膜损伤，恶心、呕吐、腹泻较为常见，还可引起肝功能损伤。大剂量用药时，可引起淤积性黄疸、角结合膜炎，约20%患者（常见于50岁以上者）可出现可逆性的大、小脑功能障碍。

6. 嘧啶苯芥（合-520）

可作用于CML慢性期，口服2.5mg，每日2～3次，至总剂量100～150mg时，改为间歇服药2.5～5mg，每日2次，连服3天，停药4天，总量同上。主要副反应为消化道反应并伴有血小板下降。

7. 二溴卫矛醇

属于烷化剂。使用方法为口服，每日一次250mg，当白细胞数降至20×10^9/L时，减为125mg，每日一次，或者18mg/kg，每周一次。副作用为消化道反应和骨髓抑制，少数有皮疹、肝功能损害。国内有学者使用此药治疗25例CML，使用剂量为口服150～200mg/d，分2～3次，连续使用直到缓解。16例达到完全缓解，8例部分缓解，1例进步。缓解率为96%。初治16例，完全缓解13例，缓解率为81%，复治9例，完全缓解3例，缓解率为33%。达到完全缓解时间平均为56.8天，达到完全缓解用药量平均为11.7g。脾脏缩至最小时间平均为57.2天。副作用有轻度恶心，绝大多数病人服药后食欲增进，精神改善，无特殊自觉不适。

8. 6-巯基嘌呤（乐疾宁，6-mercaptopurine，6-MP）

该药有抗嘌呤代谢的作用，可以抑制DNA、RNA的合成。常联合其他药物使用，主要用于CML的加速期和急变期。剂量为1.5～3mg/kg，分2～3次口服，总用药量根据血象变化和病情发展而定。长期使用该药会导致耐药情况的发生，耐药机制是细胞活化6-MP为6-鸟苷酸的能力降低，或者药物的代谢降解加快。该药有轻度的胃肠道反应，可引起骨髓抑制、口腔溃疡、胆汁淤积和肝功能损害及发热，偶尔引起高尿酸血症。

9. 6-硫代鸟嘌呤（6-thioguanine，6-TG）

为抗代谢的抗肿瘤药物。作用于细胞增殖周期的S期，抑制DNA的合成。国内有学者联合羟基脲治疗236例CML，用药方式为羟基脲1.0g，每日服用2～3次，每周服用1～2天。6-TG50mg（儿童50～75mg/(m^2·d)，分2～3次服用），每日2～3次，每周服用5

天。完全缓解率为 64.8%，多数在 3 个月内获得。部分缓解率为 11.9%。总缓解率为 76.7%。预计 3 年和 5 年生存率为 82.6%±2.7%和 57.0%±4.5%。副作用为胃肠道反应和骨髓毒性。现在有观点认为此种治疗方案优于白消安，毒副反应轻而且长期使用安全、方便，并为白消安治疗无效的患者提供了新治疗方案。

10. 砷剂

包括氧化砷（As_2O_3）和硫化砷（As_2S_3 和 As_4S_4）。实验证明，氧化砷可以通过减少 K562 CML 急变细胞内某些蛋白，尤其是 bcr/abl 蛋白酪氨酸磷酸化和下调 JAK2 蛋白的表达而干扰 bcr/abl 致癌信号的转导，引起 K562 细胞凋亡和抑制其生长。目前有研究发现 As_2O_3 与格列卫联用对 CML 细胞株生长的抑制和诱导凋亡有协同作用，因此 As_2O_3 与格列卫联用的临床研究正在进行中。砷剂常见副作用有食欲减退、恶心、呕吐、腹泻、皮疹、口腔溃疡、肝功能损害、手足麻木、心脏和神经毒性等。

11. 干扰素

（1）概述

干扰素（Interferon，IFN）是一种天然的细胞因子，最先由 Issacs 和 Lindenman 提出，分子量为 19KD，有抗病毒、抑制细胞增殖、免疫调节和诱导分化的作用。按其生物化学结构和抗原活性可分为 α、β、γ 三大类。以前从白细胞中制备干扰素，产量小、纯度低，现已用基因工程重组技术制备，产量大，纯度可达 95%以上。现在常用的为 IFN-α，其基因位于第 9 号染色体上，有 166 个氨基酸，约有 20 几种亚型，其中以 IFN-α-2b、IFN-α-2a 和 IFN-α-1b 较为常用。

干扰素（IFN-α）用于 CML 治疗至今已有将近 20 年历史，曾作为不能进行异基因造血干细胞移植（allo-HSCT）的 Ph^+ CML 的一线治疗药物。虽然 IFN-α 治疗现如今有被新疗法取代的趋势，但目前仍然是我国多数 CML 病人的主要治疗手段，也是许多新药物的基本对照药。与传统的白消安或羟基脲化疗相比，IFN-α 可诱导持续的细胞遗传学反应，可明显延长 CML 患者的慢性期和生存时间。

（2）作用机制

1）IFN-α 具有抗病毒、抗细胞增殖的能力，它能通过与其特异性的受体结合，促使一系列的蛋白表达，其中 2'-5'寡聚腺苷酸合成酶是已知的最重要的合成酶之一，它能够激活 RNA 酶，降解促生长癌基因来源的 RNA 以及编码生长因子如 TNF-α、IL-1α、IL-1β、IL-6 等基因来源的 mRNA。

2）IFN-α 能恢复 CML 来源的造血祖细胞所缺乏的对其骨髓基质细胞的粘附作用，使循环池中的 CML 造血干细胞重新分布到骨髓中去。IFN-α 能诱导恶性克隆细胞凋亡并抑制其增殖。IFN-α 诱导 CML 缓解是由于特异的细胞免疫学反应抑制了表达 bcr/abl 蛋白的恶变祖细胞的增殖。IFN-α 抑制恶性克隆增殖与 abl 基因的启动子甲基化状态有关，IFN-α 能逆转 abl 基因启动子的甲基化。IFN-α 还能通过抑制 bcr/abl、c-myc 表达抑制造血细胞中恶性克隆增殖，并且促进其凋亡，从而达到血液学缓解和细胞遗传学缓解。

3）IFN-α 能调节细胞间粘附分子来控制恶性克隆的生长。CML 的发生和基质细胞对恶性克隆粘附的丧失以及调节恶性克隆增殖和凋亡功能丧失有关。IFN-α 还能抑制骨髓基质细胞细胞因子的过量表达，它能抑制 GM-CSF、G-CSF、转换生长因子、IL-1 的表达。IL-1、G-CSF、TNF-α 的过量表达可能有助于恶性造血克隆增殖，IL-1 是 CML 进展的一个重要的细胞因子，它的过量表达即可诱导 GM-CSF 的产生，又可协同刺激早期祖细胞导致髓系造血的扩增。IFN-α 对此类因子具有分化调节作用，还有可能对基因组的稳定性具有保护作用，从而延缓了CML的进展。IFN-α还能上调Fas受体/Fas配体系统，诱导Fas阳性CML祖细胞的凋亡。

（3）使用方案和剂量

在格列卫应用于临床以前的过去20年里，allo-HSCT和IFN-α治疗是仅有的对CML慢性期有持续疗效的治疗方法。使用IFN-α以获得主要细胞遗传学反应（MCR）或者完全细胞遗传学反应（CCR）的患者生存时间都有显著提高。然而，许多患者并不能耐受长时间使用较大剂量IFN-α，而且对于大多数患者，最终获得CCR的比率也仅有10%。有研究发现，在获得CCR的情况下，使用低剂量的阿糖胞苷（Ara-C）能进一步改善细胞遗传学反应。而且IFN-α联用Ara-C的Ⅰ、Ⅱ期临床试验的结果已经得到证实。最近法国和意大利的两项前瞻性研究比较了IFN-α联用Ara-C与单纯使用IFN-α治疗CML的Ⅲ期临床试验结果已经在4月份的Blood杂志中报道[6]。在法国的多中心CML91试验中（multicentric French CML91 trial），总人数为721名，患者均是18岁以上新诊断的Ph（+）CML慢性期患者。IFN-α使用的剂量是5 MIU/(m^2·d)，同时还使用羟基脲50mg/(kg·d)以维持稳定的完全血液学反应（CHR）；Ara-C使用剂量是20mg/（m^2·d)，每月使用10天，与IFN-α联用3个月。在治疗第12个月时，IFN-α联用Ara-C相对于单用IFN-α的MCR为35%对31%、CCR为13%对9%；3年的总生存率结果为85.7%对79.1%。相似的结果也出现在多中心的意大利研究组（multicentric Italian trial）的结果中，对于受试的538名CML慢性期患者中，在治疗第24个月时，IFN-α联用Ara-C相对于单用IFN-α的MCR为28%对18%、CCR为14%对8%。根据以上结果可以看出IFN-α联用Ara-C确实要优于单用IFN-α时的疗效。

另外联用高三尖杉酯碱和IFN-α也获得较好效果，而且联用高三尖杉酯碱可以减低患者维持稳定血液学缓解所需的IFN-α使用剂量，从而降低了患者肌肉疼痛和胃肠道副反应的发生率。IFN-α联用羟基脲或者13顺-维甲酸也能有优于单用IFN-α的效果。目前IFN-α联用羟基脲在临床中比较普遍，这两种药物治疗CML的机制不相同，临床特点也互有补充。IFN-α诱导细胞遗传学缓解的发生率较高，而羟基脲能够更有效的减轻瘤负荷。德国CML研究小组使用IFN-α联用羟基脲治疗了376名患者并将患者随机分为两组，羟基脲的剂量为40mg/(kg·d)，IFN-α剂量为5 MIU/(m^2·d)，单用羟基脲和联用IFN-α的患者完全和部分血液学缓解率分别为84%和91%，获得完全或者主要细胞遗传学缓解的比率分别为2.8%和15.2%，获得微小细胞遗传学缓解的比率分别为9.3%和22%。

IFN-α使用剂量按照体表面积计算为2～6 MIU/(m^2·d)，目前国内外常用剂量为5 MIU/(m^2·d)。使用方法是皮下注射或者肌肉注射，静脉注射可使5%的患者产生抗体。使用原则是早期、大剂量以及长期使用。

IFN-α治疗的最佳持续时间目前还没有报道。但是对于没有获得或者仅有很低细胞遗传学反应的患者持续使用IFN-α是没有任何意义的，不应该推荐继续使用而应该换用别的治疗方案；而对于获得持续稳定的细胞遗传学反应的患者是否应当停止治疗以及停止治疗的最佳时机目前还没有定论。最近，意大利协作组提出了以下几种情况可以停用IFN-α治疗：①持续治疗6个月以上未获得完全血液学缓解；②持续治疗1年以上未获得微小细胞遗传学反应（中期分裂象Ph阴性细胞>35%）；③持续治疗2年以上未获得主要细胞遗传学反应（中期分裂象Ph阴性细胞>65%）；④细胞遗传学反应消失。干扰素治疗2年后如果达到稳定的细胞遗传学缓解，可停止干扰素治疗，但是如果仅保持稳定的部分细胞遗传学反应，则建议继续给予干扰素治疗。定量PCR检测微量残留白血病（minimal residual leukemia，MRL）

将有助于指导干扰素使用时间。

IFN-α能否治愈CML，还没有得到长期的研究结果。分子水平研究结果表明，几乎所有经IFN-α治疗获得CCR的患者体内都还残存白血病细胞，经IFN-α治疗获得CCR而bcr/abl阳性的患者，如果不持续用药，一般最终都会进展到加速期或者急变期。

(4) IFN-α的副作用

分为早期毒性和晚期毒性。早期毒性有发热、畏寒、流感样症状、头痛等，持续数日至2周左右。晚期症状有持续无力、食欲不振、体重下降等，少数患者会出现贫血、血小板减少、肝肾功能损害、脱发、肌肉骨骼疼痛、甲状腺功能低下和忧郁症等，严重者可出现心肌病、神经毒性表现如注意力不集中、记忆力减退、昏睡等。如果出现中枢神经毒性反应则需调整用药剂量；如果出现患者有自杀倾向、帕金森综合征、自身免疫性溶血性贫血、肺部心脏毒性和与IFN剂量减少无关而出现的任何3级毒性等情况，必须考虑停止使用IFN-α。为防止或者减轻IFN-α的副作用，通常可于注射IFN-α之前服用小剂量抗抑制药如扑热息痛可缓解以上副作用。

(5) 聚乙二醇干扰素（PEG干扰素）

PEG干扰素是一种被修饰的干扰素，是将聚乙二醇以共价键的方式连接到IFN-α而成。PEG干扰素主要特点为半衰期较长，所以每周只需给药1次。目前主要有2种PEG干扰素，分别为PEG-IFN-α-2a和PEG-IFN-α-2b。PEG-IFN-α-2a与常规的IFN-α相比，获得的完全血液学反应（CHR）比率和主要细胞遗传学反应（MCR）比率较高，而且因为副作用而停药的发生率较低；PEG-IFN-α-2b与Ara-C联用的效果也优于单用IFN-α。因PEG干扰素具有给药方便、药效维持时间较长、疗效优于单用IFN-α和副作用较小的优点，在进一步临床试验成功后可能会取代目前的IFN-α治疗。

12. 反义基因治疗

反义技术是根据碱基互补原理，用人工合成或者生物体合成的特定互补的DNA或RNA片断或其化学修饰物从而抑制或者封闭基因表达的技术，它提供了在基因水平上考虑如何选择性关闭或修饰任何一个特定的基因，使其丧失活力达到对疾病特异性治疗的方法。利用反义技术可以设计出与有害基因、突变基因、非正常基因以及mRNA互补的反义DNA或者RNA片断封闭这些基因。CML是由于bcr/abl融合基因的产生，出现P210异常的酪氨酸蛋白激酶活性使细胞调控系统发生紊乱所致，因此bcr/abl融合基因在CML发病中起决定性作用。由于bcr区域断裂点位置不同，依据断裂点在bcr第三个外显子b3上游或者下游，Ph^+CML至少存在两种分子变异体即L-6（bcr的第二外显子和c-abl的第二外显子连接）和K-28（bcr的第三外显子和c-abl的第二外显子连接）。两种mRNA表达的蛋白质相差25个氨基酸，但是均具有酪氨酸激酶活性。

1982年Szezylik利用克隆DNA序列从CML患者中筛选并区别L-6和K-28类型，分别合成18bp的L-6和K-28型反义DNA片断。这两种DNA片断分别和基因嵌合点互补，序列分别是5'-GAAGGGCTTCTTCCTTAT-3'和5'-GAAGGGCTTTTGAACTCT-3'。在5例L-6型CML患者中，抽取骨髓细胞并分别加入L-6型CML反义DNA以及含有4个错配碱基的反义DNA和未经处理的细胞作对照实验，结果显示5例L-6型CML均被CML反义DNA不同程度的抑制，抑制率为60%～90%。而其他两组未受影响。用正常祖细胞做同样试验，其克隆形成数目不受反义DNA的影响。对K-28型CML做类似试验，加入18bp的K-28型CML反义DNA，有60%～80%的CML细胞被抑制，但是加入L-6型反义DNA片断，结果仅有2.5%～5%的细胞被抑制。研究结果显示，反义DNA是治疗CML的有效手段，具有强大的应用潜力，同时也显示了对CML单纯用bcr/abl嵌合位点设计反义DNA，大约有25%的CML细胞不能被抑制，可能存在其他机制。

1993年Martiat建立反义RNA表达载体，选择与bcr/abl5'端互补的585bp的RNA研究反义RNA表达体系对B10细胞株和K562细胞株的影响，结果是反义RNA几乎完全阻断了P210的表达。这种抑制可使CML细胞坏死，而对正常细胞的bcr基因表达产物以及细胞增殖速率无影响。美国FDA已经批准将DNA/RNA反义技术进入一期临床试验阶段。一种名为G-1128治疗CML的反义药物是Genta公司研制的。试验显示G-1128能够杀伤具有Ph染色体的白血病细胞，而对正常健康细胞没有影响。治疗方案为取患者骨髓，用反义DNA/RNA处理，杀伤白血病细胞后再将处理的骨髓细胞输给患者，与骨髓移植相比，反义DNA/RNA治疗CML的缓解率高达100%。

13. 造血干细胞移植

自从30年前对第一例CML患者成功进行自体骨髓移植报道以后，标志着移植治疗成为CML治疗一个新时代的开始。它确定了CML不仅能被足够强度的化疗治愈，而且也能被正常供者干细胞移植治疗治愈，它也为血液恶性肿瘤免疫治疗的可行性提供了成功的范例。1990年开始，CML的异基因造血干细胞移植（allogeneic hematopoietic stem cell transplantation，allo-HSCT）治疗发展十分迅速，而且它已经成为CML最常规的治疗手段之一。尽管HSCT会导致一定比例的复发率和死亡率，但是目前认为HSCT是惟一可以根治CML的治疗方法。

HSCT的步骤首先是使用大剂量的放射治疗加化疗作为预处理方案，其目的是尽量清除体内残存的白血病细胞，然后输入骨髓或者造血干细胞使患者造血功能恢复以及得到重建，以去除CML的病因达到根治的目的。目前HSCT所使用的方法主要有同基因骨髓移植（syngeneic bone marrow transplantation，syn-BMT）、异基因骨髓移植（allogeneic BMT，allo-BMT）、自身造血干细胞移植（syn-HSCT）、异基因造血干细胞移植（allo-HSCT）等。

（1）自体干细胞移植

CML慢性期用体外未净化的骨髓或者外周血干细胞作自体移植，部分患者可以达到完全的血液学反应。自体移植后大多数患者可以重建Ph染色体阴性造血，但出现Ph染色体阴性造血通常是短暂的。通过强烈化疗或者干扰素治疗消除体内的Ph（+）细胞，然后在恢复前收集外周血干细胞或者骨髓进行干细胞移植，有助于重建正常的造血，再联合体内和体外净化自体移植，可延长患者的生存期。1978年Goldman报告5例CML患者外周血白细胞收集冷冻保存后，移植到经强烈化疗（DNR、Ara-C、6-TG、VP16）以及全身照射（600rad）的自身体内，有2例达到完全缓解，持续时间9～10周，还有1例也获得完全缓解，持续时间直到第52周，另外有2例分别于1周和13周复发。1981年又有学者对20例CML慢性期患者采集外周血白细胞冻存，待其急变后使用化疗或者化疗加全身照射预处理，再将保存的自身干细胞回输体内，其中有18例移植成功，使患者回到第2次慢性期。但是因为回输的自身干细胞中残存的Ph染色体，这些患者大多数都在第2次慢性期4个月后转变回急变期。有学者使用骨髓细胞长期培养净化后达到标准的骨髓干细胞移植治疗22例CML患者，其中16例患者的中性粒细胞和血小板恢复，中位数时间为28d和50d。22例中13例Ph转阴，另4例Ph（-）的细胞达到76%～94%。在死亡的5例中，4例死于与移植有关的并发症，仅有1例患者死于CML复发。自体移植成功重建Ph染色体阴性造血的时间一般可以维持2年或者2年以上，但是也有一部分病人会较早的出现Ph（+）细胞，但大多数Ph（+）细胞对小剂量的IFN-α有较好反应。因此移植后预防性给予IFN-α有利于正常造血的恢复。

（2）异基因造血干细胞移植（allo-HSCT）

目前认为异基因造血干细胞移植是根治 CML 惟一的治疗手段。Gratwohl 等收集了 1990～2004 年间 592 个治疗小组 13416 名进行过 allo-HSCT 治疗的 CML 患者的资料，发现 CML 的患病年龄中位数为 36 岁（患病年龄范围为 1～71 岁），60％为男性。这项研究按行 allo-HSCT 的年份将这些患者分为 3 组，分别是1980～1990、1991～2000、2001～2003。并对第一组的生存率、移植相关的死亡率和复发率进行了 20 年的跟踪研究，还将这 3 个组的移植后 2 年生存率进行了比较。结果显示 1990 年有 540 例 CML 患者进行了 allo-HSCT，1999 年这个数字增加到 1396 例，在 2004 年降至 802 例。这些接受了移植治疗的 1/3 的低危 CML 患者已经生存了 20 年。研究结果发现移植相关的总死亡率已从 41％降到 30％，在低危病人中移植相关死亡率从 31％降到 17％，allo-HSCT 的 2 年生存率从 53％升高到 61％。病情分期、供者类型及组织配型的相容性、从诊断患有 CML 到进行移植的时间间隔、患者年龄和供者-受者性别组合是影响移植效果的主要因素；危险程度积分 0 或 1 的患者移植 2 年生存率可以达到 80％以上。

自从移植技术在 25 年前被广泛应用以来，尽管有供者淋巴细胞输注（donor lymphocyte infusions，DLI）和 HSCT 后格列卫治疗等方法的应用，但是移植后出现复发的情况没有明显的改观。其中复发的原因可能为：①供者细胞和患者白血病细胞存在竞争机制，临床上常可以观察到复发患者 Ph（＋）细胞进行性增加而正常细胞进行性减少。某些患者停用环孢素治疗后可自行缓解。②供者体细胞突变。微生物感染、骨髓基质细胞受到化疗和放疗所产生的异常造血调节机制可以诱发供者细胞发生突变。③白血病细胞克隆演变。慢性期 CML 进行移植后进展到加速期或者急变期的患者常可以见到一些异常染色体的出现，其中包括双 Ph 染色体、＋8、i（17q）、＋19、＋21 等。约有 50％的患者从 Ph（＋）细胞出现到血液学复发平均时间为 2 年，范围为 34～42 个月。然而 Ph（-）的患者也不一定意味着不会出现复发的情况，而且少数 Ph（＋）的患者也有可能长期处于完全血液学缓解状态。

14. 手术脾脏切除和脾区照射

CML 患者常有脾脏肿大，用脾脏切除的方法治疗 CML 已有 100 多年的历史。但是目前一致认为脾脏切除既不能使化疗药物对白血病细胞的敏感性增强，也不能延长生存期，更不能减少转变为急变期的几率，所以一般不主张进行脾脏切除。但是脾脏切除可以解除脾功能亢进，减少输血，使血小板输注疗效增加。脾区放射性照射可以减慢脾脏短期内迅速增大引起的剧痛，所以其作为姑息治疗手段仍可以考虑。脾脏自发性破裂时，脾脏切除应该立即执行。

15. 联合化疗

近年来许多学者联合应用干扰素和其他化疗药物显著提高了 CML 的治疗效果。例如连用 IFN－α 和羟基脲可使病情迅速得到控制，可以取得更好的血液学缓解，还可减低干扰素的副作用，延长 CML 慢性期时间等。但是这些方法虽然可以达到血液学暂时的缓解或者暂时性的减少 Ph（＋）细胞，但是都不能根除 Ph（＋）细胞，也不能最后避免加速期和急变期的到来。

16. 酪氨酸激酶抑制剂治疗（见后述）

（二）CML 加速期和急变期的治疗

加速期患者病情通常很不稳定，对慢性期治疗有效的药物不再奏效，所以必须改用药物。使用的方案如下：

（1）在病人能耐受的情况下增加格列卫剂量至600～800mg。

（2）联用羟基脲和6-MP，羟基脲剂量1～2g［儿童25～50mg/（kg·d）］，6-MP剂量100～150mg/d［儿童50～75mg/(m^2·d)］，连续服用。

（3）进入临床试验。

（4）HSCT。

CML患者加速期常合并骨髓纤维化伴严重贫血，此时应加用促红细胞生成的药物，比如应用雄激素，输注压积红细胞和血小板，配合1,25-二羟维生素D3和活血化瘀的中西药物治疗可能有效果。如果加速期有急变倾向也可使用联合化疗，但是此时不宜再使用强烈化疗。

如果患者病情进展到急变期，首先必须完善骨髓、流式细胞仪检查、细胞化学检查（过氧化物酶、末端脱氧核苷酸转移酶）和细胞遗传学检查以区分急变期的种类，确定种类后首选格列卫治疗，但是治疗前提是急变期前患者没有使用过格列卫。如果是急性髓性变，应使用AML（急性髓细胞白血病）型诱导化疗方案如长春新碱、柔红霉素、阿糖胞苷、泼尼松或者米托蒽醌、环磷酰胺和6-TG的治疗方案或者进入临床试验。如果是急淋变，也可使用ALL（急性淋巴细胞白血病）型诱导化疗方案如长春新碱、柔红霉素、左旋门冬酰胺酶和泼尼松等。虽然联用以上药物化疗部分患者可能取得缓解但是维持时间一般都很短，平均生存时间都在6个月至一年左右。近年来虽然随着格列卫的引入使用，使得患者缓解率有所增加，但是在加速期或者急变期，很容易产生格列卫耐药的情况，此时最好采取allo-HSCT，有资料统计在加速期和急变期实施的有合适配型的allo-HSCT，5年生存率分别为31%和10%。

（三）酪氨酸激酶抑制剂

1. STI571

STI571（imatinib、Gleevec/Glivec、甲磺酸伊马替尼、格列卫）是由瑞士诺华-法玛西亚实验室（Novartis Pharmaceuticals）通过计算机模拟设计合成的一种药物，该药的问世对于CML的治疗具有里程碑的意义。格列卫作为2-苯胺嘧啶的衍生物，是一种特异性的酪氨酸激酶抑制剂，通过竞争性与bcr/abl蛋白上的ATP结合位点相结合，阻断abl酪氨酸激酶及其下游分子的持续磷酸化，诱导CML细胞凋亡。格列卫除了有抑制P210bcr/abl的作用，还能抑制P190bcr/abl、V-abl、C-abl、C-kit、ARG、血小板生长因子受体（PDGF-R）和巨噬细胞集落刺激因子（c-fms）的作用。该药于1998年进入Ⅰ期临床试验，2001年5月被美国FDA批准在美国上市。2002年2月1日，FDA又批准了格列卫可以用于治疗Kit阳性、不可切除的转移性恶性胃肠道间质瘤（GIST）。截至2003年末的统计结果全球接受格列卫治疗的病例已经超过了60000。

（1）格列卫的疗效

格列卫治疗CML的作用是有效而且持久的，98%新诊断的慢性期CML患者可以获得完全血液学缓解（complete haematologic remissions，CHR），86%的患者能获得完全细胞遗传学反应（complete cytogenetic response，CCR）。儿童使用格列卫尚缺乏精确的疗效统计，我们曾对3例儿童CML采用格列卫治疗，其中2例使用后达到（CHR：完全血液学缓解）其中的1例在定期追踪1年后Ph^+细胞仍占40%～45%，已实施allo-HSCT，现正在随访中；另一例仍处于CHR，但未回本院复诊（已超过一年）；第3例因经济原因仅短时间服用格列卫，现已死亡。格列卫原发性耐药情况仅很少出现在慢性期患者中，而最近研究显示分别经过 1、2、3、4 年的格列卫治疗，疾病进展导致死亡的比率分别为 3.4%、7.5%、4.8%和 1.5%，可以发现这个比率很低而且呈逐年下降的趋势。Hughes 统计了新诊断 CML 慢性期患者经过一年标准剂量（400mg/d）格列卫治疗发现，39%获得主要分子学反应（major molecular response，MMR）的患者体内 bcr/abl 的转录水平仅有用药前的 1/1000，这也预示了疾病只有比较低的可能性向加速期或急变期转化。然而，在加速期、急变期和 Ph（+）ALL 患者中，单用格列卫治疗的效果显著下降，而且通常会在一年内出现复发，获得性耐药的现象也很常见，只是在联合使用其他化疗方案的新诊断的 Ph（+）ALL 患者中获得性耐药要相对减少一些。

2006 年 4 月份的 Blood 杂志上刊登了 IRIS（International Randomized Study Of IFN-αplus Ara-C versus STI571）最新的Ⅲ期临床试验研究结果，IRIS 对所有患者均随访了 3.5 年。IRIS 对前 18 个月的研究结果统计显示，与 IFN-α 和 Ara-C 联合治疗组比较，格列卫在使患者获得血液学缓解和遗传学缓解方面具有明显的优势，同时格列卫具有较好的耐受性，又能延缓 CML 的疾病进展时间。在 IRIS 研究的 1106 例病人中，随机将其分为两组，患者分别接受格列卫 400mg/d 或者 IFN-α 5MIU/(m^2・d) 和 Ara-C 20mg/(m^2・d) 皮下注射，每月用药 10 天，中位随访时间为 19 个月。接受 18 个月的治疗后，格列卫治疗组获得了更高的主要细胞遗传学反应（MCR：87%对 35%）、完全细胞遗传学反应（CCR：76%对 14.5%）、较低的疾病进展率（8%对 27%）、较低的疾病转化率（3.3%对 8.5%）以及不能耐受率（1%对 19%）。由此可见格列卫比 IFN-α 和 Ara-C 联合治疗组疗效更好，而且更能提高 CML 患者的生活质量，总生存率也更高。

（2）格列卫的使用剂量

目前研究认为格列卫的最小有效剂量为 300mg/d，对于新诊断的 CML 慢性期患者建议从 400mg/d 作为起始剂量，推荐在能耐受的情况下最大使用剂量是 800mg/d，对于进入加速期或者急变期之前未使用过格列卫的患者，在其能耐受的情况下，可加大使用剂量到 600～800mg，儿童使用格列卫剂量尚未确定，一般推荐用量为 250～300mg/d，每日使用剂量≤400mg。如果治疗前白细胞正常或者高于正常，随时可以使用格列卫开始治疗。但是如果白细胞高于 20×10^9/L，则应加用别嘌呤醇水化。白细胞一般从 2 周内开始下降，并在 4～6 周降至正常水平。如果患者原先接受羟基脲治疗而且白细胞数又较高，羟基脲应继续使用 1～3 周。如果患者白细胞数和血小板数均低于正常，则应该等到血象正常后再开始格列卫治疗。

（3）格列卫的耐药标准和其发生机制

格列卫作为一种特异性酪氨酸激酶抑制剂的靶向药物，自 2001 年美国 FDA 批准成为 CML 慢性期患者 IFN-α 治疗失败后或者加速期以及急变期所使用的治疗药物以来，已经取得令人鼓舞的疗效。目前有很多学者认为对于新诊断的 CML 患者如果没有条件行 allo-HSCT 则应开始时就使用格列卫治疗，尽管格列卫可以使大多数初诊的 CML 患者获得明显的血液学和细胞遗传学反应，但是在病情进展到加速期或者急变期患者使用格列卫时，常常会出现对格列卫耐药的情况，影响治疗的效果。

以下是在格列卫 400mg/d 情况下治疗效果不佳和失败的标准：

治疗效果不佳：①治疗 3 个月仅有不完全血液学反应；②治疗 6 个月少于部分细胞遗传学反应；③治疗 12 个月少于完全细胞遗传学反应；④治疗 18 个月少于主要分子学反应，或者出现主要分子学反应缺失和其他种类的突变及其染色体异常。

治疗失败：①治疗 3 个月无血液学反应；②治疗 6 个月仅有不完全血液学反应或者无细

胞遗传学反应；③治疗 12 个月少于部分细胞遗传学反应，Ph+＞35%；④治疗 18 个月少于完全细胞遗传学反应，或者出现血液学反应或细胞遗传学反应缺失和导致格列卫耐药的 bcr/abl 突变出现。

目前认为格列卫治疗耐药主要有两种情况：

一是原发性耐药。在新诊断的 CML 病例中，用药 3 个月后未达 CHR、6 个月未达 MCR、12 个月未达 CCR，可以诊断为原发耐药。出现原发耐药的原因现在不是很明确，可以通过适当增加格列卫的使用剂量使得患者达到特定的反应水平，但是仍有一小部分患者对增加剂量的格列卫仍然耐药，而且在这些患者体内没有发现任何的 bcr/abl 突变或者多态性。

二是继发性耐药。已稳定的血液学、细胞遗传学或者分子学反应被破坏，病情进展到加速期或者急变期，可以认为出现了继发性耐药。产生继发性耐药的机制主要可能有以下几点：

1）bcr/abl 基因的扩增和 bcr/abl 蛋白的过度表达。

2）bcr/abl 基因的点突变。bcr/abl 基因激酶位点的点突变被认为是引起格列卫耐药最主要的原因，在 50%～90%的患者中出现的耐药都归于此类。点突变引起耐药的机制可能有 3 点，一是点突变造成空间上的立体阻碍，影响格列卫结合；二是导致格列卫与 abl 结合位点分裂；三是阻止酪氨酸激酶结合位点接受特异性与格列卫结合的构象位点。目前已经发现的常见突变已有 40 多种，这些突变最主要的机制就是 bcr/abl 基因的点突变改变了基因的构象，影响格列卫与 bcr/abl 基因上特异性 ATP 位点结合，使格列卫不能阻断酪氨酸激酶和其下游分子的磷酸化，进而导致 CML 细胞不能凋亡，格列卫治疗失效。激酶位点外的突变也可以通过其变构效应阻碍格列卫与特异性位点的结合，如 E255K。

3）P-糖蛋白（P-gp）过度表达。编码 P-gp 的多重耐药基因（multidrug resistance，MDR）的错误表达可导致多种化疗药物的耐药。因此有可能异常表达的 P-gp 阻碍了细胞对格列卫的摄取，引发耐药的出现。

4）激活了不依赖 bcr/abl 的信号传导途径。研究发现有不依赖于 bcr/abl 的 Scr 相关激酶 LYN 和 NF-κB 转录因子的活化参与了耐药细胞系 WDT-1 对格列卫的耐药。

5）出现了 Ph 染色体以外的异常染色体核型。

（4）格列卫与其他化疗药物的联用

在体外试验中已经发现格列卫联用 IFN-α 和 Ara-C 对 bcr/abl 细胞株有协同抑制增殖的作用，而且目前已经通过Ⅰ期临床试验证明格列卫联用 IFN-α 可以安全地应用于临床，二者推荐使用的剂量为格列卫 400mg/d 和 IFN-α 3MIU/(m^2·d)。最近格列卫联用 IFN-α 和 Ara-C 的Ⅱ期临床试验结果也肯定了联合用药的疗效高于单用格列卫的效果，而且能减少各自用药的剂量同时能减少副反应的发生。但是最后的Ⅲ期临床试验的结果还处于研究统计阶段中。

（5）格列卫的副作用及其处理

1）血液学毒性：如果出现 3～4 级中性粒细胞减少（中性粒细胞计数＜1000/mm^3）或者 3～4 级血小板减少（血小板计数＜50,000/mm^3），此时应使用生长因子，控制保持中性粒细胞计数在 1000 以上，然后控制用药直到中性粒细胞计数或者血小板计数恢复 2 级或者更好，如在两周内到达 2 级则恢复原用药剂量，或者如果 3～4 级持续超过两周则减少 25%～33%剂量（不低于 300mg）；如果出现 3～4 级贫血，则应用促红细胞生成素。

2）特殊干预方案：

①腹泻：支持护理；

②水肿：应用利尿剂、支持护理；

③液体潴留：应用利尿剂、支持护理、药物减量、中断或者停用；

④胃肠道不适：进餐时服药，同时饮用一大杯水可减轻此症状；

⑤肌肉痉挛：补钙及滋补性饮料；

⑥皮疹：局部或者全身应用类固醇，药物减量、中断或停用。

3）非血液学毒性：

如果是 3 级非血液学毒性，则只需使用以上的特殊干预措施即可；如果是 4 级非血液学毒性，则需控制用格列卫直到 1 级或更好，然后考虑减少 25%～33%剂量（不低于 300mg）。

4）非血液学毒性-肝脏

若非血液学肝脏毒性等级≥2，则控制用药至等级≤1，减少 25%～33%药量（不低于 300mg）。同时对其他可引起肝毒性的药物（如扑热息痛）进行评估。

5）白细胞增多和血小板增多的支持护理措施：在选择治疗措施时需要考虑的因素包括：患者年龄、血栓栓塞性疾病的危险因素以及血小板增多的程度。如果有症状性白细胞增多症，则治疗选择包括：羟基脲、血浆置换或者进入临床试验；如果有症状性血小板增多症，则治疗选择包括：羟基脲、抗凝剂、阿那格雷（anagrelide）或者血浆置换。

（6）格列卫与其他药物的相互作用

格列卫由肝脏细胞色素 P450 所代谢，但并非该酶诱导剂。影响 P450 的药物可导致格列卫浓度的改变，影响治疗效果或产生毒副作用。

1）能抑制细胞色素 P450 3A4，可致格列卫血药浓度上升的药物有：阿瑞吡坦（aprepitant）、克拉霉素（clarithromycin）、红霉素（erythromycin）、依曲康唑（itraconazole）、酮康唑（ketoconazole）、辛伐他汀（simvastatin）；

2）能诱导细胞色素 P450 3A4，可致格列卫血药浓度下降的药物有：卡马西平（carbamazepine）、地塞米松（dexamethasone）、金丝桃贯叶连翘提取物（hypericum perforatum）、苯巴比妥（phenobarbital）、苯妥英（phenytoin）、利福布汀（rifabutin）、利福平（rifampin）、利福喷汀（rifapentine）；

3）扑热息痛：格列卫能导致肝功能试验（LFT，liver function test）异常。病人同时服用大剂量的扑热息痛和格列卫可导致肝衰竭甚至死亡。所以在使用格列卫病人中应适当限制扑热息痛用量。对于大多数病人，扑热息痛用药剂量应限制在 1300mg/d 或者更少；

4）环孢霉素 A：格列卫能抑制细胞色素 P450 3A4，可增加环孢霉素 A 的血药浓度；

5）华法林（warfalin）：华法林可被细胞色素 P450 同工酶 CYP 2C9 和 CYP 3A4 代谢。华法林和格列卫连用可增加华法林利用率。因此需要抗凝治疗的患者，在服用格列卫期间应给予肝素或低分子量肝素替代华法林治疗。

2. AMN107（Nilotinib）

Nilotinib 是一种新的口服氨基嘧啶衍生物药物，它相对于格列卫有更强的酪氨酸激酶抑制剂的作用，目前此药已进入Ⅲ期临床试验中。与格列卫作用相似，Nilotinib 是通过以氨基嘧啶结构为基础的高亲和力的 ATP 结合位点，经竞争性抑制作用抑制 bcr/abl 的持续磷酸化来抑制野生型 bcr/abl 和导致格列卫耐药的 bcr/abl 突变的增殖，具有更强的诱导 CML 细胞凋亡作用，而且 Nilotinib 与特异性位点结合的亲和力和选择性更强。对于格列卫治疗敏感的患者，Nilotinib 的作用是格列卫的 20～50 倍；对于格列卫治疗耐药的患者，

Nilotinib 的疗效是格列卫的 3～7 倍。在已经发现的 33 种导致格列卫继发性耐药的 bcr/abl 激酶位点点突变中，Nilotinib 对其中的 32 种有抑制作用（T315I 除外）。

（1）Nilotinib 的疗效和使用剂量

Nilotinib 血药浓度达到峰值的中位数时间为服药后 3h，平均峰值浓度是在服用 400mg Bid 后的 3.6μM。Nilotinib 半衰期为 15h。比较持续的作用是在服药后第 8 天获得。

在 NilotinibⅠ期临床试验中，Kantarjian 等将 119 名格列卫耐药的 CML 患者或者 Ph（+）ALL 随机分成了两组，第一组服用 Nilotinib 的剂量分别为每日 50mg、100mg、200mg、400mg、600mg、800mg 和 1200mg；第二组剂量分别为 400mg 和 600mg，一日 2 次。在其中 33 例急变期患者中，13 例（39%）获得血液学反应（HR），9 例（27%）获得细胞遗传学反应（CR），这 9 例中还有 6 例获得了主要细胞遗传学反应（MCR）（Ph+细胞中期分裂象≤35%）；46 例加速期患者中，获得 HR 和 CR 的例数和比率分别为 33 例（72%）、22 例（48%），这 22 例中有 9 例获得 MCR；在 12 例慢性期患者中，有 11 例（92%）获得了完全血液学缓解（CHR），有 6 例（53%）获得了 CR。经过大量临床研究发现，Nilotinib 的最大持续用量是 600mg，每日 2 次；获得最佳缓解反应的剂量是 400mg，每日 2 次。Nilotinib 在每日服用 2 次 400mg 达到 400nM 浓度时，造成格列卫耐药的细胞克隆出现频率降至 $1/20\times10^6$，而格列卫在 4000nM 这个最大能在人体内达到的浓度条件下，造成耐药的细胞克隆出现频率为 $1/1.8\times10^6$，而且在此浓度下耐药细胞克隆中还有很多不同的突变可以导致耐药，而 Nilotinib 只有 T315I 不能被抑制。

（2）Nilotinib 作用机制

Nilotinib 除了特异性酪氨酸激酶抑制剂的作用外还可以显著抑制 AKT、Crkl、STAT1 和 STAT5 等信号通路的持续磷酸化，也可降低在 K562 细胞和 LAMA-84 细胞中 c-myc 的水平。现在还有研究发现 Nilotinib 和格列卫是通过不同机制被摄入体内。格列卫的摄入、细胞内浓度的维持和患者对其的敏感性均依赖于有机阳离子转运蛋白 1（organic cation transporter 1，Oct-1），在使用格列卫时如果同时使用哌唑嗪可以降低格列卫使用效果，这是因为哌唑嗪是 Oct-1 的抑制剂，它可以影响格列卫在细胞内的摄取和储留。但是如果联用哌唑嗪和 Nilotinib，Nilotinib 的药效不会受到影响，因此可以认为 Nilotinib 的作用不依赖于 Oct-1。

对于可以造成格列卫耐药的 bcr-abl 激酶位点的点突变，Nilotinib 也有很好的抑制作用。就目前研究结果来看，在 IC50（半抑制浓度，50% inhibiting concentration）20～300nM 范围内，目前已知的导致格列卫耐药的 21 种 bcr/abl 突变可以被抑制。现已在Ⅱ期临床试验中发现了对 Nilotinib 耐药情况的发生，大多数也是因为 bcr/abl 点突变造成，但是除了 T315I 以外，大多数可以通过增加药物剂量改善耐药情况。

最近瑞士诺华公司研制出一种组蛋白脱乙酰基酶抑制剂（histone deacetylase inhibitor）LBH589，发现它与 Nilotinib 联用可以抑制由 T315I 突变造成的耐药，也可增强 Nilotinib 的疗效。其可能的机制一是联用 Nilotinib 和 LBH589 可发挥协同效应，增加对 STAT-5、ERK1/2、c-myc 和 bcl-xl 的抑制作用；二是联用 Nilotinib 和 LBH589 可显著抑制由 bcr/abl 融合基因介导的非酪氨酸激酶依赖的 CML 祖细胞生存；三是 LBH589 介导抑制 hsp90（热休克蛋白 90）的功能导致 bcr/abl 融合基因构象的突变，使得 Nilotinib 在体内的浓度升高，更好地发挥对 bcr/abl 融合基因点突变导致耐药的疗效。

（3）Nilotinib 的副作用

虽然 Nilotinib 与格列卫作用机制相似，但是在格列卫使用中常出现的副反应少见于使用 Nilotinib 时，其主要的副反应有：

1）轻至中度皮疹比较常见，可有皮肤干燥和皮肤瘙痒；

2）短暂、隐匿不明显的间接胆红素升高；

3）剂量依赖性的骨髓抑制；

4）3～4 级的中性粒细胞减少：在服用剂量为 600mg bid 和 400mg bid 时出现比率分别为 22%，9%；

5）间接胆红素升高：在服用剂量为 600mg bid 和 400mg bid 时出现比率分别为 11% 和 3%；

6）有学者发现使用 Nilotinib 可以延长心电图检查中的 Q-T 间期，曾经报道 1 例在此检查结果出现后猝死的病例，因此提示在服用 Nilotinib 时必须监测心电图变化，排除心律不齐尤其是避免 Q-T 间期延长的情况出现。

3. BMS-354825（Dasatinib）

Dasatinib（BMS-354825，Bristol-Myers Squibb）是一个最新研制成功口服使用的 bcr/abl 激酶抑制剂。它的分子结构是 2-氨基-噻唑-5 氨甲酰（2-amino-thiazole-5-carboxamide），它的结构与格列卫有着显著不同，起初研制时首先是发现它有抑制 Src 激酶的作用，而后又发现它能与 abl 基因活化和非活化的部位结合抑制其 bcr/abl 激酶活性，因此 Dasatinib 是一种 Src 和 Abl 双重激酶抑制剂。与格列卫相比，Dasatinib 的效能提高但选择性降低。研究结果显示，Dasatinib 的作用效能至少是格列卫的 300 倍。Dasatinib 结合 bcr/abl 激酶位点的选择性降低，所以 Dasatinib 对导致格列卫耐药的 bcr/abl 激酶位点点突变都有抑制作用。在已经发现的 34 种 bcr/abl 激酶位点点突变中，Dasatinib 对其中的 33 种都有抑制作用。惟一的例外是 T315I，格列卫、Nilotinib 和 Dasatinib 都不能抑制它的作用。

（1）Dasatinib 的疗效和使用剂量

对 Dasatinib 的Ⅰ期临床研究开始于 2003 年 11 月，招入最后 1 个受试患者的时间是 2005 年 4 月。对格列卫耐药或者不能耐受的各期 CML 患者或 Ph（+）ALL 患者是 Dasatinib 的Ⅰ期临床研究的试验对象。试验时间为期 4 周，每日 1 至 2 次，剂量从 15mg 到 240mg。最终结果显示在 40 例慢性期患者中获得完全血液学反应（CHR）和主要细胞遗传学反应（MCR）的人数分别为 37（92.5%）、18（45%）；而在 44 例加速期、急变期和 Ph（+）ALL 患者中获得主要血液学反应（MHR）和主要细胞遗传学反应（MCR）的人数分别为 31（70.5%）、11（25%）。95%慢性期和 82%加速期的患者上述反应持续时间分别为 12 个月、5 个月。先患有急淋变或者 Ph（+）ALL 患者都在 6 个月内出现复发的情况。

（2）Dasatinib 的抗 bcr/abl 突变机制

由于 Dasatinib 是 Src 和 Abl 双重激酶抑制剂，而且亲和力更高，因此除了 T315I 以外的点突变 Dasatinib 都能通过增加用药剂量实现较好的抑制作用。最近还发现有一组突变分别为 F317I、F317VL、F317C，含有此种点突变的 CML 病人对 Dasatinib 治疗不是非常敏感，因此推测 F317I、F317VL、F317C 可能会导致 Dasatinib 耐药。

（3）Dasatinib 的副作用

在Ⅰ期试验中，45%的慢性期患者和 89%的加速期、急变期、Ph（+）ALL 患者出现了 3～4 级的中性粒细胞减少；在这些出现中性粒细胞减少的加速期、急变期、Ph（+）ALL 患者中，有 55%的患者出现了 3 或 4 级的骨髓抑制，与 Nilotinib 不同的是，Dasatinib 引起的骨髓抑制是非剂量依赖性的。35%的慢性期患者和 80%的加速期、急变期、Ph（+）ALL 患者出现了 3～4 级的血小板减少。15 例患者出现了不明原因的胸膜腔积液，可以通过使用利尿剂、胸膜腔穿刺引流减轻症状。其他的副反应包括1或2级腹泻（23%）、外周水肿（19%）和头痛（10%）。7例患者出现了肝功能异常，并在2～3个星期内缓解。60%的患者出现了1～2级无症状性的低血钙。

4. 三种药物的联用研究

由于Nilotinib与Dasatinib作用机制不尽相同，因此联合使用可以减少耐药情况发生、减少各自用量，并能减少副反应的发生。Ⅱ期临床试验结果也证实了联合用药时出现更少的导致耐药的bcr/abl激酶位点点突变。格列卫与Nilotinib联用可以明显增加使用效果，可能的机制是在高浓度Nilotinib情况下格列卫增加了对耐药克隆的抑制作用。Nilotinib和Dasatinib联合用药发挥最大抑制效应的浓度分别是10nM Dasatinib＋50nM Nilotinib和5nM Dasatinib＋500nM Nilotinib。因此低剂量的Dasatinib联合使用低剂量的Nilotinib能够有效抑制除T315I以外的bcr/abl激酶位点点突变。因为Dasatinib与Nilotinib的非血液学毒性副作用不相同，在患者能耐受两种药物的情况下，小剂量联合使用两种药物能有效降低副反应，同时达到最佳治疗效果。目前无论是格列卫还是Dasatinib或者Nilotinib都对T315I突变无效，最近有报道有一种非ATP竞争性bcr/abl激酶抑制剂ON-012380显示对bcr/abl T315I突变有良好的抑制作用，因此在以后的临床试验中可能会进行下一步的联合用药研究以达到对所有导致耐药bcr/abl突变基因的抑制作用。

八、CML并发症的处理

1. 高白细胞综合征

CML慢性期的患者外周血白细胞常高达几万甚至十几万，此时仅需要使用抗白血病的药物如白消安或者羟基脲，使患者的白细胞数目缓慢下降即可，使用上述药物必须配合别嘌呤醇，以防止尿酸性肾病的发生。

CML慢性期白细胞数目达到200×10^9/L即可诊断为高白细胞综合征，而加速期或者急变期，患者外周血白细胞数目达到100×10^9/L即可诊断为高白细胞综合征。高白细胞综合征发生的同时容易并发成人呼吸窘迫综合征、弥散性血管内凝血、颅内出血和尿酸性肾病等，所以必须认真进行紧急处理。

（1）使用药物

发生急性变的时候通常使用羟基脲，剂量2.0 bid（儿童50mg/(m^2·d)，分2次服），或者小剂量的Ara-C，每天25mg q12h（儿童10～20 mg/(m^2·d)），在急淋变时采用CTX每天200mg（儿童100～150 mg/(m^2·d)），在急性髓性变时采用vp-16口服，每天50～100mg（儿童50～75 mg/(m^2·d)），使患者外周血细胞降至50×10^9/L时再采用正规的化疗方案。

（2）使用白细胞置换术，每天1次，连续多次，直至白细胞数降低。

（3）使用别嘌呤醇0.2g tid（儿童0.3 g/(m^2·d)，分次服用）。

（4）碱化尿液，防止尿酸性肾病。

2. 感染

（1）细菌感染：凡诊断为白血病发热在39℃以上持续3天者首先应当考虑为细菌感染，均需进行血培养，根据阳性培养结果选择性使用抗生素，但是在很多情况下培养的阳性率很低，所以必须进行经验性治疗。

细菌感染最为常见，其中革兰阴性杆菌败血症更为常见，感染细菌通常有铜绿假单胞菌、大肠杆菌、肺炎克雷伯菌和阴沟杆菌等。临床表现为突然骤起的寒战、弛张热，自动退热时伴有大汗。这种情况可以考虑使用第三代头孢菌素，如头孢他啶，剂量为 2g q8h（儿童为 100 mg/(m^2·d)）；另外可以加用氨基糖甙类抗生素如丁氨卡那 0.4g（6 岁以下儿童慎用，剂量 7～15mg/(kg·d)，每天一次），或者使用碳青霉烯类药物如伊米配能，剂量为 0.5g q8h（儿童 20～25 mg/(kg·d)）加用氨基糖甙类抗生素治疗。如果是革兰阳性菌感染，感染细菌通常为金黄色葡萄球菌、肺炎球菌、链球菌等，这种情况可以使用万古霉素，如稳可信，剂量为 0.5g q8h（儿童 20～40 mg/(kg·d)），同时可以加用氨基糖甙类抗生素治疗。由于白血病患者长期使用抗白血病药物治疗，机体抵抗力下降，所以有很多患者伴发结核感染。此类患者除发热以外常无其他症状或者仅伴有上呼吸道咳嗽症状，有时 X 线肺部检查会呈阴性结果，而必须依靠肺部 CT 才能证实，此时必须使用常规的抗结核三联治疗。

(2) 真菌感染：长期使用抗生素治疗无效，身体抵抗力下降，白细胞缺乏 7～10 天或在此期间使用过大剂量肾上腺皮质激素治疗的患者出现发热应高度重视真菌感染的可能，近年来深部侵入性真菌感染的发生已大幅上升，已占严重感染病例的 1/3～1/2。通过显微镜下检查呼吸道分泌物，然后分离出致病真菌，再做真菌抗原或者抗体的检测看是否呈阳性，最后检查真菌侵入的组织学依据，完成这整个步骤可以做出是否有真菌感染的诊断。真菌感染的直接依据是从感染的部位直接分离出真菌，痰培养结果呈阳性对真菌感染诊断的意义不大，当发生侵入性真菌感染时，支气管肺泡灌洗液和纤支镜活检对诊断肺部真菌感染有重要作用。如果大便检查发现有曲霉菌、毛霉菌或者白色念珠菌生长，此时可以考虑使用二性霉素 B 或者二性霉素 B 脂质体，二性霉素 B 从 0.1mg/kg 起，逐步加量至 1～1.25mg/kg，由于二性霉素 B 有较大的肝肾毒性，使用时会导致高热，所以使用二性霉素 B 必须慎重。二性霉素 B 脂质体的副作用小于二性霉素 B，而其疗效比二性霉素 B 好，故应优先使用二性霉素 B 脂质体，剂量为 5mg/kg。也可使用氟康唑，剂量为 0.2～0.4mg 静脉滴注［儿童 4～6 mg/(kg·d)］，但是长时间使用也会导致肝脏损害。依曲康唑对于深部真菌有较好疗效，其作用类似于二性霉素 B，对念珠菌、曲霉菌、新型隐球菌等有效，可采用序贯治疗方法：10 mg/(kg·d) q12h×2 天静滴，然后 5 mg/(kg·d) qd×2～4 周静滴，以后改用口服液 5 mg/(kg·d) ×1～3 月，最长使用者超过 2 年（根据患者病情恢复情况），成人维持剂量每日口服 150～300mg，长期使用也有肝脏毒性。严重病例也可考虑使用伏立康唑或者卡泊芬净，或采用两种抗真菌药物合用（如二性霉素 B 与依曲康唑合用）。

(3) 髓外浸润：白血病髓外浸润常见的部位有脑膜、肺部、胸膜、心包、纵隔、睾丸和皮肤等。

脑膜浸润的诊断标准是：①CML 患者有颅内压升高的症状和体征；②腰椎穿刺发现颅压大于 1.96kPa（200mmH_2O）；③脑脊液白细胞数大于 0.01×10^9/L；④脑脊液蛋白大于 450mg/L 或者潘氏试验阳性；⑤脑脊液离心或者沉淀后能找到白血病细胞；⑥排除其他原因引起的中枢神经系统疾病。符合②③④中的两项和⑤即可诊断为脑膜浸润。

一旦脑膜浸润诊断明确则必须立即开始治疗，治疗方案包括鞘内注射 MTX10mg 加地塞米松 5mg，每周 2～3 次，直到脑脊液和颅内压恢复正常。然后延长注射间歇，直到最后每 8 周 1 次，持续 2～3 年。也可改用 Ara-C 鞘内注射，每次剂量为 50mg 加地塞米松 5mg。

其他部位髓外浸润的诊断标准为：器官所在部位有局部症状，相应区域的淋巴结肿大，分泌液或者局部穿刺发现白血病细胞，其中肺部浸润缺乏特异性 X 线征象，可有肺门淋巴结或者纵隔淋巴结肿大、肺部阴影和胸腔积液等表现。治疗原则首先是控制原发病，然后针对各个部位浸润分别治疗，通常原发病控制后其他部位的浸润症状也随之消除。

九、治疗缓解标准

1. 完全血液学缓解：

(1) 外周血细胞计数完全恢复正常，白细胞计数<10×10^9/L；

(2) 血小板计数<450×10^9/L；

(3) 外周血中无幼稚细胞如中幼粒细胞、早幼粒细胞或者原始细胞；

(4) 无疾病的症状、体征，可触及的脾肿大已消失。

2. 细胞遗传学缓解：

(1) 完全——无 Ph 阳性中期分裂象；

(2) 部分——1%～34%Ph 阳性中期分裂象；

(3) 轻微——35%～90%Ph 阳性中期分裂象。

3. 部分血液学缓解：

与完全血液学缓解相似，除了：

(1) 存在幼稚细胞；

(2) 血小板计数<50%治疗前计数，但是仍>450×10^9/L；

(3) 持续脾肿大，但<50%治疗前脾肿大程度。

十、预后和评估

CML 各例病程的长短差距显著，虽然有存活 20 余年的 CML 个案报道，但是大多数 CML 慢性期时间在 3 年左右，然后进入加速期，此时如采用有效治疗，少数患者可以重新回到慢性期，但是大多数患者进入急变期，此时可以存活 6 个月到 1 年。近年来随着治疗方式的改进和格列卫的使用，CML 的中位数生存期从以前的 36 个月增加到 60～65 个月，5 年生存率也从原来的 20%上升到 50%～60%。

影响 CML 预后的因素很多，其中患者年龄、白细胞计数、嗜酸性粒细胞计数、嗜碱性粒细胞计数、肝脾大小、贫血程度、血小板计数等因素与预后密切相关。在这些因素中，脾脏大小是主要影响 CML 预后的因素之一。脾脏肿大严重程度越高，患者生存期越短。另外白细胞计数越高患者生存期越短。外周血嗜碱性粒细胞计数也是 CML 预后的重要因素，计数越高预后越差。外周血和骨髓中原始粒细胞和早幼粒细胞比例升高者预后也较差。

1984 年 Sokal 等根据 COX 模型将影响预后的因素进行分级，才使得预后评估更加有实际意义，虽然有很多影响 CML 预后的因素，但是目前仍以 Sokal 的预后积分公式更为常用。其公式表述如下：

相对危险＝exp{0.0116×(年龄－43.4)＋0.0345×(脾脏大小－7.51)＋〔0.188×(血小板计数/700)^2－0.563〕＋0.0887×(原始细胞百分数－2.10)}

对 46 岁以上的患者采用下列公式：

相对危险＝exp{0.025×(脾脏大小－8.14)＋0.0324×(原始细胞百分数－2.22)＋〔0.1025×(血小板计数/700)^2－0.627〕－0.0173×(红细胞压积－34.2)－0.2682×(性别－1.40)}

男性性别值为 1，女性为 2；

血小板计数单位是 10^9/L，红细胞压积以%计算，年龄以岁计数，脾脏大小为肋下厘米数。按上述公式计算相对危险值，可将 CML 分为 3 组，分别为低危组（<0.8）、中危组

(0.8～1.2)、高危组(>1.2)。1988 年意大利 CML 协作组应用该分级方案将 508 例 CML 进行分组，其中低危组 162 例（32%）、中危组 210 例（41%）、高危组 136 例（29%）。其 2 年生存率分别为低危组 93%（87%～98%）、中危组 80%（72%～87%）、高危组 70%（59%～81%）。依据不同的治疗再进行分类，应用白消安或者羟基脲治疗，中位生存期分别为低危组 53 个月、中危组 34 个月、高危组 15 个月；使用强烈化疗，三个组的生存期分别为 55 个月、58 个月、33 个月；使用干扰素治疗，2 年生存期分别为低危组 100%、中危组 75%、高危组 42%。

虽然除了 allo-HSCT 是目前惟一的能彻底治愈 CML 的方法，其他的治疗方法都不能完全清除 Ph 染色体达到治愈 CML 的目的。但是令临床医生感到振奋的是随着格列卫的研制成功，更多的不同作用机制的激酶抑制剂正在处于临床试验或者开发过程中，例如 Nilotinib 和 Dasatinib 等，使得对 CML 的治疗效果有了显著的改善，也使得患者治疗的选择越来越多。相信随着新的靶向药物的开发，各种治疗手段的联合，在不久的将来 CML 能够彻底被治愈，给广大患者带来福音。

（徐佳伟　金润铭）

参考文献

1. D'Antonio J. Chronic myelogenous leukemia. Cin J Oncol Nurs，2005，Oct，9（5）：535-8
2. 宋善俊，陆道培，郝玉书等. 白血病. 武汉：湖北科学技术出版社，2004
3. 甲异靛Ⅲ期临床试验协作组. 甲异靛治疗 CMLⅢ期临床观察. 中华血液学杂志，1997，18（2）：69
4. O'Brien S，Giles F，Talpaz M，et al. Results of triple therapy with interferon-alpha，cytarabine，and homoharringtonine，and the impact of adding imatinib to the treatment sequence in patients with Philadelphia chromosome-positive chronic myelogenous leukemia in early chronic phase. Cancer，2003，Sep 1；98（5）：888-93
5. 廖益祥，陈文准，刘霭红等. 二溴卫矛醇治疗 CML25 例的疗效. 中华血液学杂志，1986，7（1）：20
6. Roy L，Guilhot J，Krahnke T，et al. Survival advantage from Imatinib compared to the combination Interferon-｛alpha｝plus Cytarabine in chronic phase CML：historical comparison between two phase III trials. Blood，2006，Apr 20；[Epub ahead of print]
7. Baccarani M，Russo D，Rosti G，et al. Interferon-α for chronic myeloid leukemia. Seminars in Hematology，2003，40：22
8. Michallet M，Maloisel F，Delain M，et al. Pegylated recombinant interferon alpha-2b vs recombinant interferon alpha-2b for the initial treatment of chronic-phase chronic myelogenous leukemia：a phase III study. Leukemia，2004，Feb；18（2）：309-15
9. Gratwohl A，Brand R，Apperley J，et al. Allogeneic hematopoietic stem cell transplantation for chronic myeloid leukemia in Europe 2006：transplant activity，long-term data and current results. An analysis by the Chronic Leukemia Working Party of the European Group for Blood and Marrow Transplantation（EBMT）. Haematologica，2006，Apr；91（4）：513-21
10. White D L，Saunders V A，Dang P，et al. OCT-1 mediated influx is a key determinant of the intracellular uptake of imatinib but not nilotinib（AMN107）；reduced OCT-1 activity is the cause of low in vitro sensitivity to imatinib. Blood，2006，Apr 4；[Epub ahead of print]
11. Baccarani M，Sagilo G，Goldman J，et al. Evolving concepts in the management of chronic myeloid leukemia. Recommendations from an expert panel on behalf of the European Leukemianet. Blood，2006，May 18；[Epub ahead of print]
12. von Bubnoff N，Manley P W，Mestan J，et al. Bcr-Abl resistance screening predicts a limited spectrum of

point mutations to be associated with clinical resistance to the Abl kinase inhibitor nilotinib (AMN107) Blood, 2006, Apr 13; [Epub ahead of print]

13. Kantarjian H, Giles F, Wunderle L, et al. Nilotinib in imatinib-resistant CML and Philadelphia chromosome-positive ALL. N Engl J Med, 2006 , Jun 15; 354 (24): 2542-51
14. Weisberg E, Manley P, Mestan J, et al. AMN107 (nilotinib): a novel and selective inhibitor of BCR-ABL. Br J Cancer, 2006, Jun 19; 94 (12): 1765-9
15. Fiskus W, Pranpat M, Bali P, et al. Combined effects of novel tyrosine kinase inhibitor AMN107 and histone deacetylase inhibitor LBH589 against Bcr-Abl expressing human leukemia cells. Blood, 2006, Mar 14; [Epub ahead of print]
16. Tauchi T, Ohyashiki K. The second generation of BCR-ABL tyrosine kinase inhibitors. Int J Hematol, 2006, May; 83 (4): 294-300
17. Bradeen H A, Eide C A, O' Hare T, et al. Comparison of imatinib, dasatinib (BMS-354825), and nilotinib (AMN107) in an n-ethyl-n-nitrosourea (ENU) -based mutagenesis screen: high efficacy of drug combinations. Blood, 2006, Jun 13; [Epub ahead of print]
18. Talpaz M, Shah N P, Kantarjian H, et al. Dasatinib in imatinib-resistant Philadelphia chromosome-positive leukemias. N Engl J Med, 2006, Jun 15; 354 (24): 2531-41
19. O' Hare T, Walters D K, Stoffregen E P, et al. In vitro activity of Bcr-Abl inhibitors AMN107 and BMS-354825 against clinically relevant imatinib-resistant Abl kinase domain mutants. Cancer Res, 2005, Jun 1; 65 (11): 4500-5
20. Sokal J E, Cox E B, Baccarani M, et al. Prognostic discrimination "good-risk" chronic granulocytic leukemia. Blood, 1984, 63: 789

第 14 章 骨髓增生异常综合征

骨髓增生异常综合征（myelodysplastic syndrome，MDS）是一种因造血干/祖细胞水平损伤而产生的异常克隆性疾病，特点是无效造血和病态造血并存，导致外周血一系或多系血细胞进行性减少，终致骨髓造血功能衰竭，部分病例发展为急性白血病，故以前曾名白血病前期。本病是一组获得性的、不均一性的疾患，多见于老年，但近年儿童病例报告日见增多，其中包括部分染色体畸变的MDS。

一、病因

本病的病因未明，但多数与环境因素，如化学物质、电离辐射、药物以及病毒感染等有关；与病人的敏感性、年龄、及免疫功能状态等也有一定的关系。常见的化学物质有：苯、汽油、有机溶剂、杀虫剂及尼古丁（吸烟）等，因此一些行业如油漆工、矿工、皮鞋及汽车修理工、理发师、美容整形专家以及实验室技师等是具有高风险的行业。

遗传因素也有一定的关系。儿童 MDS 与成人不同，60%～70%病人有细胞遗传学异常，一些疾病如幼年型慢性粒单核细胞白血病（JMML，WHO 分型已从 MDS 中划出）、唐氏综合征伴发的髓系白血病、非克隆性骨髓增生性疾患等都与儿童 MDS 的某些亚型有相似的特征。

二、发病机制

MDS 的发病机制至今尚不清楚，从难治性贫血伴原始细胞增多型（RAEB）、难治性贫血伴原始细胞增多转化型（RAEB-T）、急性髓细胞性白血病（AML）的定向转化来看，MDS 与 AML 的发病既有相似又有不同的过程，深入研究不仅对 MDS 而且对 AML 的诊治都会作出重要贡献。

近代细胞遗传学、分子生物学和基因组学等的研究均证实本病是一种造血干/祖细胞水平的克隆性疾病。在各种内外因素的作用下，造血干/祖细胞的某些基因发生易位、重排、突变等，表达发生改变，继而使细胞的增殖、分化、成熟、凋亡以及功能障碍而发病。

近年研究发现，MDS 细胞的增殖和凋亡均较正常加速，其中 RAEB 亚型中由于增殖的增加而使凋亡与增殖的比例相等，随着向 RAEB-T 及 AML 的转化，凋亡与增殖均明显减少；而同组病人中的 RA/RAEB 亚型的凋亡与增殖比例为 2.08，远高于 RAEB－T_D。

研究表明 MDS 的无效红细胞生成与 FAS 介导的过度凋亡有关，进一步研究还发现与造血微环境中的基质细胞有关，有人发现 MDS 患者骨髓粘附细胞层中巨噬细胞产生的 TNF-α 比正常高 9 倍，这种上调可激活依赖 TNF 的凋亡途径，导致无效造血。

MDS 中的免疫紊乱证据也逐步显示出来，免疫抑制剂如抗胸腺球蛋白、环孢霉素 A 等治疗在部分 MDS 病例中取得了效果，有报告认为在增生不良的 MDS 中存在CD8＋的 T 细胞单克隆或寡克隆增殖，而日本学者则报告了 B 细胞的功能异常[9]。MDS 患者 CD4＋数量减少，NK 细胞数量也常下降，但 CD8＋淋巴细胞常正常或略偏高。免疫球蛋白的产生也受影响，可有低丙种球蛋白血症、多克隆高丙种球蛋白血症和单克隆丙种球蛋白血症。

基因甲基化是控制基因表达的重要方式，有报告显示抑癌基因 $P15^{INK4b}$ 启动子被选择性地高度甲基化在 MDS 发病起了重要作用，其甲基化与骨髓中原始细胞数量明显相关，并随疾病向 AML 转化而增加。因此甲基转移酶的抑制剂如 5-氮杂胞嘧啶核苷（5-Aza）已在临床应用。

众所周知环状铁粒幼红细胞是诊断 RARS 的重要标准，实际上这种异常过度沉积在线粒体中的铁并不仅限于 RARS，线粒体呼吸链的铁粒损害了铁代谢和血红素的合成，此外线粒体本身也可发生 DNA（mtDNA）突变，上述结果导致了无效造血和细胞凋亡的增强。

MDS 的发病似乎存在一种渐进过程，其病理过程十分复杂，至今并未揭示关键环节，有待于更进一步的深入研究。

三、临床表现

儿童 MDS 可见于婴儿到青春期的任何年龄段。男孩发病稍多于女孩。起病隐匿，其症状主要表现为贫血、出血、发热、感染和肝脾肿大。

1. 贫血　绝大多数患者都有贫血，且是首发症状。发病缓慢，程度呈中度至重度，常有皮肤苍白、乏力、虚弱、易倦、头晕、不适感等。

2. 出血　多为较轻的皮肤、粘膜出血，病情进展至晚期可有严重出血，甚至发生颅内出血而死亡。

3. 发热和感染　发热和感染的发生率为 50%～60%。感染的原因多为中性粒细胞数量减少和功能改变以及机体免疫能力下降所致。疾病末期常合并败血症，是主要的死亡原因。

4. 肝脾、淋巴结肿大　肝脾肿大发生率为 10%～70%，多为轻度肿大，淋巴结常常不肿大，极少数患者有颌下、颈部、腋下淋巴结肿大，直径约在 1cm 左右。慢性粒单核细胞白血病（CMML）有明显的肝脾肿大、淋巴结肿大及皮肤结节性白血病细胞浸润。

MDS 患者无明显的体重减轻，少数可有关节肿痛，也很少有胸骨压痛。病程中可出现自身免疫性疾病。

总之，MDS 的临床表现差别很大，一般来说 RA 和 RAS 症状较轻，随病情的演进而逐渐增重。

四、实验室检查

（一）血象

1. 血细胞数量异常

90%以上患者有贫血。全血细胞减少；或红细胞减少合并白细胞减少；或红细胞减少合并血小板减少，单纯表现为血小板减少者少见。网织红细胞减低或增高。

2. 血细胞形态异常

（1）红细胞系统：外周血成熟红细胞的平均体积增大，多为正细胞或大细胞性贫血；形态以卵圆形巨大红细胞最常见，也可见椭圆形、泪滴样、裂口或棘形红细胞等，其中以巨大红细胞最有诊断意义。部分病例可见网织红细胞增高或出现有核红细胞。

（2）粒细胞系统：中性粒细胞减少，常有形态异常，还可见原始、早幼粒、中幼粒及晚幼粒细胞。大多数 MDS 患者淋巴细胞绝对值减少，T 淋巴细胞中 CD4 减少、CD8 正常或轻度增加。

（3）巨核细胞系统：血小板减少，但常与贫血及白细胞减少同时存在。外周血中可见小巨核细胞和巨大血小板（图 14－4），血小板颗粒减少或出现空泡。血小板聚集和粘附功能下降，导致出血时间延长。

（二）骨髓象

大多数 MDS 患者诊断时骨髓呈增生活跃至极度活跃，仅 10%～15%为增生低下。各系均可见病态造血。

1. 红细胞系病态造血：①红细胞系过多（>60%）或过少（<5%）；②中幼红以下阶段比例增多；③胞体除原始红细胞外各阶段均可见程度不等的巨幼样变，胞核呈圆、锯齿状、多核、奇数核，其中奇数核对诊断有重要意义（图 14－1）；④不同比例的环状铁粒幼细胞增多；⑤成熟红细胞大小不一，胞浆可呈巨大、多嗜性、嗜碱点彩、Howell-Jolly 小体、Cabot 环和空泡等。

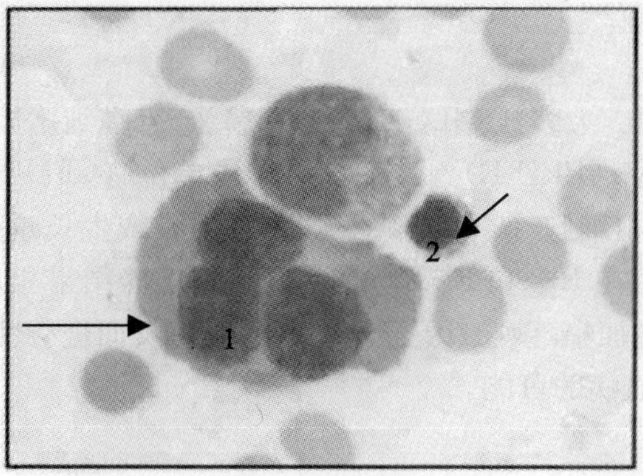

图 14－1　1. 巨大幼稚红细胞，内有 3 个核
2. 嗜碱性点彩红细胞

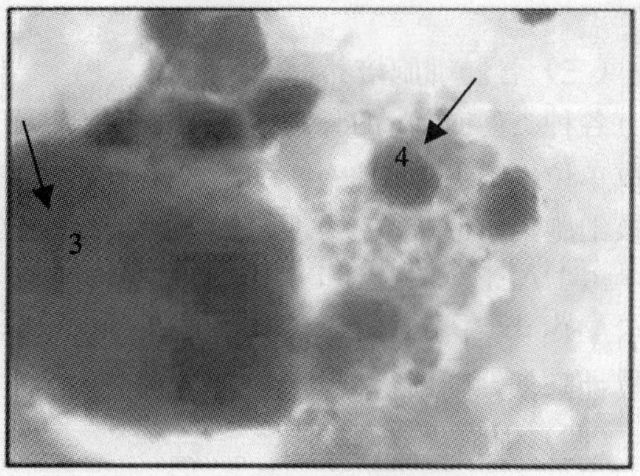

图 14－2　3. 巨核细胞
4. 小巨核细胞

2. 粒细胞系病态造血：①原粒细胞增多，其比例随 MDS 亚型不同而异；粒系细胞颗粒过多、过少或无；②各阶段粒细胞均有双核现象，胞浆中充满粉红色中性颗粒或空泡，核浆发育不平衡，以中幼粒细胞最典型；③成熟粒细胞胞浆嗜碱，可见巨大晚幼粒和杆状细胞，核分叶过多或过少，核浆发育不平衡（图 14－3）；④幼稚前体细胞异常定位（abnormal localized immature precursors，ALIP）：若做骨髓切片检查，可见正常原始和早幼粒常常单个散在定位于骨小梁区形成造血细胞簇，而 MDS 各阶段粒细胞常 3～5 个成簇，位于小梁之间形成造血细胞岛。它是 MDS 的组织学特征，具有诊断价值。但应以 Romanowsky 型染色为准，不能以 HE 染色进行判断。

3. 巨核细胞系病态造血：巨核细胞数量不定，病态巨核细胞有：单个核巨核细胞、多个小圆核巨核细胞（图 14－2）以及微小巨核细胞三种类型，其中微小巨核细胞胞体呈圆、卵圆或不规则形，大小与 L2 型淋巴细胞相似，故又称之为："淋巴样小巨核"。"淋巴样小巨核"最具有诊断意义。

4. 单核细胞系病态造血：①幼稚和成熟单核细胞数量较正常为多，胞浆颗粒可明显增粗，边缘易见伪足状突起；②细胞核可呈 Pelger-Huet 样、佛手状或笔架状畸形。

5. 淋巴细胞系病态造血：①细胞形态较大；②细胞浆较正常细胞更蓝；③细胞核染色质较正常细胞疏松，并可有双核。

由于原始细胞的比例及形态异常程度在不同的部位有差异，因此必须作多次、多部位的骨髓检查。还需指出的是病态造血现象也可见于其他疾病；病态造血细胞比例在该细胞系中≥10%，有诊断意义。

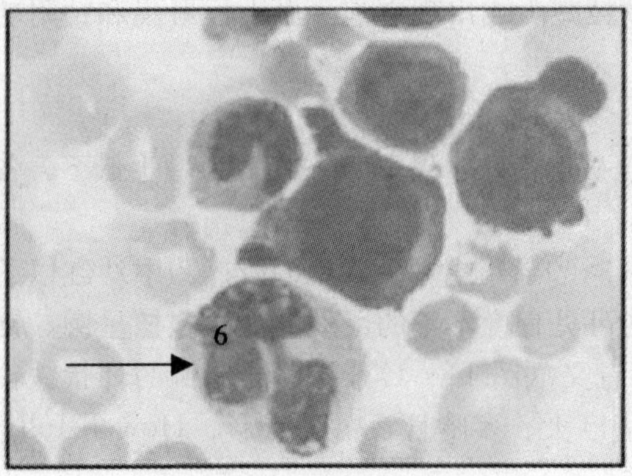

图 14-3　6. 粒细胞巨幼样变

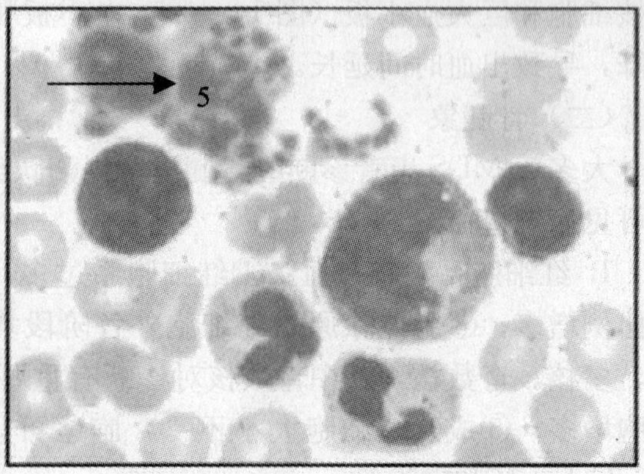

图 14-4　5. 巨大的血小板

（三）骨髓细胞培养

各种类型 MDS 的骨髓细胞培养的结果不同。大多数 MDS 患者的骨髓粒-巨噬细胞集落形成单位（CFU-GM）、红系爆式集落形成单位（BFU-E）、红系集落形成单位（CFU-E）、巨核细胞集落形成单位（CFU-Meg）和巨核系祖细胞（CFU-MK）集落不生长或生长减少。其中以 RAEB、RAEB-T 及 CMML 更明显。而在 RA 和 RARS 中上述细胞培养结果相反，在 RARS 中 CFU-GM 多表现正常，但是如果增加集落刺激因子（CSF），集落反而进行性或持续性降低，则预示患者将有迅速转化急性白血病的可能。

（四）细胞及分子遗传学

染色体畸变大致分为两大类：一是类似 AML 的改变，如－5、－7、＋8、＋9、－17、－18、＋21、－21、－Y 等，极少数可出现 Ph 染色体。二是单纯缺失的改变，如 5q－、7q－和 20q－等。上述异常中以 5、7、8 和 20 号染色体异常最多见。一般认为 5q－多见于 RA 病人，白血病转化率低；具有－7 改变的病例多伴有粒细胞颗粒减少，Pelger-Huet 样畸形和过氧化物酶（POX）活性减低，易发生感染和转化为白血病；而 5q－、20q－和－Y 异常在 RA 病例则提示预后较良好。

从分子水平研究，MDS 患者主要以 N-ras 基因突变为主，随着 MDS 病情进展，N-ras 基因突变率逐渐增加，这种突变还可以由单点转为多点突变。有 N-ras 基因突变者转化为白血病的比例明显高于无基因突变者。其他基因 erb-A、erb-B 重排、降钙素甲基化以及 axl 基因异常高表达等都有较高的发生率。

（五）细胞因子检测

正常造血的调控有赖于造血刺激因子和造血抑制因子的平衡，血清干扰素（IFN-α）水平与 Hb 浓度呈负相关，红细胞生成素（EPO）水平与贫血程度呈负相关；当向白血病转化时 G-CSF 水平增高可能会更高；血清 IL-3 和 IL-6 水平增加；CMML 病人的 TNF-α 水平高于其他 MDS 亚型。

（六）细胞免疫表型检测

骨髓单个核细胞 CD34＋比例明显增多，也有报道 CD7 抗原表达增高，认为 CD7 抗原表达愈高，愈易向白血病转化。有人认为髓系细胞免疫表型的改变反映 MDS 异常更早、更敏感，是诊断 RA 的重要指标。

（七）骨髓核素显像

大多与正常人相同。低增生 MDS 患者中心及外周造血功能虽然低下，但灶性造血灶较再生障碍性贫血多。

五、诊断及鉴别诊断

(一) 诊断标准

1. 临床表现：以贫血症状为主，可兼有发热或出血。

2. 血象：全血细胞减少，或任一、二系细胞减少，可有巨大红细胞、巨大血小板、有核红细胞等病态造血表现。

3. 骨髓象：有三系或两系或任一系血细胞的病态造血。

4. 除外其他伴有病态造血的疾病，如慢性粒细胞白血病（慢粒）、骨髓纤维化、红白血病、原发性血小板增多症、急性非淋巴细胞白血病（M2b 型）、非造血组织肿瘤等；除外其他红系统增生性疾病，如溶血性贫血、巨幼细胞贫血等；除外其他全血细胞减少的疾病，如再生障碍性贫血、阵发性睡眠性血红蛋白尿（PNH）等。

(二) 形态学分类

1. FAB 分型诊断标准

1982 年法、美、英等国协作组（FAB）根据骨髓象、血象的形态学特点，包括原始细胞及环状铁粒幼细胞的百分数、单核细胞绝对计数、病态造血、Auer 小体等将 MDS 分为 5 个亚型，具体见表 14－1。1987 年又根据形态、免疫和细胞遗传（MIC）等分类作了补充，指出单纯 5q-综合征提示预后较好，－7、7q-和复杂核型异常提示预后不良。1994 年又将 CMML 分为骨髓增生异常（MD）型和骨髓增生（MP）型。

表 14－1　MDS 的 FAB 分型（1982）

	骨髓原始细胞★★%	外周血原始细胞%	环状铁粒/Auer 小体	病态造血
难治性贫血（RA）	0%～5%	0%	－	≥2 系
难治性贫血伴环状铁粒幼细胞（RARS）	0%～5%	0%	＋ ≥15%	≥2 系
难治性贫血伴原始细胞增多（RAEB）	6%～19%	1%～4%	＋/－	3 系
难治性贫血伴原始细胞增多转化型（RAEBT）	20%～29%	5%～29%	＋/－	3 系
慢性粒-单核细胞白血病 CMML★	6%～20%	0%～5%，单核绝对值＞1×10^9/L	－	3 系

★　CMML 又分为：MD 型（WBC＜13×10^9/L）和 MP 型（WBC≥13×10^9/L）。

★★　原始细胞：I 型：包括原始粒细胞及大小不等的不易分类的细胞，胞浆中无颗粒，核染色质疏松，核仁明显，核/浆比例大（约 0.8）。II 型：胞浆中有少数嗜天青颗粒，核/浆比例比 I 型小，其他方面与 I 型同。

2. WHO 分型诊断标准

2000 年 WHO 髓系肿瘤分类方案中，将 MDS 作了新的分型。新分类中保持 FAB 分型中的 RA、RAS、RAEB 3 个亚型不变，而且前 2 个亚型中的骨髓病态造血仅限于红系；将 FAB 中 RAEBT 直接划归急性髓系白血病；将具有 2 系以上的血细胞减少和病态造血命名为难治性血细胞减少伴多系增生异常（refractory cytopenia with mutilineage dysplasia，RCMD）；5q-综合征和未定型 MDS（MDS-U）被单独分型；CMML 被划入骨髓增殖性疾病中（MD/MPD）。WHO 分型及与 FAB 分型比较见表14－2、表 14－3。

WHO 分型较多地考虑了病理学家的观点，仍存在一定的分歧，目前世界上 FAB 与 WHO 分型并用。

表 14-2 WHO 的 MDS 分类及其标准

疾病类型	外周血	骨髓
难治性贫血（RA）	贫血 无原始细胞或罕见	仅有红系发育异常 原始细胞<5% 环状铁粒幼细胞<15%
难治性贫血伴环状铁粒幼细胞（RARS）	贫血 无原始细胞	仅有红系发育异常 环状铁粒幼细胞≥15% 原始细胞<5%
难治性血细胞减少伴有多系增生异常（RCMD）	血细胞减少（两系减少或全血细胞减少） 无原始细胞或罕见 无 Auer 小体 单核细胞<1×10^9 L	髓系中≥2 个细胞系中发育异常的细胞≥10% 原始细胞<5% 无 Auer 小体 环状铁粒幼细胞<15%
难治性血细胞减少伴有多系增生异常和环状铁粒幼细胞（RCMD-RS）	血细胞减少（两系减少或全血细胞减少） 无原始细胞或罕见 无 Auer 小体 单核细胞<1×10^9 L	髓系中≥2 个细胞系中发育异常的细胞≥10% 环状铁粒幼细胞≥15% 原始细胞<5% 无 Auer 小体
难治性贫血伴原始细胞增多-1（RAEB-1）	血细胞减少 原始细胞<5% 无 Auer 小体 单核细胞<1×10^9 L	1 系或多系发育异常 原始细胞 5%～9% 无 Auer 小体
难治性贫血伴原始细胞增多-2（RAEB-2）	血细胞减少 原始细胞 5%～19% 有或无 Auer 小体 单核细胞<1×10^9 L	1 系或多系发育异常 原始细胞 10%～19% 有或无 Auer 小体
MDS，不能分类（MDS-U）	血细胞减少 无原始细胞或罕见 无 Auer 小体	粒系或巨核细胞系 1 系发育异常 原始细胞<5% 无 Auer 小体
MDS 伴单纯 del（5q）	贫血 原始细胞<5% 血小板计数正常或增高	巨核细胞数正常或增加伴有核分叶减少 原始细胞<5% 无 Auer 小体 单纯 del（5q）

表 14-3 MDS 的 FAB 和 WHO 分类比较 （2000 年）

FAB 分类	WHO 分类	增生异常（病态造血）
难治性贫血（RA）	5q-综合征	红系
	RA	红系
	RCMD	2～3 系
	MDS-U	1 系
难治性贫血伴环状铁粒幼细胞（RARS）	RARS	红系
	RCMD-RS	2～3 系
难治性贫血伴原始细胞增多（RAEB）	RAEB-1	1～3 系
	REB-2	1～3 系
难治性贫血伴原始细胞增多转化型（RAEB-T）	AML	

（三）鉴别诊断

MDS 典型特征是外周血一系或三系血细胞减少，骨髓增生活跃，三系中有一系以上的病态造血。但有一部分患者骨髓增生低下或无病态造血，需与再生障碍性贫血、低增生性急性白血病、营养性巨幼细胞贫血、溶血性贫血及其他骨髓增殖性疾病（MPD）相鉴别。

1. 再生障碍性贫血

MDS 与慢性再障很相似，少数低增生性 MDS 尤其是 RA，更需与再障鉴别。再障多为全血细胞减少，一般无肝脾肿大，网织红细胞减少，红细胞形态为正细胞性，白细胞分类中以淋巴细胞为主，骨髓象无病态造血，有再障小粒，骨髓活检无 ALIP 现象，无基因改变，染色体无核型异常，CFU 集落形成减少、造血祖细胞数目严重减少，转化成为白血病罕见。

2. 溶血性贫血

MDS 的 RA 亚型红系增多，有时病态造血现象不明显，网织红细胞增多，与溶贫十分近似。鉴别要注意：溶血性贫血应有红细胞破坏增加和红细胞增生的证据以及一些特异的诊断试验，如 Coombs 试验、Ham 试验、Hb 电泳、G-6-PD 酶活性测定等。此外，还可借助染色体核型检查，MDS 有核型异常，而溶血性贫血则无。

3. 营养性巨幼细胞贫血

MDS 的骨髓红系有时出现巨幼样变，与营养性巨幼细胞贫血相近似，前者血中叶酸及维生素 B_{12} 水平不降低，而是增加。后者有叶酸（或）维生素 B_{12} 缺乏的病因及有关症状与体征，叶酸和维生素 B_{12} 治疗有效。

4. 低增生性急性白血病（HAL）

HAL 与低增生性 MDS 中的 RAEB/RAEB-T 两者均有全血细胞减少，外周血很少有幼稚细胞，骨髓增生减低，脏器受累少。易相混，鉴别困难。HAL 骨髓原始细胞占非红系有核细胞中的 30%以上；低增生性 MDS 转化为白血病时，骨髓常增生，不转化为 HAL。

5. 骨髓增殖性疾病（MPD）

如慢性粒细胞白血病、真性红细胞增多症、原发性血小板增多症及骨髓纤维化等，均可出现骨髓病态造血现象。在诊断 MDS 时需注意鉴别。以下 1 项或多项：染色体畸变、骨髓多向造血祖细胞培养无集落生长或集落数明显减少、N-ras 基因突变、axl 基因、erb-A 及 erb-B 表达增加、骨髓核素显像外周及中心造血组织正常或虽减低但有多个灶性造血灶等均支持 MDS 的诊断。值得一提的是 WHO 分型中已将 CMML 划入 MPD 中。

六、治疗

目前尽管治疗方法很多，但能肯定地改变自然病程的治疗只有骨髓移植。

（一）支持治疗

输血与否应根据病人临床表现、年龄、心肺脏器功能等情况来决定。当血色素低于 70g/L 或出现明显乏力时应给与输血，使血红蛋白在 90g/L 以上，如输血间隔缩短和需要量增加提示病情在发展。除伴有相应物质缺乏外，应用叶酸、维生素 B_{12} 治疗无效。儿童病例 Hb≤80g/L 即应输血，为了保证儿童的生长发育，尽量使 Hb 接近正常。

（二）诱导分化

1. 维甲酸（Retinoic Acid）：顺式或反式维甲酸，剂量：2～4mg/(kg·d) 或 10～60mg/d，疗程为 6～12 周。常见不良反应包括肝功能损害、唇炎、粘膜炎、皮疹、结膜炎、恶心、关节疼痛和三磷酸甘油酯升高。

2. 1,25$(OH)_2D_3$ 及其衍生物：体外研究证实它能抑制白血病细胞增生及促进分化成熟，但临床治疗研究很少。

3. 5-氮杂胞嘧啶核苷（5-azacitidine，5-Aza）：$P15^{INK4B}$启动子的高度甲基化在 MDS 发病中起了重要作用，本药物作用是抑制 DNA 甲基转移酶，降低 DNA 甲基化，诱导细胞正常分化。本药对 MDS 的各亚型均可使用，常用剂量 75mg/(m^2 · d)，皮下注射每天 1 次，共 7 天；每 4 周 1 个疗程[19]；也有用 45mg/(m^2 · d)，3 天 1 疗程，每 5～7 天重复，共 6～8 个疗程。

4. 干扰素（IFN）：人的 IFN-α、IFN-β 及 IFN-γ 在体外均能诱导 AML 和 MDS 病人幼稚细胞向单核细胞分化，目前临床应用表明前两者疗效甚微，且不良反应明显。而 INF-γ 是一种免疫型干扰素，能促进造血因子的分泌和造血祖细胞对生长因子的敏感性，并对恶性克隆有直接作用，诱导分化效果较好。

5. 诱导分化剂联合应用：全反式维甲酸（ATRA）60 mg/(m^2 · d)，3 天＋小剂量阿糖胞苷（Ara-c）10～20 mg/(m^2 · d)，14 天一疗程。此外 ATRA 还可联合干扰素，或 G-CSF，或维生素 D_3 等。

（三）造血细胞生长因子

1. 粒巨噬细胞集落刺激因子（GM-CSF）：GM-CSF 60～200μg/(m^2 · d)，连续皮下注射 2～8 周不等。

2. 粒细胞集落刺激因子（G-CSF）：GCSF 对增加网织红细胞计数，提高粒细胞绝对计数、改善中性粒细胞功能、减少感染危险和输血需求量的作用，明显优于 GM-CSF，而治疗后原始细胞增加的例数则明显低于 GM-CSF，但对提高血小板数量二者无明显差异，且作用轻微。常用剂量 60～200μg/(m^2 · d) 或（5μg/(kg · d)）。GM-CSF 和 G-CSF 有促使 RAEB-T 能化成急性白血病的可能，所以一般不用于 RAEB 及 RAEB-T 型。

3. 白介素-3（IL-3）：IL-3 能够刺激多能干细胞增殖，使粒细胞和血小板有不同程度增加，对红细胞影响较小。剂量：50-200μg/(m^2 · d)，疗程 2～8 周。

4. 红细胞生成素（EPO）：刺激红系髓细胞增殖分化，改善贫血状态，减少输血，以 RA 效果较佳。常用 50～300U/（kg · d)，皮下注射，每天 1 次或隔日 1 次，2 个月为一个疗程。

5. 造血生长因子联合应用：实验研究提示 IL-3 主要作用于早期祖细胞和前期体细胞，而 GM-CSF、G-CSF 和 EPO 主要作用于较晚阶段的祖细胞，联合应用则可能更有效的增加外周血各系成熟细胞。实验研究表明 IL-3 联合 GM-CSF 能使 CFU -GM 的产率明显高于单一应用，但有待临床应用证实。此外造血生长因子价格较贵，有注射部疼痛等副作用。

（四）雄性激素及肾上腺皮质激素

1. 雄性激素　①司坦唑醇：剂量 6～12 mg/d，疗程 3～12 月，主要副作用为肝功能损害，停药后大多恢复正常；②丹那唑：为一种人工合成的雄性激素，剂量 10～15 mg/(kg · d) 分次口服，疗程 3～6 月，治疗效果较司坦唑醇差，副作用为肝功能损害。

2. 肾上腺皮质激素　①强的松：剂量 1mg/(kg · d)，疗程 3 月；②大剂量强的松龙冲击疗法：剂量 30mg/(kg · d)（总量≤1000 mg/ d)，连用 3 天。

（五）免疫抑制剂

抗胸腺淋巴细胞免疫球蛋白（ATG）2～5 mg/（kg · d)，连用 5 天，注意血清病样反应。环孢霉素 A（CsA）5～8 mg/（kg · d)，分次口服，连用 2～3 个月，根据药物浓度及毒副反应调节剂量。

（六）化疗

Ara-c 剂量：10～20 mg/(m^2 · d)，14 天一疗程，或三尖杉酯碱 1 mg/d，10～14 天一疗程。小剂量 Ara-c 可使约 1/3 病例红细胞和血小板输注减少，但并不能诱导 MDS 病人的 GM-CFU 产生形态学和免疫表型的变化。

（七）造血干细胞移植

1. 异基因骨髓移植 是目前 MDS 病人获得长期生存及治愈的唯一方法。IPSS 评分为高度危险和中度危险-2 的患者，如果有 HLA 相匹配的异基因造血干细胞供体，则主张尽早进行异基因骨髓移植。若没有供体，也可先用 5-氮杂胞嘧啶核苷治疗，如果效果不好，再考虑用异基因骨髓移植及其他方法治疗；对于评分为低度危险和中度危险-1 的患者，不主张作异基因骨髓移植，建议均 EPO、ATG 及 5-Aza 治疗，如果治疗效果不好，再考虑用其他的方法。

2. 自体干细胞移植 对强烈化疗后复发，又无 HLA 相匹配的 MDS 应考虑这种方法。国内这方面研究报告较少。复发的原因主要是无法彻底清除恶性克隆。

总的来说，目前 MDS 的治疗需要根据 FAB 或 WHO 分型以及 IPSS 危险度分组进行治疗。对 RA、RARS 亚型以及 IPSS 低度-中度危险组的病人以支持和诱导分化治疗为主；对高危险组的 RAEB、RAEBT，则可选用免疫抑制剂、化疗或造血干细胞移植。

预后

（一）国际评分系统与预后

MDS 预后评分系统有许多，包括 Mufti、Sanz、Morra、Goasguen、Toyama 和 Varela 评分系统。目前由美、英、法、德、日、西班牙的血液学工作者于 1997 年提出的评价 MDS 患者预后的国际预后评分系统（international prognosis scoring system，IPSS）正在被越来越多的学者所应用，它是迄今为止能较准确地判断 MDS 预后的一个评分标准。IPSS 具体内容见表 14－4。

表 14－4 评价 MDS 预后的国际积分与系统（IPSS）

预后相关变量	评分值				
	0	0.5	1.0	1.5	2.0
骨髓原始细胞（%）	＜5	5～10	—	11～20	21～30
染色体核型	好	中等	—	差	
细胞减少	0/1	2/3	—		

注：染色体核型：①好：正常，或有-Y、-5q、-20q 核型的改变；②差：-7 或 3 种以上异常核型改变；③中等：介于好和差之间。

细胞减少：包括①血红蛋白＜100g/L；②中性粒细胞＜1.5×10^9/L；③血小板＜100×10^9/L。

表 14－5 不同危险组与评分的关系

危险	评分
低度	0
中度-1	0.5～1.0
中度-2	1.5～2.0
高度	≥2.5

注：不同危险组的积分：①低度：0 分；②中度-1 型：0.5 分-1.0 分；③中度-2 型：1.5 分-2.0 分；④高度：≥2.5 分。危险度越高，预后越差。

（二）MDS的预后

不同FAB亚型的MDS预后不同，RA和RAS属低危MDS，其预后相对较好，转化为白血病者少；RAEB和RAEB－T属高危MDS，生存期短，转化为白血病的比例高。其他影响MDS预后的因素有：①年龄：年龄轻的预后好，老龄患者预后差；②骨髓组织中有ALIP阳性，预后差，易死于出血、感染或转成AML；③多系病态造血者预后差；④特异的染色体改变：核型为＋8，－7，或两个以上畸变的复杂核型者预后差；⑤外周血CD34＋细胞增高者预后差；⑥合并骨髓纤维化者预后不良。

（符仁义　陈　艳）

参考文献

1. Smith MT，Linet MS，Morgan GJ. Causative agents in the etiology of myelodysplastic syndromes and the acute myeloid leukemias. In：Bennett JM，ed. The myelodysplastic syndromes. New York：Marcel，2002，29-63
2. Hasle H，Niemeyer C. Myelodysplastic syndrome and juvenile myelo- monocytic leukemia in children. In：Bennett JM，ed. The myelodysplastic syndromes. New York：Marcel Dekker，2002，299-344
3. Shimazaki K，Ohshima K，Suzumiya J，et al. Evaluation of apoptosis as a prognostic factor in myelodysplastic syndromes. Br J Haematol，2000，110（3）：584-590
4. Parker JE，Mufti GJ，Rasool F，et al. The role of apoptosis，proliferation，and the Bcl-2-related proteins in the myelodysplastic syndromes and acute myeloid leukemia secondary to MDS. Blood，2000，96（12）：3932-3938
5. Michalopoulou S，Micheva I，Kouraklis-Symeonidis A，et al. Impaired clonogenic growth of myelodysplastic bone marrow progenitors in vitro is irrelevant to their apoptotic state. Leuk Res，2004，28（8）：805-812
6. Claessens YE，Bouscary D，Dupont JM，et al. In vitro proliferation and differentiation of erythroid progenitors from patients with myelodysplastic syndromes ：evidence for Fas-dependent apoptsis. Blood，2002，99（5）：1594-1601
7. Flores-Figueroa E，Gutiérrez-Espíndola G，Montesinos JJ，et al. In vitro characterization of hematopoietic microenvironment cells from patients with myelodysplastic syndrome. Leuk Res，2002，26（7）：677-686
8. Epperson DE，Nakamura R，Saunthararajah Y，et al. Oligoclonal T cell expansion in myelodysplastic syndrome ：evidence for an autoimmune process. Leuk Res，2001，25（12）：1075-1083
9. Hamblin TJ. Immunology of the myeladyspla stic syndromes. In：Bennett JM，ed. The Myelody Splastic Syndromes：Path biology and Clinical Management. New York：Marcel Decker，2002：65-87
10. Quesnel B，Fenaux P. P151NK4b gene methylation and myelodysplastic syndromes. Leuk Lymphoma，1999，35（5-6）：437-443
11. Jacobs A，Bowen DT. Pathogenesis and evolution of refractory anemia. In Muft GJ. Gialton DAG，eds. The Myolodysplastie Syndromes. Edmburgh Churchill Livingstone；1992：33-53
12. Taanma JW. The mitochondrial genome：structure，transcription，translation and replication. Biochem Biophys Acta，1999，1410（2）：103-123
13. Van de Loosdrecht AA，Brada SJ，Blom NR，et al. Mitochondrial disruption and limited apoptosis of erythroblasts are associated with high risk myelodysplasia. An ultrastructural analysis. Leuk Res，2001，25（5）385-393
14. Bessho F，Ohnishi H，Tabuchi K，et al. Significance of electron dense deposits in the mitochondrial matrix of erythroid precursors in aplastic anemia and myelodysplastic syndrome. Br J Haematol，1999，

105 (1): 149-154

15. Huh YO, Jilani I, Estey E, et al. More cell death in refractory anemia with excess blasts in transformation than in acute myeloid leukemia. Leukemia, 2002, 16 (11): 2249-2252
16. Washington LT, Jilani I, Estey E, et al. Less apoptosis in patients with 5q-syndrome than in patients with refractory anemia. Leuk Res, 2002, 26 (10): 899-902
17. Tehranchi R, FadeelB, Forsblom AM, et al. Granulocytecolony-stimulating factor inhibits spontaneous cytochrome C release and mitochondria-dependent apoptosis of myelodysplastic syndrome hematopoietic progenitors. Blood, 2003, 101 (3): 1080-1086
18. Dror Y. The role of mitochondrial-mediated apoptosis in a myelodysplastic syndrome secondary to congenital deletion of the short arm of chromosome 4. Exp Hematol, 2003, 31 (3): 211-217
19. Silverman LR, Demakos EP, Peterson BL, et al. Randomized controlled trial of azacitidine in patients with the myelodysplastic syndrome: a study of the Cancer and Leukemia Group B. J Clin Oncol, 2003, 20: 2429-40

第 15 章 组织细胞增生症

组织细胞增生症（histiocysis），也称为组织细胞病（histiocyte disorders），是表现为组织细胞数量病理性增加的一组疾病。组织细胞起源于骨髓的造血干细胞，经单核细胞阶段的分化发育后，进入组织中成熟为具有吞噬功能和抗原提呈功能的巨噬细胞和仅具抗原提呈功能的树突状细胞（dendritic cell）。国际组织细胞协会（Histiocyte Society）将此类疾病分为三大类：Ⅰ类为与树突状细胞有关的朗格罕细胞组织细胞增生症，Ⅱ类为与巨噬细胞有关的噬血细胞综合征，Ⅲ类为单核-巨噬细胞系的恶性肿瘤。单核-巨噬细胞系的恶性肿瘤属于白血病和淋巴瘤的范围，不在本章内讨论。

第一节 朗格罕细胞组织细胞增生症

朗格罕细胞组织细胞增生症（Langerhans cell histiocytosis，LCH），既往命名为组织细胞增生症 X（histiocytosis X），是以朗格罕细胞（Langerhans cell，LC）增生造成多种组织器官损害为特点的疾病，目前多认为是一种单克隆性组织细胞增生性疾病，而非反应性多克隆病。本病传统上根据临床表现不同分为三种疾病：勒-雪病（Letterer-Siwe disease）、韩-薛-柯病（Hand-Schuller-Christian syndrome）和骨嗜酸性肉芽肿（eosinophilic granuloma of bone）。

一、病因与发病机制

LCH 的病因和发病机制至今尚不明了。一般认为，LCH 无遗传倾向，也无证据表明其为感染因素所致，它可能是一种免疫性疾病。免疫功能和免疫调节异常可能在 LCH 的发病机制中有一定作用。有研究表明，LCH 病变中增生的组织细胞是表皮中的树突状细胞，此类细胞虽然吞噬功能较弱，但具有抗原提呈和诱发迟发性超敏反应的作用，而且可以分泌多种活性细胞因子，在免疫传入中起重要作用。病理性的朗格罕细胞光镜下为圆形单个核细胞，大小较一致，胞浆量中等，有细小的粉红色颗粒，细胞核常有折叠或切迹，呈咖啡豆样，含 1～3 个嗜碱性核仁。透射电镜下，胞浆中含有一种病理性朗格罕细胞特有的颗粒，形状呈网球拍状，即 Birbeck 颗粒。细胞化学染色发现朗格罕细胞胞膜呈 ATP 酶阳性，胞浆和胞核 S-100 蛋白阳性，细胞表面 CD1a 抗原染色阳性。

二、临床表现

LCH 从新生儿到成人均可发病，高峰年龄为 1～3 岁，75%以上患者在 10 岁前确诊。本病临床表现差异极大，轻者仅表现单一无痛性的骨骼病变，严重者可侵犯全身多个器官系统；损害器官功能并伴发热、贫血和消瘦等表现者，预后不良。年龄越小，病变越广泛，反之，年龄越大，病变越局限。在疾病诊断时约 80%的患儿有溶骨性损害，50%～60%的患儿有淋巴结肿大、皮肤损害和肝肿大，30%～40%的患儿有“中耳炎”和发热，20%的患儿有尿崩症或肺部受累。

1. 骨病变

骨骼为最常见的受累部位，多表现为单纯骨痛，其次为肿痛或仅局部肿胀。病灶可单发或多发，各部位骨骼均可受累，以扁骨受累多见。典型的骨骼病变为溶骨性破坏，伴周围软组织的肿胀。以颅骨破坏最常见，表现为虫蚀样或巨大缺损，圆形或椭圆形，边界不规则呈锯齿状，其次为下肢骨、肋骨、骨盆、脊柱。其他骨骼病变如眼框骨受损可致眼球突出，颌骨的病变可致口腔颌面部肿胀或包块，牙齿松动、疼痛，甚至脱落，颅底骨受累引起外耳道炎，颅骨的蝶鞍部位受累影响垂体功能，出现尿崩症等。

2. 皮肤病变

皮肤病变常为该病的首发症状，也可与其他器官损害同时出现。皮疹多见于躯干、头皮、发际、耳后和皮肤皱褶处，四肢少见。皮疹类型多样，典型皮疹为伴有出血的细小丘疹，触之有针刺感，也可呈黄色瘤样皮疹，其他类型如脂溢性皮炎样皮疹和湿疹样皮疹也可出现，皮疹消退或脱痂后留有白斑或色素沉着。皮疹成批出现，各期皮疹可同时存在。

3. 耳与乳突病变

外耳道炎可以是少数 LCH 患儿的唯一症状，主要表现为外耳道“溢脓”，耳后肿胀、耳聋。乳突病变可表现为乳突炎、慢性中耳炎、胆脂瘤形成和听力丧失。

4. 肝脾肿大

肝脏损害在多系统 LCH 的患儿中常见，主要表现为肝脏肿大、肝酶升高。脾脏肿大可导致血细胞在脾脏滞留增多，引起一系或多系血细胞减少。

5. 淋巴结肿大

可为单纯的原发性嗜酸性肉芽肿，或伴溶骨性病变或皮肤病变，也可为多系统病变的一部分，常见颈部、纵隔和腹腔淋巴结肿大。单纯性淋巴结受累者预后好。

6. 骨髓

骨髓受累可见于多系统 LCH 患儿，临床上出现贫血、白细胞减少和血小板减少的表现。骨髓中一般没有 LC 细胞浸润，即使发现有，骨髓中 LC 细胞的数量和骨髓功能异常的程度也不成比例。

7. 肺部损害

肺部损害在多系统 LCH 患儿中多见，特别是婴儿。临床表现为咳嗽、呼吸急促或呼吸困难，很多时候误诊为肺炎，重者出现发绀、气胸、胸腔积液、多发性囊肿、肺大泡、肺纤维化等，甚至呼吸衰竭而死亡。典型的 X 线表现为广泛的肺间质浸润，肺纹理增多，呈网状或网点状阴影。

8. 胃肠道病变

胃肠道病变表现为呕吐、腹泻和吸收不良等，久病可导致患儿生长停滞。

9. 神经和内分泌系统病变

下丘脑-垂体为最常见的病变部位之一。颅骨病变累及垂体可引起尿崩症，尿崩症可作为 LCH 的首发表现，或与其他表现同时出现，也可在 LCH 诊断数年之后出现。多系统 LCH 还可有脑实质受累，表现有颅内高压、共济失调、构音障碍、眼球震颤、反射亢进或减弱、视物模糊等。

三、辅助检查

1. 血象：无特异变化。可有血红蛋白降低、血小板减少，或因脾功能亢进出现全血细胞减少。

2. 骨髓：一般正常，偶可见病理性 LC 浸润。

3. 肝功能：可正常，也可出现肝酶升高、胆红素增高和白蛋白降低。

4. 免疫功能：可正常，也可出现非特异的改变如 IgM 增高，CD4/CD8 细胞比例增高或降低，T 淋巴细胞组胺受体缺乏等。

5. X 射线检查：骨骼 X 线检查仍然是诊断骨骼病变的最好方法之一。肺部病变常规应用 X 线胸片检查，胸部高分辨率 CT 扫描对常规胸片检查阴性的肺部病变诊断有帮助。

6. 病理活检：皮疹印片、活检和病灶活检是确诊本病的重要依据。片中可见大量分化良好的组织细胞，特殊细胞化学染色（S-100、CD1a）阳性，电镜下可发现 LC 细胞中的 Birbeck 颗粒。

四、诊断

LCH 诊断主要靠临床表现、X 线检查和病理检查。1987 年，国际组织细胞协会提出了诊断 LCH 可信度的三级标准（表 15－1），已被国际上广泛采用。

表 15－1　国际组织细胞协会诊断 LCH 的标准

可信度	诊断类型	诊断依据
Ⅰ	初步诊断	临床表现、X 线表现、组织病理学的光镜检查发现病理性 LC 细胞浸润
Ⅱ	明确诊断	在初步诊断基础上加以下病理组织切片 4 种染色中 2 种或 2 种以上阳性：① ATP 酶；② S-100 蛋白；③ a-D-甘露糖酶；④ 花生凝集素
Ⅲ	肯定诊断	初步诊断基础上加透射电镜发现病变细胞内存在 Birbeck 颗粒和/或病变细胞 CD1a 染色阳性。

五、临床分型及分级

LCH 临床分型的目的是为了判断预后和指导治疗。

1. 传统分型

勒-雪病：多见于婴儿，1 岁以后发病减少。最常见症状为皮疹和发热，其他常见受累器官为肺、骨和肝脾。

韩-薛-柯病：发病高峰年龄为 3～5 岁，典型表现为尿崩症、突眼和颅骨缺损三联征，也可伴有其他系统器官受累。

骨嗜酸性肉芽肿：多见于 4～7 岁以上儿童，一般为局限性单发或多发的骨骼病变，可累及任何骨骼，但以四肢骨骼、脊柱和骨盆多见。此型预后最好。

2. 临床分型

近年来，国际组织细胞协会将 LCH 分为单系统病变和多系统病变两大类。单系统病变在临床上多见，约占 65%，多系统病变占 35%。

单系统病变：（1）单部位型：单部位骨骼损害、孤立性皮肤损害、孤立性淋巴结受累。（2）多部位型：多部位骨骼损害、多部位淋巴结受累。

多系统病变：指多器官受累，伴或不伴其功能异常。

此外，国际组织细胞协会总结 DAL-HLX、LCH-Ⅰ和 LCH-Ⅱ三个临床研究的结果，提出造血系统、肺、肝、脾的受累是 LCH 的高危因素，年龄小于 2 岁也是高危因素。根据高危因素的有无，将多系统病变的病人分为高危组（有高危因素）和低危组（无高危因素）。

两组病人的预后和疗效明显不同，因而在治疗上也应区别对待。

3. 临床分级

1987 年 Lavin 和 Osband 综合 LCH 患者的年龄、受累器官的数目和器官的功能状态提出了如下临床分级方法（表 15-2）。此分级方法虽然是过去提出的标准，但因临床应用上具有一定的实用性，还可作为基本参考。

表 15-2　LCH 临床分级方法（Lavin 和 Osband，1987 年）

项目	标准	分值
诊断时年龄	>2 岁	0
	<2 岁	1
受累器官数目	<4 个	0
	≥4 个	1
受累器官功能障碍	无	0
	有	1
Ⅰ级：0 分；Ⅱ级：1 分；Ⅲ级 2 分；Ⅳ级：3 分		

器官功能障碍的评定标准如下。

肝功能损害：存在以下一项异常者。①低蛋白血症：血浆总蛋白<55g/L；②低白蛋白血症：血浆白蛋白<25g/L；③水肿、腹水；④高胆红素血症：血清总胆红素>25.7μmol/L；⑤凝血功能异常。

肺功能损害：无感染情况下出现以下一项或多项表现：呼吸增快、呼吸困难、发绀、咳嗽、气胸、胸腔积液。

血液系统异常：出现以下一项或多项：①贫血：血红蛋白<100g/L，排除缺铁性贫血和感染因素；②白细胞减少：WBC<4.0×10^9/L；③血小板减少：PLT<100×10^9/L.

六、治疗

LCH 的预后差异极大，一般预后良好，部分病例甚至可自然缓解，但高危组患儿死亡率仍较高，因此，其具体治疗策略应根据患儿的年龄、病变范围、受累器官功能受损状况及疾病的临床分型来决定。

1. 单系统病变的治疗

单系统病变为良性病变，预后良好，可治愈或自然缓解。DAL-HLX 方案中对 178 例单系统 LCH 患儿进行观察治疗，81%的患儿病变消失，以后 18%的患儿有单个或多部位的骨骼病变复发，2 例皮肤病变的患儿呈慢性经过，只有一例皮肤病变的小婴儿以后发展成多系统病变，最终死亡。单纯骨骼受累（不论单部位或多部位），即使复发也不影响生存。

单系统病变的治疗手段根据具体受累部位和数目不同而不同。对局灶性的骨骼病变，活检同时刮除病灶即达治疗目的，部分患儿可在数月或数年后自愈，不需全身化疗。对有自发性骨折倾向的承重部位骨骼病变，可考虑在局部注射皮质激素。全身性骨骼损害者，可短期全身应用皮质激素。对病变进展可能影响重要器官功能，而局部难以进行皮质激素注射的部位，可考虑局部放疗，剂量一般小于 10Gy。对孤立性淋巴结或皮下病变结节，单纯手术切除即可。局部皮肤病变可局部使用皮质激素，全身广泛性的皮肤病变则需要全身皮质激素应用或激素联合长春花硷（VBL）化疗。5岁以下单系统病变患儿，特别是皮肤受累者，常有疾病复发或发展为多系统LCH的倾向，目前主张在手术后加用一种或两种化疗药物。

2. 多系统病变的治疗

对多系统病变或Lavin和Osband分级在Ⅲ、Ⅳ级的LCH患儿，目前主张根据患儿诊断时的预后因素而进行分级治疗，主要是联合化疗，并进行较长时间的维持治疗，可有效抑制疾病进展，减少复发和持久后遗症。预后因素包括：（1）年龄；（2）受累器官的功能状况；（3）受累器官的数目；（4）对最初治疗的反应。常用化疗药物有：泼尼松（Pred）、长春花碱（VBL）、甲氨蝶呤（MTX）、6-巯基嘌呤（6-MP）、足叶乙甙（VP-16）等。

国际组织细胞协会LCH-I方案（1992年）的总结发现病初的治疗反应具有重要的预后意义，治疗6周时反应好的病人5年存活率为91%，无反应病人仅为34%。总的死亡率18%。而反应良好病人的发病年龄、受累器官数目和器官功能状态与疗效并无明确关系。国际组织细胞协会LCH-Ⅱ方案（1996年）：将多系统病变的病人分为高危组和低危组（见临床分型及分级）。低危组诱导治疗为6周的Pred和VBL，维持治疗阶段仍然应用Pred和VBL，每3周一个疗程，总疗程6个月；高危组随机分成A、B两个组，A组诱导治疗同低危组，维持治疗在低危组方案基础上加用6-MP，B组诱导治疗及维持治疗都是在A组方案基础上加VP16，总疗程6个月。结果：对诱导治疗反应良好者，低危组有89%，高危组为66%，无病生存率在低危组为84%，高危组为57%。提示重要器官（肺、肝脏、血液）功能受累和对最初治疗的反应是最重要的预后因素，而年龄（2岁以下）似与预后没有直接的相关性。另外，VP16无论单药应用，还是联合应用，都没有表现出更高的疗效，考虑到其引起继发性急性非淋巴细胞白血病的副作用，建议不要在初始治疗中常规使用VP16。

国际著名的研究方案DAL-HX，LCH-Ⅰ andLCH-Ⅱ的临床观察发现多系统病变病人的生存率在80%左右，但有较高的复发率和死亡率。目前，正在进行的LCH-Ⅲ研究正在进行临床观察以期降低死亡率及复发率。

3. 其他

异基因骨髓移植成功治疗本病已有报道，其他应用的药物还有胸腺肽、环孢菌素A、抗淋巴细胞球蛋白、抗胸腺细胞球蛋白等。近年还有针对病理性LC细胞上的CD1α抗原的单克隆抗体治疗，疗效尚待观察。

4. 并发症的治疗

继发尿崩症者可应用抗利尿激素如垂体后叶素-加压素治疗，生长障碍者可试用生长激素，严重肝损害的LCH也有联合肝移植的报道。

（赵卫红）

第二节　噬血细胞综合征

噬血细胞综合征（hemophagocytic syndrome，HS或HPS）又称噬血细胞淋巴组织细胞增生症（hemophagocytic lymphohis tiocytosis，HLH），归属于组织细胞增生症（histiocytosis）这一大类疾病。目前认为HLH是单核/巨噬细胞系统反应性疾病，病理特征为组织细胞良性增生伴吞噬血细胞现象。

一、噬血细胞综合征的分类

HLH按照病因初步分为原发性及继发性两大类。

1. 家族性噬血细胞综合征（familial hemophagocytic lymphohistiocytosis，FHL）：也称原发性噬血细胞综合征（primary HLH）。目前已知其为常染色体隐性遗传疾病，因而部分病人家族中找不到相似病例。瑞典统计的发病率为1.2/100万儿童/年（约1∶50 000活产婴）。

2. 继发性噬血细胞综合征（secondary HLH，sHLH），根据引起噬血细胞综合征的原因分为以下类型（还可以有其他类型）：

（1）病毒（感染）相关噬血细胞综合征，（virus（infection)-associated hemophago-cytic syndrome，VAHS 或 IAHS），病因可为病毒，也可为细菌、真菌或寄生虫。VAHS 中大部分为 EB 病毒引起。

（2）肿瘤相关噬血细胞综合征（malignancy-associated hemopha-gocytic syndrome，MAHS），其中最常见的肿瘤为淋巴瘤。

（3）其他原因：风湿免疫性疾病，如类风湿性关节炎、系统性红斑狼疮等，又称为巨噬细胞活化综合征（macrophage activation syndrome）。代谢病、长时间的静脉营养（脂肪过度负荷综合征，fat overload syndrome）也可以引起 HLH。

二、发病机制

研究 HLH 的病理生理机制更多地从 FHL 着手，发现 FHL 病人存在淋巴细胞介导的杀伤功能降低及凋亡触发机制缺陷。而临床的一系列症状由高细胞因子血症引起，或称为前炎症因子（pro-inflammatory cytokines）的一类细胞因子明显增高引起。高细胞因子血症有“细胞因子风暴”之称，增高的因子由 Th1 细胞产生，包括可溶性 IL-2 受体（sCD25）、IL-6、γ-IFN、TNF-α、IL-12 及 IL-10。

在 FHL 病人体内有大量的 T 细胞和巨噬细胞累积，因而有人提出此种现象是因为细胞凋亡不能启动引起。研究发现，病人的 T 细胞和巨噬细胞在体外条件下可以凋亡，提示体内可能存在凋亡触发机制的缺陷。凋亡触发缺陷可能存在于凋亡的主要途径—Fas 配体、穿孔素-粒酶（perforin-granzyme）系统。而穿孔素-粒酶系统又与杀伤 T 细胞和 NK 细胞的杀伤功能有关。已发现 FHL 病人存在基因缺陷，并证实有细胞杀伤功能缺陷的 FHL 病人存在穿孔素基因缺陷。穿孔素（perforin）基因定位于 10q21-22（FHL2），与细胞杀伤功能缺陷有关，同时也引起凋亡启动缺陷。最近的研究提示，与 10q21-22 位点有关的穿孔素基因突变可出现于 20%～40%的 FHL 病人，另一个位于 9q21.3-22（FHL1）的基因突变出现于 10%的 FHL 病人。还有其他相关基因突变被发现。

在杀伤性 T 细胞或 NK 细胞（效应细胞）与靶细胞结合时，穿孔素从效应细胞中分泌出来，进入靶细胞膜，在细胞膜上形成孔，引起细胞渗透性溶解，同时分泌的粒酶进入靶细胞启动凋亡机制。可以认为，杀伤细胞的功能涉及清除恶性细胞、感染原及异物，也涉及免疫系统自身的动态平衡，即穿孔素对稳定机体的免疫系统起重要作用。

此外，最新研究还发现 hMunc 基因突变也是引起 FHL 的原因。hMunc13-4 缺陷是引起细胞溶解作用的颗粒胞外分泌的障碍。多数性联淋巴增殖综合征（XLP）有定位于 Xq25 的 SAP（SH2-DIA）基因突变，其作用是调节 T 细胞和 NK 细胞信号传导有关的一种蛋白质，FHL 与 XLP 在临床表现上有相似之处，且可用相同方案治疗。总之，FHL 和 HLH 的发病机制研究越来越深入。

三、临床表现

FHL 与 sHLH 的临床表现无明显区别，一般认为 FHL 发病年龄小，有认为 2 岁以下

FHL 可能性大，但亦有认为 8 岁以内发病的不能除外 FHL。最常见的典型临床表现如下。

1. 发热　是最常见的表现，高热多见，可为持续性，也可呈现波浪式变化，也有病初中等热度，进行性加重，至晚期高热持续不退。

2. 肝、脾、淋巴结肿大　肝脾肿大多见，多为中度至重度肿大。常伴有转氨酶增高、胆红素增高、低蛋白血症（或低白蛋白血症）及凝血功能障碍。淋巴结肿大多为全身性，可见于颈部等浅表部位，也可存在于腹腔等深在部位。

3. 出血　早期多因血小板减少引起紫癜、瘀斑、鼻衄，晚期多因肝功能损害引起凝血障碍，除上述出血表现外，最严重的为消化道出血，也可以有其他内脏出血。

4. 贫血　程度不等，进行性加重。

5. 皮疹　无特定类型，可有斑丘疹、充血性丘疹，可为全身性，也可仅在局部出现。

6. 神经系统症状　可在疾病早期出现，也可于疾病后期出现，多为中枢神经系统病变，偶见外周神经病变，可有烦躁、头痛、惊厥、瘫痪、肌张力改变、颈强直等。可见脑脊液异常或相应的影像学改变。

7. 肺部浸润　表现似肺部炎症。

8. 其他　水肿、食欲不振、消瘦等。

四、实验室检查

1. 血常规　全血细胞减少（三系减低），三系减低并非成比例下降。

2. 骨髓　骨髓中可以找到噬血细胞，吞噬有核红细胞及中性粒细胞的噬血细胞最有诊断价值。

3. 血生化　血脂代谢紊乱，甘油三酯增高明显，低密度脂蛋白增高，高密度脂蛋白减低。亦有肝酶增高、胆红素增高、白蛋白降低等肝损害表现。低钠血症。

4. 凝血功能　纤维蛋白原降低，晚期部分凝血活酶时间（APTT）及凝血酶原时间（PT）延长示肝损害严重。

5. 血清铁蛋白明显增高，乳酸脱氢酶（LDH）明显增高。

6. 肝、脾、淋巴结活检　可以发现噬血细胞增多，并有广泛的淋巴细胞和成熟的巨噬细胞存在。肝活检可以发现类似慢性活动性肝炎的病理变化。

7. 脑脊液　可有压力增高，化验检查蛋白增高，细胞数量增多，以单个核细胞为主，有时可以发现噬血细胞。

8. 免疫学检查　NK 细胞数量变化并无特异性，NK 细胞活性下降。血浆可溶性 IL-2 受体（sIL-2R，sCD25）、γIFN、IL-6、TNF-α 等升高。

五、诊断和鉴别诊断

1991 年 Henter 等代表组织细胞协会 FHL 研究组提出 HLH 的诊断指南（本文简称 1991 指南），以临床常见表现及实验室检查作为基本标准，有较好的操作性及实用性。根据对大量临床诊断病例的观察，发现除 1991 指南中列出的标准外，多数 HLH 病人还可有血清 LDH 及血清铁蛋白明显增高等表现。随着对 HLH 的本质认识的不断深化，也发现 HLH 发病的免疫学机制及分子免疫学异常表现，因而组织细胞协会 2004 年进行修订，在 1991 指南的 5 条标准之外又增加 3 条新标准：①NK 细胞活性降低或完全缺少；②血清铁蛋白≥500mg/L；③可溶性 CD25（可溶性 IL-2 受体）≥2400U/ml，并将分子生物学诊断内容加入标准。因国内条件所限，还可以 1991 指南作为基本诊断条件（见表 15-3）。如果初次骨髓检查没有发现噬血细胞，应复查骨髓穿刺，或进行其他器官，如肝脾的活检。

HLH 的诊断指南中对 HLH 诊断作出明确指导，而对于 HLH 类型的诊断并无详细的说明。对符合诊断标准的 HLH 病人应进一步确定类型。临床上对具体病人确定类型并不简单（特别在没有进行分子生物学诊断之前）。即使诊断同时存在感染亦不能完全肯定为感染引起，如 FHL 经常无家族史，而 EBV 又可能是 FHL 的触发因素，即可能同时存在 EBV 感染。继发性 HLH 除掌握 HLH 诊断标准之外，还应对原发病作出相应明确诊断。如 EB 病毒相关噬血细胞综合征（EBV-HLH），应有 EBV 的诊断条件——EBV 的 VAC-IgM、VAC-IgG、EA、PCR 等方法检测 EBV 基因组成分。

很多疾病可以引起 HLH 的类似临床表现，如恶性肿瘤（白血病、淋巴瘤及实体瘤）、感染（病毒、细菌、寄生虫）、风湿免疫性疾病（巨噬细胞活化综合征）等。具有 HLH 相似临床表现的疾病很多，大部分病人鉴别并不困难，如表现为全血细胞减少的疾病（再生障碍性贫血、骨髓增生异常综合征、急性白血病等）通过骨髓涂片检查大多可以鉴别。表现为发热及肝脾肿大的疾病（传染性单核细胞增多症、病毒性肝炎、其他病毒感染、败血症、恶性肿瘤、系统性红斑狼疮等自身免疫病等）则需通过各种辅助检查进行鉴别。神经系统的受累在 HLH 并非少见，因而应与神经系统疾病（脑退行性变、急性播散性脑脊髓膜炎（ADEM）、多发性硬化等）进行鉴别。有些疾病与 HLH 临床表现相似，如性联淋巴增殖综合征（XLP），Chédiak-Higashi 综合征和 Griscelli 综合征，这些病采用 HLH-94 方案治疗也有效。

表 15-3　噬血细胞淋巴组织细胞增生症（HLH）诊断指南（1991）

临床标准：
1. 发热（持续时间≥7 天，最高体温≥38.5℃）
2. 脾大（肋下≥3cm）
实验室标准：
3. 血细胞减少（外周血可以有 2 系或 3 系受累），不是由于骨髓增生减低或增生异常所致，血红蛋白 <90g/L，血小板 < 100×10^9/L，中性粒细胞 <1.0×10^9/L
4. 高甘油三酯血症和/或低纤维蛋白原血症
甘油三酯（空腹）≥2.0mmol/L 或增高≥正常值±3 个标准差
纤维蛋白原≤1.5g/L 或降低≤正常值±3 个标准差
组织病理学标准：
5. 骨髓或脾或淋巴结发现噬血细胞存在（增多），无恶性病证据

注：1. 诊断噬血细胞综合征必须满足所有的诊断条件。
2. 诊断家族性噬血细胞综合征（FHL），必须符合所有标准，并且有阳性家族史。父母亲为近亲婚配作为支持诊断的条件。

六、治疗

噬血细胞综合征虽然属反应性疾病，但疾病进展十分迅速，死亡率高。确诊后应立即开始治疗，甚至不完全符合诊断标准时也可以在继续观察病情的同时开始治疗。有人认为 FHL 的唯一根治方法是异基因造血干细胞移植，由于 FHL 病情凶险且进展迅速，确诊后立即开始的化学/免疫治疗可以使病情得到控制，得以赢得时间准备进行移植。

1994 年 HLH 研究组开展了第一个国际 HLH 的治疗研究，其方案为 HLH-94 方案，主要治疗药物为地塞米松（Dex）、VP-16 和环孢素 A（CSA）。113 例病人平均随访时间 3.1

年，预计3年存活率为55%±9%。其中的FHL为51% ±20%。20例未行造血干细胞移植，结束治疗12个月以上仍存活。65例进行移植。移植后的3年预计存活率为62%±12%。113例病人中25例死于移植前，25例死于移植后。HLH-94方案适用于FHL及继发性HLH中的重型病例及病情持续存在的病例。

HLH方案简要内容如下。①早期治疗：VP-16 150mg/m^2，每周2次，第1～2周；VP-16 150mg/m^2，每周1次，第3～8周。Dex 10mg/(m^2·d)，第1～2周；Dex 5mg/(m^2·d)，第3～4周；Dex 2.5mg/(m^2·d)，第5～6周；Dex 1.25mg/(m^2·d)，第7周；Dex减量至停药，第8周。CSA 6mg/(kg·d)，分2次服，第9周开始（可从第1周开始）。IT MTX和强的松龙，4次。②维持治疗：继发性HLH的病人如果在早期治疗后病情不稳定的可以开始维持治疗。VP-16 150mg/m^2，每2周1次；Dex 10mg/(m^2·d)，每2周连用3天。总治疗时间40周。

（卢新天）

参考文献

1. 张悦，肖志坚. 恶性组织细胞病的“消失”. 国外医学输血及血液学分册，2004，27（3）：210-214
2. Henter JI，Tondini C，Pritchard J. Histiocyte disorders. Critical Reviews in Oncology/Hematology. 2004，50：157-174
3. Favara BE，Feller AC，Pauli M，et al. Contemporary classification of histiocytic disorders. Med Pediatr Oncol，1997，29（3）：157-166
4. Titgemeyer C，Grois N，Minkov M，et al. Pattern and Course of Single-System Disease in Langerhans Cell Histiocytosis Data From the DAL-HX 83- and 90-Study. Med Pediatr Oncol，2001，37：108-114
5. Ladisch S，Gadner H，Arico M，et al. LCH-I：a randomized trial of etoposide vs. vinblastine in disseminated Langerhans cell histiocytosis. The Histiocyte Society. Med Pediatr Oncol. 1994，23（2）：107-10
6. Gadner H，Grois N，Arico M，et al. A randomized trial of treatment for multisystem Langerhans’ cell histiocytosis. Journal of Pediatrics，2001，138（5）：728-734
7. Henter J-I，Elinder G，ÖstÅ，and the FHL Study Group of the Histiocyte Society. Diagnostic guidelines for hemophagocytic lymphohistiocytosis. Semin Oncol，1991，18：29-33
8. Henter JI . Biology and treatment of familial hemophagocytic lymphohistiocytosis：importance of perforin in lymphocyte-mediated cytotoxicity and triggering of apoptosis. Med Pediatr Oncol. 2002，38：305-309
9. Henter JI，Samuelsson-Home A，Aricò M，et al. for the Histiocyte Society. Treatment of hemophagocytic lymphohistiocytosis with HLH-94 immunochemotherapy and bone marrow transplantation. Blood，2002，100：2367-2373

第16章 淋巴瘤

第一节 霍奇金淋巴瘤

一、概述

1832年霍奇金（Hodgkin）首先对本病在解剖学水平进行描述，因此而命名为霍奇金病（HD），当时认为它是一种脾脏和淋巴结异常性疾病。直至19世纪50年代以后由于显微镜技术的发展才对本病有了更进一步的了解，镜下观察到巨大畸形的细胞作为霍奇金病的诊断依据。Sternberg和Reed分别在1898年和1902年对霍奇金病的组织病理学变化作了全面的定义和说明。Reed对本病中的巨型多核细胞作了仔细的描述，并否认了这些细胞来自变异型结核的观点，以后这些畸形巨型细胞被命名为Reed-Sternberg细胞（R-S细胞）。

霍奇金病的浸润细胞有多样性，多数为形态正常的反应性细胞，其中的R-S细胞由相对成熟的淋巴细胞恶性转化而来。

二、流行病学

根据我国上海市肿瘤登记系统，1986～1992年间，0～14岁组儿童HL的年发病率为2.39/百万，男女比为2.3∶1。流行病学调查提示疱疹病毒6、巨细胞包涵体病毒、EB病毒感染可能与发病有关。

三、组织病理学

病变组织中常有正常淋巴细胞、浆细胞、嗜酸细胞、组织细胞反应性浸润，伴有细胞形态异常的R-S细胞。R-S细胞大而畸形，直径≥15～45μm，有丰富的胞浆，多核或多叶核，核膜染色深，有细致的染色质网，在核仁周围形成淡染的圈影、核仁大而明显。未见到R-S细胞时很难诊断本病，但在其它一些疾病中如传染性单核细胞增多症、非霍奇金淋巴瘤及其它非淋巴系恶性肿瘤中也可见到类似细胞。

(一) 根据RYE分类系统，将HD分为4个组织学亚型（1～4）和2个变异型（5～6）

淋巴细胞优势型（LP）：约占10%～15%，男孩及小年龄患儿多见，临床病变常较局限。

混合细胞型（MC）：10岁以下儿童多见，R-S细胞较易见，上述各种类型的反应性细胞浸润，可见有灶性坏死和纤维化。临床上病变范围常较广泛，伴有淋巴结外病变。

淋巴细胞削减型（LD）：在儿童中较少见，HIV感染病人中多见，病变中有大量畸形的恶性网状组织细胞和R-S细胞，淋巴细胞少见，有广泛的坏死和纤维灶。

结节硬化型（NS）：在儿童中最常见，易见R-S细胞，淋巴结有包膜，胶原性束带从包膜延伸将淋巴结隔成多个小结，临床上以下颈部、锁骨上、纵隔发病为多见。

滤泡间型（IF），滤泡增生：在滤泡间有灶性或多灶性霍奇金病灶，提示为早期的疾病浸润。

未能分型型（UC）：指不能归入以上各型者，它们可能介于霍奇金病和非霍奇金淋巴瘤之间。

（二）不同年龄组织学亚型分布

不同年龄病理组织亚型发病比例不同，儿童中LD型很少见，见表16－1。

表16－1　不同年龄病理亚型分布

年龄组	LP（%）	NS（%）	MC（%）	LD（%）	UC/IF（%）
＜10岁	14	45	32	0	9
11～16岁	7	78	11	1	3
＞16岁	5	72	17	1	5

（三）霍奇金病的免疫表型特征

HD组织中RS及其变异的单核细胞主要表现2个特异抗原——CD15（Leu-M1）和CD30（Ki-1或Ber-H2）。HD及各亚型的免疫表型特征见下表16－2。

表16－2　HD各亚型免疫表型特征

HD亚型	CD15	CD20	CD30	CD45	EMA
NLP	－	＋	＋/－	＋	＋/－
DLP	＋/－	－	＋	－	－
NS	＋/－	－	＋	－	－
MC	＋/－	－	＋	－	－
LD	＋/－	－	＋	－	－

四、临床表现

（一）全身症状：30%患儿有非特异性全身症状包括发热、乏力、厌食、轻度消瘦、瘙痒。原因不明38℃以上持续发热或周期性发热、6个月内体重减轻10%以上、大量盗汗时应想到本病。

（二）淋巴结肿大：无痛性淋巴结肿大最常见，约占90%，淋巴结质硬有橡皮样感觉。原发于锁骨上、颈部较多见，其他部位如腋下、腹股沟、腹腔淋巴结为原发者相对少见。肿块增大时可产生相关部位的压迫症状。

（三）约2/3的病人就诊时有不同程度的纵隔浸润，引起咳嗽等气管支气管受压症状。

（四）其它常见受累脏器：脾脏受累较为常见，在脾切除患儿中占26%，肺部受累占17%，骨受累占2%，骨髓受累占5%，肝受累占2%。

（五）可合并免疫功能紊乱：如合并免疫性溶血性贫血，有贫血、黄疸、网织红细胞升高、COOMBS'试验阳性。合并免疫性血小板减少症时，有血小板减少、出血倾向、血小板相关抗体增高、骨髓巨核细胞成熟障碍。

五、实验室检查

（一）血液学检查

血常规检查常无特异性异常，15%～20%患儿有嗜酸细胞或单核细胞增多。血沉可增快，血铜、血清铁蛋白、血纤维蛋白原、血清碱性磷酸酶均可升高，但均为非特异性。

（二）淋巴结活检

病理组织形态检查是确诊的必需手段。

（三）影像学检查

将之作为分期依据之一。

选择性作胸部X线平片、腹部B超、胸部CT、腹部CT，以确定病变的范围。由于^{67}镓对淋巴组织亲和力高，可作^{67}镓扫描作为补充检查确定肿瘤浸润范围。随访中应重复检查。

（四）骨髓活检

HD可发生灶性骨髓转移，因此骨髓活检比骨髓涂片容易发现肿瘤细胞，在治疗前应常规作骨髓活检。

六、分期

完整的诊断必须包括疾病分期，以指导临床治疗与随访。根据体格检查及影像学检查、骨髓活检等相关实验室检查可作出分期诊断，较常用的HD分期系统为Ann Arbor分期，见下表16-3。各期又可分为无全身症状型（A）和有全身症状型（B）。

表16-3 HD Auu Arbor分期标准

分期	定义
Ⅰ期	单个解剖区淋巴结（Ⅰ），或单个结外病变（IE）
Ⅱ期	横膈同一侧的≥2个淋巴结区病变（Ⅱ）。或横膈同一侧的单个肿块（结外）伴有区域淋巴结浸润或≥2个淋巴结外病变（ⅡE）
Ⅲ期	横膈二侧淋巴结病变（Ⅲ），伴有脾脏浸润（ⅢS），伴有结外病变（ⅢE），或二者多有（ⅢSE）
Ⅳ期	广泛的或远处结外转移

七、治疗

主要的治疗手段为化疗和放疗，根据疾病情况可联合应用，也可单独应用。

（一）放疗

HD对放疗敏感，20世纪70年代以前，无论年龄、分型和分期的差别均采用放疗。70年代以后才有专门以儿童为对象的治疗方案。目前对生长期儿童主要采用联合化疗加肿瘤浸润野20～25Gy低剂量放疗，有试图进一步减少或删除放疗的倾向。对已完全发育的青少年局限性病变（Ⅰ期和ⅡA）可单独采用肿瘤扩大野提高剂量放疗（如36～44Gy）。应用放疗时应考虑到年龄、肿瘤大小、部位及可能出现的近远期放疗副作用，常用的放疗野有以下几个：

1. Waldeyer's野：用于Waldeyer's或耳前淋巴结病变。上颈部病变并以放疗为单一治疗手段时应同时作Waldeyer's野预防性放疗。

2. 横膈上斗篷样野放疗：包括颌下、颏下、颈部、锁骨上下、腋下、纵隔和肺门淋巴结。

3. 横膈下野：包括脾和主动脉旁淋巴结。

4. 倒“Y”野：包括髂总、髂外、腹股沟淋巴结。

（二）化疗

经典联合化疗方案 MOPP 对成人与儿童的晚期 HD 有 50%的治愈率。ABVD 方案仍可使 50%的 MOPP 耐药者获得缓解。初治者 MOPP 与 ABVD 联合交替使用时耐药减少，70%～90%患儿可获长期无病生存。化疗剂量宜大，但过长的维持治疗并不延长缓解期，根据不同分期以 4～6 个疗程为宜。常用的 MOPP、COPP、COPP/ABV 方案见表 16-4。

表 16-4　HD 常用方案药物组成及剂量

化疗方案	药物	剂量	用药安排
MOPP* （COPP**）	氮芥*	$6mg/m^2$	第 1，8 天，静脉
21 天一疗程	环磷酰胺**	$1.0g/(m^2 \cdot 2h)$	第 1，8 天，静脉
	长春新碱	$1.5mg/m^2$	第 1，8 天，静脉
	甲基苄肼	$100mg/m^2$	第 1～14 天，分三次口服
	强的松	$45mg/m^2$	第 1～14 天，减停 7 天，分 3 次，口服
COPP/ABV	环磷酰胺	$750mg/m^2$	第 1 天，静脉
21 天一疗程	长春新碱	$1.4mg/m^2$	第 1 天（≤2mg），静脉
	甲基苄肼	$100mg/m^2$	第 1～7 天，分三次口服
	强的松	$45mg/m^2$	第 1～14 天，减停 7 天，分 3 次，口服
	阿霉素	$35mg/(m^2 \cdot 2h)$	第 8 天，静脉
	博来霉素	$10mg/m^2$	第 8 天，静脉
	长春花碱	$6mg/m^2$	第 8 天，静脉

（三）联合治疗方法

由于高剂量放疗的远期副作用可能影响生活质量或出现相关合并症，由此而尝试化疗与低剂量放疗联合治疗，并已证明有效，总体长期缓解率为 70%～90%。目前多数儿童 HD 治疗方案中包含 25Gy 的肿瘤浸润野放疗和 3～6 个疗程的化疗。化疗与放疗联合应用时应考虑副作用叠加问题，如蒽环类抗肿瘤药物合并纵隔放疗时对心脏的毒性作用也相加。各期的治疗方法有差异。

1. Ⅰ、ⅡA 期　经典治疗为肿瘤浸润野或扩大野放疗 35～44Gy，疗效各家报告不一，可能与分期的确切程度有关，5 年无病生存率为 30%～80%。如将放疗剂量减少至 25Gy 以下，联合应用 3～4 个疗程化疗，可达到相似或更好的效果。也有单独化疗有效的报告，但它的远期副作用尚无结论。

2. ⅡB、ⅢA　多数认为应联合应用化疗和肿瘤浸润野或扩大野放疗。

3. ⅢB、Ⅳ期　以化疗为基础，可选用 MOPP、COPP、ABVD 方案，或联合应用。MOPP 或 COPP 与 ABV 杂交的方案可减少耐药的形成，同时减少烷化剂和蒽环类抗肿瘤药物的累积剂量，因此可能增加疗效而减少远期的毒副作用。是否联合应用放疗应结合年龄、疾病范围和化疗后是否有残留病灶等因素考虑。

4. 北美 HD 研究组常采用联合治疗方法，治疗方案及疗效见表 16-5。

表 16-5 北美主要 HD 研究组方案及疗效总结

化疗方案	放疗	分期	人数	结果 %（年）			
				EFS	DFS	RFS	SR
Stanford							
3MOPP/3ABVD	15～25.5Gy, IF	Ⅰ-Ⅳ	57	96(6.7)	—	—	93(6.7)
6MOPP	15～25.5Gy, IF	Ⅰ-Ⅳ	55	—	—	90(5)	89(15)
St. Jude							
4-5COPP/3-4ABVD	20Gy, IF	Ⅱ-Ⅳ	85	—	93(5)	—	93(5)
POG							
4MOPP/4ABVD	21Gy, EF	ⅡB, ⅢA2, ⅢB-Ⅳ	80	80(5)	—	—	87(5)
4MOPP/4ABVD	21Gy, TLI	ⅡB, ⅢA2, ⅢB-Ⅳ	62	77(3)	—	—	91(3)
Toronto							
6MOPP	20～30Gy, EF	Ⅰ-ⅢA	57	—	—	80(10)	85(10)
	20～30Gy, EF	ⅢB, Ⅳ					
CCG							
6ABVD	21Gy, EF	Ⅲ-Ⅳ	54	87(4)	—	—	90(4)
12ABVD	21Gy, 局部	Ⅲ-Ⅳ	64	87(3)	—	—	89(3)
Intergroup							
6MOPP	35Gy, IF	Ⅰ-Ⅱ	97	—	—	95(5)	90(5)

注：IF 肿瘤浸润野；EF 肿瘤扩大野；TLI 全淋巴放疗

（四）自身造血干细胞移植（ASCT）

在儿童患儿中经验有限，一般认为以下情况有移植指征：

1. 包括化疗的常规治疗后 1 年内复发。

2. 初治即不完全敏感，未达完全缓解。

3. 多脏器浸润，在 3 个疗程后可考虑作 ASCT。

（五）参考性霍奇金病治疗方案

1. 分组

R1 组　$Ⅰ_{AB*}$、$Ⅱ_{A*}$（＜4 个淋巴结区受累，无巨大肿块**，无肺门浸润）

R2 组　其它Ⅰ、Ⅱ及所有Ⅲ期

R3 组　Ⅳ期

注：* 症状分型（无下列任何症状为 A，有任何一项为 B）：①无其它原因，体重减少＞10%；②反复无原因发热＞39.0℃；③夜间盗汗。**巨大肿块定义：单个肿块或融合肿块≥8cm 或纵隔肿块在横隔顶上方 12～15cm 处纵隔宽度＞1/3 胸腔。

2. 治疗计划

R1 组　COMP/ABV×4
R2 组　COMP/ABV×6　评估—→ CR*—停药随访；→ PR—放疗 *；→ 治疗失败—个体化治疗
R3 组　A、B、C 交替 X 3

* 放疗指征：化疗后 PR 者；大于等于 12 岁化疗结束时加相关野低剂量放疗（1800～2000cGY）。

3. 化疗方案　具体化疗方案及用药安排见表 16-6

表 16-6 化疗方案及用药安排

方案名	药物	剂量	给药时间（第 X 天）
COMP/ABV	环磷酰胺	600mg/m^2	1
（A 方案）	长春新碱	1.4mg/ m^2（小于2mg）	1
	甲氨喋呤	30mg/m^2	1
	强的松	45mg/m^2/d	1～14
	阿霉素	35mg/m^2/2h	8
	平阳霉素*	8mg/m^2/5 分钟	8
	长春地辛	3mg/m^2（小于4mg）	8
B	阿糖胞苷	2000mg/m^2/2h/q12h	2
	依托泊苷	150mg/m^2/2h/q12h	1，2
C	环磷酰胺	1200mg/m^2	1
	阿霉素	25mg/m^2	2
	长春新碱	1.4mg/m^2	1
	强的松	100mg/m^2	1～5

*或博来霉素，首次剂量分 2 次用，先 2mg，余量次日给。每个疗程 21～28 天。

八、预后

HD 在合理的治疗下预后良好，治愈率可达 80%～90%，复发常发生于 3 年内，但也有远期复发者。反复复发的晚期广泛病变预后仍不良。远期死亡者死于治疗相关并发症多于疾病本身。常见的与放疗、化疗相关并影响远期生活质量的合并症有放疗部位的软组织、骨骼发育不良及畸形，放疗野内脏器功能障碍，心肺功能障碍、不育和第二肿瘤等见表 16-7，在随访中应特别注意。

表 16-7 治疗相关常见并发症

受累部位	受累因素	临床表现
肺损伤	放疗、化疗（博来霉素）	肺炎、肺纤维化、肺功能下降、纵隔增宽、自发性气胸、胸膜渗出等
心脏	放疗、化疗（阿霉素）	心肌病合并心衰、心律不齐合并输出量减少、心包炎
脊髓索	放疗	放疗后综合征（麻木、刺痛、肢体电击样感等，10 个月内消退）、横断性脊髓炎
外周神经	放疗、化疗（长春新碱）	外周神经炎
生殖系统	放疗、化疗（烷化剂）	无精子、闭经
甲状腺	放疗	甲状腺功能低下
软组织、骨	放疗	>25Gy 时易发生，< 6 岁和 11～13 岁儿童受影响大。主要为局部发育不良、畸形、身材和身高受影响
第二肿瘤	放疗、化疗	5 年时发生率为 2%、10 年为 5%、15 年为 9%。白血病和非霍奇金淋巴瘤相对多发，20 年时乳腺癌发病率为 9.2%

参考文献

1. Bowers DC，McNeil DE，Liu Y，et al. Stroke as a late treatment effect of Hodgkin's Disease：a report from the Childhood Cancer Survivor Study. J Clin Oncol，2005，Sep 20；23（27）：6508-6515
2. Aviles A，Neri N，Nambo JM，et al. Late cardiac toxicity secondary to treatment in Hodgkin's disease-A study comparing doxorubicin，epirubicin and mitoxantrone in combined therapy. Leuk Lymphoma，2005，Jul；46（7）：1023-1028
3. Reyes F，Lepage E，Ganem G. ACVBP versus CHOP plus radiotherapy for localized aggressive lymphoma. N Engl J Med，2005，Mar 24；352（12）：1197-1205
4. Anselmo AP，Cavalieri E，Osti FM，et al. Intermediate stage Hodgkin's disease：preliminary results on 210 patients treated with four ABVD chemotherapy cycles plus extended versus involved field radiotherapy. Anticancer Res，2004，Nov-Dec；24（6）：4045-4050
5. Hoskin PJ，Smith P，Maughan TS，et al. Long-term results of a randomised trial ofinvolved field radiotherapy vs extended field radiotherapy in stage I and II Hodgkinlymphoma. Clin Oncol（R Coll Radiol），2005，Feb；17（1）：47-53
6. Rueda Dominguez A，Marquez A，Guma J，et al. Treatment of stage I and II Hodgkin's lymphoma with ABVD chemotherapy：results after 7 years of a prospective study. Ann Oncol，2004，Dec；15（12）：1798-1804
7. Hudson MM，Krasin M，Link MP，et al. Risk-adapted，combined-modality therapy with VAMP/COP and response-based，involved-field radiation for unfavorable pediatric Hodgkin's disease. J Clin Oncol，2004，Nov 15；22（22）：4541-4550
8. Straus DJ，Portlock CS，Qin J，et al. Results of a prospective randomized clinical trial of doxorubicin，bleomycin，vinblastine，and dacarbazine（ABVD）followed by radiation therapy（RT）versus ABVD alone for stages I，II，and IIIA nonbulky Hodgkin disease. Blood，2004，Dec 1；104（12）：3483-3489
9. Hakvoort-Cammel FG，Buitendijk S，van den Heuvel-Eibrink M，et al. Treatment of pediatric Hodgkin disease avoiding radiotherapy：excellent outcome with the Rotterdam-HD-84-protocol. Pediatr Blood Cancer，2004，Jul；43（1）：8-16
10. Bredenfeld H，Franklin J，Nogova L，et al. Severe pulmonary toxicity in patients with advanced-stage Hodgkin's disease treated with a modified bleomycin，doxorubicin，cyclophosphamide，vincristine，procarbazine，prednisone，and gemcitabine（BEACOPP）regimen is probably related to the combination of gemcitabine and bleomycin：a report of the German Hodgkin's Lymphoma Study Group. J Clin Oncol，2004，Jun 15；22（12）：2424-2429
11. Sieber M，Tesch H，Pfistner B，et al. Treatment of advanced Hodgkin's disease withCOPP/ABV/IMEP versus COPP/ABVD and consolidating radiotherapy：final results of the German Hodgkin's Lymphoma Study Group HD6 trial. Ann Oncol，2004，Feb；15（2）：276-282
12. Laskar S，Gupta T，Vimal S，et al. Consolidation radiation after complete remission in Hodgkin's disease following six cycles of doxorubicin，bleomycin，vinblastine，and dacarbazine chemotherapy：is there a need? J Clin Oncol，2004，Jan 1；22（1）：62-68
13. Engert A，Schiller P，Josting A，et al. Involved-field radiotherapy is equally effective and less toxic compared with extended-field radiotherapy after four cycles of chemotherapy in patients with early-stage unfavorable Hodgkin's lymphoma：results of the HD8 trial of the German Hodgkin's Lymphoma Study Group. J Clin Oncol，2003，Oct 1；21（19）：3601-3608

第二节 儿童非霍奇金淋巴瘤

非霍奇金淋巴瘤（non-Hodgkin lymphoma，NHL）又称恶性淋巴瘤，起源于增殖分化过程中的免疫系统的主要组成部分淋巴细胞，正常和异常（肿瘤性）淋巴细胞均可在全身循环，因此儿童 NHL 在起病时即应将之视为全身性疾病。不同成熟阶段的淋巴细胞恶性转化后形成不同亚型的肿瘤，可出现不同的生物学特征、病理特征及临床表现。

自从我们认识到实体性淋巴组织肿瘤（淋巴瘤）以来，其分类系统较为混乱，常有不同名称代表同一类型疾病，或反之同一名称在不同分类系统中代表了不同的疾病，使各地区间的诊断、治疗疗效无可比性。随着现代免疫学、分子生物学的发展，对 NHL 的认识逐步完整，其分类（分型）系统也逐步统一，至今有代表性并被国际多数学者认同的分类系统为结合免疫学和分子生物学特征的 REAL 分类和 WHO 分类系统。儿童 NHL 一直参照成人分类诊断标准，到 19 世纪时已认识到儿童 NHL 可能有别于成人，但直至近年才认识到儿童 NHL 的亚型分布与成人型有明显不同。在疗效方面，20 世纪 70 年代时 5 年生存期仅为 5%～33%，近 20 年来诊断与治疗进展令人鼓舞，目前在发达国家的主要儿童 NHL 协作组中，5 年无病生存率已达 60%～80%，与急性淋巴细胞白血病相似。

一、流行病学

北美<15 岁的儿童 NHL 年发病率为 8.3/百万，1992～1996 年上海市肿瘤登记系统统计结果表明上海市 0～14 岁组儿童淋巴瘤年发病率为 11.33/百万，其中霍奇金淋巴瘤为 2.39/百万，NHL 为 8.94/百万。中国上海地区淋巴瘤发病率在儿童肿瘤中占第三位，仅次于白血病和颅内肿瘤。

二、组织病理学

组织病理学是 NHL 最基本也是最重要的诊断手段，有多个分类系统，均据于成人的经验进行。与成人不同的是儿童 NHL 主要的组织类型为淋巴母细胞型，小无裂型及大细胞型。几乎所有类型均为弥漫型，高度恶性。少数大细胞型为中、低度恶性。NHL 时淋巴组织结构均被破坏，在非淋巴组织中，肿瘤细胞浸润于正常细胞、胶原、肌纤维之间。儿童 NHL 主要有以下三类：

（一）淋巴母细胞型：在组织细胞学水平、免疫学水平和分子生物学水平目前均无法与急性淋巴细胞白血病（ALL）浸润相鉴别，儿童肿瘤专家常把骨髓肿瘤细胞是否超过 25% 来划分 ALL 还是 NHL，但这一标准是人为划分的，临床上会出现诊断为 NHL，但复发时骨髓首发，或诊断为 ALL，而复发时只有局限肿块的情况。可以认为淋巴母细胞型 NHL 和 ALL 是同一疾病的不同临床类型，前者病变细胞较后者稍成熟，以局部原发并形成肿块为主，后者以骨髓浸润（原发）为主，因此认为二者在治疗上可同样采用治疗 ALL 的方案。

（二）小无裂型：根据多形性表现可分为 Burkitt 和非 Burkitt 或称 Burkitt 样，在儿童中尚未发现两者间有临床特征、免疫表型、核型及分子学变化的差别。Burkitt 在细胞大小及形态上很均一，而非 Burkitt 有多形性。Burkitt 淋巴瘤在肿瘤细胞间常散在吞有核碎片的吞噬细胞，由此形成星空样特征。有骨髓浸润时难于与成熟 B 细胞性 ALL 鉴别，二者均可表达有相对成熟的免疫表型，如 SIgM 或/和膜 κ、λ 轻链阳性，并可同样存在与 8 号染色体上 C-MNC 基因相关的易位，包括 t(8;14)或 t(8;2)或 t(8;22)。目前多数学者认为 Burkitt

NHL 与成熟 B 细胞性 ALL 是有不同临床表现的同一疾病，可同样采用针对 Burkitt NHL 的含有大剂量烷化剂的短程强烈化疗方案。

（三）大细胞型：可将此类肿瘤分为细胞间变型，霍奇金淋巴瘤样型和不表达 CD30 的多形 T 细胞型（即外周 T 细胞型），这些类型有时伴有噬血细胞增生性反应。有一部分大细胞淋巴瘤可能确实属于组织细胞来源。中间变型淋巴瘤具特征性地浸润淋巴窦，肿瘤细胞常常大而畸型，有丰富的浆和不规则核。大细胞间变型常表达 CD30，并有与酪氨酸激酶基因相关的 t(2;5)。

NHL 分类可指导临床治疗，但目前仍有多个分类系统，而且各系统间常有矛盾。采用同一分类系统，不同病理科医生亦可能报出不同的病理类型，重复性相对较差，因此需要免疫表型、核型及分子学变化加以补充。几个主要分类系统所采用的不同名称比较见表16－8，其中 REAL 分类和 WHO 分类较为公认。

表 16－8 儿童 NHL 三种常见病理类型在不同病理分类方案中的名称比较

分类方案	淋巴母细胞型（与 ALL 鉴别困难）	Burkitt 型（与成熟 B-ALL 鉴别困难）	大淋巴细胞性
Kiel（1992）	B 系急性淋巴母细胞型白血病/淋巴母细胞型淋巴瘤	Burkitt 型淋巴瘤（胞浆内免疫球蛋白阳性）	中心母细胞型淋巴瘤 弥漫性 B 细胞型免疫母细胞型淋巴瘤 大 B 细胞性间变型淋巴瘤 大细胞型 T 细胞性淋巴瘤 多型性 T 细胞性淋巴瘤 血管免疫母细胞性淋巴瘤，T 细胞性间变型大细胞淋巴瘤 CD30＋
美国 NCI 工作分类（WF 1982）	恶性淋巴瘤，淋巴母细胞性，曲核型和非曲核型	恶性淋巴瘤，小无裂细胞型	恶性淋巴瘤，大细胞型恶性淋巴瘤，免疫母细胞型
改良欧美淋巴瘤分类（Real 1994）	前 B 淋巴母细胞型，前 T 淋巴母细胞型	Burkitt 淋巴瘤， 高度恶性 B 细胞性淋巴瘤，Burkitt 样，Burkitt 白血病	纵隔原发大 B 细胞淋巴瘤，弥漫性大 B 细胞淋巴瘤，原发性皮下间变型大细胞淋巴瘤 CD30＋，外周 T 细胞淋巴瘤，血管免疫母细胞性 T 细胞淋巴瘤，间变型大细胞淋巴瘤 CD30＋
WHO 分类（2001）	前 B 淋巴母细胞型淋巴瘤/白血病前 T 淋巴母细胞型淋巴瘤/白血病	Burkitt 淋巴瘤、浆细胞分化不典型型/Burkitt 样	原发性皮下间变型大细胞淋巴瘤，外周 T 细胞淋巴瘤，血管免疫母细胞性 T 细胞淋巴瘤，间变型大细胞淋巴瘤

三、临床表现

NHL 临床表现差异大，一些病人仅有外周淋巴结肿大，几乎无全身症状，病理也一目了然，因此在活检后即明确诊断。但另一些病人却临床表现复杂而危重，而且病理标本的获得与病理诊断均十分困难。各种病理亚型有相对特殊的临床表现。

（一）非特异性症状

发热，热型不定，浅表淋巴结肿大，盗汗。晚期病人出现消瘦、贫血、出血倾向、肝脾肿大等症状和体征。

（二）肿瘤原发于胸腔表现

NHL原发于胸腔时以淋巴母细胞型多见（70%为T细胞性），肿块常位于前或中纵隔，巨大肿块可压迫气管、上腔静脉、心脏和肺，有时还合并大量胸腔积液，出现胸痛、刺激性咳嗽、气促、平卧困难，重者有呼吸困难、紫绀、颈头面部及上肢水肿，称为上腔静脉压迫综合征。胸部X线平片可见中、前纵隔巨大肿块，可伴有不等量胸腔积液。

（三）肿瘤原发于腹部表现

NHL原发于腹腔时（以B细胞型即小无裂型为主），可有腹痛、腹围增大、恶心、呕吐、大便习惯改变、肝脾肿大、腹水。有时可表现为肠套叠、胃肠道出血、阑尾炎样表现、甚至少数病人发生肠穿孔等急腹症。右下腹肿块较多见，需与炎性阑尾包块、阑尾炎鉴别。

（四）其它较少见原发灶表现

以大细胞型（70%为T细胞性，30%为B细胞性）为主，病程相对较长，可有较特殊部位的浸润，如原发于皮肤皮下组织、中枢神经系统、肺、睾丸、骨、甚至肌肉等，并出现相应的症状。B细胞性NHL较多见的其它原发部位为鼻咽部，出现鼻塞、打鼾、血性分泌物及吸气性呼吸困难。

（五）中枢浸润

儿童NHL可在诊断时和病程中出现中枢神经系统浸润，并有相应症状与体征，各型NHL均可发生，与骨髓浸润同时存在较为多见，包括脑膜、脑神经、脑实质、脊髓、脊髓旁及混合性浸润，出现头痛、呕吐等颅内高压症状，或面瘫、感觉障碍、肌力改变、截瘫等。如不给予中枢浸润预防性措施，病程中中枢浸润机会很高，眼神经与面神经受累机会较多。少数病人因中枢浸润所致的临床表现而首诊。

四、实验室检查及其临床意义

（一）怀疑NHL时应首选快速、简便并可能明确诊断的检查

骨髓涂片、胸腹腔积液及脑脊液离心涂片找肿瘤细胞并可作免疫表型分析及细胞遗传学分析，并能据此作出明确诊断。如不能明确诊断时应及时作病理活检。

（二）免疫表型

肿瘤细胞免疫表型分析对NHL的诊断及分型有重要意义。实体瘤组织及体液中的肿瘤细胞均可作为分析标本。常用的标记至少应包括LCA、L26（CD20）、CD79a、UCHL1（CD45RO）、CD3、TdT、CD30等，儿童各型NHL常用标记见表16-9。

表16-9 儿童各型NHL常用标记

病理类型	亚型	免疫表型标记
淋巴母细胞型	Pre-T型	LCA+，UCHL1+，CD1a+/-，CD3+/-，CD7+，TdT+
	Pre-B型	LCA+，CD20+，C79a+/-，CD10+/-，CD19+，TdT+
Burkitt's（样）型	B细胞型	LCA+，CD20+，C79a+/-，CD10+/-，CD19+，CD22+，SIgM+/-
大细胞型淋巴瘤	间变型（T型）	CD30+，EMA+/-，ALK+/-，其它T细胞型标记
	外周T型或大B型	T或B细胞型标记

（三）分子生物学检查

完整的 NHL 诊断及分型应包括细胞遗传学及分子生物学检查。淋巴母细胞性淋巴瘤有与肿瘤细胞发育状态相平衡的 T 细胞受体相关基因克隆性重排，如 Tδ、Tγ、Tα、Tβ 基因重排。Burkitt's 淋巴瘤常见 t(2;8)，t(8;14)或 t(8;22)。间变型大细胞性淋巴瘤常见有 t(2;5)，NMP-ALK 融合基因。这些分子生物学检查在病理形态和免疫表型诊断有困难时具有重要的辅助诊断意义。

（四）分期检查

应包括骨髓涂片或活检、头颅及胸腹影像学检查（选择性 CT、MRI、B 型超声或 X 线平片）、脑脊液离心甩片找肿瘤细胞、全身骨扫描，通过这些检查确定肿瘤浸润范围并据此作出临床分期。

五、分期

NHL 的诊断应包括分期，确定分期后才能使病人接受合理的治疗。儿童 NHL 较常用 St. Jude 分期（表 16－10），这一分期源于 Ann Arbor 霍奇金淋巴瘤分期系统。

表 16－10　St. Jude 非霍奇金淋巴瘤分期系统

分期	定义
Ⅰ期	单个肿块（结外）或单个解剖区（淋巴结）受累，除外纵隔及腹部起源
Ⅱ期	横隔同一侧的病变，单个肿块（结外）伴有区域淋巴结浸润
	A：≥2 个淋巴结区病变
	B：2 个结外病变，伴或不伴局部淋巴结浸润
	胃肠道原发（通常为回盲部）伴或不伴系膜淋巴结浸润，基本完全切除
Ⅲ期	横隔二侧有病变
	A：2 个单发性肿块（结外）
	B：≥2 个淋巴结区
	所有原发于胸腔的病变
	所有广泛的未完全切除的腹腔病变
	所有脊椎旁或硬膜外肿瘤
Ⅳ期	有中枢浸润或骨髓浸润

六、合理治疗及用药

根据不同分型及分期，采用不同治疗方案。规模性多中心协作治疗方案已逐步取得了药物组合、给药方式、剂量强度、治疗时间等经验，因此对儿童 NHL 应强调进入临床协作治疗方案，以得到最合理的治疗。治疗手段包括手术、放疗和化疗，各自的作用和重要性不同，应合理选用。

（一）急诊合理治疗

儿童 NHL 临床进展较快，应将之视作急诊，尽快完成各项检查明确诊断。以下情况需急诊处理：

1. 上腔静脉压迫综合征：巨大纵隔肿块伴有气道及上腔静脉压迫症状，此时常急而重，如不及时处理短期内即可死亡。如此时尚未明确诊断，又无可作病理活检的外周肿大淋巴结，细胞学检查（如骨髓及体液）也不能诊断时，可紧急采取纵隔镜活检或胸骨旁切口活检。如此时有危及生命的现象，全身麻醉过于危险，影像学检查符合 NHL，为抢救生命可给予紧急化疗，常用药物为环磷酰胺 300～500mg/m^2、长春新碱 1.5mg/m^2 和糖皮质激素、[如氢化考的松 5～10mg/（kg·d）]；同时给予肿块在下、腔静脉和气道在上的体位以改善症状。儿童 NHL 对化疗十分敏感，施行化疗 12～24 小时后多数病人的压迫症状就可能得到改善，病情稍稳定后再行活检（24～48 小时后），这种情况下，由于受化疗影响组织细胞学判断可能出现困难。有胸膜腔积液或心包积液时可穿刺作细胞学诊断，并可引流改善症状。

2. 肿瘤细胞溶解综合征　由于儿童 NHL 对化疗十分敏感，因此化疗后短期内肿瘤细胞大量溶解，分解代谢增加，尿酸形成增多，当超过肾脏的排泄阈值时可引起高尿酸血症，尿酸可在肾小管内形成结晶而阻塞肾小管，临床上出现少尿、无尿、肾功能不全。同时细胞破坏释放出 K^+、P^{2-}，可导致高血 K^+、高 P^{2-} 和低血 Mg^{2+}、低血 Ca^{2+}。大量包括组织凝血活酶的细胞内溶物释放也可促发 DIC。这一系列的病理生理变化所致的临床表现称为肿瘤细胞溶解综合征，严重时可致生命危险。为避免发生肿瘤细胞溶解综合征，对肿瘤负荷较大的患儿，应先采用 3～7 天低强度化疗（引导化疗），使肿瘤细胞不在短期内过度溶解，常用药物为环磷酰胺 300～500mg/m^2、长春新碱 1.5mg/m^2 和糖皮质激素，同时给予水化 2000～3000ml/m^2，帮助过多的细胞溶解产物排泄；给予别嘌呤醇 10mg/(kg·d) 抑制过多的尿酸形成；5%碳酸氢钠 5ml/(kg·d) 碱化尿液减少尿酸结晶形成；密切监护和维持水电解质酸碱平衡，避免和及时处理肿瘤细胞溶解过快造成的高 K^+、低 Ca^{2+}、低 Mg^{2+}。刚开始治疗时输入液体多，可致原有的胸腹腔积液增多，必要时可留置导管引流。出入量不平衡或少尿时注意利尿。如发生 DIC 应尽早给予肝素 0.25～1mg/(kg·q6h) 治疗。

（二）放疗的合理应用

儿童 NHL 是一种全身性疾病，放疗在儿童 NHL 治疗中作用十分有限，这一点已得到公认，因此首先要明确对所有分期及组织学类型局部放疗不是其主要的治疗手段。临床研究已表明对于局限性病变化疗效果优于放疗，化疗同时加用放疗在 NHL 中并不改善预后，头颅预防性放疗也可由鞘注化疗来替代，放疗有肯定的近期及远期毒副作用，因此对儿童 NHL 除中枢浸润、脊髓肿瘤压迫症、化疗后局部残留病灶、姑息性治疗等特殊情况外，不推荐放疗。

（三）合理的手术目的与方式

在儿童 NHL 中，手术不像其它实体瘤中那样重要，单纯采用手术时长期无病生存率很低，手术主要用于下列情况：

1. 除手术活检外，无其它方法（如骨髓、脑脊液、胸腹腔渗出液细胞学检查）可明确诊断并作免疫分型时考虑活检术，如肿块较小并为局限性病变，可将肿块完全切除。

2. 急腹症：出现如肠套叠、肠梗阻、阑尾炎可疑、肠穿孔、严重的胃肠道出血等外科急腹症时。

3. 二次活检：化疗 3～6 个疗程后有稳定残留病灶时，可考虑再次活检（手术），明确残留肿块中有无残留的肿瘤细胞，虽然手术本身可能对改变预后作用有限，但为进一步合理治疗提供有效依据。

4. 如无条件化疗，即使无急腹症，对于局限性疾病可采用手术治疗，但复发率很高。

5. 估计肿块不能完全切除时应仅做活检，不主张大手术切口作肿瘤部分或大部分切除术。

（四）化疗

是治愈儿童 NHL 的主要手段，以多药联合化疗为原则，对不同分期、不同组织细胞学类型或免疫分型应采用不同的治疗方案。对 B 细胞型（小无裂型）应采用强烈、反复、短期治疗的策略，延长治疗期并不改善预后，强调采用 1～2 个足量烷化剂与大剂量的抗代谢药物（MTX，Ara-C）联合应用。治疗期根据分期而定，一般为 3～6 个疗程。对 T 细胞型（淋巴母细胞型）采用类似 ALL 的方案，烷化剂的作用较小，化疗应持续 18 个月以上。大细胞型 NHL 对 B 和 T 细胞方案均敏感，如采用 B 细胞方案可相应缩短疗程。除局限性疾病外（Ⅰ期），所有 NHL 必须作中枢浸润预防。

（五）靶向治疗

已经在临床应用较为成熟的为抗-CD20 抗体（商品名 美罗华），目前主要应用于表达 CD20 抗原的低度恶性或难治性 NHL，与化疗联合应用可增加疗效，在成人低度恶性 NHL 中已得到证实。由于初发儿童 NHL 多数为高度恶性，肿瘤负荷较大，但对化疗十分敏感，合理的常规化疗下预后良好，因此美罗华不作为一线治疗药物，在有 CD20 抗原表达的低度恶性和复发病人中可考虑应用。

附儿童 NHL 治疗参考方案

一、成熟 B 细胞型（或形态学为 Burkitt's 型）非霍奇金淋巴瘤治疗方案

（一）适应证

1. 成熟 B-细胞性 NHL（病理形态常为 Burkitt's 型、Burkitt's 样型或小无裂型 NHL）。

2. 成熟 B-ALL，即 FAB 分型为 L3，肿瘤细胞表达 SIgM 或/和 λκ 轻链，或肿瘤细胞有 t(8;14)、t(8;22)，t(8;2)。

3. 大细胞间变型。

（二）分组及治疗计划

1. 分组

R1 组　完全缓解（即手术已完全切除肿块），LDH 正常。

R2 组　LDH 小于正常值 2 倍的Ⅰ，Ⅱ期，孤立性骨病灶。

R3 组　Ⅲ，Ⅳ期，或 LDH 大于正常值 2 倍。

R4 组　2 个疗程未获完全缓解者。

2. 治疗计划（同时符合二个组别条件时，选相对强一级化疗方案），见图 16－1。

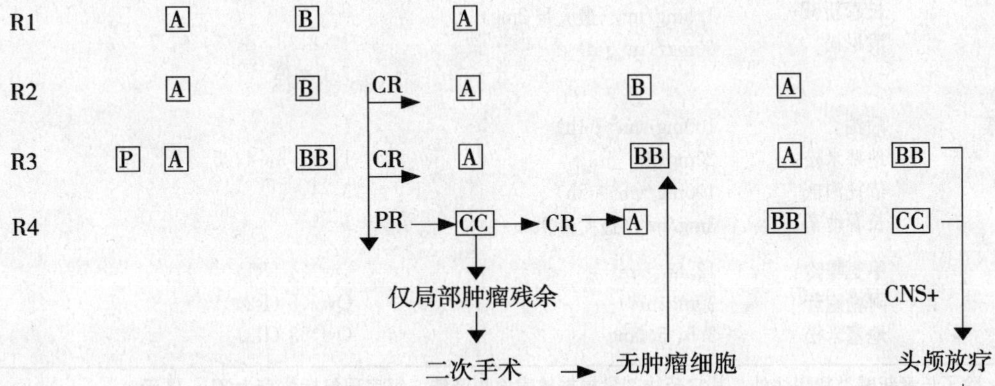

图 16－1　B-NHL 治疗计划

（三）化疗方案，见表16-11

表16-11 B-NHL化疗方案

	药物	剂量	给药时间（第X天）
诱导治疗P（BM<25%）	环磷酰胺	500mg/(m²·2h)	1
	长春新碱	1.5mg/(m²·iv) 最大量2mg)	1
	泼尼松	45mg/(m²·d)	1，2，3，4，5，6，7
诱导治疗P（BM>25%）	长春新碱	1.5mg/(m²·iv)（最大量2mg)	1，8，15，22
	泼尼松	45mg/(m²·d)	1～28，7天减停
	阿霉素	30mg/(m²·2h)	1，8，15
	门冬酰胺酶	10000U/m²（美国产，日本产X 0.7)	5，7，9，11，13，15，17，19
A方案	环磷酰胺	800mg/(m²·2h)	1
		200mg/(m²·2h)	2，3，4
	长春新碱	1.5mg/(m²·iv)（最大量2mg)	1，8，15
	阿霉素	20mg/(m²·2h)	1，2
	阿糖胞苷*	500mg/（m²·q12h)	1
	泼尼松	60mg/(m²·d)	1，2，3，4，5，6，7
B方案	异环磷酰胺	1200mg/(m²·2h)	1，2，3，4，5
	美安	300mg/(m²·h0，2，5)	1，2，3，4，5
	依托泊甙	60mg/(m²·2h)	1，2，3
	甲氨喋呤	300mg/(m²·3h)	1
	长春新碱	1.5mg/(m²·iv)（最大量2mg)	8
	泼尼松	60mg/(m²·d)	1，2，3，4，5，6，7 7天减停
BB方案	异环磷酰胺	1200mg/(m²·2h)	1，2，3，4，5
	美安	300mg/(m²·h0，2，5)	1，2，3，4，5
	依托泊甙	60mg/(m²·2h)	1，2，3
	甲氨喋呤**	3000mg/(m²·12h)	1
	四氢叶酸钙	12mg/（m²·36h）起q6hx4 iv	
	甲氨喋呤/鞘注	12.5mg/m²（最大12.5mg)	1
	阿糖胞苷/鞘注	30mg/m²（最大量45mg)	1
	地塞米松/鞘注	≤3y 2.5mg，>3y 5.0mg	1
	长春新碱	1.5mg/m²（最大量2mg)	8
	泼尼松	60mg/(m²·d)	1，2，3，4，5，6，7 7天减停
CC方案	顺铂	100mg/(m²·4h)	1
	地塞米松	20mg/m²	1，2，3，4，5
	依托泊甙	100mg/(m²·2h)	3，4，5
	长春地辛	3mg/m²（最大量4mg)	1
鞘注***	甲氨喋呤	12.5mg/m²	Qw×4 (R1)
	阿糖胞苷	30mg/m²	Qw×6 (R2)
	地塞米松	2.5，5.0mg	Qw×8 (R3)

注：除了长春新碱类和鞘注外，其它药物剂量根据体表面积调整。每疗程包括休疗为21～28天

* 第一疗程后增加至1500mg/m²。

** 10% iv 30'，90% 11.5h，36h后四氢叶酸钙（CF）解救，剂量根据甲氨蝶呤血浓度调整，48小时MTX浓度应<1μmol/L，1～2 μmol/L时CF剂量为24mg/m²，Q6H；2～3 μmol/L时CF剂量为36mg/m²，以此类推。72小时MTX浓度应<0.1μmol/L，0.1～0.2 μmol/L时CF剂量为24mg/m²，0.2～0.3 μmol/L时CF剂量为36mg/m²，以此类推，直至<0.1μmol/L。无MTX血浓度检测条件或化疗经验有限的治疗单位应将BB方案改为B方案。

*** 从治疗第一天开始，CNS（+）者隔天鞘注直至正常，接着一周2次，共8次，然后每月一次鞘注。治疗结束时行中枢放疗（1800cGy）。

二、T细胞型（或形态学为淋巴母细胞型）非霍奇金淋巴瘤治疗方案

（一）适应证

1. T-细胞型 NHL（病理形态为淋巴母细胞型）。

2. 前 B 或早前型 NHL（病理形态常为淋巴母细胞型）。

（二）分组及治疗计划

1. 分组

R1 组　完全缓解（即手术已完全切除肿块）、Ⅰ期，LDH 小于正常值 2 倍。

R2 组　Ⅰ期，LDH 大于正常值 2 倍。Ⅱ期及孤立性骨病灶。

R3 组　Ⅲ，Ⅳ期。

2. 治疗计划，见图 16－2。

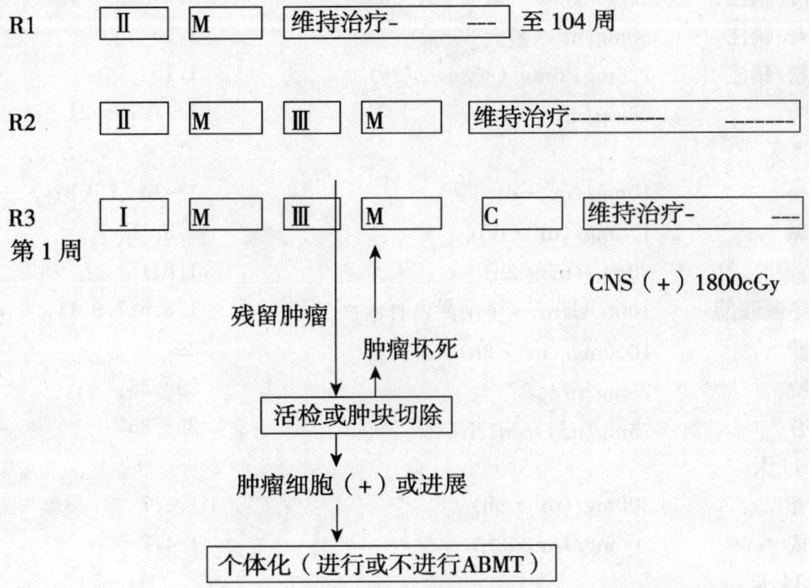

图 16－2　T－NHL 治疗计划

（三）化疗方案：见表 16－12

表 16－12　T－NHL 化疗方案

	药物	剂量	给药时间（第 X 天）
Ⅰ方案	泼尼松	45mg/(m² · d)	1～28，7 天减停
	长春新碱	1.5mg/(m² · iv)	1,8,15,22
	阿霉素	30mg/(m² · 2h)	5,12,19
	左旋门冬酰胺酶	10000U/m²（美国产，日本产 X 0.7）	5,7,9,11,13,15,17,19
	环磷酰胺	750mg/(m² · 2h)	29,43,57
	硫鸟嘌呤	75mg/m² 睡前口服	29～35,43～49,57～63
	阿糖胞苷	2000mg/（m² · q12h)	29～30,43～44,57～58
	休疗约 14 天		

续表

	药物	剂量	给药时间（第X天）
Ⅱ方案	泼尼的松	45mg/(m^2·d)	1～28，7天减停
	长春新碱	1.5mg/(m^2·iv)	1,8,15
	阿霉素	30mg/(m^2·2h)	1,8,15
	左旋门冬酰胺酶	10000U/m^2（美国产，日本产X 0.7）	1,3,5,7,9,11
	环磷酰胺	1000mg/(m^2·2h)	29
	硫鸟嘌呤	75mg/m^2睡前口服	29～35
	阿糖胞苷	75mg/m^2/sc/q12h	29～35
	休疗约14天		
M方案	甲氨蝶呤*	3000mg/(m^2·12h)	1,15
	四氢叶酸钙	12mg/m^2/36h起q6hx4 iv	
	甲氨蝶呤/鞘注	12.5mg/m^2（最大12，5mg）	1,15
	阿糖胞苷/鞘注	30mg/m^2（最大50mg）	1,15
	地塞米松/鞘注	2.5mg，5mg（<3y，>3y）	1,15
	硫鸟嘌呤	75mg/m^2	1～7,15～21
	休疗约7天		
Ⅲ方案	地塞米松	10mg/(m^2·d)	1～14，7天减停
	长春新碱	1.5mg/(m^2·iv)	1,8,15
	阿霉素	30mg/(m^2·2h)	1,8,15
	左旋门冬酰胺酶	10000U/m^2（美国产，日本产X 0.7）	1,3,5,7,9,11,
	环磷酰胺	1000mg/(m^2·2h)	29
	硫鸟嘌呤	75mg/m^2	29～35
	阿糖胞苷	75mg/m^2/sc/q12h	29～35
	休疗约14天		
C方案	阿糖胞苷	300mg/(m^2·2h)	1,4,7
	依托泊甙	200mg/(m^2·2h)	1,4,7
	休疗约14天		
维持治疗（至第104周或第112周）	甲氨喋呤**	20mg/m^2/w/po或im	
	硫鸟嘌呤**	50mg/(m^2·d) 睡前po	
	长春新碱	1.5mg/m^2/q4w	
	泼尼松	45mg/m^2/d·每4周用7天	
鞘注***	甲氨喋呤	12.5mg/m^2（最大12，5mg）	Qw x 4（R1）
	阿糖胞苷	30mg/m^2（最大50mg）	Qw x 6（R2）
	地塞米松	2.5mg，5mg（<3y，>3y）	Qw x 8（R3）

注：除了长春新碱和鞘注外，所有药物剂量根据体表面积调整。如果中途放弃治疗，则尽量鼓励能继续给予维持治疗。

*　36h后四氢叶酸钙解救，根据48h甲氨蝶呤血浓度调整解救剂量，48小时MTX浓度应<1μmol/L，1～2 μmol/L时CF剂量为24mg/m^2，Q6H；2～3 μmol/L时CF剂量为36mg/m^2，以此类推。72小时MTX浓度应<0.1μmol/L，0.1～0.2 μmol/L时CF剂量为24mg/m^2，0.2～0.3 μmol/L时CF剂量为36mg/m^2，以此类推，直至<0.1μmol/L。

**　药物剂量根据白细胞数调整，使白细胞数维持在2500～3000/ml。维持期间无休疗。

***　从治疗第一天或外周血肿瘤细胞消失开始。CNS（+）者隔天鞘注直至正常，接着一周2次共8次，然后每月一次鞘注。维持治疗开始时进行中枢放疗（1800cGy）。放疗结束及所有在维持治疗中的患儿每3个月鞘注一次。

三、国际上常用方案

国际上 NHL 大协作组有 COG、BFM、NCI 等，本文介绍 BFM 方案，共参考。

（一）成熟 B-NHL　BFM-95 方案

1. 治疗计划，见图 16－3

Risk Group	Definition	Therapy Courses
R1	Stage Ⅰ+Ⅱ, completely resected	[A] [B]
R2	Stage Ⅰ+Ⅱ, not resected Stage Ⅲ and LDH<500 U/L	[V A] [B] [A] [B]
R3	Stage Ⅲ and LDH≥500-<1000 U/L Stage Ⅳ+B-AL and LDH <1000 U/L and CNS-neg.	[V AA BB CC AA BB]
R4	Stage Ⅲ+Ⅳ+B-AL and LDH ≥1000 U/L or/and CNS-pos.	[V AA BB CC AA BB CC]

图 16－3　B－NHL BFM－95 方案计划图

2. 化疗方案及用药安排见表 16－13

表 16－13　B－NHL BFM－95 方案药物组成及剂量

药物	剂量	用药时间（第～天）				
		1	2	3	4	5
Prephase V						
Dexamethasone orally/IV	～～ mg/m²	5	5	10	10	10
Cyclophosphamide IV 1 h	200 mg/m²	x	x			
Methotrexate IT	12 mg	x				
Cytarabine IT	30 mg	x				
Prednisolone IT	10 mg	x				
Course A						
Dexamethasone orally/IV	10 mg/m²	x	x	x	x	x
Vincristine IV	1.5 mg/m²	x				
Ifosfamide IV 1 h	800 mg/m²	x	x	x	x	x
Cytarabine IV 1 h	150 mg/m²				x—x**	x—x**
Etoposide IV 1 h	100 mg/m²				x	x
Methotrexate IV	1 g/m²	x				
Methotrexate IT	12 mg	x				
Cytarabine IT	30 mg	x				
Prednisolone IT	10 mg	x				

续表

药物	剂量	用药时间（第～天）				
		1	2	3	4	5
Course B						
Dexamethasone orally/IV	10 mg/m^2	x	x	x	x	x
Vincristine IV	1.5 mg/m^2	x				
Cyclophosphamide IV 1 h	200 mg/m^2	x	x	x	x	x
Doxorubicin IV 1 h	25 mg/m^2				x	x
Methotrexate IV	1 g/m^2	x				
Methotrexate IT	12 mg	x				
Cytarabine IT	30 mg	x				
Prednisolone IT	10 mg	x				
Courses AA and BB						
Methotrexate IV	5 g/m^2	x				
Methotrexate IT	6 mg	x				x
Cytarabine IT	15 mg	x				x
Prednisolone IT	5 mg	x				x
Course CC[‡]						
Dexamethasone orally/IV	20 mg/m^2	x	x	x	x	x
Vindesine IV	3 mg/m^2	x				
Cytarabine IV 3 h	3 g/m^2	x—x	x—x			
Etoposide IV 2 h	100 mg/m^2			x—x	x—x	x
Methotrexate IT	12 mg					x
Cytarabine IT	30 mg					x
Prednisolone IT	10 mg					x

Blood，Vol. 105，Issue 3，948-958，February 1，2005

（二）T-NHL、前 B-NHL（淋巴母细胞型）/ALL BFM-95 方案

1. 治疗计划，见图 16－4

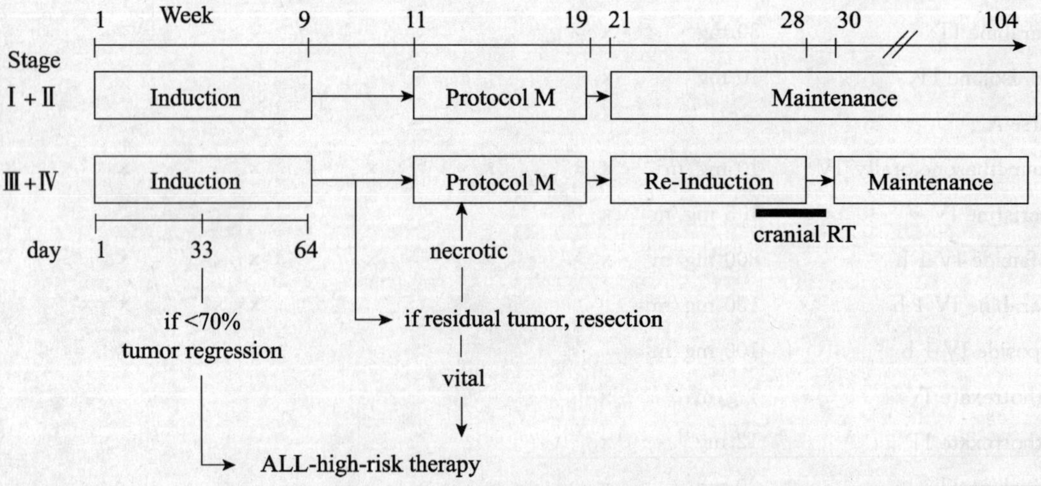

图 16－4 T－NHL、前 B－NHL/ALL BFM 方案计划图

2. 化疗方案及用药安排见表 16－14

表 16－14 T－NHL、前 B－NHL/ALL BFM 95 方案药物组成及剂量

药物	剂量	用药时间(第～～天)
Induction protocol I		
Prednisone (orally)	60 mg/m^2	1～28, then taper over 3×3 days
Vincristine (iv)	1.5 mg/m^2 (max 2mg)	8, 15, 22, 29
Daunorubicin (iv over 1h)	30 mg/m^2	8, 15, 22, 29
L-Asparaginase (iv over 1h)	10000 IU/m^2	12, 15, 18, 21, 24, 27, 30, 33
Cyclophosphamide(iv over 1h)	1000 mg/m^2	36, 64
Cytarabine (iv)	75 mg/m^2	38～41, 45～48, 52～55, 59～62
6-Mercaptopurine (orally)	60 mg/m^2	36～63
Methotrexate (it)	12 mg	1, 15, 29, 45, 59
Protocol M		
6-Mercaptopurine (orally)	25 mg/m^2	1～56
Methotrexate	5 g/m^2	8, 22, 36, 50
Methotrexate (it)	12 mg	8, 22, 36, 50
Reinduction protocol II		
Dexamethasone (orally)	10 mg/m^2	1～21, then taper over 3×3 days
Vincristine (iv)	1.5 mg/m^2 (max 2 mg)	8, 15, 22, 29
Doxorubicin (iv over 1 h)	30 mg/m^2	8, 15, 22, 29
L-Asparaginase (iv over 1 h)	10 000 IU/m^2	8, 11, 15, 18
Cyclophosphamide (iv over 1 h)	1000 mg/m^2	36
Cytarabine (iv)	75 mg/m^2	38～41, 45～48
6-Thioguanine (orally)	60 mg/m^2	36～49
Methotrexate (it)	12 mg	38, 45

Blood, Vol 95 Isseue 2, 416-421, January 15, 2000

（汤静燕）

参考文献

1. Woessmann W, Seidemann K, Mann G, et al. The impact of the methotrexate administration schedule and dose in the treatment of children and adolescents with B-cell neoplasms: a report of the BFM Group Study NHL-BFM95. Blood, 2005, Feb 1; 105 (3): 948-58. Epub 2004 Oct 14
2. Laver JH, Mahmoud H, Pick TE, et al. Results of a randomized phase III trial in children and adolescents with advanced stage diffuse large cell non-Hodgkin's lymphoma: a Pediatric Oncology Group study. Leuk Lymphoma, 2002, Jan; 43 (1): 105-9
3. Grenzebach J, Schrappe M, Ludwig WD, et al. Favorable outcome for children and adolescents with T-cell lymphoblastic lymphoma with an intensive ALL-type therapy without local radiotherapy. Ann Hematol, 2001, 80 Suppl 3: B73-6

4. Laver JH, Mahmoud H, Pick TE, et al. Results of a randomized phase III trial in children and adolescents with advanced stage diffuse large cell non Hodgkin's lymphoma: a Pediatric Oncology Group study. Leuk Lymphoma, 2001, Jul; 42 (3): 399-405
5. Seidemann K, Tiemann M, Schrappe M, et al. Short-pulse B-non-Hodgkin lymphoma-type chemotherapy is efficacious treatment for pediatric anaplastic large cell lymphoma: a report of the Berlin-Frankfurt-Munster Group Trial NHL-BFM 90. Blood, 2001, Jun 15; 97 (12): 3699-706
6. Kluin-Nelemans HC, Zagonel V, et al. Standard chemotherapy with or without high-dose chemotherapy for aggressive non-Hodgkin's lymphoma: randomized phase III EORTC study. J Natl Cancer Inst, 2001, Jan 3; 93 (1): 4-5
7. Atra A, Imeson JD, Hobson R, et al. Improved outcome in children with advanced stage B-cell non-Hodgkin's lymphoma (B-NHL): results of the United Kingdom Children Cancer Study Group (UKCCSG) 9002 protocol. Br J Cancer, 2000, Apr; 82 (8): 1396-402
8. Reiter A, Schrappe M, Ludwig WD, et al. Intensive ALL-type therapy without local radiotherapy provides a 90% event-free survival for children with T-cell lymphoblastic lymphoma: a BFM group report. Blood, 2000, Jan 15; 95 (2): 416-21
9. Reiter A, Schrappe M, Tiemann M, et al. Improved treatment results in childhood B-cell neoplasms with tailored intensification of therapy: A report of the Berlin-Frankfurt-Munster Group Trial NHL-BFM 90. Blood, 1999, Nov 15; 94 (10): 3294-306

第 17 章 血管瘤和血管畸形

血管瘤（Hemangomas）是婴幼儿最常见的良性肿瘤之一，传统上将血管瘤按其病理结构分为毛细血管瘤（Hemangomas Capillanisum）、海绵状血管瘤（Hemangomas Cavernosam）、蔓状血管瘤（Hemangomas racemosun），但这种分类难以准确反应血管瘤的生物特性，疾病的演变过程和临床特点。20 世纪 80 年代初，Mulliken 等应用组织培养、自体放射造影、免疫荧光测定、组织超微结构观察等技术，依据血管内皮细胞特征将传统意义上的血管瘤病变分为二大类，即血管瘤和血管畸形（Vascular malformation）。血管瘤是以血管内皮细胞活跃增殖为特征的胚胎性良性肿瘤，多可自然消退，而血管畸形为毛细血管，小动脉、小静脉的异常扩张，但内皮细胞无异常增生，多不可自然消退。

血管瘤占全部软组织肿瘤中的 28%，良性软组织肿瘤的 32%。在新生儿期发病率为 10%左右，早产儿且体重<1000 克发病率达 20%。女性和男性发病比例为 3～5：1，而血管畸形性别发病比例则无明显差别。

一、病因

尽管对血管瘤及相关领域的研究取得进展，但到目前为止，其确切的发病机制仍不十分清楚，但同下列因素有关。

1. 内皮细胞增殖与凋亡

血管内皮细胞过度增生是血管增殖最具特征性的变化，也是血管瘤发生、发展的基础。实验证明，在进行血管内皮细胞培养时血管瘤内皮细胞比正常组织血管内皮细胞更易生长，并可见到血管形成现象，提示血管内皮细胞增生状态的改变是导致血管瘤发生、发展的因素。在血管瘤的不同生长阶段，其内皮细胞的标志物的反应各不相同。增生期，肿瘤组织毛细血管大量增生，血管内皮细胞核抗原（proliferating cell nuclear antigen，PCNA）、Ⅳ型胶原酶（Ⅳcollagenase）、血管内皮生长因子（vascular endothelial growth factor，VEGF）、血管内皮细胞碱性成纤维母细胞生长因子（basic fibroblast growth factor，bFGE）高度表达，它们通过不同的方式促进内皮细胞增殖。在肿瘤消退期，金属蛋白酶抑制因子（tissue inhibitor of metallo proteinase，TIMP）、CD31、C-myc 高度表达，其作用是抑制内皮细胞的增殖，促进细胞的凋亡。

研究表明，未发育成熟的内皮细胞较正常的内皮细胞具有更强的增殖能力。增生期血管瘤内皮细胞呈幼稚型表达，具有强烈的分裂增殖能力和活跃的局部合成分泌各种血管形成因子的功能。增长期内血管瘤内皮素增多，高于退化期和退化完成期，说明增生期血管瘤内幼稚的内皮细胞具有活跃的合成和分泌内皮素的功能，而局部的内皮素水平高低与血管瘤的增长与退化有明显关系。有一种假说认为，血管瘤来自胎盘的内皮细胞，在胎儿期绒毛膜内皮细胞栓子可通过正常胎儿的右向左分流循环途径到达胎儿体内，并在组织中生长。研究发现血管瘤的内皮细胞具有某些只表达胚胎和胎儿内皮细胞及血液组织屏障抗原决定基。这一假说可以解释为什么相当多的血管瘤发生于新生儿期。有研究显示怀孕期间曾进行绒毛膜活检者所产婴儿的血管瘤发生几率明显升高，也印证了这一假说。

肥大细胞在血管瘤的病程演变过程中的作用是明显的，肥大细胞能分泌多种刺激内皮细胞迁移、增殖及新血管形成的细胞因子，如肝素、组胺等，促使血管瘤快速增大，但在消退期中肥大细胞数量及密度却明显增加，提示肥大细胞亦能促进血管瘤消退，在糖皮质激素促消退治疗的血管瘤中肥大细胞较未治疗的血管瘤高 4 倍，其在血管瘤的发病、增殖、消退中的作用可能有双重性。

血管瘤在各阶段都有凋亡现象，且消退期的凋亡水平较高。退化期血管瘤的凋亡是增殖期的 3～5 倍，凋亡的血管瘤细胞中至少 1/3 为内皮细胞，凋亡在血管瘤消退过程中发挥主要作用。

2. 雌激素水平增高

血管瘤是雌激素作用的靶组织之一，临床发现，妇女孕期出现的皮肤血管瘤常在分娩后自行消退，且与血浆雌二醇水平的波动有关。有学者发现草莓状血管瘤患儿血浆雌二醇水平较正常儿童高出 4 倍，且肿瘤中雌激素受体显著高于正常皮肤血管组织。雌激素可促进血管内皮细胞的增殖、扩张微血管，应用皮质类固醇激素能有效控制血管瘤的增殖就是因为该治疗能明显降低雌激素受体水平及竞争雌激素的结合部位，抑制雌激素对细胞增殖的促进作用。

3. 遗传和基因

一般认为婴幼儿血管瘤没有家族聚集性，但调查发现在不同人种、性别和早产低体重儿与正常婴儿之间的患病率存在明显差异，这反应可能受到遗传和各种宫内宫外因素影响。有研究发现血管瘤的内皮细胞存在非随机的 X 染色体失活，因此认为血管瘤细胞属于克隆性增殖。还发现血管瘤细胞染色体 5q 有杂合性缺失，认为位于 5q 血管内皮生长因子受体 3 的编码基因发生突变可能与血管瘤突变有关。这种突变引起血管生长因子或其受体调节失常，使血管内皮细胞迅速增生。染色体 5q 存在抑制血管形成的基因，基因的缺失将导致其突变，从而形成血管瘤。

另外，巨细胞病毒感染在婴幼儿血管瘤的发生中可能起一定作用。有资料显示，母孕期病毒感染与婴幼儿血管瘤的发生密切相关，其所生婴儿血管瘤的发病率明显升高。

二、分类

血管瘤是以血管内皮细胞活跃增殖为特征的胚胎性良性肿瘤，临床上草莓状血管瘤，绝大多数海绵状血管瘤和混合性血管瘤均属此类。血管瘤的自然病程通常包括快速增殖期（0～1 岁），消退期（1～5 岁）和消退完成期（5～10 岁）三个阶段，血管瘤的自然消退率在 75%～98%之间，50%的患者瘤体在 5 岁时可完全消退。70%的血管瘤发生于头颈部，除多发于体表软组织外，血管瘤亦可见于消化系统，如肝、小肠、结肠及泌尿系统如膀胱、尿道等处。巨大血管瘤可引起高排出量心衰以及 Kasabach-Merritt 综合征（巨大血管瘤伴血小板减少综合征，KMS）。

血管畸形是随患儿年龄增长，并且有正常内皮细胞生物特性的一种血管病变，临床上的葡萄酒色斑、蔓状血管瘤，极少部分的海绵状血管瘤均属此类。血管畸形多可出生时发现，以后随年龄增长而按比例生长，无突然增大的病史、不会自然消退。

三、病理及临床表现

1. 草莓状血管瘤　主要由毛细血管增生引起，位于真皮浅层，由扩张、迂回的毛细血管网组成。血管壁由单层内皮细胞组成，外层缺少肌纤维和弹力纤维，血管内充满血液，常高出皮肤，境界清楚，色鲜红或暗红，表面呈颗粒状或皱褶状，压之可退色。

2. 海绵状血管瘤　由许多充满血液的扩张腔隙或窦所组成，腔壁上覆有单层内皮细胞，腔隙间有一层菲薄的纤维组织条索或少许平滑肌纤维分隔成海绵状，或包膜完整或界限不清，不仅好发于皮肤，而且常侵入皮下组织、肌肉和内脏。皮下较表浅的肿瘤可见到局部隆起，皮肤现蓝色，可与毛细血管瘤同时存在，故称为混合性血管瘤。

3. 葡萄酒色斑　主要由毛细血管瘤网扩张产生，呈淡红色斑，不高出皮肤，出生后即显著地出现在体表，形态不规则。

4. 蔓状血管瘤　由极度扩张，管径大小不等的迂曲血管群组成，小动脉和小静脉间相互沟通，局部可有搏动震颤，皮肤温度增高，受累部位可变粗大，隆起变形，如肢体可增长、增粗。

约 10%的血管瘤发生于体内重要部位，眼眶部血管瘤多合伴斜视、散光及屈光不正，严重者可失明，视力障碍 2 周可能成为不可逆的损害。头面部血管瘤（胡须分布区域）约 1/3 伴声门下血管瘤，其部位隐蔽，当血管瘤增长时会阻碍呼吸道的通畅，造成呼吸困难，严重者危及生命。KMS 因血小板减少所致出血性疾病，KMS 常发生在几周龄婴儿，表现为急性出血，皮肤瘀点、瘀斑、瘤体迅速增大，张力增加，表皮发亮。肝脏血管瘤一般无症状，即使大血管瘤一般也无症状，当肿瘤增大牵拉肝包膜或压迫胃肠道等邻近组织器官时可有上腹隐痛，餐后饱胀，恶心呕吐等。当肿瘤内急性出血，血栓形成或肝包膜炎症反应时，腹痛剧烈，可伴发热和肝功能异常，因肿瘤巨大，心排出量增加，充血性心力衰竭是肝脏血管瘤的主要死亡原因。消化道和泌尿道血管瘤的主要临床表现是梗阻及出血。

血管瘤早期增大迅速，造成皮肤营养障碍，皮肤变薄，使肿瘤易破损，出血及感染。

四、诊断

葡萄酒色斑和草莓状血管瘤可从临床表现确定诊断，海绵状血管瘤和症状不典型的蔓状血管瘤，可作细针穿刺，抽出血液即可确诊。但为了明确病变侵犯的范围及鉴别血管瘤和血管畸形，可结合患儿的具体情况，合理采用彩色多普勒超声，血管造影、CT、MRI、MRA、核素检查等，均有临床价值。

五、治疗

血管瘤种类繁多，治疗方法也多种多样，应根据病变的类型，生长的部位，患儿的具体情况综合考虑。大多数血管瘤可以完全消退而不需任何处理，应消除家长的紧张心理，与家长密切配合，密切观察。10%～20%的病例发展成有功能影响的合并症，3%～5%继续可发生导致影响生命的合并症，有以下情况者需积极处理①气道梗阻；②眶部血管瘤；③口与消化道血管瘤；④双侧耳咽管梗阻（双侧腮腺血管瘤）；⑤Kasabach-Merritt 综合征；⑥先天性心力衰竭（内脏血管瘤）。

血管畸形则主张早期治疗。

（一）内科治疗

1. 皮质类固醇：国内外应用类固醇治疗血管瘤的历史很长，也取得较好的疗效。激素治疗血管的机制目前认为主要是通过诱导血管内皮细胞凋亡及抑制增殖而促血管瘤自然消退，使血管瘤提前进入稳定期和消退期。激素治疗适用于所有类型的血管瘤，尤其是位于头面部、口腔、会阴部等其它治疗方法难以施治的血管瘤。KMS 出血倾向明显，激素治疗成为首选治疗。口服强的松4mg/kg，隔日晨起一次口服，一次总剂量不能超过50mg，共8周，然后逐渐减量，一个疗程10～11周，可用2～3个疗程，每疗程间隔4～6周。除了口服外，采用瘤体内注射的方法也可取得较好的疗效。用曲安缩松4mg和地塞米松5mg，从正常组织进针刺入瘤体一次性注射，瘤体小，年龄小者剂量酌减。注射一次未完全消退者，3个月后可重复注射，剂量同前，最多不超过3次。治疗时年龄越小疗效越显著。静脉注射法主要用于治疗KMS。

皮质类固醇治疗的副作用主要有感染，肾上腺皮质功能减退，满月脸，生长迟缓，皮肤萎缩、瘢痕等。

2. 干扰素：干扰素是弱的血管新生抑制剂，1989年White首次报道应用干扰素治疗血管瘤，此后的研究证明应用干扰素治疗血管瘤使瘤体明显缩小，在激素治疗KMS的同时加用干扰素治疗明显提高了疗效，尤其对应用皮质类固醇治疗无效的病人干扰素是首选。干扰素α的用量多采用300万U/(m^2·d)或300万U/m^2隔日静脉给药。

干扰素治疗不良反应有发热、中性粒细胞减少，转氨酶升高，厌食、腹泻及反复感染。最严重的不良反应是神经系统，表现大动作，发育迟缓，更严重的是挛缩性瘫痪，因此婴幼儿用时应慎重。

3. 硬化剂：硬化剂种类繁多，如5%鱼肝油酸钠、尿素、33%高渗氯化钠、50%葡萄糖、20%水杨酸钠、50%奎宁乌拉坦、沸水、无水酒精、消痔灵液等。其治疗原理为诱发血管内膜炎，导致血栓形成，纤维组织增生，管腔闭塞，使血管瘤萎缩变小。注射法较适用于中小型海绵状血管瘤，既可局部注射也可作为多发性较大血管瘤手术前准备。用平阳霉素替代硬化剂进行治疗也获得一定疗效，平阳霉素可抑制血管内皮细胞增生，促使其消退。但常有患者治疗后出现发热、厌食，过敏反应，严重者可导致休克、肺纤维化，故应严格掌握适应证及用药量。

（二）外科治疗

对于病损不能消退，影响到肢体和器官功能的大病损，或病损不在身体暴露部位的可考虑作外科手术。对蔓状血管瘤术前应经血管造影探明小动静脉瘘的部位和数量后进行结扎和切除手术。对确实一时无法切除的血管瘤可先解剖血管瘤的周围，结扎输入及输出血管瘤的血管，造成瘤体缺血，其缺点是由于侧支循环的建立，通常血管瘤会再生长。

（三）介入治疗

目前，对小儿血管瘤的放射介入治疗已逐步开展，此疗法特别适用于蔓状血管瘤，尤其对于有非常严重的血管瘤及畸形而不能手术的患者，出血严重，高流量的血管畸形以及其它治疗方法无效者都可考虑使用。血管栓塞剂有明胶海绵、弹簧圈、小铜球丸等。其作用机制是将某一段供应血管瘤的血管阻塞，造成血管瘤增生停止和肿块收缩。血管瘤的栓塞治疗的疗效取决于靶血管准确的选择性插管、有效的栓塞以及病变范围大小等关键指标。因此动静脉瘘应进行有效的封堵，封堵后再栓塞血管瘤。无动静脉瘘者先行导管栓塞后再局部硬化剂治疗可取得更好的疗效。使用介入治疗时应控制适应证和避免栓塞剂流入其它器官组织，造成这些器官的缺血坏死，甚至死亡。

（四）激光治疗

在浅表病变中使用已普及。激光器有Nd：YAG激光器，CO_2激光器，Ar^+激光器及铜蒸气激光器等。激光能量被血管内的血红蛋白选择性地吸收，造成血红蛋白凝固，使局部毛细血管出现栓塞，继而栓塞的毛细血管被吸收而达到治疗目的。不同激光波长不同，因此组织穿透能力不同。脉冲染料激光穿透力差，仅用于表浅、面积较小、生长缓慢的血管瘤。

Nd：YAG 和氩离子激光穿透力强，可应用于较深的血管瘤的治疗。

激光治疗的并发症主要是瘢痕形成和皮肤色素减低。

（五）压迫疗法

此方法操作简单、安全有效及价廉。采用持续压迫瘤体，使瘤组织血液排空，破坏内皮细胞，致血栓形成。该方法适用于 KMS 及心力衰竭的巨大血管瘤，尤其是四肢巨大血管瘤。缺点是疗程过长，除四肢外使用受限制。

（六）放射治疗和核素治疗

放射治疗主要^{60}CO 或 4～6MV 的 X 线治疗，较小的血管瘤常用低电压 X 线治疗，较深的皮肤或皮下、软组织中的血管瘤可用电子线。其治疗机制是瘤体照射后引起栓塞性动脉内膜炎。弥漫性硬化及血管周围基质纤维化，使毛细血管阻塞，血管瘤缩小或消失。随着照射剂量的增加，后遗症的发生率也随之增加，小儿的照射剂量一般不宜越过 10Gy。其后遗症主要是皮肤及软组织损伤改变。如皮肤色素脱失或沉着，皮肤瘢痕，甚至发生更严重的后遗症如皮肤癌、肉瘤等。如其它治疗方法有效，应尽量避免在小儿患者中使用放射治疗。

核素治疗常用的放射性核素多为^{32}P 和^{90}SR，对浅表的血管瘤效果较好，但核素的辐射操作应引起重视，必须严格控制辐射剂量，保护易受放射损伤的器官和组织。

（七）铜针治疗

此方法出现于 20 世纪 60 年代，因治疗时间长（铜针留置 1～2 个月）及铜原子的吸收，产生相应毒性反应，故已很少使用。近年采用铜针栓塞术（电栓塞）治疗血管瘤亦取得很好疗效。具体方法是将直径 1～3mm 的铜针直接经皮肤刺入瘤腔或经 B 超引导下刺入瘤腔内，通 4～6V 直流电并留置铜针 1 周或仅留置铜针。治疗时间大大缩短，较传统的铜针疗法疗效更有效。其作用机制是创伤性异物反应，局部酸中毒、电栓塞等，经过血管瘤内大量血栓形成，血管炎性反应、坏死，直至最后血管结构消失，从而达到治疗目的。副反应有发热、厌食、急性溶血等。

（李穗生）

参考文献

1. Mulliken JB，Glowacki J. Hemangiomas and vascular malformations in infants and children：A classify cation based on endothelial charae teristics. plast Reconstr surg，1982，69（3）：412-422
2. 吕麟亚，邓辉胜. 儿童血管瘤发病机制研究进展. 医学综述，2000，6（1）：26
3. Takahashi K，Mulliken JB,，Kozakewich HP，et al. Cellular markers that distinguish the phases of hemangioma during infancy and childhood. J clin Invest，1994，93（6）：2357-2364
4. 吕麟亚，邓辉胜，刘铭等. 儿童血管瘤内皮细胞功能测定及病因学意义. 中华小儿外科杂志，2002，23（2）：106
5. North PE，Waner M，Brodsky MC，et al. Are infantile hemangiomas of placental origin? ophthalmology，2002，109（4）：633-634
6. Burton BK，schulz CJ，Angle B，et al. An increased incidence of hemangiomas in infants born following chorionic villus sampling（cvs）. prenat Diagn，1995，15. 209-214
7. Hasem Q，Tan ST，Gush J，et al. Steroidtherapy of a Proliferating hemangioma：histochemical and molecular changes. pediatrics，2000，15（1）：117-121
8. 孙强，金星，苗俊英. 血管瘤的细胞学及分子生物学基础研究进展. 生物医学工程研究，2004，23（3）：191
9. 江成鸿，庄福连，许东坡等. 雌激素受体和 Ki－67 在小儿血管瘤的表达意义. 福建医科大学学报，

2002，36（3）：290-292

10. 袁斯明，欧阳天祥，邢新．婴幼儿血管瘤病理演变机制研究进展．实用美容整形外科杂志，2002，13（1）：36-39

11. Berg JN，Walter JW，Thisanagayam U，et al. Evidence for loss of heterozygosity of 5q in sporadic hemangioma：are somatic mutations involved in hemangioma formation? J clin pathol，2001，54（53）：249-252

12. Horie Y，Kato M. Juvenile hemangioma（infantile hemangioendotheliona）of the parotid gland associated with cytomegalovirus infection. Pathal Int，1999，49（7）：668

13. 杨业发，陈汉，吴孟超．肝海绵状血管瘤的诊断与治疗．腹部外科，2004，17（5）：317

14. 施诚仁主编．新生儿外科学．上海：上海科学普及出版社，2002，209-214

15. 刘潜，金先庆，周德凯等．糖皮质激素治疗血管瘤的机理的初步探讨．重庆医科大学学报，2003，28（2）：198-201

16. 卢新天．α干扰素治疗婴儿血管瘤．实用儿科临床杂志，2004，19（9）：789

17. 黄穗，秦增辉，丁亮．儿童周围血管畸形的血管内治疗．介入放射学杂志，2005，14（4）：355

18. 王明臣，马瑞忠，桑茂忠等．儿童皮肤血管瘤放射治疗的价值．肿瘤防治杂志，2003，10（8）：863

19. 李比，朱力，夏有辰等．铜针栓塞术治疗皮肤软组织内大面积海绵状血管瘤．中国微创外伤杂志，2005，5（30）：236

第 18 章 淋巴管瘤

淋巴管瘤是一种良性肿瘤，在小儿非常多见，其发病率仅次于血管瘤，而居第二位。像血管瘤一样淋巴管瘤属于先天发育异常错构瘤性质，具有畸形和肿瘤的双重特性。虽然淋巴管瘤可不断增长和浸润周围组织，但是从不发生远处转移。新生儿淋巴管瘤主要以囊性水瘤表现为多见，这好发于颈部、肩区，也可发生在纵隔、后腹膜、腹股沟和其它区域。

一、胚胎与病因学

淋巴管瘤是由间叶组织的原始淋巴管发育停顿或异常过度生长形成。目前尚不十分清楚淋巴管系统的胚胎发育。1876 年 Saxer 发现颈囊是了解评估淋巴管系统的一个里程碑。

有关颈囊和淋巴系统之间的发育、连结还存在争议。有两个学说解释这发育过程，即离心学说和向心学说。按离心学说，淋巴管的发育是作为一个间充质间隙，持续从淋巴囊离心性生长，逐步接连到静脉系统。而向心学说则推测在间充质内裂隙淋巴管发育，形成连续性小导管，向心性淋巴液流向，逐步连接到静脉系统。但这二学说均不能解释不同的淋巴管异常。有些学者指出淋巴管瘤和淋巴水肿是一种相互关连的畸形。

根据 Sabin 的学说（1909），淋巴系统起源于从静脉系统分离出来的 5 个原始淋巴囊。在胚胎 30mm 时（8 周左右），从两侧颈内静脉外侧各突出一个囊，随后分离，形成“颈囊”；从肠系膜根部的静脉发出“腹膜后囊”；从臀下静脉各脱落一个“后囊”。由此 5 个原始淋巴囊为中心向外周和四肢扩展，相互联结就形成全身的周围淋巴管系统。颈囊向前伸延，形成锁骨下囊。左侧颈囊与腹膜后囊连接的部分形成胸导管，胸导管末端与腹膜后囊连接处发生扩张，形成乳糜池。

根据以上淋巴系统发育学说，当原始淋巴囊部分被孤立隔离时，就会生长淋巴管囊肿，原始淋巴管局部过度增生时，就形成单纯性或海绵状淋巴管瘤。淋巴管囊肿（囊状水瘤）多见于颈的两侧和腹膜后等处，似乎可以认为是“颈囊”和“腹膜后囊”遗留的隔离部分所形成。1931 年 Kampmeier 提出：淋巴腔隙形成是由于在颈部大的静脉丛网状组织结构的演变所致。Godart（1966）也提到淋巴间隙与静脉系统连结障碍，继发性淋巴液回流梗阻导致淋巴瘤的形成。1980 年代的看法还是局限于淋巴系统一部分或整个部分隔离（Levine 1989）、静脉系统融合失败（Chervenak 1983）。以后 Joseph、Miyabaras（1989）相继推出新的观念则是先天性淋巴管瘤形成是在胚胎早期即因细胞外基质（matrix）和神经嵴迁移发育异常所致。

二、生理解剖

淋巴管瘤能见到在任何有淋巴方面的解剖区域，但更多见于淋巴丰富的部位，例如：颈、腋窝、纵隔、腹股沟及后腹膜。淋巴管的主要功能是引流从毛细管渗漏出的含蛋白质丰富的液体，然后返回到血液和维持组织间液中的平衡。淋巴管压力正常是 0 或负压。发育中缺少基底膜，这种压力允许了血浆蛋白和脂肪在细胞间弥散和通过静脉系统进行再吸收。

淋巴系统有以下四层：

1. 表浅淋巴管，形成毛细淋巴管网，无瓣膜。

2. 皮下或第二级淋巴管，范围大，有瓣膜，主要引流表皮淋巴液。

3. 第三级深层淋巴管，主要引流上二个层面的淋巴液，有瓣膜，且有肌层壁。

4. 肌肉间淋巴系统。

腹腔乳糜池和胸导管主要收集来自腹腔内脏和四肢来的淋巴液。胸导管也引流来自全身的淋巴液，除了右侧颈、右上肢和右侧胸腔外。后者是由右淋巴干引流。胸导管引流进入到左颈-锁骨上下角，右淋巴干进入到右颈静-锁骨下区。

淋巴液推动取决于内源泵和瓣膜以及外在性因素。如：肌肉收缩、动脉搏动、呼吸运动和按摩。

三、病理

囊状水瘤呈圆形、椭圆形，或为分叶状囊，囊内衬上皮层，囊壁光滑，薄而透明，血管分布非常贫乏。囊状水瘤只是单房性结构的不多见，多有副囊，副囊与主囊之间虽有纤维隔分开，但仍互相交通。有些是多房性结构的，在各囊之间并无交通。多房性囊状水瘤与海绵状淋巴管瘤的区别，在于后者每个囊腔的直径绝少超过数毫米，而前者的每个囊腔的直径则多有数厘米或更大。囊内液体有稀薄而透明的特性，有时呈淡黄色。这类肿瘤多在新生儿时期即被发现。生长部位绝大多数在颈窝和腋窝，其次为腹股沟部和腹膜后间隙，这使人们联系到它的起源是在这两个部位的胚胎性结构，即颈部和髂窝区的原始淋巴囊。

海绵状淋巴管瘤（cavernous lymphangioma）由许多小的多房性的腔隙组成，内含淋巴或与血液混合的液体，腔隙壁衬有内皮细胞层，周围有结缔组织为基质。从组织学观点，海绵状淋巴管瘤系由较粗大的淋巴管生长，但在海绵状淋巴管瘤也可混有血管性腔隙，说明淋巴管瘤与血管瘤不能绝对区分，故有时称为淋巴血管瘤。

单纯性淋巴管瘤　亦称毛细淋巴管瘤，是由毛细淋巴管和许多小的、成熟的淋巴管增殖小节呈小囊密集成球组成。

淋巴管瘤的分类，大多采用 Wegner 分类法：毛细淋巴管瘤、海绵状淋巴管瘤、囊状淋巴管瘤（囊状水瘤）和弥漫性淋巴管瘤（淋巴管瘤性巨肢症）。必须说明，有些淋巴管瘤同时含有静脉组织，是淋巴管血管混合瘤，称为淋巴血管瘤。此外，几种淋巴管瘤可以混合存在，如海绵状淋巴管瘤可含有许多毛细淋巴管；囊状淋巴管瘤中除有衬内皮细胞的大腔隙外，还可有许多海绵性和毛细管性成分。

四、临床表现

1. 囊性水瘤：其由内皮细胞衬内的囊壁，可多房，壁含有少量平滑肌细胞和纤维组织，发生率 1/12000 出生儿。50％～65％在出生时出现，80％～90％在＜2 岁内出现。几乎临床表现均在 5 岁以前，而在新生儿期出现淋巴水囊肿肿物约占 50％，据上海新华医院资料 192 例分析最多见是颈部（87 例），而新生儿期颈部囊性水瘤约占 56 例（64.36％）。发生部位 75％在颈部，20％发生在腋区。多数囊状水瘤发生在颈部，特别是颈后三角，居于锁骨上窝或伸展到肩峭。理由是淋巴颈囊异常发育的结果，同时有结构改变或引流入静脉系统障碍。但有一部分病例，位于颈前三角，位置很高，恰在下颌骨下面。有些颈部淋巴管瘤伸延至锁骨后而进入胸腔，或胸骨后进入前纵隔。因此手术前拍摄胸片，查看颈部水瘤有否伸入纵隔颇为重要。也有病例，淋巴管瘤位置局限在前纵隔部。囊状水瘤的体积变异很大。常见的大小如橘子，但不少体积巨大，使患侧颈部的正常形态完全改观。外表多光滑，偶尔隐呈分叶状。一般张力不大，颇为柔软，有时有明显波动。边缘多不清晰。覆盖的皮肤由于因为皮下积液，可呈淡蓝色。囊状水瘤的壁薄，含液又清而无色或呈淡黄色，故透光试验多为阳性。当囊内有出血时，这一征象就发生改变。

初时颈部囊状水瘤并不引起重要症状，由于位置较浅，肿块有向外突出的倾向，因此颇少影响颈部神经、大血管、食管或气管的正常功能。只有极个别病例，产生气管压迫症状。囊状水瘤相当容易发生感染。当上呼吸道感染时，囊肿可突然增大。这显然是因为正常的淋巴管发生阻塞，淋巴液回流入囊内的缘故。如果囊腔化脓，容易扩散，感染颇难控制，预后相当严重。作者曾遇到数例婴儿发生感染的巨大囊状水瘤，其中有几例或压迫喉头，或因伸延到口腔底和舌根，阻塞咽峡，而需要作气管切开术。

2. 海绵状淋巴管瘤：海绵状淋巴管瘤多发于上肢、颈、腋窝、肩胛、臀和股上部，面颊、口腔、唇和舌等处，身体其他任何部分都可发现。身体左侧多于右侧。新生儿海绵状淋巴管瘤位于头、面、颈部者为最多见，占 45.9%。海绵状淋巴管瘤的体积往往很大。在肢体者，则呈畸形；在面颊部的肿瘤可使小儿容貌完全破坏，如生长于唇部的可引起巨唇，侵入舌部的可引起巨舌。巨大的面颊部海绵状淋巴管瘤有时同时侵犯口腔、舌、咽下部等处，造成饮食和说话甚至呼吸困难，饮食时可发生食物吸入呼吸道产生肺炎或窒息。四肢、躯干软组织内的肿瘤通常是一个柔软的肿块，当中有较硬的结缔组织，扪诊时酷似其中有淋巴结。肿瘤的表面覆有增厚的皮肤，在其上有时见到毛细血管扩张的斑块。海绵状淋巴管瘤容易发生感染。感染后，可与周围组织、器官发生粘连。

3. 单纯性淋巴管瘤：单纯性淋巴管瘤亦称毛细淋巴管瘤，是一种比较少见的先天性肿瘤，系由多数细小的淋巴囊肿密集成球组成。多位于皮肤浅层或皮下组织内，或在粘膜和浆膜。多见于唇、口腔、舌，也可发生在头皮、胸壁和外生殖器。外表呈小疣状颗粒，透明或稍带红色。压迫时可溢出粘性的淋巴液。单纯性淋巴管瘤生长缓慢，可产生复发性蜂窝织炎或淋巴管炎。手术切除为惟一的有效疗法。如只有少数小丘，所占面积不大，可作全部切除术；如范围广泛，作部分切除和整形手术。

4. 弥漫性淋巴管瘤：弥漫性淋巴管瘤或淋巴管瘤性巨肢症（diffuse lymphan-gioma Lymphangiomatous giantism）。这种瘤是由胚胎早期的肢芽所生长，因为弥漫性淋巴管瘤占领整个一肢体，从指端到肩部，或从足趾至腹股沟部。皮肤上往往有毛细血管斑痣。肿瘤病变广泛分布在肢体的所有组织内，浸润肌肉的肌间隙，甚至骨膜和骨本身。肢体形态变得非常粗巨和难看，患肢活动极为困难。这种少见的肿瘤至今只有作全部浸润增厚的组织切除和植皮的治疗方法，但手术较大，必须作好充分准备。淋巴管瘤性巨肢症必须与原发性淋巴水肿（Milroy 病）相鉴别，后者只是皮下淋巴组织增厚，并不侵入肌肉和骨骼。

五、诊断

诊断新生儿淋巴管瘤一般说来按照临床表现不难作出诊断，特别是近年来诊断手段、方法越来越多，特别是无损伤技术开展。目前辅助诊断有 CT、核磁共振、多普勒、B 超、淋巴管造影术等。当淋巴管瘤出现感染、出血、快速增大可影响到周边器官，产生如：呼吸道梗阻，吞咽困难，牙咬合不正等现象。

关于产前诊断，已有多篇文章加以描述，Edwards（1990）提出可以用超声波于宫内作出囊性水瘤的诊断。尽管在胎儿期囊性病损的鉴别诊断甚多，但一个熟练的医师能对大多数病例作出正确的产前诊断。Langer 曾于 1990 年统计了二个医学中心，四年以上产前诊断 29 例囊性水瘤的体会时谈到其中 27 例是于妊娠 30 周以前作出产前诊断的，但成活仅 1 名。许多学者均提到越是早期产前诊断作出明确诊断为囊性水瘤的胎儿往往合伴其它畸形，如染色体畸变 Turner 氏综合征及结构畸形如 Roberts 综合征、多发性翼状胬肉综合征等。文献中也提及绝大多数胎儿于宫内死亡。

六、治疗

新生儿期淋巴管瘤的病损不同于某些血管瘤类型发生自发性退变，往往只会增大。过去曾报告过一些处理方法，如：1929 年 Figi 提出对淋巴管瘤行照射疗法，Harrower（1933 年）曾作过切开引流后，再注射硬化剂，1986 年 Rivitch 还提出过采用煮沸水注射瘤体等。尽管有些作者曾提出过避免早期作外科切除囊性水瘤。避免合并症发生如：感染、出血和进一步侵润周围组织复发等，但目前外科手术切除仍是一种十分重要的治疗手段。

1. 药物注射疗法　近年来应用抗肿瘤药物博莱霉素（Bleomycin）作瘤内注射治疗，这是由日本学者 Tanigawa（1987 年）首先提出的，取得了较好的疗效，可使 70％的囊状水瘤完全消失或显著缩小。博莱霉素可能是通过抑制淋巴管内皮细胞的生长，或者是作为化学刺激物使间质纤维化的双重作用，而达到治疗目的。由于临床实践证明此法对间质少的囊状水瘤效果最好，而对间质较多的海绵状淋巴瘤疗效差，说明化学刺激间质纤维化可能起主要作用。进口油剂 Bleomycin（BML. 9mg/ml），0.3～0.6mg/kg。国产博莱霉素 A_5（争光霉素 A_5）为水剂，先配成 1mg/ml 的浓度，以每次 0.2～0.3mg/kg 的剂量注入瘤体内，每周 1 次，3～10 次为 1 疗程，总剂量不得超过 5mg/kg，剂量过大，浓度过高，间隙时间太短，可致组织坏死，发生溃疡。注射后 1～2 周有暂时性肿胀，然后逐渐缩小、硬结，进而消失。博莱霉素有一定的副作用，最多见的是注射当日或次日体温可升至 38℃，偶见腹泻、呕吐，最严重的副作用是肺纤维化，这是危及生命的严重并发症。博莱霉素注射法也可用于海绵状淋巴管瘤切除不全、复发和手术切除加局部注射。

1990 年 Dickerhoff 也曾提出过用抗肿瘤药物环磷酰胺作为硬化剂注射也有很好疗效。

最近亦有人报道用 OK-432 进行淋巴管瘤注射，获得良好的效果。由于注射疗法效果好，方法简单，故是囊状水瘤和海绵状淋巴管瘤的首选方法。OK-432 是一种经青霉素 G 钾盐处理，失去溶链球菌 S-产物性能，而取得的人源性 A 簇链球菌Ⅲ型，低毒 Su 菌株的冻干培养混合物。OK-432 溶液的用法：0.1mgOK-432 溶于 10ml 生理盐水。对囊状水瘤，抽出多少淋巴液，注射等量 OK-432 溶液。对海绵状淋巴管瘤抽液少或不能者，分点注射，总量不超过 0.2mg（20ml）。当淋巴瘤有一定的皱缩而未完全消失，可在 3～5 周内重复注射。如果效果不显著，可用浓缩溶液 0.15～0.2mg，OK-432 溶于 10ml 生理盐水，每次总量不超过 0.3mg。近年我国生产一种与 OK-432 性质相同的药物，名“沙培林”，其疗效也同样良好。应用此类产品注射治疗淋巴管瘤，可避免应用博莱霉素可能发生腹泻、呕吐和发烧等副作用，以及引起肺纤维化和免疫抑制的危险。用法为 1 个临床单位沙培林稀释于 10ml 生理盐水，一次注射不超过 2 个临床单位，注射前抽出等量的囊内淋巴液。

上海新华医院小儿外科使用过 OK-432 和博莱霉素进行淋巴管瘤注射，疗效都好，特别是后者。Molitch（1995）曾报告用强力霉素注射也有满意结果，剂量 5～20mg/ml。Castañon（1996）提出用纤维蛋白胶治疗囊性淋巴管瘤也是有效的。一般情况抽吸淋巴液到干，然后通过同样注射途径注射纤维蛋白胶相当 10％～15％抽吸出的液量。这样可反复几次，据 Castañon 报告未见发现有合并症。

2. 手术疗法

过去手术切除囊状水瘤是唯一的治疗方法，当今注射疗法应作为优先选择。如不具备条件或注射后效果不佳或复发，手术还是必要的。绝大多数外科医师同意切除囊性水瘤是一种较好的治疗选择，但切除时间不一，有的主张新生儿期立即切除，另一部分人主张到 2～6 月大再手术切除。

(1) 术前准备：术前如有感染者应在炎症控制后手术。如有贫血要纠正，如出现压迫症状，造成呼吸困难者，应急诊手术。

(2) 麻醉：手术是在全麻气管插管下进行，因小儿解剖特点插管要避免损伤造成声门及声门下水肿等并发症。

(3) 手术：患者体位要尽可能显露肿瘤，手术切口可用弧形或梭形切口，切口两端应超过瘤体边缘各 1cm。手术中解剖分离应特别细致，以免损伤邻近的重要结构，如血管和神经分支，颈内静脉、颈动脉和臂丛分支部比较粗，易于识别和剥离，但舌下神经和面神经下支比较纤细，易被忽略而被切断，以致造成面部畸形。囊壁菲薄如纸，极易撕裂，使淋巴液溢出，囊肿萎瘪，就难找出它的边缘。手术时，必须彻底切除，避免遗留内膜组织，导致复发，作者对无法切除的部分囊壁，例如进入锁骨下或胸骨柄后的囊壁，采用 1%的碘酒涂拭数次，破坏其活力，能避免复发。如囊肿特大，解剖分离有很大困难时，可考虑作分期手术。整个水瘤切除后，皮肤有冗多现象，故在手术切口时，可以切除一椭圆形皮肤片，以便于缝合，但决不可皮肤过紧。缝合时，即便留下明显的皮肤皱襞，颈部仍能获得正常的外形。

3. 术后处理：

(1) 注意呼吸道通畅，气管插管及手术时气管牵拉，术后易发生喉头水肿、窒息。

(2) 保持引流通畅，防止伤口内积血、积液，压迫气管及感染。

(3) 如引流管拔除后局部有淋巴液积聚者，可穿刺抽吸，如积液不止，可抽吸后局部注射博莱霉素。

在作手术时务必记住以下几条原则：

外科手术治疗原则：适当的暴露手术野。对生命攸关的重要器官组织，如：气管、血管、神经加以保护，仔细解剖。由于这是良性疾病，不必作出不必要的牺牲。有可能，结扎水囊肿的淋巴供养，以防术后淋巴液累积。

有一部分病例颈部囊性水瘤可延伸至纵隔，手术难度大，手术切口最佳径路应是犹如 Grosfeld 等（1982）所描述的“曲棍球棒”切口，即颈部横切口向前延伸到正中线，然后作胸骨切开术。

外科手术治疗后往往可出现一系列合并症，如：血肿、瘘管形成、感染、复发、神经损伤等。后者包括 Horner 氏综合征、面神经瘫和脊柱附近神经损伤。对局部因囊性水瘤压迫导致骨变形，特别是下颚变形病例，Osborne（1987）提出可以作相应的外科矫形。文献中报告损伤神经有 7.9.10.11.12 脑神经，外科死亡率在 2%～6%。

对于残留于手术野中的囊膜组织或广泛侵入舌部肌肉的囊肿组织，有人应用放射疗法，或用放射性核素治疗，但效果如何，很难肯定。Cohen（1986）和 Apfelberg（1989）对海绵状淋巴管瘤手术切除仍是主要的方法，对有扩张趋势，或影响呼吸和进食的颈部、口底的巨大海绵状淋巴管瘤，有绝对手术指征。对大而深的肿瘤，手术切除常感困难，为整形目的，或为解除周围器官的压迫，有时仅能施行部分切除术。一切对海绵状血管瘤手术时预防出血和休克的措施，亦适用于淋巴管瘤。近年应用博莱霉素治疗淋巴管瘤有良好疗效，但主要是对囊状淋巴管瘤，而海绵状淋巴管瘤因间质组织较多，疗效较差。手术时应特别注意血管和神经。作者医院曾有2例颈部淋巴管瘤，伸延至锁骨后而进入胸腔。手术时引起大静脉破裂，发生大出血。1例抢救成功，另1例死亡。此外1例臂神经丛支切断，以后行神经吻合术，获得恢复；另1例面神经损伤，造成长期性麻痹。

七、腹腔内淋巴管瘤

腹腔内囊性和海绵状淋巴管瘤罕见，常在外科手术时或淋巴造影术中发现，当然也有一部分是以肿物诊断需在影像学检查时发现。后腹膜病损常很难与肠系膜病损区别，它们一般在婴儿早期，90%是在2岁以前检查到，绝大多数儿童无症状，但可在扪诊时摸到腹部有软，囊性肿物。增大的肿物可导致肠梗阻和扪不及肾脏、输尿管和其它器官。这些也能在急腹症和似阑尾炎手术时。合并症有损伤后囊内出血、感染、穿孔、扭转和破裂。

超声和CT是最好的诊断方法。如有可能最好治疗是完全切除淋巴管瘤。如不能全切，可作部分切除，然后据文献报告可作argon消融，长期TPN等治愈。注意用抗生素预防感染，对部分切除者，必须仔细长期随访，因其有复发的可能。

（施诚仁）

第 19 章 甲状腺与甲状旁腺肿瘤

第一节 甲状腺肿瘤

甲状腺是人体中一个较大的内分泌器官，主要分泌甲状腺激素（TH）；包括甲状腺素（四碘甲腺原氨酸，简称 T_4）和三碘甲腺原氨酸（T_3）。甲状腺激素对人体的生长发育及新陈代谢活动都必不可少，其滤泡旁细胞分泌降钙素，参与血钙的调节。

儿童期甲状腺肿瘤分为腺瘤和癌两种。儿童良性甲状腺肿瘤也不少见，但如扪到结节则恶性发生率比成年人高，故儿童甲状腺肿瘤应以手术切除为主。在有些病例可能把增大的锥体部或一叶误认为是甲状腺结节，如非中毒性甲状腺肿、Hashimoto 病及 Graves 病等。单个良性甲状腺冷结节偶尔也可见于较幼年儿，胶状结节与滤泡状腺瘤可以发生在十几岁儿童，甲状腺功能亢进症结节表现呈“热结节”型，于 20 岁以下少见。在成年人每 200 个甲状腺结节中仅有一个属甲状腺癌，而在儿童中比例可以相对增高。

小儿甲状腺肉瘤是恶性的，然而除组织学表现外，其临床、病程等常常呈良性表现。

一、发病机制

据统计，甲状腺癌几乎占 15 岁以前全部肿瘤的 1.5%；儿童头颈部肿瘤的 7%。2/3病例发生在女孩，7～12 岁之间为发病高峰。据美国有关资料统计每年发生率约 0.2～5/百万儿童，且随年龄增长发生率也逐增高。<3 岁儿童未分化甲状腺癌罕见。甲状腺癌的发生与颈部受辐射有关，剂量超过 150cGy 即可产生癌“基因”作用；在照射与产生甲状腺癌表现之间平均潜伏期约 7 年。自 1960 年中期，甲状腺癌发病率明显下降，其主要原因是停止了广泛采用的放射性颈部治疗。

Nikiforov 和 Gnepp（1994）报告 1986 年 4 月 Chernobyl 核电站漏溢意外事件增加了儿童甲状腺癌的发生，据统计在核散落物高发区，如：Belarus 地区和 Ukraine 区均有明显增高。<15 儿童甲状腺癌 1981～1985 年发生率为 0.5/百万，而在 1991～1995 年增加到 97/百万。

另一种致成甲状腺癌的危险因素则是在以往儿童期因恶性肿瘤采用放疗和/或化疗。如：Hodgkin 病、白血病及头颈部恶性肿瘤约有 50%病例接受化疗与放疗。治疗一年内因刺激垂体促甲状腺素（TSH）而分泌增多；经潜伏期 20～30 年后又发生甲状腺癌的病例报告并不罕见。

环境因素在甲状腺癌的发生中也有明显的相关作用，如：甲状腺滤泡癌与缺乏碘摄入有关。

某些遗传因素如：MEN 综合征。至少约 30%～50%甲状腺髓样癌有家族史，外显率高，遗传方式为常染色体显性遗传；且可单独或伴发在 MENⅡa 和Ⅱb 病。

甲状腺肿瘤系内分泌器官肿瘤。近代肿瘤学研究对内分泌系统新生组织的发生与发展提出了“触发因子-促进因子学说”。根据这个理论，甲状腺病变的发生先由致甲状腺肿物质、致癌物质、放射性损伤等一个或数个触发因子引起细胞内脱氧核糖核酸（DNA）特性的改变，然后具有刺激甲状腺生长作用的垂体促甲状腺素（TSH）作为促进因子，促使病变不断发展或导致细胞突变，最终发展成为恶性肿瘤。分化良好的恶性肿瘤也可能进一步转变为高度恶性的未分化癌。一般说来，这一发展过程是缓慢而渐进的。完全正常的细胞不会突然转变为无节制地生长、分裂的恶性肿瘤细胞。在演变过程的早期，当细胞尚未获得生长自主性以前，抑制促进因子的产生（如用甲状腺片抑制 TSH 的分泌）常能导致病变的消退，而到后期，由于细胞已获得高度的生长自主性或已发生了重要的转化，即使完全取消 TSH 的作用也不足以阻止肿瘤的发展。按照触发因子-促进因子理论，单独或合并应用缺碘饲料、硫脲类药物、放射性碘、化学性致癌物质，以及电离放射等方法，并以垂体 TSH 作为促进因子，已经制造出一些实验性甲状腺肿瘤动物模型。

二、病理

（一）甲状腺癌

大多数儿童期甲状腺癌属分化型肿瘤，未分化型很罕见。常可分为乳头状癌、滤泡状癌、未分化癌及髓样癌，各有其特点（表 19-1）。

表 19-1　儿童甲状腺癌各类型及其特点

特点	乳头状癌	滤泡状癌	未分化癌	髓样癌
占甲状腺癌的百分比	70%	20%	罕见	5%～10%
发病年龄（岁）	<7	<7	任何年龄	任何年龄
内分泌活力	无	产生 T_3、T_4	无	降钙素
转移范围	局部、颈部上纵隔、淋巴结、肺	局部浸润、区域性淋巴结	高度浸润性	局部浸润、区域淋巴结、肺、骨、肝

甲状腺乳头状癌最为常见，其病理特点是位于腺体内呈播散状癌灶，内分泌细胞排列形成乳头，其内含有小血管与纤维组织，也能见到淋巴细胞小集团，约 40%左右的病例含有直径在 5～100μm 的分层钙化小球，又称为沙粒小体，这种类型发生在年幼儿童。与良性腺瘤区别，仅仅是有核异常存在和包膜、血管浸润病理改变之分。局部颈与上纵隔淋巴结受浸润发生约占 50%以上患儿，但未必暗示有一不良预后。远处转移最常见部位是肺，约 20%患儿在诊断时已有肺部转移，骨骼转移少见，如有大多在横膈以下任何部位。

滤泡状癌特点是腺体状滤泡形成、核异常，血管或包膜受浸润，这类肿瘤由原始腺瘤分化而得，发生在较大儿童中。可以局部浸润，转移到区域性淋巴结，但比乳头状癌少见。然而，其较易转移到骨骼，易发生甲状腺功能改变，产生 T_3、T_4或两者均有。

未分化癌在儿童中相当罕见，组织学上表现为成片的分化不良的上皮细胞，这些细胞具有多形性，核分裂常见，其亚型又可分为巨细胞癌与小细胞（纺锤状细胞）癌两种。癌肿生长迅速，这类癌极恶性，可以由原诊断为乳头状癌发展而来，癌肿生长广泛，可以合并高钙血症。

髓样癌约占儿童甲状腺癌的 5%～10%，是由滤泡旁细胞致成，属实体肿瘤由规则状未分化样细胞小岛伴丰富的小粒状细胞浆，基质含有丰富的纤维组织和不同量的淀粉样物质，甚至于有钙化。肿瘤可局部浸润或转移到区域淋巴结、肺、骨和肝转移也能见到。

近年，还发现了特异基因突变，在良性滤泡腺瘤及 80%滤泡癌中证实，存在有 RAS 原位癌基因（lemxine，1988 年）。在甲状腺绒毛癌 RAS 突变中仅有 20%。RET 原位癌基因易位占 35%。RET 基因突变在 MTC 家族型与散在型均可见到。有的作者报告几乎 80%作甲状腺全切除的病儿主要根据是 RET 基因有突变和甲状腺腺体内有 MTC 灶性病变。

（二）甲状腺良性肿瘤

按上海瑞金医院 1623 例（1959～1974 年）甲状腺肿瘤统计，其中良性肿瘤主要包括：结节性甲状腺肿、结节性毒性甲状腺肿、甲状腺腺瘤和甲状腺囊肿等四种。对儿童期甲状腺腺瘤则最为多见，其多发于女孩，常为单个结节，靠近甲状腺峡部，边界清楚，质地较软，直径一般在 1～2cm，腺瘤常有纤维包膜，组织形态学上可分滤泡型、胚胎型和嗜酸性细胞型。任何类型腺瘤内，均可有新鲜或陈旧性出血、变性和液化而形成囊肿。

三、临床表现

小儿甲状腺肿瘤最主要的临床表现为颈前区无痛性甲状腺结节和颈部淋巴结增大。往往发现时已较明显，且易被误诊为淋巴结炎、先天性鳃裂囊肿等。约 2/3 病例仅可以有颈部淋巴结增大，而没有扪及甲状腺原发肿块。因颈前结节求诊时，如良性甲状腺肿瘤，则进展缓慢，结节呈腺瘤样病变或囊性，边缘清楚无压痛，单或多发，大小不一，圆或椭圆形。而在恶性甲状腺癌结节进展快，形态不规则，质地坚实、固定，伴有质硬的颈淋巴结肿大，有周围组织侵犯现象，如声带麻痹所致的声音嘶哑、颈交感神经麻痹征群、呼吸困难、吞咽困难等。失声提示喉返神经亦受到压迫和浸润。儿童甲状腺肿瘤经医师颈前区检查及主诉颈前区结节易被发现，接着便是加之辅助检查包括活检以利明确为何种性质的肿瘤。小儿病例中很少伴发甲状腺功能亢进或甲状腺功能减低等临床现象。

局部淋巴结病变在滤泡型中较少见，而更多则是表现骨转移症状。儿童 MTC 常是家族性的。不管合伴 MEN_2综合征或是家族性 MTC（FMTC）综合征，还可有甲状旁腺增生和嗜铬细胞瘤发生。MEN_2B 病儿发展成一种较有毒性的 MTC 类型，嗜铬细胞瘤、多发性神经瘤和具有表型表现。MTC 是 MEN 的首发肿瘤且是死亡最常见的原因。

四、诊断

各种甲状腺功能测验往往无异常发现，而甲状腺放射性核素扫描是诊断小儿甲状腺肿瘤十分重要的方法。放射性核素扫描是利用甲状腺组织对 ^{125}I、^{135}I 或 $^{99}Tc^{m}$ 等放射性核素的选择性摄取力以描绘出甲状腺的图形，并指出腺体各部和结节局部的功能状态，但并不具有绝对的诊断价值。对甲状腺肿瘤放射性核素扫描图中，凡是不具功能的甲状腺组织，不论其性质如何，都表现为冷结节。据统计，20%～30%的冷结节最后病理检查证实为癌肿，其余的分别为胶样结节、无功能的滤泡状腺瘤、腺瘤内出血、囊肿以及某些甲状腺炎等。

胸部 X 线平片及 CT 检查可了解甲状腺癌有否他处转移。甲状腺抗体检查主要为甲状腺球蛋白抗体（antithyroiditis）和甲状腺微粒体抗体（antimicrosomal）两种，主要属于免疫球蛋白中的 IgA 值增高，可有助于诊断 Hashimoto 病，而排外肿瘤，值低则无意义（图 19-1）。

测定血清中降钙素对诊断甲状腺髓样癌十分重要，当测定结果可疑或诊断髓样癌疑点大，可再加作钙灌注或者五肽胃泌素（pentagastrin）灌注诱发试验，刺激后的降钙素浓度如高于正常值上限 3 倍以上则支持髓样癌诊断成立或 C 细胞增生过度（一种癌前病变）。

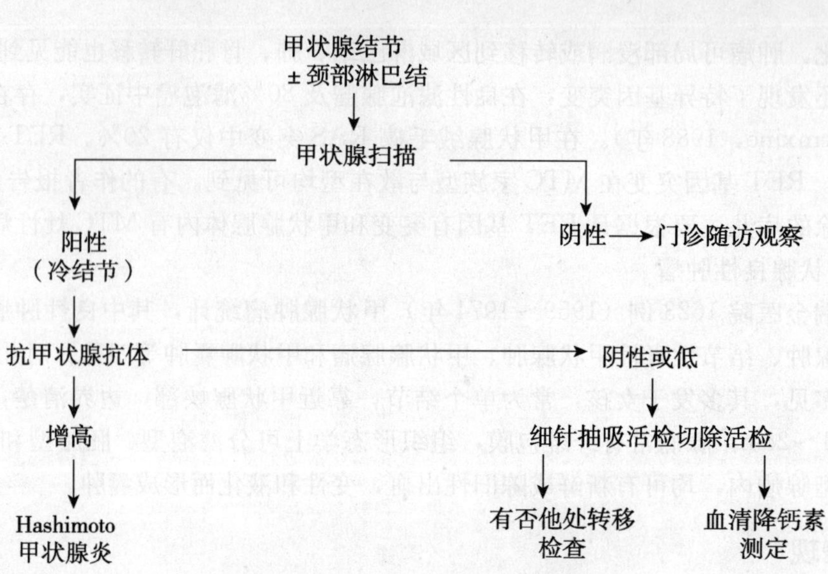

图 19-1　小儿甲状腺结节诊断步骤

一般在临床上有些医师采用简易的细针抽吸活捡诊断甲状腺结节的病理性质，但在很多情况下，因抽吸样本不满意或病理科医师对针吸样本留下观察检查经验不足而告失败。这种情况下可以改用切除增大的颈部淋巴结或甲状腺结节作病理活捡。对于年幼患儿一般不推荐作细针抽吸活检。外科细针抽吸活检（FNA）细胞病理学诊断评估甲状腺结节在成人外科中已列入常规，假阴性率 1%～6%，1995 年 Gurney 报告美国儿童癌肿发病率曾对一组 57 例甲状腺结节 FNA 出现恶性变约为 18%。其中有一例 FNA 假阴性，滤泡癌当作为良性结节，在以后临床随访后逐渐得到认识，且作切除。故他提出，＞13 岁的甲状腺病变类似于成年人，可以接受 FNA。

五、治疗

甲状腺腺瘤一般采取外科手术摘除即能达到治愈，下面着重讨论有关甲状腺癌的治疗与预后问题。

（一）外科手术

手术治疗是小儿甲状腺癌首选的治疗方法。外科医师按具体病例而作出决定，从一叶次全切除术式至一叶全切除同时峡部切除，除有明显两叶病变与恶性髓样癌以外，一般在小儿病例不推荐作甲状腺全切除术。故儿童甲状腺手术严重并发症较为少见。小儿甲状腺癌按术中淋巴结冰冻切片报告，作相应有关淋巴结清扫术。术后均给用甲状腺素每日 2.2μg/kg，作用是抑制 TSH，减少激素对肿瘤生长的刺激作用。

近年来国内外甲状腺全切除术有推广应用的趋势，但其手术操作难度大、术后并发症多见，主要是喉返神经和甲状旁腺。核医学科医师要求外科手术处理甲状腺癌尽可能地作全切除外，在不损伤甲状旁腺组织的前提下，也应将正常甲状腺组织尽可能切除。理由是有利于甲状腺残余灶被^{131}I 消除。甲状腺残留组织较小的患者，一次^{131}I 治疗，偏小剂量即可将残余灶全部消除。甲状腺残余组织较多有两个问题：①消除残余灶^{131}I 剂量不能太大，一般在 1.48～2.59GBq，剂量在 3.7GBq 易引发急性放射性喉水肿、窒息。②由于^{131}I 剂量不能太大，以至 1～2 次内不足有效消除残余甲状腺组织，而使对转移灶的治疗在短期内实施受影响。如果未经手术而又先接受外照射的病例，再用^{131}I 治疗时，甲状腺组织吸碘能力明显下降，对β射线的敏感性亦明显下降。

为了安全、有效行甲状腺全切除术，关键是术中操作，重点保护喉返神经和甲状旁腺。浙医大曾就 84 例（包括儿童）甲状腺全切除术的经验终结报道，作者认为是可取的。

1. 峡部离断后，腺叶切除从分离上极开始。峡部上方的甲状腺悬韧带及其小血管钳夹后切断、结扎，充分显露环甲间隙。使上极血管得到充分暴露，有助于分离上极血管。靠近甲状腺上极结扎进出上极的血管分支，避免将上极整块结扎，既能避免腺体残留又能避免损伤喉上神经外支，以及避免结扎血管时不慎松脱，无法找到回缩血管。

2. 上极向前下牵引后，在甲状腺外侧紧贴真被膜轻柔地钝性分离真假被膜，靠近腺体逐个结扎进出甲状腺的血管分支。逐步向下分离后，于腺叶中下 1/3 交界处显露甲状腺下动脉的上下分支，此处喉返神经与动脉关系密切，应注意保护。

3. 喉返神经不必要全程显露，但在环甲关节深面 Berry 韧带区神经入喉处，最表浅而且经常有数个分支，最易损伤。肿块较大时，神经有可能被推拉或粘连移位，应予注意。

4. 保存甲状旁腺的血供极其重要。旁腺的血供主要来自于甲状腺下动脉分支及其腺周组织。而在分离被膜时腺周组织血供一般都已损伤，故保留下动脉的血供尤其重要。同时注意清扫颈淋巴结时勿损伤旁腺及其血供。

5. 喉返神经及甲状旁腺应避免使用电凝及吸引器，并避免因出血而盲目钳夹导致损伤。

甲状腺全切除术导致喉返神经切断术后往往呈永久性声音嘶哑。如果喉返神经完整保留，约 10%发生暂时性声音嘶哑，间接喉镜可示患侧声带活动度减弱，但平均可在 3 个月内逐渐恢复。另一个严重并发症则是甲状旁腺损伤，可出现不同程度低钙症状，表现为口周及四肢指（趾）端麻木，严重者手足抽搐，予静脉推注葡萄糖酸钙 1 克，每日 2～3 次，每日口服钙尔奇 D1 片，也有利血钙水平回升，症状缓解。

（二）放射性碘治疗

绝大多数分化型甲状腺肿瘤能摄取^{131}I，而后者又可提供高剂量照射肿瘤细胞，故外科手术治疗分化型甲状腺癌后应给予放射性碘。甲状腺边界以外如存在有癌肿组织则是本治疗的指征。由于在诊断时已有＞20%患儿肺部存在有转移，而 X 线检查不一定能显示出来，许多学者均推荐儿童期甲状腺癌适宜作^{131}I 治疗。

经过多年临床实践后，现大多数人主张将手术后放射性核素的应用限于有功能自主性的，即是对^{131}I 有摄取能力，无法再手术的残余癌肿及远处转移。有时还先加用 TSH，后者刺激肿瘤组织摄取^{131}I，增加治疗作用。在适当准备以后，如避免含碘物质，外科手术后 4～6 周间断补给甲状腺素片或服用^{131}I 2.675×10^9Bq。隔 6 周以后再用 3.7×10^7Bq^{131}I 作扫描，如果在 48h 内甲状腺中见到＜0.3%剂量，则阻遏甲状腺成功，这种情况几乎发生在 80%病例。3 个月后，重作病灶区扫描以确定肿瘤对碘的摄取能力，然后决定是否重复治疗。^{131}I 的副作用有恶心、呕吐、暂时性骨髓抑制、周围循环中白细胞和血小板减少、转移灶疼痛、牙齿变质、肺部纤维病变及白血病等。

上海新华医院核医学科对甲状腺癌放射性核素^{131}I 治疗规定了有效治疗的判断标准，即 X 线片示转移灶有明显缩小和消失；HTG 水平逐渐下降或低于正常；^{131}I 全身γ显像灶数量和范围缩小；24 小时尿^{131}I 排泄率大于 75%；临床症状和体征好转，除此均作无效判断。曾统计于 1979～1988 年收治了 79 例甲状腺癌患者，5 例为＜15 岁以下的儿童。其中 3 例二肺甲状腺癌转移灶呈粟粒样病变，经 3 年 4 次治疗（总量最高达 18.87GBq），肺部病变完全消失。1 例 5 岁女性儿童，因颈部肿块广泛粘连而失去手术指征，用^{131}I 治疗，第一次剂量为 740MBq，半年后颈部肿块基本消失。3 次治疗总剂量达 6.8GBq 后，甲状腺组织全部消除，随访3年无不良反应。因此^{131}I治疗儿童甲状腺癌和转移灶，其疗效相当满意。

（三）其他治疗

分化良好的甲状腺癌、手术较彻底者一般不需再作外放射治疗；切除未尽或复发病例、病灶无吸碘功能者，可辅以外放射治疗即β射线照射，每一区域为200cGy，总量的500cGy。外放射的主要指征为分化不良的甲状腺癌，对小细胞癌的疗效更为满意。分化良好癌的肿瘤细胞的代谢特征比较接近于正常甲状腺细胞，因而对常用的化疗药物多不甚敏感。文献中有报道用氟尿嘧啶及环磷酰胺治疗肺部转移的，及采用低剂量阿霉素（每周$10\mu g/m^2$）配合β射线外照射治疗分化型甲状腺癌和未分化甲状腺癌而获得缓解的病例。

六、预后

甲状腺肿瘤的预后与多方面的因素有关，归纳起来有以下几方面：①病理类型；②患儿年龄与性别；③病期的早晚，包括病灶大小、浸润范围及转移程度；④治疗方法等。Leak早在1963年指出甲状腺癌仅作手术切除，其转移灶发生率可高达62%，术后加用甲状腺素，发生率降至15%。如再加之^{131}I治疗，可再降至2.1%。因此甲状腺癌用手术切除加^{131}I治疗以及甲状腺素替代治疗目前已广泛地被临床医师所接受。分化型甲状腺癌患儿预后一般是好的，不需作额外治疗，如扩大根治性外科手术和^{131}I摄入或X射线外照射等。分化型甲状腺癌或髓样癌治疗后需经常性的监护，如体检、胸片和血浆甲状腺球蛋白、降钙素、CEA等测定。一般患儿可成活数年且有很好的生活质量。当然有一部分患儿或在治疗数年后仍需作第二次手术，^{131}I摄入、外照射等治疗复发。

第二节　甲状旁腺肿瘤

儿童期甲状旁腺肿瘤最常见为甲状旁腺腺瘤（占80%），甲状旁腺增生症（20%）以及十分罕见的甲状旁腺癌。甲状旁腺肿瘤可分泌甲状旁腺激素（parathormone，PTH），是产生原发性高甲状旁腺症的主要根源。甲状旁腺增生或腺瘤样病变也可引起慢性低钙血症情况，如：钙离子肠道吸收异常，维生素D减少症，PTH贮留和肾功能不全等。

儿童原发性甲状旁腺肿瘤十分罕见，发病年龄可在自新生儿至青春期任何一个年龄组。绝大多数病例无遗传性，偶尔见报道有家族性甲状旁腺腺瘤——合并MENⅠ和MENⅡ。

一、病理

甲状旁腺一般分为上下两对，分别来源于第四和第三咽囊，位于甲状腺侧叶后壁，呈扁椭圆形、淡黄棕色，幼儿时呈淡红色较透明，随年龄增长腺体内脂肪组织减少上皮细胞增多而颜色加深呈黄棕色。质柔软，有薄的包膜，每个约5mm×5mm×3mm大小，重约25～40mg。主要供应血管为甲状腺下动脉，少数为上动脉。

甲状旁腺的实质主要是由排列成束状或团状的腺上皮细胞构成。细胞团之间由结缔组织分隔，腺体细胞主要包括主细胞和嗜酸性细胞。主细胞为腺体主要分泌细胞，分泌PTH，其细胞较小，圆形或多角，核圆，胞浆清亮染色较浅。嗜酸性细胞数量较少，存在于主细胞之间，胞体较大，胞核小而深染，浆含嗜酸性颗粒或小泡。嗜酸性细胞7～10岁才出现，随年龄增多，其功能尚不清楚。甲状旁腺腺瘤中主要的细胞是主细胞，而很少见到腺体内嗜酸细胞或主细胞与嗜酸细胞混合形成。正常甲状旁腺含有50%脂肪，腺瘤或增生症的腺体仅极少含有或甚至不含脂肪。甲状旁腺癌肿往往大于腺瘤或增生症的甲状旁腺，组织学检查显示包膜与血管的侵入同时有细胞的有丝分裂。甲状旁腺癌生长缓慢，侵入到淋巴组织或直接血液转移，局限于肺、肝与骨。

二、临床表现

PTH 对血钙的正常水平（9～11g/L）维持起主要作用，与降钙素共同调节。正常血钙浓度下降时刺激 PTH 分泌，抑制降钙素使血钙上升。甲状旁腺发生肿瘤时，激素分泌不受血钙浓度控制，而使血钙持续上升。甲状旁腺癌 PTH 增高导致临床上出现甲状旁腺亢进症及因癌肿侵犯周围组织与远处转移。甲状旁腺亢进症临床上出现：

1. 高钙血症　血钙增高、肌张力下降、食欲不振、便秘、呕吐、恶心、乏力、心律紊乱，当血钙＞16g/L，即出现危象，呈昏睡、精神错乱，并可能出现伴有急性胰腺炎、上消化道出血及急性肾功能衰竭等。

2. 泌尿系症状　尿钙、磷排出增加，多尿、口渴、尿结石、尿路感染、肾绞痛及急性肾功能衰竭等。

3. 骨骼系症状　骨质溶解、吸收和脱钙，易产生病理性骨折、骨痛、局部压痛及牙齿脱落等。骨炎、骨纤维囊性变、骨变形，这些骨变化可达 73％。

三、实验室检查

1. 血钙　据 Heerden、Ander 等报道患儿血钙测定平均在 14.5～16.8g/L。测血钙时一定同时测血浆蛋白浓度。

2. 血磷下降　正常为 3～5g/L，患儿可＜2.6g/L。

3. 碱性磷酸酶测定　＞12 金氏单位，合并骨病时尤为明显。

4. 放免测定　PTH 可增加到正常人 4 倍以上，甚至于 40 倍。

5. 尿中钙、磷排出明显增高　测定时患儿低钙饮食至少 3 日（每日摄钙约 100mg 左右），24h 尿钙仍在 200mg 以上，而正常人＜150mg，普通饮食患儿尿钙＞250mg。

6. 皮质醇抑制试验　大量皮质激素具有抗维生素 D 作用。每日口服可的松 150mg，共 10 日，可降低因结节病、维生素 D 中毒、多发性骨髓瘤、转移癌、甲亢症等可引起血钙增高，而对本病所致的血钙过高则无作用。

四、治疗

甲状旁腺肿瘤以手术治疗为主，放疗与化疗无效。

甲状旁腺肿瘤手术指征为：①有原发性甲状旁腺亢进症，同时颈前触及包块；②原发性甲状旁腺亢进症合并有骨骼或肾病变；③甲状旁腺癌术后局部复发和颈淋巴结转移；④出现高血钙危象时应紧急手术。

甲状旁腺肿瘤切除术难度之一即是寻找病变旁腺，目前较有效的术前定位有核素减影扫描，以 $^{201}TI^{m}$ 和 $^{99}Tc^{m}$ 减影核素扫描较有效，还有颈部及纵隔 CT、高分辨 B 超检查、数学减影血管造影（DSA）等以及术中定位。后者用甲苯胺蓝或美蓝自周围静脉滴入或甲状腺下动脉内注入。

外科医师手术时应充分暴露好颈部手术区域，某些医师建议一些被认为属于正常的甲状旁腺组织取出一小部分移植到前臂肌肉内，以防发生低甲状旁腺症。甲状旁腺切除术的外科并发症包括喉返神经损伤和持续性低甲状旁腺症。采用甲状旁腺切除术治疗的患儿术后第一周可发生暂时性低钙血症。假如原骨病严重则低钙血症可以很重，需要辅之钙剂与维生素 D 治疗。对残留组织供血不足而出现的持续性低甲状旁腺症的诊断常需要观察几个月时间才能核定。

（施诚仁）

参考文献

1. 邝安坤主编. 临床内分泌学（上）. 上海：上海科学技术出版社，1979
2. 钱雪丽等. 儿童甲状腺癌. 中华小儿外科杂志，1993，(t4)：142
3. 刘经祖. 甲状腺癌非手术治疗. 实用外科杂志，1993，(13)：266
4. Graham S M Genel m，Touloukian RJ，et al. Provocative testing for occult medullary carcinoma of the thyroid：Findings in seven children with multiple endocrine neoplasia type lla. J Pediatr Surg，1987，(22)：501-503
5. Mazzaferri O E，Young R. Papillary thyroid carcinoma. Am J Med，1981，(70)：511
6. Richard M Bell. Thyroid carcinoma. Surg Clin North Am，1986，(66)：13
7. Telander R L Zimmerman D，Kaufman BH，et al. Pediatric endocrine surgery. Surg Clin North Am，1985，(65)：1551-1587
8. Edis A J. Surgical treatment for thyroid cancer. Surg clin North AM，1997，57 (2)：533
9. Sebasfian So，. Rodriguez M，Paricio PP，et al. Papillary thyroid carcinoma. Arch Surg，2000，135 (3)：272
10. 叶学红，高力，谢磊. 甲状腺全切除术并发症的预防（附 84 例报告）. 中国实用外科杂志，2001，21 (12)：734-735
11. 吴靖川，吴继综，刘健等. 79 例甲状腺癌转移患者 ^{131}I 治疗后随访观察. 外科理论与实践，1988，10：126-128
12. Leak D. Adrenergic blockade and thyrotoxicosis. Acta Endocrinologica，1963，43：131
13. Robert carachi，Amir Azmy，Jay L Grosfeld. The surgery of childhood tumors. In Head and neck tumors. ARNOLD Publishers，1999，312-318
14. Wiseman SM，Loree TR，Rigual NR，et al. Anaplastic transformation of thyroid cancer：Review of clinical，pathologic，and molecular evidence provides new insights into disease biology and future therapy. Head Neck，2003，25：662-670

第 20 章　纵隔肿瘤

一、纵隔的解剖和划区

纵隔是胸腔的一部分，其前缘是胸骨、后缘为脊椎、两侧为左、右纵隔胸膜。上与颈部相通，下为横隔，其包含的组织器官有：胸腺、心脏、心包、大血管、气管、食管、神经组织和胸导管等。在临床上为了便于区别肿瘤生长的部位，通常将纵隔划分为四个部分。

（一）上纵隔：指第四胸椎与胸骨柄、体交界连接的以上部分，其下为下纵隔。其上纵隔主要包含大血管、神经组织和大部分胸腺组织。有主动脉弓、无名动脉、锁骨下动脉、肺动、静脉，上腔静脉、无名静脉和锁骨下静脉，还有在这些组织周围的淋巴结和淋巴管。下纵隔又分为前、中、后三个部位。

（二）前纵隔：指上纵隔以下、胸骨后、心包前、横隔以上这一间隙，其包含部分胸腺、许多淋巴结和一些脂肪组织。横隔的前部比邻该部位，偶可见先天性横隔缺损（Morgaagni 孔），部分腹腔内脏突入前纵隔。

（三）中纵隔：在前后纵隔之间，上纵隔以下，其主要包含心脏、心包、淋巴结和淋巴管。

（四）后纵隔：脊椎前面、心包腔的后面，其主要包含气管、食管、胸导管、降主动脉、交感神经节、迷走神经和许多淋巴组织。

二、纵隔肿瘤的病理类型和发生率

纵隔内组织器官较多，其胚胎发生的结构来源又较复杂，所以该部位发生肿瘤的种类繁多，但各种肿瘤和囊肿都有各自的好发部位（见表 20－1）

表 20－1　纵隔肿瘤的好发部位

上纵隔	前纵隔	中纵隔	后纵隔
胸腺瘤	畸胎瘤	心包囊肿	神经原肿瘤
淋巴瘤	生殖细胞肿瘤	支气管囊肿	肠原性囊肿
胸内甲状腺	淋巴管瘤	淋巴瘤	
甲状旁腺瘤	血管瘤		
	脂肪瘤		

据国内、外文献报道，婴幼儿和儿童纵隔肿瘤发生率以神经源性肿瘤最多，其次为前肠囊肿、畸胎瘤、淋巴瘤和淋巴血管瘤等。上海第二医科大学附属新华医院小儿心胸外科统计 1974 年至 1990 年，16 年间收治 39 例小儿纵隔肿瘤分析表明，小儿纵隔肿瘤发生率依次是：

神经源性畸胎瘤、淋巴瘤、胸腺瘤、支气管囊肿等，其中良性肿瘤59%（23/39），恶性肿瘤41%（16/39）。但在新生儿纵隔肿瘤病人中由于大多为先天性发育异常所致，最常见的是胃、肠源性囊肿、支气管源性囊肿，其次是皮样囊肿或畸胎瘤等。

三、诊断

小儿纵隔肿瘤的临床症状因肿瘤的大小、性质、生长速度以及占据部位和侵及邻近脏器的不一而不同，许多患儿早期可无症状，而新生儿大多因呼吸道感染、呼吸窘迫检查时才被发现，胸部X线摄片是最常选用的检查方法，其可显示肿瘤的部位、形态、大小、密度及有无钙化。胸部CT扫描也已成为常规检查，它能提供许多胸部X线片所不能提供的信息，尤其在鉴别脂肪性、血管性、囊性及软组织肿块上CT检查较敏感，有时它还能显示出肿瘤已侵及的邻近组织结构或显示出胸膜、肺的转移。磁共振检查（MRI）也是目前纵隔肿瘤检查的方法之一，其不仅能提供横断面，还能提供矢状面和冠状面的图像，尤其在判断神经源性肿瘤有无椎管内或硬脊膜内扩展方面优于CT检查。此外，活体组织检查也是小儿纵隔肿瘤诊断的主要手段。

四、新生儿几种常见的纵隔肿瘤

1. 胃肠道源性囊肿（gastrogenic and enterogenous cysts）

其包括食管、胃和肠源性囊肿，由于这三者有时很难鉴别，故统称为胃肠源性囊肿，其发病常在新生儿纵隔肿瘤中占首位。

在胚胎发育过程中，由于前肠上皮重吸收的障碍，导致前肠重叠，形成一个多余的囊壁。胃肠道性囊肿常或合并脊椎异常，推测这与胚胎期脊柱索与前肠处于相同的位置，并粘附在一起有关。胃肠源性囊肿可与本身胃、肠道部分或完全分隔，而常位于后纵隔，但随着囊肿的增大可延伸至两侧胸腔，其囊壁组织结构中有与其起源器官相一致的粘膜层，并含有一层或多层肌层：囊内含有与其起源器官分泌相一致的液体，如胃源性囊肿，其囊内液体含有胃蛋白酶、蛋白质、无机盐等，其浓度与胃液相似。

胃肠源性囊肿症状取决于囊肿的大小和位置，位于后纵隔，紧靠气管、食管和大血管，通常产生压迫症状，如呼吸急促、反复呼吸道感染，但消化道压迫症状通常不明显。当胃源性囊肿存在时，可出现消化道出血症状，反复黑便，这是因囊液中含有胃蛋白酶侵蚀周围血管破裂所致。X线胸片能在后纵隔偏右侧看到囊肿的阴影，侧位或斜位片更清楚。食管吞钡检查可显示食管是否移位，若囊肿与横膈下胃肠道有管道相通，则钡剂可逆行充盈囊肿。

治疗采用手术切除囊肿，并阻断与消化道之间的异常通道，通常取右后外侧第四肋间进胸。有时在术中为鉴别纵隔内脊膜膨出，可行囊肿穿刺检查，脑脊液的比重及钙含量明显要低。

2. 支气管源性囊肿（bronchogenic cysts）

支气管源性囊肿在新生儿其发病率要明显低于胃、肠源性囊肿，但在临床上二者往往较难鉴别。

有作者将支气管源性囊肿归纳在先天性肺囊肿一类，即从病理上将先天性肺囊肿分为①支气管源性细胞型；②肺泡细胞型；③混合细胞型（即支气管源性与肺泡细胞型混合型）。支气管源性囊肿通常为单个，囊肿内层可有柱状、立方体状或假复层上皮细胞组成，囊壁含有平滑肌和软骨组织、囊腔内含有清澈的液体。囊肿通常不与支气管树交通。

支气管囊肿大多位于后纵隔，如发于气管隆突附近，由于对气管和支气管的压迫可造成呼吸道梗阻的症状，导致肺气肿和肺不张同时存在，X线胸片除提示后纵隔肿块阴影，更易发现的是其继发性病变，如一侧是部分性肺不张，另一侧则是肺气肿，食管吞钡检查可与胃、肠源性囊肿相鉴别。支气管镜检查可提示气管或支气管受压，但在新生儿大多不主张作这类检查。

该病一旦诊断明确，应即刻行手术切除，特别是当囊肿与支气管交通时，分泌物粘稠，附着在管壁上可产生活瓣样作用，使气体只进不出，囊肿张力增加，产生严重的气管压迫症状。

3. 畸胎瘤和皮样囊肿（teratoma and dermoid cysts）

小儿纵隔畸胎瘤大多位于前纵隔近心包底部，与胸腺残留组织常有联系。因而从胚胎学看纵隔畸胎瘤的起源可能是第三对腮囊和腮裂游离脱落的多潜能细胞群与胸腺随心脏大血管一起下降到纵隔内而形成。病理上将肿瘤组织并有外、中、内三种胚层组织的称为畸胎瘤，而包含皮肤及其附件组织的称为皮样囊肿。X线胸片表现部位可与胸腺瘤相似，但常可见囊壁钙化或不规则骨骼阴影。CT检查可清楚显示肿瘤的轮廓、内容及其与周围组织的关系。在新生儿前纵隔畸胎瘤大多表现为呼吸窘迫，有时需与新生儿胸腺肥大相鉴别，后者经多次X线照射后常有缩小的趋势。纵隔畸胎瘤诊断明确后均需及早手术，因为在小儿这类肿瘤恶变倾向较高，而且易发生继发感染或压迫纵隔内其它主要脏器。手术切口大多选用正中胸骨切开径路。

4. 神经源性肿瘤（neurogenic tumors）

小儿神经源性肿瘤大多起源于脊神经和脊椎旁的交感神经干，所以多见于后纵隔，上纵隔比下纵隔多见。从病理上又可分为两大类：一类来自自主神经，如良性神经节细胞瘤、恶性神经母细胞瘤及节细胞神经母细胞瘤。另一类则起源于外周神经，如良性神经鞘瘤及神经纤维瘤，恶性神经鞘瘤及神经纤维肉瘤。小儿神经源性肿瘤恶性程度明显高于成人。在新生儿则多见为神经母细胞瘤。

神经源性肿瘤的诊断主要靠X线胸片检查，常表现为脊柱旁边缘清楚、密度均匀的圆形或椭圆形阴影，侧位片可见肿瘤与脊柱重叠。CT检查则更有助于明确诊断，其不仅可了解肿块部位、大小，还可确定肿瘤是否侵入到椎管内。纵隔神经源性肿瘤一经诊断，均应早期手术切除。各类肿瘤大多有完整包膜，易于完整切除。有些肿瘤与肋间神经或交感神经有联系，有的可伸入椎间孔，对这类患儿手术时需特别注意，不能过度牵拉，避免损伤脊髓。新生儿纵隔神经母细胞瘤切除后可联合使用放疗和化疗，其远期疗效较好，有文献报道治愈率可达50%。

（刘锦纷）

参考文献

1. Susanne Blegvad, Lippert H, Simper LB, et al. Mediastinal Tumors: A report of 129 cases. Scand J Thor Cardiovasc Surg, 1990, 24: 39-42
2. Graeber GM, Shriver CD, Albus RA, et al. The use of computed tomography in the evaluation of mediastinal masses. J Thorac Cardiovasc Surg 1986; 91: 662-666
3. Monden Y, Nakahara K, Lioka S, et al. Recurrence of thymoma: clinic pathological features, therapy and prognosis. Ann Thorac Surg, 1985, 39: 165
4. Shields TW. Primary lesions of the mediastinum and their investigation and treatment. In Shields TW.

General Thoracic Surgery. 4th Ed. Malvern, PA: Williams &Wilkins, 1994

5. 尹嘉顺. 纵隔肿瘤144例的外科治疗. 中华肿瘤杂志, 1981, 3 (3): 195-198
6. 胡劲. 小儿纵隔影块的诊断和治疗. 中华小儿外科杂志, 1989, 10 (1): 29-30
7. 张大为. 陈宝田. 原发性纵隔肿瘤和囊肿. 见: 吴英恺等编, 国际心胸外科实践. 上海: 上海科学技术出版社, 1988: 478～486

第21章 脑肿瘤

在儿童实体性肿瘤中，脑肿瘤是最常见的实体性肿瘤之一，其发病率仅次于急性淋巴细胞性白血病，居第二位。小儿颅内肿瘤约占全部颅内肿瘤的15%～20%。在美国，每年约有1500例患儿被诊断为原发性中枢神经系统肿瘤，如按此发生率计算，推测每年我国将约有3万多名儿童患颅内肿瘤。儿童脑肿瘤可发生在幕上和后颅窝，二部位肿瘤发生率基本接近。幕上颅内肿瘤约占46%，后颅窝肿瘤在儿童中较成人多见。儿童颅内肿瘤中54%左右来源于后颅窝而成人则为15%～20%。较常见的儿童脑肿瘤是髓母细胞瘤，星形细胞瘤，室管膜瘤，颅咽管瘤，脑干肿瘤，生殖细胞瘤等。本章因篇幅有限，将幕上星形细胞瘤，室管膜瘤放在后颅窝星形细胞瘤，室管膜瘤中一起叙述。

一、髓母细胞瘤

髓母细胞瘤（medulloblastoma）是儿童期最常见的后颅窝肿瘤。由Bailey和Cushing命名。一般认为，髓母细胞瘤的发生是由于原始髓样上皮未继续分化的结果。这种来源于胚胎残余细胞的肿瘤，绝大多数生长在第四脑室顶之上的小脑蚓部。占儿童后颅窝肿瘤的30%～40%，占儿童颅内肿瘤15%～20%。髓母细胞瘤是儿童颅内恶性程度最高的肿瘤之一，其高度恶性表现为生长极其迅速，肿瘤细胞有沿脑脊液产生播散性种植转移的倾向，其发病年龄高峰为10岁以前，约60%发生在8岁以前。

（一）病理

2/3的儿童髓母细胞瘤位于小脑蚓部，它可向前突入，压迫或阻塞第四脑室引起梗阻性脑积水。有时肿瘤向后突入枕大池，少数经枕大池而伸入椎管内，偶尔通过第四脑室侧孔长入桥小脑角池，约1/3的病例肿瘤侵犯脑干。髓母细胞瘤沿脑脊液产生播散侵犯软脑膜发生率非常高。颅内主要发生于外侧裂池和后颅窝沟，脑池。40%病人发生椎管内种植转移，常见于胸腹段，全身转移少见，骨骼转移是全身转移的常见部位。

组织学上典型的肿瘤完全由未分化细胞组成，均为小圆细胞。镜检示细胞极为丰富，体积小，胞浆少，胞膜不清。细胞核呈圆形或卵圆形，大小不等，染色深，分裂象多。大部分肿瘤细胞无特殊排列，少部分肿瘤细胞不规则聚集成堆，或排列为菊形团结构，表明肿瘤细胞向神经母细胞分化的特征。青少年和成人的髓母细胞瘤常发生在小脑半球，少数发生在小脑半球的髓母细胞瘤，肿瘤细胞间含有间充质（胶质蛋白和网硬蛋白）成分，比较硬韧，边界较清楚，称之为促结缔组织增生型髓母细胞瘤（desmo-plastic medulloblastoma）。

（二）临床表现

髓母细胞瘤约40%在5岁以内发病，75%在10岁以内发病。病人从出现症状到就诊时间短，有半数不到一个月。常见的临床症状有呕吐、头痛、躯干性共济失调。呕吐的发生率最高，可为早期惟一的症状。引起呕吐的原因除肿瘤不断生长，使第四脑室或导水管发生梗阻，导致阻塞性脑积水，造成颅内压增高外，还可由于肿瘤直接刺激第四脑室底的迷走神经核而产生。躯干性共济失调，表现为行走蹒跚，严重者甚至不能站立和坐稳。眼球震颤是眼肌共济失调的表现。其他表现有面瘫，复视，进食呛咳，锥体束征等。

（三）辅助检查

1. CT 检查：约半数髓母细胞瘤有典型的 CT 表现。CT 平扫表现为位于小脑蚓部或小脑半球和蚓部边界清楚的等、高密度肿瘤，肿瘤密度较均匀，有时可见小斑片低密度坏死灶，肿瘤向前压迫并突入第四脑室，使第四脑室变形、前移，95％伴有梗阻性脑积水，90％肿瘤周围有轻到中度的脑水肿带。CT 增强扫描肿瘤呈轻到中度均匀强化，小片状坏死囊变区无强化。肿瘤脑膜播散则表现为脑膜增厚及明显强化，边缘光滑或结节样。

2. MRI 检查：由于髓母细胞瘤在 MRI 信号强度上无明显特点。特征性的表现是肿瘤部位，呈长 T_1和长 T_2信号。肿瘤位于上蚓部时常常使中脑导水管受压，变窄，向前方移位。肿瘤居第四脑室顶部时，导水管被撑开并向上移位，因此正中矢状位扫描相当重要。注射 Gd-DTPA 后明显均一强化。出现沿脑脊液种植转移时，在脑室壁，脑池，甚至蛛网膜下腔增强扫描呈明显强化。

（四）鉴别诊断

髓母细胞瘤主要应与第四脑室室管膜瘤及后颅窝中线部位的星形细胞瘤相鉴别。室管膜瘤起源于第四脑室的室管膜上皮，因刺激第四脑室底发病早期引起较频繁的呕吐，CT 平扫时肿瘤呈等高密度或略高密度病灶，半数以上的室管膜瘤平扫时可见多发斑点状或砂粒状高密度的钙化灶，周围无脑水肿带。散在的点状钙化有助于与髓母细胞瘤的鉴别。典型的囊性星形细胞瘤，其边界清楚，囊液密度 CT 值接近或略高于脑脊液，囊壁上可见低于脑实质密度瘤结节。实质性肿瘤中央坏死者，实质部分和囊壁 CT 平扫时为等低密度，增强扫描肿瘤实质部分为不规则，不均一强化。

（五）治疗

髓母细胞瘤的治疗主要是手术切除及术后放疗并辅以化疗。对于存在梗阻性脑积水的治疗仍存在争议，一些学者赞成在切除肿瘤前首先治疗脑积水，可行脑室外引流或置脑室腹腔分流管。采用枕部正中切口，咬开后颅窝骨质，切开硬脑膜后，见小脑蚓部增宽膨隆或可在枕大池中见到肿瘤，沿正中线电凝后切开蚓部后可见肿瘤，将其与周围组织分开，肿瘤供血多来自两侧小脑后下动脉，在紧靠肿瘤处电凝切断供血动脉。肿瘤质地较软者可用轻柔的吸引器吸除肿瘤，也可用超声吸引器吸除肿瘤。操作时止血要彻底，使用双极电凝止血，切除肿瘤时要及时冲冷盐水降温，同时要注意避免损伤脑干。手术的原则是被肿瘤梗阻的脑脊液循环通路要重新恢复。如手术时导水管未打通，应加作脑室腹腔分流。

髓母细胞瘤属高度恶性、生长迅速、边界不十分清楚的脑肿瘤，术后易复发。但是髓母细胞瘤对放疗高度敏感，病人术后接受放疗可延长病人生存期。术后放疗的效果是显而易见的。目前统计其 5 年生存率可达 44％～60％，10 年生存率也可达 30％～40％。美国儿童肿瘤髓母细胞瘤治疗协作委员会（MPCPOG）推荐全脑、脊髓及后颅窝 3 部分放疗。头部放疗应包括筛板后达颈髓，脊髓放疗下界达骶 2 水平。3 岁以下剂量全脑 35.2Gy，后颅窝局部加 18Gy，脊髓 24Gy。虽然放疗是一种十分有效的办法，但其近期和晚期并发症较为严重。近期并发症为外周血白细胞和血小板降低。目前有比较好的办法来完成放射治疗。晚期并发症为身材矮小，并有不同程度的内分泌功能损害、发育迟缓等（图 21－1）。

二、星形细胞瘤（astrocytoma）

星形细胞瘤是儿童最常见的脑内肿瘤可发生在后颅窝，亦可发生在大脑半球，60％～

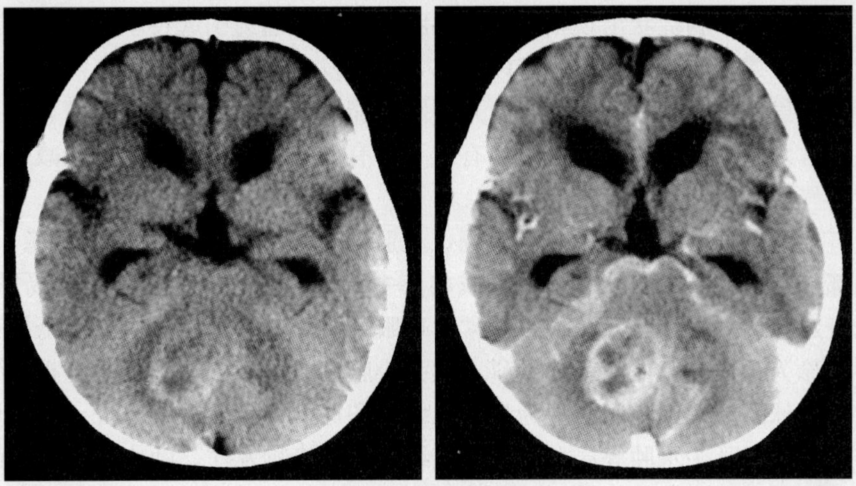

图 21-1 髓母细胞瘤

A. CT 平扫显示小脑蚓部混杂密度肿瘤，内见多个斑片状低密度灶，肿瘤周围有低密度的水肿带。B. CT 增强示肿瘤呈不均匀强化，有强化的肿瘤实质性部分在平扫时基本上呈高密度。

70%位于后颅窝，在儿童后颅窝星形细胞瘤发病率仅低于髓母细胞瘤，约占后颅窝肿瘤的20%左右。

（一）病理

后颅窝星形细胞瘤大多数位于小脑半球、中线小脑蚓部，少数位于脑桥小脑角。肿瘤可以囊性、实质性的或实质性伴中央坏死，约半数为囊性伴瘤结节。钙化少见，主要见于肿瘤的实质部分。囊性变是星形细胞瘤显著特征，囊性变有两种类型：一种是肿瘤组织内有单房或多房的囊，其囊壁由肿瘤组织构成，肿瘤可有边界，但部分可边界不清。另一种为一个很大的囊性占位，瘤内有瘤结节附于囊壁上，囊液为棕黄色的液体，通常囊内液体蛋白质含量较高，少数可伴有坏死和出血。组织学上星形细胞瘤可分为五个亚型，即毛细胞型、纤维细胞型、原浆细胞型和少见的肥胖细胞型及间变型。在世界卫生组织关于星形细胞瘤分级中除毛细胞星形细胞瘤属Ⅰ级外，其余均为Ⅱ级。

1. 毛细胞型星形细胞瘤，肿瘤分化良好，呈单极或双极形态，有丰富的胶质原纤维，细胞核呈杆状，核分裂现象很少见。

2. 原浆型星形细胞瘤在组织学上表现为细胞密集区与松散区交替排列，呈典型的蜂窝样，虽然可有细胞核多形性及核浓染，但恶性变少见。

3. 纤维型星形细胞是常见的类型，肿瘤中有神经胶质纤维，这是与原浆型的主要区别。肿瘤质地坚韧，有时状如橡皮。多由典型的纤维性星形细胞构成，其瘤细胞为圆形或椭圆形，胞浆有些多形性，并有 Rosenthal 纤维。

4. 肥胖型比较少见，大多发生大脑半球，镜下见典型的肥胖细胞，体积肥大，呈球状或多角形，有时排列在血管周围，形成假菊花状。结节性硬化合并颅内肿瘤：即室管膜下巨细胞型星形细胞瘤属此型。

5. 间变型亦称为恶性星形细胞瘤，为 WHO 分类（1978 年）中新增加的一个亚型。镜下见细胞密度增加并有异形性，有时可见多核或单核瘤细胞，有核分裂象及血管内皮细胞增生。

（二）临床表现

小脑星形细胞瘤的临床表现与其它后颅窝肿瘤相同，为颅内压增高和小脑损害，通常颅内压增高出现较早，小脑症状出现则较晚。小脑星形细胞瘤易引起梗阻性脑积水，头痛，呕吐为首发症状。头痛初始为间歇性，多以枕部，亦可发生在前额部，随疾病发展头痛变为持续性，常伴有喷射性呕吐。在年龄较小患儿，因不能用语言表达主诉时，常有用手击打头部的表现。呕吐常发生在清晨，呕吐时可伴有或不伴有头痛。呕吐后头痛症状减轻，与呕吐时脱水和过度屏气降低了颅内压有关。

小脑损害症状表现为单侧肢体共济失调，上肢比下肢明显表现为持物不稳，动作笨拙。肿瘤位于蚓部或近中线者，出现平衡障碍或共济失调，表现为行走蹒跚，容易跌倒、倾倒，严重者不能行走和站立。神经系统检查时常发现眼球震颤，其他表现如颈部抵抗和强迫体位在临床上常误诊为颈椎半脱位而就诊骨科，此为小脑扁桃体下疝压迫颈神经根所致。

儿童大脑半球的星形细胞瘤表现为颅内压增高和局灶性神经系统体征。颅内压增高症状包括头痛，呕吐，视乳头水肿等局灶性神经系统症状为癫痫发作。肿瘤接近脑表面者易出现癫痫发作，有些病例以癫痫为首发症状。

（三）辅助检查

1. CT 检查

典型的囊性星形细胞瘤表现为小脑半球或蚓部圆形或椭圆形囊性肿瘤，其边界清楚，囊液密度值接近或高于脑脊液，囊壁上可见密度高于囊液但低于脑实质的瘤结节。CT 增强扫描囊壁不强化，而瘤结节明显强化。实质性肿瘤中央坏死者，实质部分和囊壁 CT 平扫一般为等、低密度，CT 增强扫描囊壁和肿瘤的实质部分显示为不规则，不均一强化，囊性部分可为单房或多房，各种小脑星形细胞瘤的肿瘤周围均有不同程度的低密度脑水肿区，有明显的占位效应，第四脑室受压变形、移位，常并发梗阻性脑积水。肿瘤较大时，脑干也可推移。

大脑半球星形细胞瘤 CT 表现多种多样，平扫实质部分以低密度为主，少数为等密度。CT 增强扫描实质部分可以完全强化，部分强化或不强化。

2. MRI 检查

肿瘤位于幕下者：囊性或囊性为主的肿瘤，囊液含蛋白质较高，呈明显长 T_1 与 T_2 信号，但在 T_1 加权像上不如脑脊液那么黑，在 T_2 加权像上不如脑脊液那么白。如肿瘤外围有实质部分，呈等信号并有轻、中度异常对比增强。注射 Gd-DTPA 后瘤体实质性部分可明显强化，而囊性部分不强化，瘤结节可见强化。矢状位扫描有助于明确肿瘤位置以及与邻近结构关系。

肿瘤位于幕上者：大脑半球的星形细胞瘤实质性部分近乎等信号，囊性部分往往呈长 T_1、T_2 信号，实质并有囊性成分兼有上述二种信号。

（四）鉴别诊断

小脑星形细胞瘤主要以颅内压增高和小脑半球损害为特征，主要与髓母细胞瘤、室管膜瘤相鉴别：① 髓母细胞瘤：发病年龄相对较小，肿瘤主要位于蚓部，蚓部损害较半球损害明显。CT 平扫表现小脑蚓部边界清楚的等、高密度肿瘤，肿瘤密度较均匀，有时可见小斑片低密度坏死灶，肿瘤的囊变及钙化少见。② 室管膜瘤：室管膜瘤起源于第四脑室的室管膜上皮，因刺激第四脑室底，发病早期引起较频繁的呕吐，CT 平扫肿瘤呈等高密度或略高密度病灶，半数以上的室管膜瘤平扫时可见多发斑点状或砂粒状高密度的钙化灶，周围无脑水肿带。

（五）治疗

星形细胞瘤对放射治疗及化疗不甚敏感，故手术治疗是惟一有效的治疗方法。对颅内压高（头痛、呕吐频），梗阻性脑积水严重，临床上患儿一般情况较差者（脉搏、呼吸变慢，血压升高）宜先行脑室外引流术或脑室腹腔分流术。脑室外引流放液速度不宜太快，连接外引流装置其高度通常在脑室水平以上 1.46kPa（150mmH_2O），根据年龄，控制每日引流的脑脊液量，保持 24 小时均匀滴出。一般在 3～5 天内行开颅肿瘤切除术。若引流后脑干受压不缓解，应急诊手术（参见图 21－2）。

选择后颅窝中线切口，钻孔后咬除枕鳞部，骨窗于肿瘤侧多咬除些。若硬膜张力高。肿瘤囊较大，用脑针经硬脑膜直接穿刺肿瘤囊抽出囊液后再打开硬脑膜。肿瘤位置确定后，可在直视下或显微镜下切除肿瘤，肿瘤若在囊内，打开囊壁后寻找瘤结节，瘤结节切除后已达到根治目的，不必处理囊壁，若肿瘤实性或囊在瘤内，应尽可能多地切除肿瘤而不损伤正常的小脑组织。当肿瘤侵犯脑干时不可强求全切除，否则会造成脑干损伤。肿瘤质地较硬或体积大，可用超声刀切除肿瘤，肿瘤切除后止血要彻底，硬脑膜可不缝合，但肌肉缝合要严密，防止脑脊液漏。肿瘤未能全切除或恶性变者，术后进行辅助治疗。

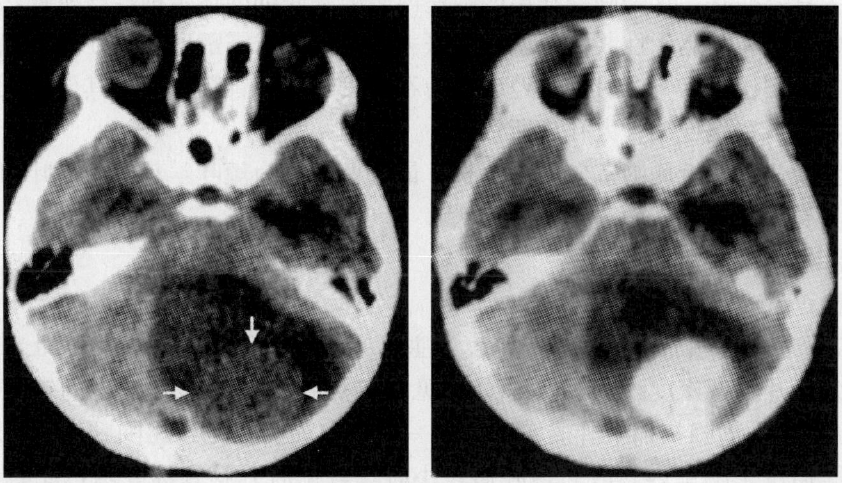

图 21－2　小脑毛细胞星形细胞瘤。男，6 岁

A. CT 平扫显示左侧小脑半球囊性占位，囊后部见密度高于囊液、但低于脑实质之大的瘤结节（↑）。第四脑室显示不清，幕上可见梗阻性脑积水。B. 增强扫描显示肿瘤的囊性部分无强化，后方低密度大结节明显强化，囊壁无强化。

三、室管膜瘤（ependymoma）

室管膜瘤起源于脑室系统的室管膜细胞及其下的胶质上皮细胞。故多发生在脑室系统，幕上幕下均可发生，约 3/4 位于幕下，1/4 位于幕上。儿童室管膜瘤中幕下占 70%，极少数可发生在大脑半球白质而与脑室系统基本无关。室管膜瘤占儿童后颅窝肿瘤的 8%～15%，60%的患儿患病年龄在 5 岁以前。其发病率仅次于髓母细胞瘤和小脑星形细胞瘤而居第 3 位。

（一）病理

肿瘤主要长在脑室内。发生在第四脑室者大多起于脑室底延髓部分，肿瘤逐渐增长充满第四脑室大部，造成梗阻性脑积水。15%室管膜瘤可以通过两侧侧隐窝延伸至桥小脑角，并包绕邻近的血管和脑神经。60%可以通过第四脑室正中孔进入枕大池，部分可通过枕大孔伸至颈部椎管内的颈髓后方。大多数室管膜瘤是实质性的，质地较软、松，钙化的发生率为

50%，20%有囊变。室管膜瘤可沿脑脊液通路播散种植转移，Cohen 统计幕下者种植转移达20%，尤其是间变型室管膜瘤或室管膜母细胞瘤。

镜下细胞多较致密，大小一致，呈多角形，细胞核呈圆形或卵圆形。肿瘤细胞围绕血管腔呈菊形团或假菊形团排列。组织学上分为四种亚型：

1. 乳头型室管膜瘤：肿瘤细胞围绕血管呈乳头状排列。

2. 粘液乳头型室管膜瘤：肿瘤常呈乳头状结构，间质常常发生粘液变性。

3. 上皮型室管膜瘤：肿瘤细胞多围绕血管周围形成假菊形团结构。

4. 间变性室管膜瘤或称室管膜母细胞瘤：肿瘤细胞有异形性，可见核分裂象和典型、非典型假菊形团，肿瘤内血管丰富，可见血管内皮细胞和外皮细胞的增生。

（二）临床表现

后颅窝室管膜瘤与其他后颅窝肿瘤一样，颅内压增高症状十分明显，同时伴有小脑和脑干症状。颅内压增高症状常早期出现，50%左右的患儿以头痛伴呕吐为首发症状，有的病人单纯以呕吐为首发症状，这是肿瘤在第四脑室内刺激基底部的迷走神经核所致。小脑症状表现为行走不稳，肢体或躯干性共济失调，肌张力减退，眼球震颤。脑干症状表现为眼球内斜及口角歪斜，肿瘤侵犯 9～12 对脑神经表现为吞咽发呛，声音嘶哑等。其他症状有强迫体位及颈部抵抗，可能系慢性枕骨大孔疝所致。

幕上室管膜瘤常邻近侧脑室向脑内生长，最常见部位为额叶，其次为顶叶和颞顶叶。主要临床表现为局限性抽搐，颅内压增高症状。

（三）辅助检查

1. CT 检查

CT 平扫常表现为颅后窝中线处等密度为主，有时可为不均匀高密度病灶。15%～20%肿瘤内见多发小片状低密度囊变区。约 50%见多斑点状或砂粒状高密度的钙化灶，10%可见肿瘤内出血，CT 增强扫描中肿瘤实质部分一般呈中等度强化，周围脑组织无水肿，因为大多数室管膜瘤位于脑室内之故。当肿瘤较小时，若见后方脑脊液腔隙，此时诊断较易作出，当肿瘤较大完全占据第四脑室时，有时很难与髓母细胞瘤作鉴别。若肿瘤通过第四脑室侧隐窝向桥小脑角延伸时，则有利于室管膜瘤的诊断

2. MRI 检查

室管膜瘤在 T_1加权图像上呈低或等信号，在 T_2加权图像上呈明显高信号，有时可清晰显示其内蜿蜒走向的血管流空信号，肿瘤具有明显的异常对比增强，同时可见合并脑积水。

大脑半球室管膜瘤通常在顶、颞、枕三叶交界处。儿童患者由于瘤体内有较大的囊肿形成在 T_1加权图像上呈更低信号，T_2加权图像上有更高的信号，实质部分由于钙化信号混杂。

（四）鉴别诊断

后颅窝室管膜细胞瘤主要与髓母细胞瘤，后颅窝中线部位的星形细胞瘤鉴别诊断。髓母细胞瘤，发病年龄相对较小，肿瘤主要位于蚓部。CT 平扫可见小脑蚓部边界清楚的等、高密度的肿瘤，肿瘤密度较均匀，有时可见小斑片低密度坏死灶，肿瘤囊变及钙化少见。典型的后颅窝囊性星形细胞瘤表现为小脑半球或蚓部圆形或椭圆形囊性肿瘤，边界清楚，囊液密度值接近或高于脑脊液，囊壁上可见密度高于囊液但低于脑实质的瘤结节。CT 增强扫描囊壁不强化，而瘤结节明显强化。实质性肿瘤中央坏死者，实质部分和囊壁 CT 平扫一般为等、低密度，增强扫描囊壁和肿瘤的实质部分显示不规则，不均一强化。囊性部分可分为单

房或多房，各种小脑星形细胞瘤周围均有不同程度的低密度脑水肿区，有明显的占位效应，第四脑室受压变形，移位，常并发梗阻性脑积水。肿瘤较大时，脑干也可推移。

（五）治疗

手术是本瘤的首选治疗手段，应争取将肿瘤完全切除。但肿瘤切除的程度主要取决于肿瘤与第四脑室底的关系。通常第四脑室内较光滑，肿瘤与正常的室管膜有清楚的边界，肿瘤的原发部位与正常小脑边界不清，呈浸润性生长。若肿瘤自第四脑室底部长出的则与第四脑室底部粘连，并有不同程度地浸润脑干，在这种情况下全切除是不可能的，否则会损害脑干。而应该在第四脑室底部残留一薄层肿瘤。

儿童后颅窝肿瘤，大多数发现较晚，肿瘤较大，往往均存在不同程度的梗阻性脑积水。为缓解症状，降低颅内压，提高病孩对手术的耐受力，主张术前先行脑积水分流手术的观点被越来越多的人接受。也可术前行外引流来达到以上目的。外引流 3～5 天后行开颅肿瘤切除手术。

室管膜瘤对放射治疗较敏感，术后放疗对改善病人的预后有一定的帮助。室管膜瘤易发生椎管内播散性种植转移。幕上室管膜瘤椎管内种植转移比幕下多见。原则上不论后颅窝室管膜瘤是否全切除均应进行放疗，放疗包括全脑全脊髓。

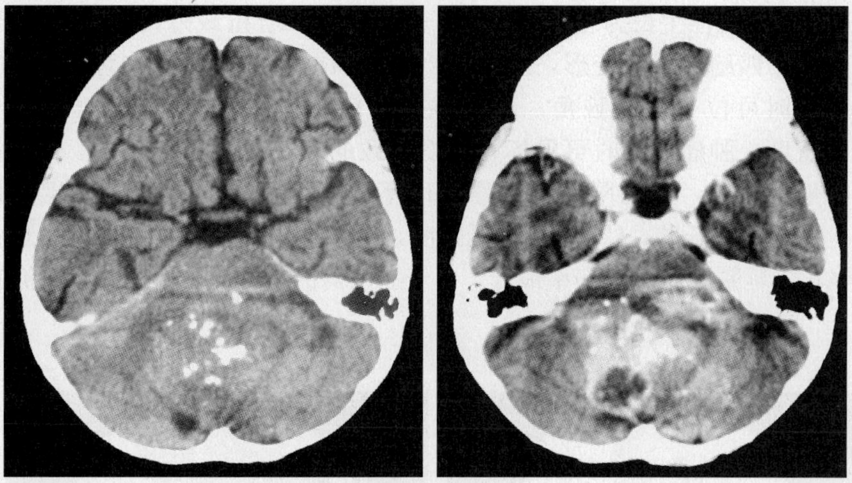

A　　　　B

图 21－3　室管膜瘤。男，5 岁

A. CT 平扫显示后颅窝中线边界不清的等密度病灶，内见多个粗颗粒状钙化灶。B. CT 增强示肿瘤呈明显不均匀强化。

四、脑干肿瘤（brain stem tumors）

脑干为脑的传导束和脑神经核集中的部位，脑干肿瘤与其他部位肿瘤一样，主要为神经胶质瘤。儿童期脑干肿瘤较成人期多见，约占儿童颅内肿瘤的 10%左右，占幕下肿瘤的 20%～30%。脑干肿瘤的发病高峰在 7～9 岁，绝大多数发生在脑桥，但可累及中脑和延髓。

（一）病理

肿瘤表面呈灰白或粉红色，鱼肉状，可有囊性变。生长迅速，恶性度高的脑干肿瘤可有肿瘤出血，坏死。儿童脑干肿瘤常以分化较差的极性成胶质细胞瘤、髓母细胞瘤和室管膜瘤为多见。

脑干肿瘤引起临床表现的原因为：① 肿瘤细胞的直接浸润、压迫和破坏脑神经核和各种神经传导束，造成脑神经的瘫痪，脑神经的瘫痪先出现于病侧，而运动和感觉的症状则首先出现于对侧，出现交叉性瘫痪症状；② 肿瘤压迫导致中脑导水管狭窄或闭塞，引起脑脊液循环通路的阻塞而导致阻塞性脑积水，引起颅内压增高；③ 肿瘤的局部压迫引起脑干血供障碍和肿瘤向外扩张压迫邻近组织而出现一系列症状。

（二）临床表现

脑干在解剖学上有中脑、脑桥、延髓之分。临床症状分为一般症状和局灶性症状两类。一般症状多数均有头痛、呕吐、性格改变。颅内压增高不是脑干肿瘤的首发症状。局灶性症状随肿瘤的部位而异，但肿瘤呈浸润性生长，很难具体划分。故脑干肿瘤最常见的症状和体征为多发脑神经损害、锥体束征和小脑体征。脑神经一个或多个损害是脑干肿瘤的重要特征，表现为眼球内斜及复视（展神经麻痹），嘴歪（面神经损害），吞咽困难、进食呛咳（吞咽及迷走神经损害），眼睑下垂（动眼神经麻痹），单侧和双侧角膜反射消失（三叉神经损害），伸舌偏向患侧（舌下神经损害）。锥体束征，表现为肌张力增高，腱反射亢进，一侧肢体力弱（偏瘫或截瘫）。锥体束征多在脑神经损害对侧，这种“交叉性瘫痪”为脑干病变特有。小脑体征，主要表现为共济失调及眼震，行走不稳等。

（三）辅助检查

1. CT 检查

脑桥胶质瘤以弥漫性生长为主，CT 平扫表现为脑干增粗或外形异常，脑干周围的脑池变浅或消失，第四脑室受压变形，后移。当肿瘤向前生长时可以包埋中央的基底动脉，肿瘤外突性生长时可位于桥小脑角，可能与其他桥小脑肿瘤混淆。肿瘤以低密度为主，有时也可为等密度：肿瘤中有时可见坏死囊变所致的斑片状更低密度区。CT 增强扫描弥漫性胶质瘤一般无强化，而局限性胶质瘤可以不均匀强化。中脑胶质瘤以局限性生长为主，肿瘤向上生长累及丘脑，CT 平扫为低密度，增强扫描表现多样，可以呈环状强化，均匀或不均匀强化，延髓胶质瘤发病率最低，由于后颅窝的伪影 CT 扫描的诊断价值不如 MRI（图 21-4）。

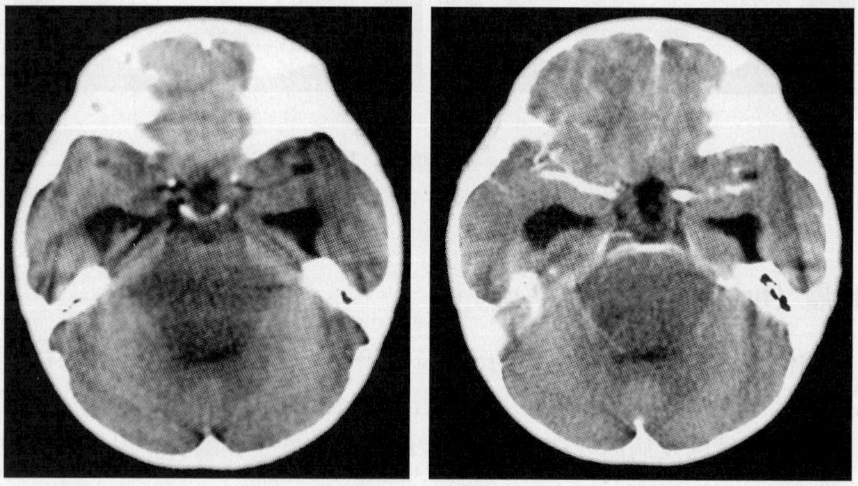

A　　　　B

图 21-4　脑干胶质瘤。女，8 岁

A. CT 平扫示脑干明显增粗，密度普遍性减低，脑干周围脑池消失，第四脑室受压后移，幕上脑积水。

B. 增强扫描示肿瘤无强化。

2. MRI 检查

MRI 诊断脑干肿瘤明显优于 CT，主要表现为：脑干增粗，瘤组织呈长 T_1 与长 T_2 信号，在 T_1 加权像上呈低信号，在 T_2 加权像上呈高信号。

脑干肿瘤好发于脑桥，中脑、延髓少见。脑桥胶质瘤向上可侵犯中脑，并经大脑角延及间脑，向下可侵入上颈髓，向外侧经由小脑角进入小脑半球，位于脑桥后外侧可造成定位诊断偏差。脑桥肿瘤最初表现为正中矢状位上脑桥前后径变大。随肿瘤生长，除脑桥变形变粗外，第四脑室底部向后移位，基底动脉向前移位并被肿瘤包埋，肿瘤组织在 T_1 加权图像上呈稍低信号，在 T_2 加权图像呈高信号，注射 Gd-DTPA 后呈轻度强化。

（四）鉴别诊断

脑干肿瘤在儿童期主要与脑干脑炎相鉴别。脑干脑炎发病前 1～4 周有感冒、发热等上呼吸道感染或其他病毒感染病史。脑干脑炎起病急，早期出现精神症状和意识障碍，较短时间内出现双侧脑神经麻痹伴有肢体运动，感觉障碍。

儿童较少见的颅内动脉瘤引起单发性动眼神经损害，通过影像学检查以资鉴别。

（五）治疗

过去脑干肿瘤等同于不能行手术切除的肿瘤。随着显微镜、双极电凝、超声吸引器、术中神经监护、神经导航仪等使用，过去被视为手术禁区的观点已发生变化。近几年的研究提示，脑干肿瘤所在部位不仅与肿瘤本身组织学有关而且与肿瘤是否被切除相关。位于脑干脑桥部位的肿瘤以恶性多见，其他部位的胶质瘤以低度恶性为多。虽然脑干肿瘤绝大多数为星形细胞瘤，但其他肿瘤类型亦存在，故手术探查有以下理由：① 取得肿瘤组织后能明确肿瘤性质；② 伴有囊性变的肿瘤通过手术排空囊液能延长生存；③ 能切除部分肿瘤组织，尤其是突出脑干外的瘤组织。

对中脑、延髓的胶质瘤目前的观点都主张手术治疗。典型的中脑肿瘤起源大脑脚或顶盖，此部分的胶质瘤常为低度恶性的星形细胞瘤，起源大脑脚的星形细胞瘤常伴有较大囊变性，吸除囊液及壁周围肿瘤组织后症状缓解病情稳定多年。延髓肿瘤几乎均在儿童中发病，其组织学类同于脊髓髓内星形细胞瘤为低度恶性星形细胞瘤、恶性肿瘤少见，脑桥肿瘤通常是恶性的（分化不良型星形细胞瘤或胶质母细胞瘤），故位于该部位的肿瘤不主张手术，若要明确肿瘤性质可采用立体定位活检，然后进行放疗。

放射治疗采用超分区放疗，虽然它对患者进行性加重的症状有一定缓解作用，能暂时在功能上有所恢复，患者生存期和生存质量得到延长和提高。但所有的患者在数月和半年左右最终都出现肿瘤复发，一旦复发，临床症状迅速恶化。

五、颅咽管瘤（Craniopharyngioma）

颅咽管瘤约占儿童颅内肿瘤的 5%～10%，占鞍区及鞍上肿瘤的 56%，是儿童期最常见的非胶质瘤细胞来源的肿瘤。颅咽管瘤的起源仍不清楚。但多认为儿童（釉质型）起源于胚胎期 Rathke's 囊的原始上皮细胞。一般认为，颅咽管起源于胚胎期原始口腔外胚叶形成的颅颊管残存的上皮细胞。颅咽管瘤有两个好发年龄，第一个高峰在儿童 5～10 岁，第二个高峰在 50～60 岁。Kahn 研究发现儿童与成人颅咽管瘤之间有组织学差异。他指出成人颅咽管瘤由鳞状上皮构成而无儿童颅咽管瘤的釉质细胞型的特点。

（一）病理

颅咽管瘤边界清楚，肿瘤的形状，大小有很大差异。多数肿瘤为囊性或部分囊性，囊壁薄者为半透明膜，厚者坚韧，用剪刀才能剪下，囊壁多有钙化，有时实质部分钙化，十分坚硬。囊液呈黄褐色或暗绿色，囊液中漂浮胆固醇结晶及坏死液化的上皮碎屑。囊液量通常在10～30ml。

显微镜下所见肿瘤由上皮细胞构成，囊壁被覆上皮为复层鳞状上皮，有排列整齐的基底细胞层、棘细胞层和角化团块，出现角化物和钙化是本病的特点。根据组织形态，颅咽管瘤分为三型：① 上皮型；②牙釉型；③ 梭型细胞型。

（二）临床表现

1. 颅内压增高症状

儿童多见，临床表现为头痛、呕吐，视神经乳头水肿，头痛多因颅内压增高所致。产生颅内压增高的原因主要是肿瘤向上长入第三脑室引起室间孔阻塞或由于肿瘤压迫导水管引起梗阻性脑积水，有时肿瘤巨大引起的占位效应也是颅内压增高的原因之一。

2. 视神经受压症状

颅咽管瘤可引起视力和视野的改变。其原因有两种：① 肿瘤位于鞍上，压迫视神经，视交叉引起视神经萎缩；② 肿瘤梗阻室间孔造成颅内压增高，视乳头开始表现为水肿，久之出现视神经继发性萎缩。儿童由于主诉和表达能力欠佳，很难早期发现视力障碍，同样，儿童对早期视野缺损多不引起注意。

3. 下丘脑症状

尿崩症：表现为多饮多尿，每 24 小时出入量可达数千毫升。尿崩的原因为肿瘤损伤视上核、室旁核、下丘脑垂体束或神经垂体导致抗利尿激素生成减少所致。

脂肪代谢障碍：肿瘤侵犯灰结节及漏斗部所致。多数表现为向心性肥胖，少数患儿可极度消瘦。肿瘤侵犯下丘脑结节核时有性腺功能紊乱，临床表现为肥胖和性器官不发育。

体温调节障碍：体温常低于正常（35℃左右）。此为下丘脑后部受损所致。体温过高为下丘脑前部受损，又称为“中枢性高热”。

4. 垂体功能损害的临床表现，主要为肿瘤压迫，侵犯垂体腺和垂体柄导致垂体激素分泌不足，尤其以生长激素分泌不足导致生长发育迟滞，表现为患者身材矮小等。

（三）辅助检查

1. 颅骨 X 线平片：蝶鞍改变，表现为蝶鞍扩大变形或破坏。钙化斑，位于鞍内或鞍上区，囊壁钙化呈弧线状或蛋壳状。颅内压增高改变表现为颅缝分离，脑回压迹增加。

2. CT 扫描检查

儿童颅咽管瘤的 CT 表现很具特征，肿瘤大多数位于鞍上，呈圆形或椭圆形。90％以囊性为主，90％肿瘤有钙化，钙化可以是囊壁线状或蛋壳样钙化，也可以是肿瘤实质内斑块状钙化，肿瘤的囊性部分以低密度为主，少数肿瘤含蛋白成分较高，平扫可呈等密度、甚至高密度，因此，仅根据 CT 平扫密度值来判断肿瘤是囊性或实质性会造成误诊。CT 增强扫描肿瘤的囊壁常呈线状强化，多房囊性者可见囊内间隔强化，实质部分不均匀强化，若肿瘤增大向上压迫室间孔，则可见梗阻性脑积水表现（图 21－5，6）。

3. MRI 检查

颅咽管瘤好发于鞍上常累及鞍内，但多无垂体异常信号表现为垂体受压变小，同时可见有视交叉移位。完全位于鞍内的颅咽管瘤因无法识别垂体而不易与垂体瘤鉴别。实体性肿瘤表现为长 T_1 和长 T_2，囊性肿瘤因囊内液体成分不一，表现复杂，囊内液化坏死和蛋白增高者为稍长 T_1 和长 T_1，囊内液体为液化胆固醇结晶的为短 T_1 和长 T_2，伴有出血的表现为短 T_1 长 T_2。MRI 在判断肿瘤起源部位，肿瘤与周围正常结构关系等方面优于 CT 检查，但 MRI 钙化显示不如 CT。

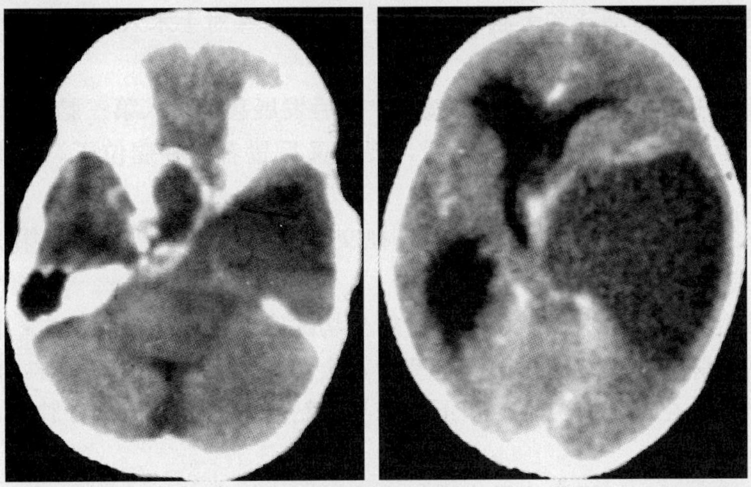

A B

图 21-5 颅咽管瘤伴巨大低密度囊肿向颞部扩展。女，5 岁

A. CT 平扫示鞍隔区不规则环状钙化。B. CT 增强示左颞巨大低密度囊肿阴影，其内缘与鞍上区域相连。

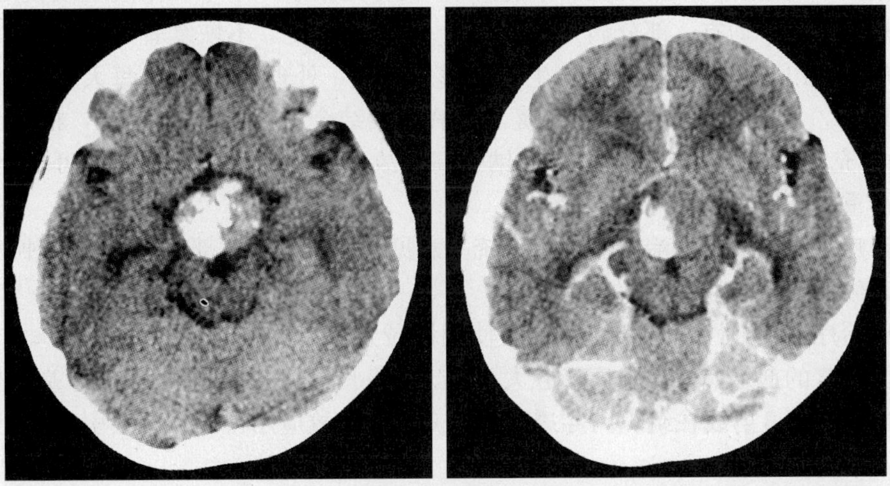

A B

图 21-6 颅咽管瘤。男，11 岁

A. CT 平扫鞍上池见混杂密度肿块，内见团块状及斑点状钙化。B. 稍高层面 CT 增强示囊壁轻度线状强化。

（四）鉴别诊断

1. 鞍上生殖细胞瘤：本病多在儿童期发生，但发病率较颅咽管瘤低得多，临床表现皆为多饮多尿，CT 平扫钙化极为少见。

2. 颅内炎症：结核性脑膜炎可致颅底钙化斑或鞍区肉芽肿。CT 检查有助于鉴别。

（五）治疗

颅咽管瘤的治疗有手术切除和放射治疗两种方法，有时这两种方法通常又是结合起来进行的。

由于颅咽管瘤为良性肿瘤，因此原则上应力争作肿瘤全切除。颅咽管瘤手术是否能够全切除主要与肿瘤和周围结构的粘连程度有关，其中尤以与下丘脑粘连最为重要。为了保证手术的顺利，尽量避免或减少对下丘脑的损伤，术前应了解肿瘤与视交叉的相对位置关系，肿瘤与第三脑室的关系。即室间孔与中脑导水管是否通畅，肿瘤与颅底威利（Willis）动脉环的关系，特别是与前交通动脉和大脑前动脉的关系，这些对手术入路的选择是重要的。主要的手术入路有：

1. 翼点入路：适用于肿瘤向鞍上、鞍旁、鞍后发展甚至突入第三脑室者。

2. 额下入路：适用于肿瘤位于鞍上者，视交叉后置者，肿瘤位于鞍上和鞍内主体仍在鞍上者。

3. 经终板入路：适用鞍上型颅咽管瘤，视交叉前置者或肿瘤上极将第三脑室底推到室间孔水平。

肿瘤位于鞍上者，在手术显微镜下将肿瘤全切除或近全切除可能性大，但手术时特别应注意保护垂体柄。肿瘤自鞍上突入第三脑室者，全切除肿瘤往往十分困难。而且术后下丘脑损害症状非常严重。在这种情况下，在下丘脑与之粘连紧密处残留部分肿瘤，术后辅以放射治疗。

手术后并发症主要包括尿崩症及水电解质紊乱，中枢性高热或体温不升，昏迷和消化道出血等。这些并发症一旦出现，相当危险。因而要积极预防和治疗。术前要测定尿比重，尿渗透压及 24 小时尿量了解尿崩症程度，同时测定皮质醇，甲状腺素和促甲状腺素及其它垂体激素水平，了解电解质平衡情况。术前 2～3 天补充激素，术中、术后继续使用。尿崩症几乎在肿瘤切除者中均有，部分病儿可能在 2～3 周后恢复。不恢复者为永久性尿崩者需长期使用尿崩停。出现尿崩的病人易产生水电解质紊乱，处理如下：① 每天记出入液量，定期测尿比重；② 定期测血清钠、钾、氯、二氧化碳结合力；③ 水分补充，根据出量补充；④ 电解质补充，尿崩会引起钠潴留（血钠过高）故应限制钠盐摄入，钾盐可按化验结果补充。尿崩严重者需用垂体后叶素治疗。

放射治疗对颅咽管瘤的治疗价值尚无统一意见。一般认为对部分切除或有肿瘤残留的病人术后可行放射治疗，能提高生存率。

内放射治疗适用囊性颅咽管瘤，一般使用同位素^{32}P-磷酸酪，通过 Ommaya 贮液囊注入。注入同位素的剂量应根据肿瘤囊腔大小决定，一般主张放射剂量为 2～4 毫居里。^{32}P-磷酸酪悬胶液产生的 β 射线在组织内穿透距离为 0.8cm，故应用得当，不会引起脑组织的严重放射反应。

（金惠明）

参考文献

1. Agerlin N, Gjerris F, Brincker H, et al. Childhood medulloblastoma in Denmark 1960-1984: A population-based retrospective study. Childs Nerv Syst, 1999, 15: 29-36
2. Grabenbauer GG, Beck JD, Erhardt J, et al. Postoperative radiotherapy of medulloblastoma: Impact of radiation quality on treatment outcome. Am J Clin Oncol, 1996, 19: 73-77
3. Nishio S, Morioka T, Fukui M. Medulloblastoma in the first year of life: A report of five cases. J Clin Neurosci, 1998, 5: 265-269
4. Jenkin D, Goddard K, Armstrong D, et al. Posterior fossa medulloblastoma in childhood: Treatment results and proposal for a new staging system. Int J Radiat Oncol Biol Phys, 1990, 19: 265-274
5. Choux M, Lena G, Hassoun J. Prognosis and long term follow-up in patients with medulloblastoma. Clin Neurosurg, 1982, 30: 246-277
6. Giordana MT, Schiffer P, Schiffer D. Prognostic factors in medulloblastoma. Childs Nerv Syst, 1998, 14: 256-262

7. Ernestus R-I，Schroder R，Stutzer H，et al. Prognostic relevance of localization and grading in intracranial ependymomas of childhood. Childs Nerv Syst，1996，12：522-526
8. Ikezaki K，Matsushima T，Inoue T，et al. Correlation of microanatomical localization with postoperative survival in posterior fossa ependymomas. Neurosurgery，1993，32：38-44
9. Pollack IF，Gerszten PC，Martinez AJ，et al. Intracranial ependymomas of childhood：Long-term outcome and prognostic factors. Neurosurgery，1995，37：655-667
10. Robertson PL，Zeltzer PM，Boyett JM，et al. Survival and prognostic factors following radiation therapy and chemotherapy for ependymomas in children：A report of the Children's Cancer Group. J Neurosurg，1998，88：695-703
11. Gerszten PC，Pollack IF，Martinez AJ，et al. Intracranial ependymomas of childhood：Lack of correlation of histopathology and clinical outcome. Path Res Pract，1996，192：515-522
12. Comi AM，Backstrom JW，Burger PC，et al. Clinical and neuroradiologic findings in infants with intracranial ependymomas. Pediatr Neurol，1998，18：23-29
13. Duffner PK，Krischer JP，Sanford RA，et al. Prognostic factors in infants and very young children with intracranial ependymomas. Pediatr Neurosurg，1998，28：215-222
14. Epstein F，Wisoff J. Intrinsic brainstem tumors in childhood：Surgical indications. J Neurooncol，1988，6：309-317
15. Robertson P，Maraszko K，Brunberg J，et al. Pediatric midbrain tumors：A benign subgroup of brainstem gliomas. Pediatr Neurosurg，1995，22：65-73
16. Moghrabi A，Kerby T，Tien R，et al. Prognostic value of contrast-enhanced magnetic resonance imaging in brainstem gliomas. Pediatr Neurosurg，1995，23：293-298
17. Epstein F，Farmer J. Brain-stem glioma growth patterns. J Neurosurg，1993，78：408-412
18. Hibi T，Shitara N，Genka S，et al. Radiotherapy for pediatric brain stem glioma：Radiation dose, response, and survival. Neurosurgery，1987，31：643-650；discussion，650-651
19. Yasargil MG，Curcic M，Kis M，et al. Total removal of craniopharyngiomas：Approaches and long-term results in 144 patients. J Neurosurg，1990，73：3-11
20. Weiner HL，Wisoff JH，Rosenberg ME，et al. Craniopharyngiomas：A clinicopathological analysis of factors predictive of recurrence and functional outcome. Neurosurgery，1994，35：1001-1011
21. Curtis J，Daneman D，Hoffman HJ. The endocrine outcome after surgical removal of craniopharyngiomas. Pediatr Neurosurg，1994，21（Suppll）：24-27
22. Hald JK，Eldevik OP，Skalpe IO. Craniopharyngioma identification by CT and MR imaging at 1. 5T. Acta Radiol，1995，36：142-147
23. Fischer EG，Welch K，Shillito J，et al. Craniopharyngioma in children：Long-term effects of conservative surgical procedures combined with radiation therapy. J Neurosurg，1990，73：534-540
24. Abdollahzadeh M，Hoffman HJ，Blazer SI，et al. Benign cerebellar astrocytoma in childhood：Experience at the Hospital for Sick Children 1980-1992. Childs Nerv Syst，1994，10：380-383
25. Gajjar A，Sanford RA，Heideman R，et al. Low-grade astrocytoma：A decade of experience at St. Jude Children's Research Hospital. J Clin Oncol，1997，15：2792-2799
26. Sgouros S，Fineron PW，Hockley AD. Cerebellar astrocytoma of childhood：Long-term follow-up. Childs Nerv Syst，1995，11：89-96
27. Campbell JW，Pollack IF. Cerebellar astrocytomas in children. J Neurooncol，1996，28：223-231
28. Krieger MD，Gonzalez-Gomez I，Levy ML，et al. Recurrence patterns and anaplastic change in a long-term study of pilocytic astrocytomas. Pediatr Neurosurg，1997，27：1-11

第 22 章 骨肿瘤

第一节 概述

骨肿瘤起源于中胚层，小儿骨肿瘤虽然比较少见，但在小儿肿瘤中占重要位置，其发病率占全身肿瘤的比例达 15%，且发病年龄范围广，在诊断和治疗上存在一定困难。

（一）分类

骨肿瘤的分类较多，病理学家根据肿瘤细胞形态，放射学家根据 X 线表现，临床方面以病变对病儿的生命健康的影响等综合起来，将骨肿瘤分类。北京儿童医院1955～1995 年收治 466 例骨肿瘤进行分类列表 22－1。1993 年世界卫生组织修定了骨肿瘤的分类。在 Ewing 瘤中分出了神经上皮细胞瘤；在骨纤维异样增殖症中分出了骨纤维发育不良；骨肉瘤分出了若干亚型。有利于指导临床，明确肿瘤来源，制定治疗方案和判断预后。

表 22－1 北京儿童医院 1955～1995 年收治 466 例骨肿瘤分类

良性骨肿瘤和错构瘤	
（1）成骨的骨样骨肿瘤	10
骨瘤	2
（2）成软骨的骨软骨瘤	191
软骨瘤	40
良性软骨母细胞瘤	3
软骨粘液纤维瘤	7
（3）成胶原的和其他肿瘤韧带纤维瘤	16
血管瘤	1
神经纤维瘤	7
滑膜瘤	6
类肿瘤和骨的囊性病变	
（1）骨囊肿	27
（2）动脉瘤样骨囊肿	22
（3）纤维性干骺端缺损（非骨化性纤维瘤）	3
破骨细胞瘤及其他骨肿瘤	
巨细胞瘤	9
恶性骨肿瘤	
（1）成骨的	4
（2）成软骨的	2
（3）成胶原的和其他肿瘤	
纤维肉瘤	76

续表

滑膜肉瘤	12
血管肉瘤	9
（4）成骨髓的尤文肉瘤	2
网状细胞肉瘤	7
淋巴肉瘤	10

（二）临床表现

临床上，良性骨肿瘤常因肿物、轻微疼痛、骨折就诊或体检时发现。恶性骨肿瘤疼痛较明显，呈间歇性或持续性，活动和睡眠时疼痛加重，病情进展较快，疾病早期即可出现发热，贫血，食欲下降，体重减轻等全身症状。短期内可发生转移危及生命。

体检时，局部发现肿物是主要体征。无论是良性骨肿瘤还是恶性骨肿瘤，均可发生病理性骨折。骨折时，肢体活动受限，局部有压痛。

（三）诊断

骨肿瘤的诊断需要临床表现，影像学检查、组织活检三方面相符合才能确定诊断。

1. 影像学检查

（1）X 线检查　这是骨肿瘤不可缺少的诊断依据。大多数情况下，X 线片可区分骨肿瘤的性质。能查出直径 10mm 以上的转移瘤。良性骨肿瘤 X 线片呈现边界清楚，皮质呈现膨胀性扩张。瘤体可位于骨的中心部，没有反应新骨或四周有一薄层硬化骨，大多数良性骨肿瘤含有正常骨组织结构。

恶性肿瘤的瘤体大，骨质破坏，外形不整齐，呈虫蚀样改变。瘤体与周围骨组织界限模糊。可出现 Codman 三角，日光放射样反应或葱皮样骨膜反应。X 线片一旦发现骨肿瘤，再行 CT 检查骨质破坏的范围。

（2）CT 检查　可发现早期的微小病变（3～7mm）的肺转移瘤和瘤体与邻近结构的关系。并可确定髋臼、骨盆、脊柱、肋骨及软组织内的病变范围。从而弥补 X 线平片显示不清的缺点。

（3）MRI 检查　可查出长骨中隐匿的 2mm 大小转移瘤。可从水平面、矢额状面和冠状面观察肿瘤形态、病变范围、及肿瘤与邻近结构的关系。

（4）核素骨扫描（ECT）检查　检查骨肿瘤在骨内的范围，有否转移瘤，多发性骨病等。可早期诊断骨肿瘤原发病灶和转移灶，但无法确定病变性质。

（5）数字减影造影（DSA）　可清楚显示瘤体供血情况及毗邻组织的关系，并可了解血管变异、侧支循环等情况，为手术切除肿瘤和功能重建提供重要依据。此外还可显示化疗后的效果。术前血管造影可同时做动脉栓塞，有助于减少手术中出血。

2. 实验室检查

乳酸脱氢酶（LDH）、碱性磷酸酶（AKP）可预测预后。升高常提示预后不良。

3. 病理活组织检查　活检对明确病理类型有很大意义，但在术前高度怀疑良性骨肿瘤的病人一般不需要活检术。活检应掌握以下原则。

（1）活检入路和部位应以最能代表肿瘤性质的病灶。

（2）穿刺点选择为以后手术的切口处。

（3）选择最短的活检通道　避免穿刺针通过多个筋膜室和重要血管神经。

活检方法选择：①穿刺　应在 CT 或 X 线引导下进行，取多个活体标本。方法是选用 12 号针头，穿刺时能达到瘤体中心组织，其准确率可达 90%左右；②切开活检　当病理诊断不明或与临床表现和X线表现不符时则应切开活检。常采用纵向小切口切取，骨开窗应成椭圆形，标本量应充足，止血应彻底。

（四）骨肿瘤的分期

至今尚没有一个分期法得到公认。有的分期法对确定手术方案比较好；有的分期法对判定预后比较好。美国肿瘤学会采用了 Enneking 等提出骨和软组织肉瘤的分期法，作少量修改后作为恶性骨肿瘤的分期系统（表 22－2）。

表 22－2　美国肿瘤学会骨肉瘤的分期方法

分期	病理分级[1*] G	原发肿瘤[2*] T	局部淋巴结转移[3*] N	全身转移[4*] M
IA	G_1或G_2	T_1	N_0	M_0
ⅠB	G_1或G_2	T_2	N_0	M_0
ⅡA	G_3或G_4	T_1	N_0	M_0
ⅡB	G_3或G_4	T_2	N_0	M_0
Ⅲ	没有确定			
ⅣA	任何G	任何T	N_1	M_0
ⅣB	任何G	任何T	任何N	M_1

1* G_1＝分化良好　G_2＝分化中等　G_3＝分化差

G_4未分化　尤文瘤和恶性淋巴瘤的病理分级定为G_4

2* T_1＝肉瘤局限在骨皮质内　T_2＝肉瘤突破骨皮质

3* N_0＝局部淋巴结无转移　N_1＝局部淋巴结有转移

4* M_0＝无全身转移　M_1＝有全身转移

Enneking 分期主要根据组织分级（G）、解剖涉及部位（T）和全身转移情况（M）确定分期。T又可分为筋膜室内（A）和筋膜室外（B）。

G_0（良性）　组织学为良性细胞学表现；X线表现肿瘤边界清楚或穿破囊壁或向软组织侵蚀；临床显示包囊完整，无伴随病灶和远隔转移。

G_1（低度恶性）　组织学为核分裂少见，细胞分化中等；X线表现侵袭现象；临床表现生长缓慢；可向囊外生长，伴有远隔转移。

G_2（高度恶性）　组织学显示核分裂多见，分化极差，有高度恶性细胞学表现；X线片呈现破坏侵袭性明显；临床表现瘤体生长迅速，症状明显，常有局部及远隔转移。

T是指经外科手术可获良好效果的范围。T_0病损限于囊内；T_1病损位于筋膜室内；T_2病损位于筋膜室外。

M表示肿瘤转移程度。M_0无局部及远隔转移；M_1有局部及远隔转移。

同样 Enneking 分期法也作为良性骨肿瘤分期法（表 22－3）。

表 22－3　良性骨肿瘤分期法

分期	定义	生物学行为	典例 软组织肿瘤	典例 骨肿瘤
1	潜伏期	没有变化或自发愈合	脂肪瘤	非骨化性纤维瘤
2	活跃期	进行性生长，局限于天然屏障内	血管脂肪瘤	动脉瘤样骨囊肿
3	侵袭期	进行性生长，有侵袭性，突破天然屏障	侵袭性纤维瘤样病变	骨巨细胞瘤

（五）治疗

良性骨肿瘤，可行刮除植骨术、病损整块切除术和广泛手术。广泛切除术即将瘤体及肿瘤周围正常组织一并切除和行骨重建术，该方法预后良好。恶性骨肿瘤，其恶性程度高，进展快，预后差。提高疗效的关键是早期诊断，早期手术治疗。

随着现代化疗，影像学诊断技术，病理诊断水平，外科分期，手术技巧及手术后康复疗法的提高，恶性骨肿瘤已从以前截肢手术为主转到目前的保肢手术为主，保肢率已达到90%。在不影响生存率及局部复发率的前提下对年龄较小的儿童，保肢手术已成为首选治疗方法。骨肉瘤的预后很差，病后存活期约 18 个月，病死率高达 95%左右。有学者报告 5 年治愈率为 10%～25%。

至于恶性骨肿瘤切除后形成较大的骨缺损，如何修复缺损，重建肢体功能，是保肢术的又一重要环节。目前常用的方法是人工假体置换，包括可调式假体、旋转铰链式假体、可延长假体等；肿瘤骨灭活再利用；自体或（和）异体骨、人工骨等移植。Eckardt 等采用可延长假体治疗 32 例患者中有 16 例行 32 次延长，最长延长 9cm；在骺板未被侵袭时，可行保留骨骺的恶性骨肿瘤保肢术。Canadell 等应用该方法治疗 20 例，平均年龄 9.4 岁，平均随访 4 年 6 个月骨骺处无 1 例复发。仅 1 例在骨干处复发，3 例肺转移。此外还可采用带血管蒂的骨骺移植，该方法是采用显微外科技术，将带血管蒂的骨骺移植修复儿童恶性肿瘤切除后的骨缺损。Innocenti 等治疗 12 例，10 岁以下上肢恶性骨肿瘤，随访 3 个月～4 年，移植物每年生长＞1cm。但保肢术必须严格遵循各种手术的适应证和要求，否则将失去保肢术的意义。

第二节　骨嗜伊红肉芽肿

骨嗜伊红肉芽肿（eosinophilic granuloma of bone）是局限于骨的良性组织细胞增生症，（又称郎罕细胞组织细胞增生症，LCH）。是组织细胞增生症中的一类疾病。1987 年组织细胞学会明确指出，该病与朗格罕细胞增殖有关。其特点为，组织细胞增生伴高比例嗜酸性细胞及其它炎性细胞并存为主要病变。该病可发生于任何年龄，好发于儿童和青少年，发病高峰在 1～3 岁。男性多于女性，男女之比约 2∶1。

病因

该病确切病因不明，有学者认为是组织细胞对某种性质不明的刺激物所产生的过敏反应，或是一种原发性免疫缺陷性疾病，有研究发现患者中可见粒-巨噬细胞集落刺激因子升高和细胞粘附分子的异常表达。

病理

（一）大体观察　病灶内充满黄色或棕红色肉芽组织。常有出血，偶为囊性，病灶位于髓腔内，逐渐向骨皮质扩展，病变范围从数毫米到数厘米不等。

（二）组织学观察　为大量的组织细胞和嗜伊红细胞增生浸润。超微结构显示邻近细胞核的胞浆中有 Birbeck 颗粒，颗粒为纤维状，中央有横纹及泡状扩张带，如网球拍。此为本病的特征。根据病变特点可分为三型 ①骨嗜伊红肉芽肿，是局限性组织细胞增生症；②韩-薛-柯病　为慢性播散性组织细胞增生症；③勒-雪病　为急性播散性组织细胞增生症。有学者认为此三型可能为同一病理改变的不同阶段，也有学者认为三者并无相关性。骨嗜伊红肉芽肿的发病率约占 60%～80%，6%为多发性嗜伊红肉芽肿，9%为韩-薛-柯综合征，仅 1.2%为勒-雪综合征。

临床表现

通常病程较长，起病缓慢，可毫无症状。有时因局部疼痛肿胀而就诊，可伴有低热，血沉可能增快。颅骨受累最多，其次为股骨和胫骨。还可累及骨盆、肋骨和脊柱。很少累及手和足。病变累及脊柱者，可以起神经根型放射痛，个别病例出现脊髓受压表现，严重者引起瘫痪。椎体因受压而扁平（图 22－1），脊柱可以出现后凸或侧弯畸形。

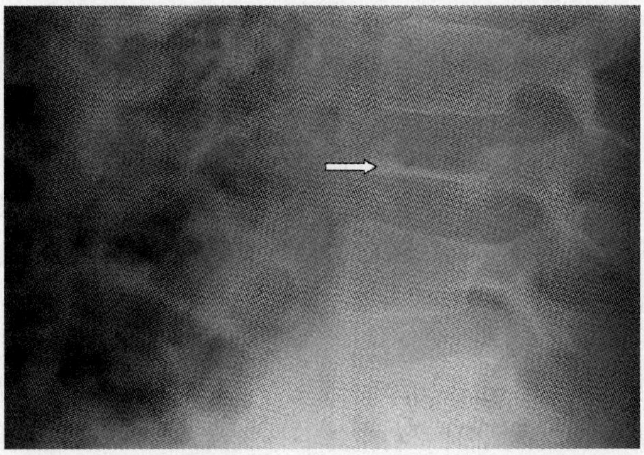

图 22－1　椎体嗜酸性肉芽肿椎体塌陷、致密变扁

诊断

根据临床表现，X 线片特征，诊断并不困难。除特异性改变，如扁平椎以外，均要进行活组织检查。以便与骨髓炎、尤文瘤、动脉瘤样骨囊肿，孤立性骨囊肿，转移癌等加以鉴别。有时需与非骨化性纤维瘤相鉴别。影像学表现：骨嗜伊红肉芽肿典型表现为局限性边界清楚的骨质破坏的透亮区。有时多个骨质缺损区合成大片边界清楚但极不整齐的骨缺损区。随发病年龄、部位及病程不同，其影像学表现也具多样性。

1. 成骨病变常位于骨干或干骺端，髓腔内见单房或多房溶骨性破坏，穿破骨皮质后可形成平行状或葱皮样骨膜反应，使骨干增粗。儿童长骨髓腔内病变的边界多较清楚，但髓腔内破坏区边缘反应性骨增生并不明显。经过随诊观察，在儿童长骨病变的早期和活动期，骨膜增生可更明显，随病变进展骨膜增生的内层亦可继续被破坏。尽管如此，髓腔内破坏区边缘反应性骨膜增生仍不明显，此可与慢性骨脓肿或骨样骨瘤相区别。后两者在骨破坏的周围除有骨膜增生以外，髓腔内反应性骨增生也很明显。在病变自限修复或治疗好转、纤维化、骨化时，病变缩小，周边可有不同程度硬化。

2. 脊柱病变可单发或多发，椎体可呈楔形或完全变扁成钱币状，也可呈溶骨性破坏，很少累及相邻的椎体，椎间隙正常或略变窄。CT 及 MRI 可多层面显示椎体及附件的溶骨性破坏，椎体的溶骨性破坏常累及一侧椎弓根。同时还可清楚显示椎旁的软组织肿胀和包块，亦可显示椎管内受累的情况。发生于颈 1、2 的病变常常引起椎体脱位。脊柱嗜伊红肉芽肿所致扁平椎经保守治疗后也可恢复到一定高度，说明脊柱嗜伊红肉芽肿也有自限或自愈倾向。

3. 颅骨的病变常呈类圆形或卵圆形骨缺损，病灶自板障向内外板侵蚀，边界清楚，同时伴软组织包块。

4. 骨盆、颌骨、肋骨及肩胛骨以溶骨性破坏为主，其中髋臼破坏区上缘反应性硬化为诊断本病的重要征象。颌骨常出现悬浮齿征，这些征象都有助于本病的诊断。CT 及 MRI 具有高分辨率的特点，能更好地显示病变的范围，软组织的改变及邻近结构受累的情况，因此也不失为一种重要的检查手段。

治疗

对于本病治疗可采取各种治疗方式，其中包括观察随访、长期制动、系统化疗、病灶刮除植骨或不植骨以及低剂量放射治疗等方法。我们更倾向于积极对待。

(一) 对单发病灶可按外科分期的良性肿瘤进行治疗。

I 期（I 级）行病灶内手术，即根据病灶大小行单纯刮除或加植骨术。

(二) 对多发病灶，可采用化学疗法，如氮芥、甲氨喋呤、长春新碱等，此外，肾上腺皮质激素也有较好疗效。

(三) 对于不适于手术或多发病灶，小剂量放疗也可获得良好的效果。

(四) 近来国内外有报道在病灶内注射入缓慢吸收的强的松制剂。对经放射线检查确诊和诊断明确的局部复发或继发病灶，在病变部位进行注射治疗，通常只需 1～3 次，在 6～12 月内病变可首先停止发展，然后完成病灶修复。

以下介绍我院的治疗方案。

第一阶段　诱导治疗

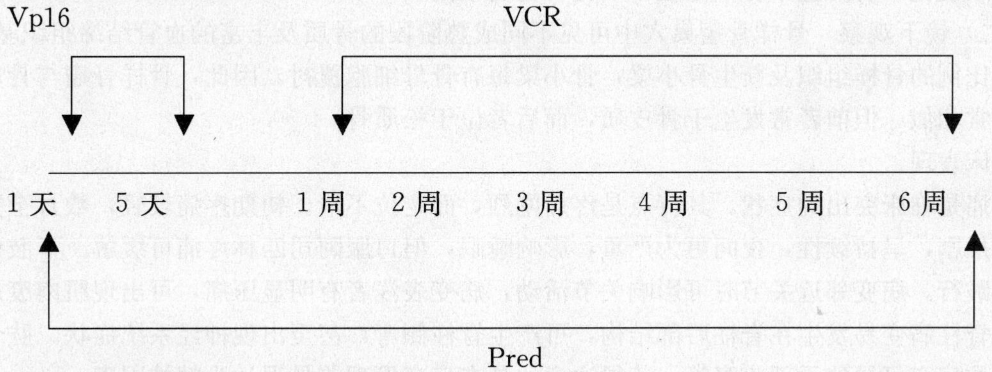

Vp16（依托泊苷）　60mg/m^2　ivgtt. qd.　×5 天

VCR（长春新碱）　1.5mg/m^2　ivgtt. qw.　×6 周

Pred（强的松）　1～2mg/kg　po. qd.　×4 周，第 5～6 周渐减量，停止。

第 3 周 Vp16　60mg/m^2　ivgtt. qw.　×1 次

第二阶段　维持及强化治疗

(1) 维持治疗　6mp 50mg/m^2　po. qd.　×1 年

(2) EOP 每 3～4 周 一次疗程

Vp16　150mg/m^2　ivgtt. qd.　×1 天

VCR　1.5mg/m^2　iv. qd.　×1 天

Pred　(强的松)　1～2mg/kg　po. qd.　×5 天

复发病例　用 COP 或 COEP 方案。

(1) CTX　2.5～5mg/（kg・d）×1 天（第一天）

VCR　1.5mg/m^2　iv. d ×1 天　（第一天）

Pred　1～2mg/kg　po.　×5 天

(2) CTX　2.5～5mg/（kg・d）×1 天

VCR　1.5mg/m^2　iv. d ×1 天

Vp16　150mg/m^2　ivgtt. qd.　×1～3 天

Pred　1～2mg/kg　po.　×5 天

此方案年龄需>1 岁，年龄<1 岁以 VP 方案为主（VCR+ Pred）

第三节　良性骨肿瘤

一、骨样骨瘤

骨样骨瘤（osteoid osteoma）系骨内良性小肿瘤，病因不明。多见于儿童和青年，发病年龄10～25岁，国内报道最小年龄为17个月，男女之比为2∶1。好发部位是股骨和胫骨占50%～60%。亦可见于腓骨、肱骨、脊柱和跟骨等。

病理

（一）大体观察　骨样骨瘤的病变特点是有一小的瘤巢（nidus），瘤组织周围有硬化，肿瘤与周围骨组织分界清楚，呈圆形或椭圆形，体积较小，直径一般在1cm左右，很少超过2cm。瘤巢内含有血管丰富的结缔组织的基质，混以不等量的骨样组织。当骨样组织占优势时，核心呈棕红色或夹杂黄色或白色斑点，当核心为密集的骨小梁构成时则呈红白色。骨皮质增厚硬化，有时整个骨干增粗，硬化，密度很高。

（二）镜下观察　骨样骨瘤巢穴中可见不同成熟阶段的骨质及丰富的血管结缔组织基质，有不同比例的骨样组织及新生骨小梁，骨小梁每有骨母细胞覆衬。因此，骨样骨瘤与骨母瘤细胞非常相似。但前者常发生于骨皮质，而后者位于松质骨。

临床表现

疼痛是临床突出的症状。其特点是疼痛剧烈，而定位不清。初期疼痛较轻，数月至数年后疼痛加剧，呈持续性，夜间更为严重，影响睡眠，但口服阿司匹林疼痛可缓解。下肢病变可出现跛行。病变邻近关节时可影响关节活动，病变表浅者有明显压痛，可出现肌肉废用性萎缩。脊柱病变易发生在脊柱后部结构，可产生脊柱侧弯，甚至出现神经系统症状。肱骨近端或颈椎病变可导致手部疼痛等。值得注意的是在病变发现前易误认为精神因素。

诊断

病史中典型的临床特征，即剧烈的疼痛与小的病变，口服阿司匹林疼痛缓解。X线片可见瘤巢。其特征是巢穴直径小于2cm的透亮区，其四周有广泛硬化骨包围（图22-2），可作为诊断依据。局部穿刺或手术活体组织检查可明确诊断。

治疗

治疗原则是彻底切除病变。局部刮除容易复发，术中应彻底切除瘤巢，而不是瘤巢四周硬化的骨组织。病变彻底切除后，疼痛症状即可消失，放射治疗无效。

预后

只要彻底切除病变，不易复发，至今尚未发现有恶变或转移的报告。

二、骨软骨瘤

骨软骨瘤（osteochondroma）又称为外生性骨疣或错构瘤，是良性骨肿瘤中最常见的。占原发骨肿瘤10%～25%，瘤体由软骨帽和一个从骨侧面突出的骨组织构成。好发于儿童和少年。10～20岁发病者占80%，男女无明显差别。

凡是软骨化骨部位均可发生，最常见的部位是四肢长骨，股骨下端，胫骨下端和腓骨。骨软骨瘤可分单发性和多发性骨软骨瘤，后者又称干骺连续症，遗传性多发性骨疣，多发性骨软骨瘤如合并肢体发育障碍而产生畸形则称为遗传性畸形性软骨异常增殖症。

病因

可能是从靠近骨膜的小软骨岛长出，或可能是生长骺板的移位和迷走软骨所引起，属于

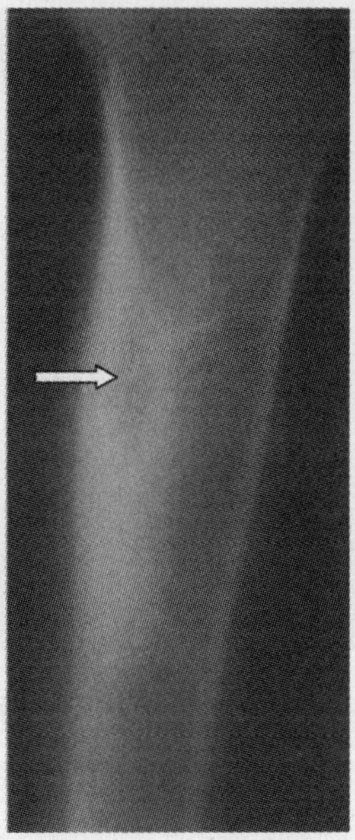

图 22－2　骨样骨瘤

股骨上端内侧皮质内有一透亮瘤巢，周围骨皮质致密硬化，局部有皮质增厚。

骨生长方面的异常而不属于肿瘤，多发性骨软骨瘤具有遗传性。

病理

（一）大体观察　瘤体大小不一，可以是丘状突起或带蒂肿物，呈结节状、半球状、花状或带细长蒂的管状。表面有骨膜与邻近骨皮质相连。骨膜下为软骨帽，呈蓝白色，其厚度、大小与年龄相关。年龄越小，软骨帽越厚、越大。基底是与干骺端相连的皮质和松质骨。

（二）镜下观察　软骨帽类似正常软骨骨骺，软骨细胞越到瘤体基底越成熟，呈行排列。瘤体骨髓中脂肪组织丰富，随病儿发育成熟，骨软骨瘤的生长亦随之停止。

（三）分型

单发性骨软骨瘤，又称外生性骨疣，无遗传性，恶变约 1%；多发性骨软骨瘤又称干骺连续症，有遗传性，恶变约 5%。

临床表现

病儿常无症状。常在意外摸到肿物或摄片发现，在膝关节附近的骨软骨瘤可出现压迫、疼痛、跛行或关节变形。有的在瘤体骨折时发现。发生在手、足四肢短骨可因肿胀或轻微疼痛或穿鞋困难就诊，腰椎的病变可产生神经压迫症状。肩胛骨的病变可出现翼状肩胛骨，弹响肩或关节活动受限。掌骨和指骨的肿瘤因骨骺早闭引起的短缩和弯曲。多发性骨软骨瘤可引起肢体畸形，累及前臂时，是尺骨远端骨骺受损导致尺骨短缩，尺桡骨弯曲，桡骨远端骨骺尺偏，手尺偏畸形。相似的表现也可见于膝关节和踝关节。

诊断

主要根据 X 线片，在骺端可见一骨性突起（图 22－3），大小悬殊，形状不一，肿瘤的骨皮质和骨松质与干骺端骨组织相连，可分为有蒂（顶部宽、基底窄）和无蒂（基底宽而扁）两种。软骨帽常不显影，如有钙化时，密度可增高。发生在胫骨下端或桡骨下端的骨软骨瘤可引起关节分离。由于软骨在 X 线片不显影，因此 X 线片所示的肿瘤大小较实际瘤体要小。

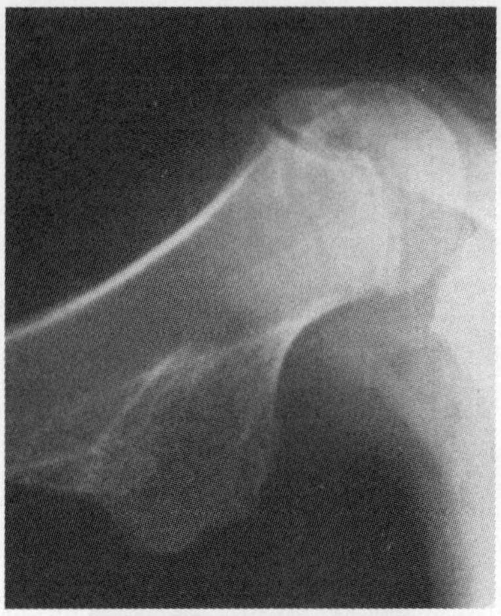

图 22-3 肱骨上端骨软骨瘤

治疗

当瘤体压迫神经、血管或影响关节活动及蒂部因外伤骨折的病人均适应手术治疗。无症状的可以观察随访。手术应于瘤体基底部正常骨将瘤体完整切除，不要剥离局部覆盖的骨膜、软骨帽，以免复发。同时手术时应避免损伤骨骺。

预后

该病预后良好，单发骨软骨瘤恶变率为 1%。切除后复发率为 1%～2%。当瘤体突然增大、疼痛有恶变可能时应及时手术。多发骨软骨瘤恶变率可达 5%。骨软骨瘤多恶变为软骨肉瘤、骨肉瘤或纤维肉瘤。

三、软骨瘤

软骨瘤（chondroma）为常见的良性骨肿瘤，主要由透明软骨组成。发病率仅次于骨软骨瘤，可分单发内生软骨瘤和多发内生软骨瘤。

单发性内生软骨瘤好发于儿童和青少年。40%～65%发生在手部，特别是手指、掌骨、足趾和跗骨，近节指骨约占 40%～50%，但恶变者罕见。长管状骨中、股骨、肱骨居多，可发生恶变，但过程缓慢。肋骨、胸骨、髂骨、椎体也偶有发生。多发内生软骨瘤又称内生软骨瘤病、软骨发育不全或 Ollier 病。是一种少见的发育异常，当伴有多发性血管瘤者，称 Maffucci 综合征。病变的分布和范围各不相同，有的局限于单侧或双侧手部或波及一个肢体，多数发生在下肢，累及上下肢时，以一侧为主。

病因

病因不明，可能是一种发育异常。

病理

（一）大体观察　单发性内生软骨瘤肿瘤呈分叶状，半透明，位于骨髓腔内。骨皮质常有膨胀性改变，皮质变薄如蛋壳样。多发内生软骨瘤源于骨外膜，以后穿入髓腔，长管状骨变短弯曲，干骺端加宽，纵向劈开病骨，软骨团内有多数圆形、卵圆形灰白色区，其间有骨隔膜。

（二）镜下观察　单发性内生软骨瘤以单核小软骨细胞为主，分叶排列成团，细胞间有玻璃样软骨。肿瘤可发生钙化。多发内生性软骨瘤，显示小软骨细胞和大空泡软骨细胞相间，排列紊乱。除细胞间基质钙化不良外，均与单发内生软骨瘤相似。但可见双核细胞，恶变率高。

临床表现

单发软骨瘤，多无症状，病程经过缓慢。指和趾骨病变，局部缓慢出现梭形或球形肿胀，微痛或无痛。多因肿块逐渐增大，引起畸形或压迫症状或产生骨折时就诊。下肢病变者可导致肢体弯曲畸形，短缩和跛行。发生趾骨者出现足部畸形。

多发软骨瘤，病程缓慢，症状出现较早，病变累及手部、手指肿大、球形隆起，手发生畸形，影响功能。股骨和胫骨受累，可产生膝内、外翻，肢体不等长，跛行。尺骨受累时，前臂可发生弯曲，旋前受限和手的尺偏畸形等。

诊断

内生软骨瘤，无论是单发还是多发，分别具有其典型的病史和临床表现。

X线片表现　单发内生软骨瘤，髓腔内出现圆形或卵圆形骨质稀疏，或透亮区，骨皮质膨胀变薄，周围可出现环形硬化带，透亮区内有不规则砂砾样钙化影。若有病理骨折容易辨认。多发内生软骨瘤，累及手和足短管状骨时，扩张呈球形，骨皮质向四周扩展内有钙化（图 22－4）。长管状骨表现为干骺端纵向的透亮条纹并向骨干延伸。小儿病变不累及骨骺，骨骺融合后，病变可侵入骨骺，皮质变薄，可发生病理性骨折，瘤体内有斑点状钙化。

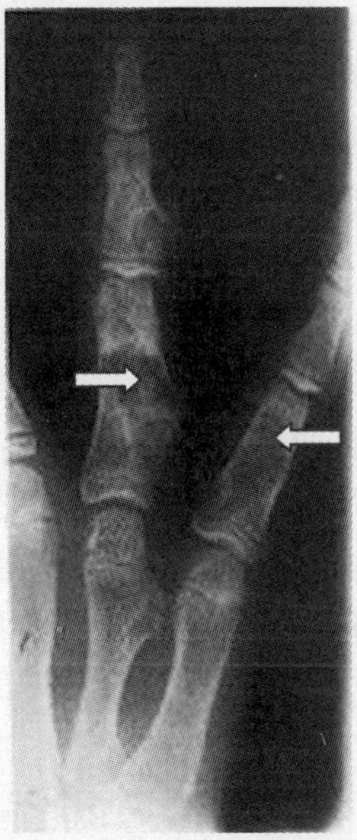

图 22－4　指骨多发性内生软骨瘤

治疗

（一）单发性内生软骨瘤——应彻底刮除或切除病变，并植入自体骨、异体骨或纳米骨。应牢记该病有恶变可能，特别是骨盆和肩胛骨的病变更易恶变应按恶性肿瘤治疗。儿童术后复发率高，一旦复发应彻底切除。如发生恶变彻底切除后可获治愈。

（二）多发性内生软骨瘤——指骨的内生软骨瘤刮除植骨，但由于病变多发，手术难以彻底，可观察随访，如影响功能或疑有恶变者，及时手术。下肢负重骨易发生骨折，应防止畸形愈合。如瘤体增长迅速和疼痛是恶变预兆，应及时行病理检查。因该病恶变为软骨肉瘤者高达 15%，需定期复查，一旦证实恶变应尽早截肢术。

预后

单发内生软骨瘤术后复发率较高，一旦复发应彻底切除病灶。骨盆和肩胛骨的病变很易恶变。多发性内生软骨瘤，恶变率高达 15%左右，X线片长管状骨越大的软骨病灶，软骨肉瘤的可能性越大，应定期随访，一旦证实恶变应尽早截肢术。

四、骨母细胞瘤

骨母细胞瘤（osteoblastoma）又称成骨细胞瘤。常见于儿童和青年，好发年龄10～25 岁。性别无差异。好发于脊柱的椎板，椎弓根，手，足和长管状骨。股骨和胫骨较常见。肢体长管状骨和椎体的骨母细胞瘤占 60%。

病理

（一）大体观察　长管状骨中，骨母细胞瘤的大小不一，直径在 2～13cm 不等，为颗粒状红色或灰白色肿物。肿瘤侵蚀使骨皮质膨胀，瘤体外缘为骨膜及一层薄薄的硬化骨所包绕。短骨中，病变呈梭形膨胀。脊柱部位的瘤体可向硬膜外腔膨出。瘤体血管丰富，手术中不易止血。

（二）镜下观察　基本病变特征与骨样骨瘤相似。镜下所见随肿瘤的成熟程度不同而各异，主要特点是大量骨母细胞在骨样组织及骨嵴表面成团排列。并有不整齐的钙化新骨。在结缔组织的基质中有丰富扩张的血管。

（三）分型

1. 良性骨母细胞瘤　具有密集的骨母细胞和丰富的血管，基质内有大量骨样组织。

2. 侵袭性骨母细胞瘤　除具有密集骨母细胞和丰富血管，基质内有大量骨样组织外，还具有大量的骨母细胞聚集，可见到骨母细胞更多的核分裂，细胞呈梭形，核染色重，有丰富的嗜酸性细胞浆。

临床表现

该病起病隐匿，主要表现为局部疼痛、肿物和局部压痛，患肢活动受限。脊柱病变可向椎管内侵犯压迫脊神经或脊髓出现神经症状，肌肉无力萎缩，跛行。掌骨和胫骨的病变临床上可以摸到肿块。在小儿腰痛时要考虑到本病。

诊断

临床上出现局部疼痛，肿物和局部压痛等表现时应考虑到本病，同时进行 X 线检查。

X 线表现　为膨胀性透明病变，直径常大于 2cm（图 22－5）。有的病例，肿瘤可达 7～10cm，甚至更大，病变成熟后可发生钙化，密度增高，瘤体周围硬化骨不如骨样骨瘤明显。因此骨母细胞瘤 X 线无固定征象，如果 X 线片表现一个膨胀性的边界清楚，有部分钙化灶，或一个大的类似骨样骨瘤的病变应考虑骨母细胞瘤的诊断。

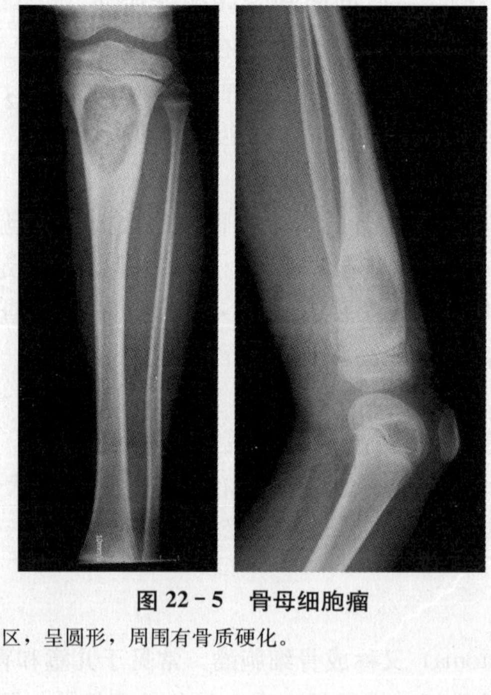

图 22－5　骨母细胞瘤

胫骨上端可见较大的透亮区，呈圆形，周围有骨质硬化。

治疗

良性骨母细胞可作局部彻底切除植骨，病变很少复发。当肿瘤切除不彻底时，复发率达 10%。

侵袭性骨母细胞瘤，应做大块切除术，不能彻底切除者应做放射治疗。

五、骨囊肿

骨囊肿（bone cyst）又称孤立性骨囊肿，单房性骨囊肿等，是一种良性骨肿瘤样病变。临床并不少见。多见于5～15岁儿童，男女之比约2∶1。好发于长管状骨的干骺端。常见发病部位依次为肱骨近端及肱骨干、股骨近端、跟骨、髂骨及其它长管状骨，多数学者认为该病具有自限性和自愈性。

病因

确切病因不详，可能与下列因素有关。

（一）儿童处在骨骼生长旺盛时期，出现干骺端局限性骨化不良有关。

（二）干骺端松质骨内或髓腔内出血。

（三）产生于发育异常的肿瘤样组织。

（四）松质骨生长迅速，细胞液循环受阻。

（五）骺板因外力损害造成裂孔。

病理

（一）大体观察　病变部位骨膜稍增厚，病灶呈单房，囊壁菲薄，外观呈蓝色。切开囊壁，流出棕黄色液体，近期发生过病理骨折者，可为血性液体，并在腔内产生纤维隔，形成互不相通的多房性囊肿，骨嵴向囊内突出，囊壁内衬有完整的纤维膜呈棕红色。

（二）镜下观察　纤维囊壁为特殊的疏松胶原构成，含有多核巨细胞，吞噬细胞和胶原纤维。偶见含铁血黄素颗粒，可见化生性骨样组织及骨小梁。

（三）分型

1. 活跃型骨囊肿　病变距骺板＜0.5cm，年龄＜10岁，说明病变正处在不断发展，膨胀过程中，任何方法治疗都易复发。

2. 非活跃型骨囊肿　病变距骺板＞0.5cm，年龄＞10岁，说明病变稳定，很少有进展倾向。

临床表现

多因外伤病理骨折，出现疼痛就诊，经X线摄片始被发现。病史长短不一，无外伤时，一般没有疼痛。股骨近端病变可出现跛行。少数因局部压痛肿块就诊。

诊断

主要依靠X线。术前囊肿穿刺抽出橙黄色液体可以基本确立诊断。病理活检可以明确诊断。但由于囊肿内容主要为液体，有形组织成分较少，术中刮除囊壁组织量少，且往往包括囊壁深层的正常骨组织，使病理诊断可靠性受到影响。

X线检查　有助于该病的诊断。囊肿常位于骨干，呈中心性泡沫状大透亮区，病变皮质轻度向外膨胀，变薄，边缘清晰而硬化，与正常骨皮质分界明显（图22-6）。

囊肿与骺板间隔有一小段长短不等的松质骨。偶见囊肿穿透骺板进入骨骺。如发生骨折，可见细裂纹或完全骨折，但多无移位。囊内出现不规则钙化影，囊肿与骺板之间的松质骨也可产生变形。

诊断中需与下列疾病鉴别。

1. 动脉瘤样骨囊肿　骨囊肿是中心性膨胀，而动脉瘤样骨囊肿是偏心性扩张，骨囊肿并发病理性骨折后，囊内含血性液体或血凝块时，二者肉眼病理易混淆，但手术时，动脉瘤样骨囊肿，切开时有血液涌出。

2. 嗜伊红肉芽肿　该病临床有疼痛，病变部位多位于骨干中部。病变范围较囊肿小，

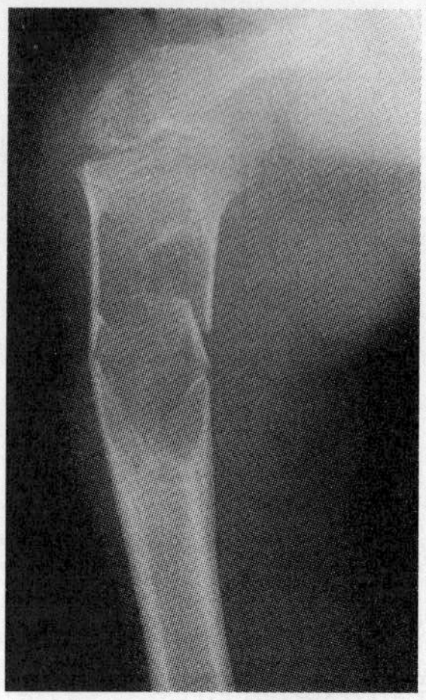

图 22－6　骨囊肿

肱骨近端髓腔内有一椭圆形透亮区，周围有薄层骨质硬化，骨皮质菲薄，并出现病理性骨折。

骨增生明显，常超出病变区。

3. 内生软骨瘤　好发于短管状骨的骨干，病灶内常有点状钙化灶。个别病例需组织学检查进行鉴别。

4. 骨异样增殖症　病变呈现毛玻璃样夹有纤维小梁，呈偏心性扩张。

治疗

（一）保守治疗　小的骨囊肿发生病理骨折后常可自愈。但多数不能自愈，治疗上应持积极态度。

1. 经皮囊腔冲洗和注入甲基强的松龙，在 X 线透视下将两根骨髓穿刺针或骨骼活检针经皮穿入囊腔，一根注入生理盐水，从另一根引流出，反复冲洗至引流出清亮液体后注入 80～150mg 甲基强的松龙的等量生理盐水。2～3 月重复一次，约 3～4 次。

2. 经皮囊腔冲洗、自体骨髓移植　操作方法同上，先收集囊肿液总量，再抽取等量或稍多于总量的骨髓液，注入囊肿内。术后 3 月内，每月摄片一次。以后每 6 个月摄片 1 次。必要时可重复进行。

3. 空心钉持续减压　在全麻下病变部位皮肤做 1 cm 长皮肤切口，骨病变暴露后，在骨囊壁上钻 0.8 cm 的骨孔，刮除囊壁，生理盐水反复冲洗，再用克氏针在距骨孔 0.5cm 左右钻多个细孔，使囊壁与邻近正常组织相通，选用适当长度的两枚内径为 6.4 mm，外径为 7.3mm 的 AO 空心拉力螺钉钻入囊腔内，持续引流减压。Tsuchiya 等采用此方法治疗骨囊肿 26 例，取得满意效果。

4. 如合并病理骨折急诊手术时，可使用弹性髓内钉固定，具有持续减压，固定可靠、不需外固定利于早期恢复正常活动等优点。

（二）手术治疗

1. 开窗刮除病灶加自体骨、异体骨移植术，较大的囊肿多需手术开窗刮除囊壁和内部纤维膜，并植骨填充囊腔。手术应选择在囊肿已远离骺板，生长活动停止阶段进行，可避免损伤骨骺和减少复发。

2. 冷冻疗法　骨膜下开窗，吸出液体后，经漏斗或直接将液氮注入骨囊肿腔内，充分冷冻 5 分钟，复温后搔刮囊壁再冷冻，反复 3 次后酌情植骨。术中应保护周围软组织及防止骺板冻伤。该方法亦可用于复发病例。

预后

骨囊肿治疗后预后良好，但也有复发。如果囊肿体积大、多腔、以及活跃型病变，容易导致复发或对治疗无反应。在病变活跃期行手术，复发率高达 50%，有作者报告刮除植骨法治疗仍有 30%的复发率。目前骨囊肿的治疗以非手术治疗为主。

六、动脉瘤样骨囊肿

动脉瘤样骨囊肿（aneurysmal bone cyst）是一种良性单发骨肿瘤，其特点是骨内病变为均匀泡沫状透亮区，类似动脉瘤样的囊状膨出。好发于较大儿童和青壮年。多见于股骨、胫骨、肱骨、尺骨等，但脊柱、骶骨也不少见。

病因

动脉瘤样骨囊肿病因不明。可能是骨内局部血管组织异常或血流动力学改变，使静脉压明显增高，病变处血管床产生怒张充血。也有学者报告本病常可伴随其他良性肿瘤或瘤样病变，甚至与恶性肿瘤并存，把这类病变称为继发性动脉瘤样骨囊肿。

病理

（一）大体观察　动脉瘤样骨囊肿囊外具有包膜，内有张力，表现为大小不等的血性囊腔，呈蜂窝状，刮除囊壁时可见红棕色软组织。

（二）镜下观察　见囊壁主要含丰富的多核巨细胞，间质细胞或成熟的纤维组织和不等量的纤维性骨化。

临床表现

主要表现是局部疼痛肿胀。病骨表浅时，局部表浅静脉怒张，皮温升高，有压痛。有时可摸到动脉搏动。大的动脉瘤样骨囊肿可闻及杂音。病变临近关节时，出现关节活动障碍。如椎体受累可出现腰背疼痛和肌肉痉挛。瘤体持续长大或椎体塌陷，可出现脊柱后凸和相应部位的脊髓和神经根压迫症状。如肌无力，大小便失禁，截瘫等。

诊断

根据临床表现和 X 线的特征性改变，诊断不难。必要时可作局部穿刺，很容易抽到不凝固的血液且压力较高。在诊断时需注意与骨囊肿和骨巨细胞瘤相鉴别。有的病例术前尚不能作出正确诊断。X 线表现：动脉瘤骨囊肿有典型的 X 线表现。长骨病变常位于骨干与干骺端处，不侵犯骨骺。呈扁心性“肥皂泡沫状”透亮区，表面为一层薄骨壳（图 22－7）。可见骨壳破裂。边界清晰，囊内可见模糊的骨小梁。

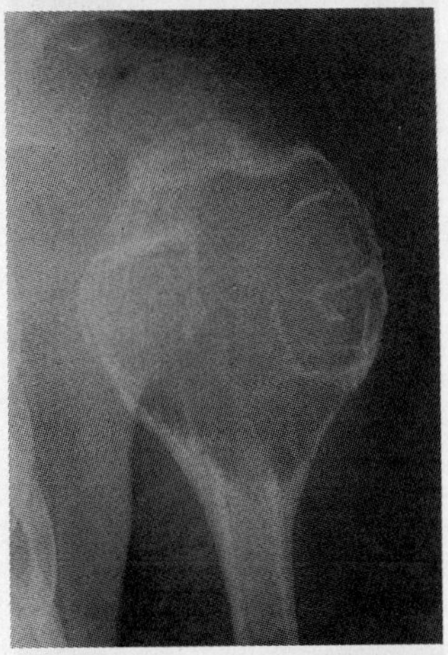

图 22－7　肱骨上端动脉瘤样骨囊肿

瘤体呈肥皂泡样改变，皮质菲薄，内有分隔。

治疗

切除或刮除病变植骨，常可治愈。椎体病变，病灶切除后，应行脊柱融合重建脊柱稳定性，术中出血可能较多，术前应配血备用。手术难以施行的部位或复发病例，可进行放射治疗，或肾上腺皮质激素注射治疗等。

预后

动脉瘤样骨囊肿，术后预后良好。经根治手术或部分刮除的病例，复发者罕见。

七、纤维性骨皮质缺损

纤维性骨皮质缺损（fibrous cortical defect）病变范围局限，常位于长管状骨的干骺端。儿童和青年均可见到，常可自行消退，并非真正的肿瘤。

病因

病因不清，可能系缺血后的溶骨或对以往骨膜下出血的一种反应。

病理

（一）大体观察　病损呈圆形、椭圆形，切面呈分叶状，质地坚硬、灰白色

（二）镜下观察　瘤体由大量纤维母细胞构成，束状排列，可见小片状泡沫细胞、破骨样多核巨细胞和含铁血黄素沉着。

临床表现

病儿毫无症状，2～5 年后病变可自行消失而自愈，常在摄片时偶尔发现。并发病理性骨折时可出现疼痛、跛行。

诊断

主要根据 X 线表现而诊断。

X 线片出现皮质边缘局灶性缺损，直径多在 3cm 以内。有时病损扩大进入骨髓腔，破坏松质骨成为中心性病变，则转变为非成骨性纤维瘤。因此多数学者认为这是一种疾病的不同发展阶段。

病变多为卵圆形透亮区，边界清楚，在偏心性基础上向中心膨胀性骨缺损，四周骨皮质菲薄，瘤体边缘致密、硬化、光滑（图 22－8）。

肿瘤可随发育远离骺板，瘤体变小，边界不清，最后消失。

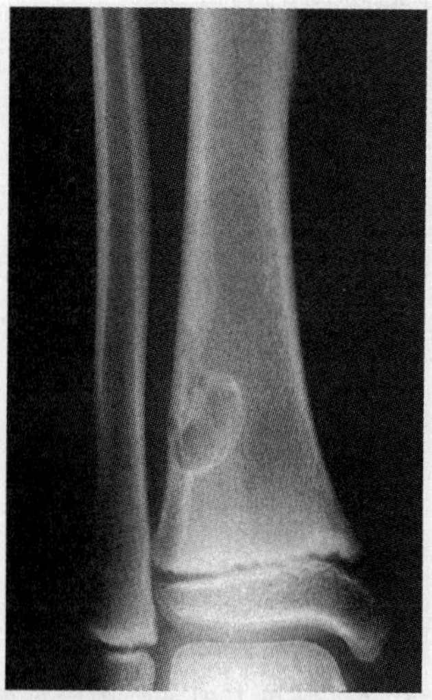

图 22－8　胫骨下端骨皮质缺损

治疗

纤维性骨皮质缺损，只须门诊定期随访检查，大多能自愈。如发生病理骨折或病变较大易产生骨折者，可行瘤体刮除植骨。

八、骨巨细胞瘤

骨巨细胞瘤（giant cell tumor of bone）是一种原发性骨肿瘤，又称破骨细胞瘤。约占骨肿瘤的5%。在骨骼发育未成熟儿童存在一定的发病率，其发病占骨巨细胞瘤患者总数的1.7%～5.7%。形态学上表现为良性，却具有恶性生物学行为，极少有自愈倾向。骨巨细胞瘤有较强的侵袭性，可穿过骨皮质并形成较大的软组织包块，有少数病例可发生肺转移，肺内转移通常生长缓慢，而肺外转移少见，个别病例可发生局部病灶恶变。

病因

本病的真正发病原因尚不清楚。目前主要有以下三种学说。

（一）一种原发于骨髓的骨肿瘤。

（二）由于慢性刺激或炎症，或错误修复现象所造成。

（三）外伤后松质骨膜下出血，出血后逐渐破坏附近的骨组织所形成。

病理

（一）大体观察　与其他实质性肿瘤相比，骨巨细胞瘤的组织十分松软脆弱，血供丰富，瘤组织呈红褐色，切面呈灰白色或黄棕色。囊样变多见，近边缘部位为较硬韧的纤维组织，因此病理检查应在中心部位的瘤组织取材。

（二）镜下观察　镜下检查可见多核巨细胞，但无特殊基质细胞。根据巨细胞的数量及基质细胞的分化程度，将骨巨细胞分为三级：Ⅰ级 良性巨细胞瘤 基质细胞分化较好，形态大小较一致，多核巨细胞数量多。Ⅱ级 中间型巨细胞瘤 基质细胞多而密集，核分裂较多，大小形态变异较大，多核巨细胞数量减少。Ⅲ级 恶性巨细胞瘤 以基质细胞为主，分化极差，排列异常密集，核异形性明显，分裂极多，多核巨细胞很少，大小不一。但分级与肿瘤生物学行为并不完全平行。

临床表现

骨巨细胞瘤可发生在骨的任何部位，但多数发生在长骨的两端，特别以膝关节周围多见，但大多数早期发生在干骺端，后侵袭穿透骺软骨进入骺部位。早期仅表现病变部位酸痛或钝痛，偶有剧痛及夜间痛。随病情发展而加重，瘤体增大时局部有压痛，可触及肿块。典型病例可触及乒乓球样感觉。当骨皮质穿破时形成软组织包块。肿胀多为骨性膨胀所致，部分患者干骺的溶骨性破坏可穿破骺板累及骨骺，甚至破坏关节软骨，发生关节积液，滑膜水肿，患肢出现跛行，关节功能障碍，肌肉萎缩。

诊断

骨巨细胞瘤的诊断根据临床表现，X线特征和病理学检查来确定诊断。

（一）X线表现　对骨巨细胞瘤的诊断可提供重要线索。X线片可在骨端或骨骺部位出现溶骨性破坏，呈偏心性肥皂泡样外观，无反应性新骨生成（图 22－9）。早期病灶在干骺端较小，并逐步发展，骨皮质膨胀菲薄侵及骨骺。可见病理性骨折，干骺端骨巨细胞瘤若侵犯先期钙化带，表现钙化带模糊或消失，多为侵袭性肿瘤。

（二）CT检查　CT断层扫描可见病变呈囊状溶骨性破坏，骨皮质膨胀变薄，通常肿瘤为实质性。CT值与肌肉接近。有囊性变及液化坏死。

（三）MRI检查　肿瘤组织在T_1像成低信号，在T_2像信号不均，呈高信号或中高信号，与出血坏死有关。

由于干骺端溶骨性改变，除骨巨细胞瘤外，尚有其它多种疾病，应加以鉴别。

1. 动脉瘤样骨囊肿　瘤体血管丰富，镜下虽可见巨细胞，但无特殊基质细胞。同时无巨细胞瘤的实性瘤体组织。

2. 软骨母细胞瘤　常见于儿童长骨骺板附近，主要影像学特征是溶骨性病损，周围有明显的硬化边和肿瘤基质钙化。单凭影像学检查有时很难鉴别，需结合肿瘤的发病年龄、部位，最终诊断有待于病理学检查。

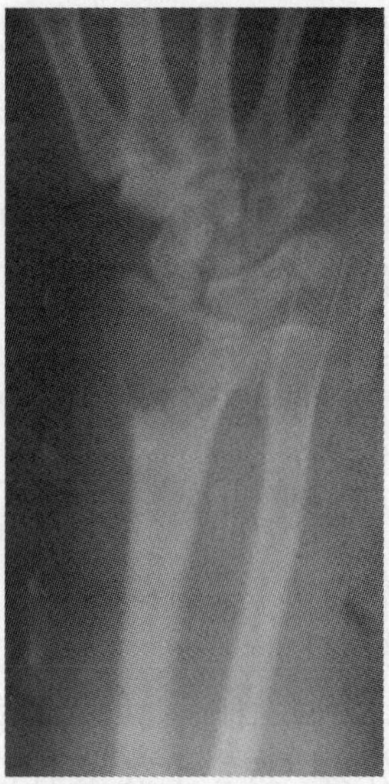

图 22－9　骨巨细胞瘤

桡骨远端偏心性透亮区，呈皂泡状，骨皮质膨胀，桡侧皮质菲薄。

3. 色素绒毛结节性滑膜炎　该病变累及关节下松质骨时，可见梭形细胞和巨细胞，但关节内绒毛结节样变化有助于诊断。

还需要注意与孤立性骨囊肿、甲状旁腺功能亢进和纤维肉瘤等相鉴别。

治疗

以手术为主，加辅助治疗。

治疗时根据骨巨细胞瘤的分级和发病部位选择肿瘤刮除术或瘤段切除术。

Ⅰ-Ⅱ级骨巨细胞瘤　常采用刮除术。Ⅱ-Ⅲ级骨巨细胞瘤常采用瘤段切除术，以减少肿瘤局部复发。

（一）单纯肿瘤刮除术　该手术复发率可高达 47%，而刮除后联合辅助治疗可使复发率降至 10%以下。目前局部辅助治疗的方法有高温灭活（微波、电烧等），低温冷冻（液氮冷冻），化学试剂涂抹或浸泡（石碳酸、酒精、50%氯化锌、双氧水等）。此外，高速磨钻和脉冲冲洗有助达到清除肿瘤的目的。

（二）瘤段切除术　该手术对于肿瘤复发起到根除作用。但功能重建复杂，影响患儿肢体发育，功能影响较大。骨巨细胞瘤刮除后残留的骨腔可用自体骨、异体骨或人工骨充填。

（三）放疗　以往认为骨巨细胞瘤对放疗敏感性差，且易导致软组织肉瘤，骨巨细胞瘤恶变，这可能与早期线治疗机骨吸收量高有关。但近来研究发现放疗可有效减少肿瘤复发。并未证实放疗必然导致肉瘤变。因此，对于手术不易清除的病灶可考虑放疗。放疗也可作为手术后局部复发的补救措施。

预后

骨巨细胞复发率高。复发与肿瘤本身的侵袭性，手术方式和技巧相关。病灶刮除要彻底，术中骨窗大小要适度，确保在直视下彻底清除肿瘤。通过瓶颈样骨窗刮除是危险的。同时，应注意术区软组织保护，反复多次冲洗避免软组织植入。当有软组织包块形成时，肿瘤与正常组织分界不清，不易分离，应从正常组织进行完整或扩大切除，以确保肿瘤组织彻底切除，防止肿瘤复发。

九、骨纤维异样增殖症

骨纤维异样增殖症 Osteofibrous（dysplasia）系骨原发疾患，又称骨纤维结构不良。该病并不罕见，多在儿童期发病，女性多见，好发于四肢长骨，病变内含有纤维骨样组织。

病因

原因不明，可能是骨骼的一种错构，是先天性发育异常的一种，骨小梁被纤维组织代替。有人认为与内分泌有关，一般认为，该病无遗传史或家族史。

病理

（一）大体观察　病损呈膨胀性，有完整包膜的实质性肿块，质地坚硬有沙粒感，切面呈灰白色，其中心可见出血灶和囊性变。

（二）镜下观察　病灶内的基本改变是纤维组织代替了正常的骨髓组织，骨小梁呈纤维骨或编织骨，成纤维细胞呈束状，漩涡状排列，成纤维组织中含有胶原纤维，多骨型病变中含有玻璃样软骨小体。

（三）分型

1. 单骨型　病变仅累及单根骨骼，此型多见于股骨、胫骨、肋骨或颌面骨。

2. 多骨型　病变累及多根骨骼，此型常见于一侧肢体。以股骨、胫骨、腓骨和骨盆多见，双侧病变者并不对称。

3. Albright 综合征　多骨性病变并发内分泌障碍，该型骨龄超出正常，性早熟，内分泌障碍。

临床表现

单骨型早期可无临床症状，出现临床症状取决于病变的部位，股骨颈病变时出现疼痛和跛行。表浅骨骼病变可出现肿胀。

多骨型病变常有疼痛、跛行、肢体短缩或弯曲畸形，该型易发生病理性骨折。病变位于下颌骨和眼眶时，出现畸形怪状面容。

Albright 病 该型大多为女性，除多骨性骨病损临床表现外，可出现外阴变大，乳房发育，阴毛腋毛过早出现等性早熟征象。皮肤有色素沉着导致的咖啡斑。亦可出现糖尿病、甲状腺功能亢进及视神经受压、萎缩引起的视力障碍等。

诊断

根据病史临床表现及 X 线征象，典型的骨纤维异样增殖症诊断并不困难，但单发骨纤维异样增殖症患者应与孤立性骨囊肿，单发内生软骨瘤及巨细胞瘤鉴别。多发者需与甲状旁腺功能亢进相鉴别。

（一）X 线检查　病变位于髓腔，呈膨胀性溶骨性改变，宛如毛玻璃状，可见不规则钙化（图 22－10）。骨皮质受侵蚀变薄，有时呈扇贝状或多囊状，无骨膜反应。长管状骨的病变多位于干骺端，并常向骨干中部扩展。

（二）实验室检查　血清碱性磷酸酶增高，而血、尿常规，血钙血磷正常。

（三）诊断不明时可作活组织检查确定诊断。

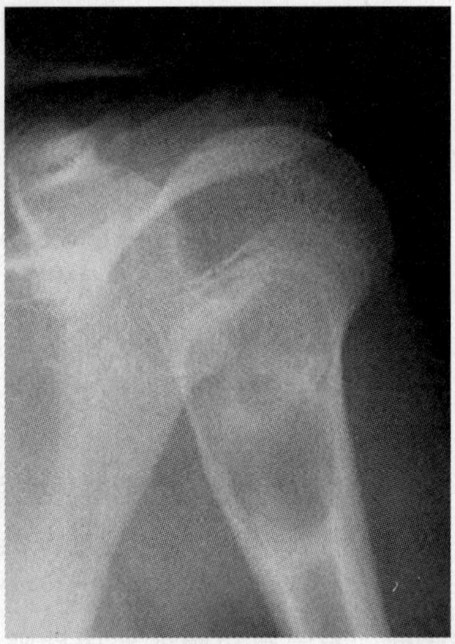

图 22－10　肱骨上端骨纤维异样增殖症

在干骺端呈中心性膨胀，多房性生长，骨皮质变薄，其内有磨玻璃样影及骨化高密度影。

治疗

根据临床表现，X 线及病理表现不同而不同。

由于病变到青春期多停止发展，因此，对无症状患者宜采用保守观察。但对于病理性骨折，进行性畸形影响骨的连续性，毁坏面容，疼痛较严重的病例有手术指征。手术方法有：

（一）刮除植骨　适用于病灶局限，骨质破坏少，病灶清除后不影响骨的坚固性。行开窗直视下彻底刮除病变组织，植入自体骨或自体加异体骨、人工骨等。

（二）整块病骨切除　适于胫骨干大部受累，破坏严重而腓骨正常者。在病骨切除后行带血管蒂腓骨游离移植。亦可在病骨切除后，将腓骨内移代胫骨术，该手术简单易行，不需显微外科技术。

（三）发生病理骨折的治疗　1. 按一般骨折治疗，牵引或外固定，绝大多数可愈合。待骨折愈合后再行病灶清除植骨。2. 清除病灶，骨折复位内固定，矫正畸形、植骨同期完成。

（四）长时期的疼痛和 X 线片显示病变增长快的，提示有恶变可能，应及时进行病理检查证实和手术治疗。但禁忌放射治疗，因放疗很可能会出现肉瘤样变。

预后

该病在儿童发育期病程发展较快，成年之后较慢，并趋于稳定，不出现新的病损，预后较好。个别晚期患者可发生恶变，属纤维肉瘤者，预后较好，其它肉瘤预后较差。

第四节　恶性骨肿瘤

一、骨肉瘤

骨肉瘤（osteosarcoma）是高度恶性肿瘤，生长迅速，转移早，预后差。病死率高达 90%以上。发病率约占儿童肿瘤的 5%，发病年龄在 10～25 岁，男性发病较女性高 2 倍。

好发年龄是 12～16 岁，7 岁以前和 25 岁以上少见。近 20 年来，经综合化疗，配合手术等治疗，目前的 5 年生存率达到 60%～70%。但儿童仅为 10%～25%。

病因

骨肉瘤的确切病因不十分明确，但下列因素与发病有关。

（一）遗传因素　临床上可见一个家族中的同胞兄弟、姐妹患有骨肉瘤或几代人中有类似肿瘤的发生。近年来研究发现，特异性的染色体和癌基因异常可能与发病有关，如 P21watl/cpl 抑癌基因异常和蛋白积聚丧失了正常的细胞周期抑制作用，使细胞处于无限增殖状态，在骨肉瘤的发生中起一定作用。

（二）骨骼生长发育异常　12～16 岁是骨肉瘤发病的高峰期，也是骨骼生长的旺盛期，推测在该时期易产生骨质生长活跃、变异，从而诱发产生骨肉瘤。

（三）射线影响　某些疾病在进行放射线照射后或接触放射性物质而产生骨肉瘤。

（四）病毒感染等　在动物实验中，从骨肉瘤体内可分离出病毒。

病理

（一）大体观察　肿瘤呈梭形或分叶状，常见假包膜，由于骨肉瘤内纤维组织、软骨、骨组织所占的比例不同，肿瘤可呈粉红色，灰白色，呈“鱼肉样”改变。亦可为黄色砂粒状，个别可见跳跃性病变，出血、坏死或囊性变。有的可累及骨骺。早期即可出现肺转移。

（二）镜下观察　含有多形性基质成分，如梭形纤维母细胞，大量圆形或椭圆形的带有不规则深染的细胞核的骨母细胞及奇特形状的多核肿瘤细胞。因此多形性是其主要特征，并需要与其他肿瘤和骨髓炎等相鉴别。

（三）分型

1. X 线片表现可分为 3 型。

（1）溶骨型　X 线片呈溶骨性破坏。

（2）硬化型　X 线片呈现肿瘤骨密度增厚。

（3）混合型　X 线片呈现骨质破坏和增生同时存在。

2. 组织学分型。

Ⅰ型　瘤体主要是骨样组织。

Ⅱ型　瘤体为骨样组织和骨组织并存。

Ⅲ型　瘤体内没有骨样组织和骨组织，只有胶原纤维。

Ⅳ型　很少，瘤体内没有上述细胞间质。

（四）骨肉瘤的扩散和转移。

骨肉瘤早期即可通过血运发生肺转移。约 80%的骨肉瘤患者在诊断时肺部就有微小的转移灶。晚期为骨转移。另外瘤体亦可穿过骨皮质，骨膜直接侵入相邻的软组织。

（五）临床病理分期。（见表 22－2）

临床表现

骨肉瘤多见于长管状骨的干骺端，其中股骨下端和胫骨上端最为常见，约占全部病例的 50%，其次为股骨和肱骨上端，少见于腓骨、骨盆和椎体。疼痛是骨肉瘤的突出症状。初期为间断性隐痛，几周后可发展为持续性剧痛。患者出现避痛性跛行。病变局部出现肿胀，皮肤温度增高和静脉怒张。压痛明显，邻近关节活动受限和废用性肌肉萎缩。有时可出现病理性骨折。一般均有程度不同的全身反应。病情进行性加重，出现贫血，体重减轻，甚至衰竭。

诊断

骨肉瘤的诊断必须临床表现，影像学检查和活检三方面符合，才可以确定诊断。

（一）X线检查　肿瘤可表现4种类型。

1. 骨破坏　见于溶骨性骨肉瘤，起初位于干骺端松质骨中，出现散在钙化斑点状骨缺损，继而扩展融合，边缘模糊，周围无硬化，可并发病理骨折。晚期可见肿瘤侵入骨骺。

2. 瘤骨形成　常见于成骨性肿瘤，早期在干骺端出现磨玻璃样、棉絮状或斑点状骨硬化区，扩展到皮质时皮质出现硬化。晚期时干骺端出现广泛硬化。

3. 骨膜反应　是骨肉瘤成骨和溶骨引起的新生骨。越接近瘤体骨膜反应越明显。X线片出现线样、葱皮样及Codmans三角或袖口样改变（图22－11）。

4. 软组织肿块　骨肉瘤晚期破坏骨皮质穿入软组织中形成包块。

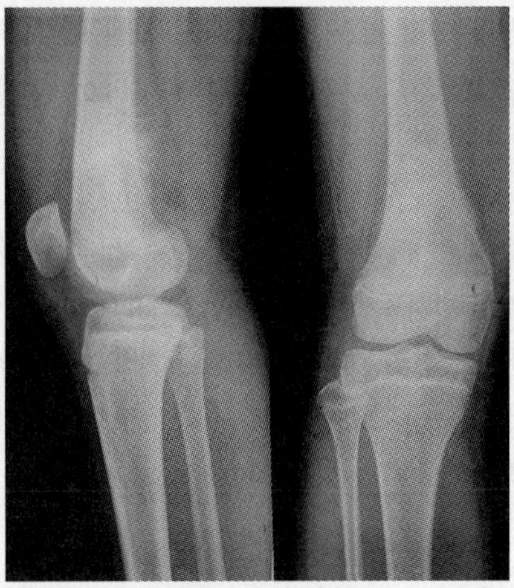

图22－11　骨肉瘤

股骨下端髓腔内密度增高，骨小梁不清伴层状骨膜反应，呈放射状，瘤骨伸向软组织中。

（二）CT或MRI检查　可准确显示肿瘤部位、范围和毗邻关系。并可发现X线片不能显示的微小病灶及肺部转移灶。

（三）$^{99}Tc^{m}$闪烁摄影　能比X线片早3～6个月发现病灶，但不能确定病变性质。

（四）血管造影　有动脉造影和数字减影造影（DSA），可确定瘤体的血液供应及瘤体与邻近血管、神经等解剖关系。为制定手术方案及双途径化疗提供通道。

治疗

（一）骨肉瘤的治疗应采用根治性手术。手术切除方法见下图。

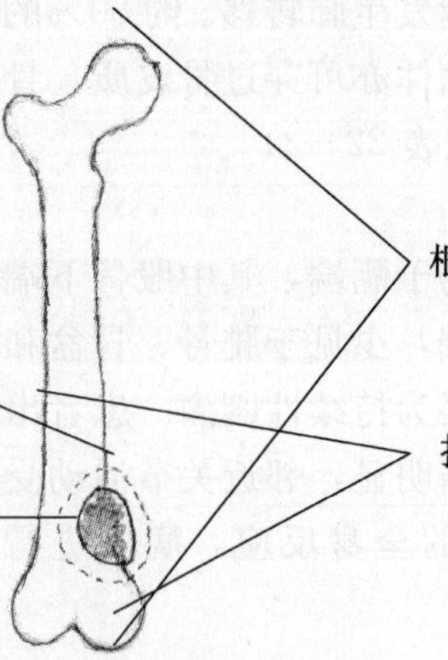

骨肉瘤的切除类型。如股骨远端骨肉瘤，行股骨高位截肢术。病变达股骨中部应作髋关节离断术。股骨颈受累应作半骨盆切除术。胫骨肉瘤宜作膝关节离断术。肱骨近端骨肉瘤宜作半肩切除术等。

（二）辅助化疗　目前在临床治疗骨肉瘤的化疗药物包括三大主药：阿霉素（ADM）、顺铂（DDP）和大剂量甲氨蝶呤（MTX）。其他不良反应较小的药物如异环磷酰胺（IFOS）、长春新碱（VCR）也应用于联合化疗。在辅助化疗中，多种药物联合应用有利于克服肿瘤细胞的异质性，减少耐药性的产生，多种药物联合化疗效果更佳。近年来研究发现，IFOS 对骨肉瘤有效，其效果优于环磷酰胺，并已取代后者。对未经治疗的患者，单药有效率可达 31%。意大利的 Rizzoli 矫形外科研究所，德国的骨肉瘤协作组以及哈佛大学附属医院麻省总院的方案均采用了 IFOS。

在化疗中，应注意肝、肾、胃肠道及骨髓抑制等毒性反应，并同时使用辅助性药物，以保证安全地使用大剂量的化疗药物和更强效的组合。

辅助性药物包括粒细胞集落刺激因子（GCSF），促红细胞生成素（EPO），美斯那（防止 IFO 引起的出血性膀胱炎），止吐药，甲酰四氢叶酸钙（用于对抗 MTX），dexra zoxane（一种心脏保护剂，与阿霉素合用）。辅助化疗，目前已成为常规治疗的一部分。然而，采用那种组合最理想，何时给药，给药顺序和途径，治疗时间等方面存在争议。

（三）介入治疗　采用多种药物介入治疗后 6～8 周手术，术后再用辅助化疗 3～8 月。使用的药物有阿霉素、顺铂，甲氨喋呤，异环磷酰胺等。可进一步提高肿瘤坏死率和患者的成活率。

（四）保肢治疗　随着现代化疗、影像学诊断技术、外科分期、手术技巧及手术后康复疗法的提高，骨肉瘤的保肢手术取得了较大进展。意大利的 Rizzoli 矫形外科研究所报告 5 年无病生存率（EFS）为 59%，总生存率（OS）为 65%，截肢和保肢无明显区别。20 年随访结果，EFS 为 38%，OS 为 43.8%，与 5 年 EFS 和 OS 有明显区别。德国一组随访结果，10 年 EFS 为 48.9%，OS 为 59.8%。目前在不影响生存率及局部复发率的前提下，对儿童实施保肢术已经成为可能。儿童保肢术分为二步：第一步是肿瘤切除，第二步是切除后的重建。手术方法有骨肉瘤切除后灭活的保肢术；瘤体骨切除后用特制人工关节重建肢体术。但儿童应用尚不普遍。国外有较多报导瘤体切除后采用可延长式假体重建肢体。国内仅陈起坤报道 3 例近期效果良好。但可延长式假体存在难以克服的问题，且并发症高，有待进一步观察。对膝关节周围的骨肉瘤，在瘤体切除后，行半关节假体置换，可以不破坏关节对侧正常骨骺，减少成年后肢体不等长的程度。且操作简单，假体强度大，不易断裂。同时可最大限度保留关节的活动和稳定性。因此对于骨骺未累及的骨肉瘤可行保留骨骺的保肢术。对于尺桡骨远端累及骨骺、骺板的骨肉瘤可行带血管蒂的腓骨移植。

（五）新化疗方案中加入抑制因子：如环孢素，PCS-833 等可预防耐药性出现；用生长抑制素类似物阻断抑胰岛素生长因子（IGF-1）抑制肉瘤的生长和转移；在体外重新引入肿瘤抑制基因（如 P53、Rb1）可抑制肿瘤的生长或使对化疗耐药的肿瘤获得敏感。

预后

骨肉瘤是原发性骨肿瘤中恶性程度最高，预后极坏。病后存活期仅一年左右。病死率高达 95%左右。影响骨肉瘤预后的因素包括：1. 年龄　大于 12 岁的预后好；2. 肿瘤体积　小于 150mm^3 的预后好；3. 组织学亚型　毛细血管扩张型和纤维母细胞型预后好；4. 血清 LDH　小于 300U/L 预后好；5. 化疗后组织反应，即肿瘤坏死率大于 90%预后好。

二、软骨肉瘤

软骨肉瘤（chondrosarcoma）是第二种常见的原发性骨肉瘤。起源于软骨母细胞和胶原成纤维细胞。好发年龄30～60岁，男女之比约3：2。股骨、胫骨、髂骨是好发部位。亦可见于肩胛骨、肋骨、胸骨和手的小骨。手部的软骨肉瘤常发生在近节指骨和掌骨。较少发生于胸椎。软骨肉瘤在儿童少见。

病因

儿童的软骨肉瘤几乎由软骨瘤或内生软骨瘤恶变而引起。

病理

（一）大体观察　瘤体呈分叶状，外有包膜。中等硬度，半透明如软骨。瘤体内有不规则钙化灶，伴出血坏死。软骨帽增厚。

（二）镜下观察　由软骨基质和恶性软骨细胞组成。核大有不规则分裂。但随肿瘤部位不同组织学变化也不完全一样。根据软骨肉瘤组织中双核细胞、巨细胞的多少和钙化及软骨内化骨情况分为三级。Ⅰ级 低度恶性；Ⅱ级中度恶性；Ⅲ级 高度恶性。根据核分裂情况分为活跃型（可见不规则核分裂）和静止型（类似一般内生软骨瘤）。

临床表现

病程经过缓慢，早期症状轻微。病儿只感钝痛，间隙性，随后转为持续性疼痛。局部可触及硬性肿块，压痛不明显。脊柱和骨盆的肿瘤可引起放射痛。向盆腔内生长的肿瘤，可压迫直肠、膀胱出现症状。干骺端的软骨肉瘤，可引起邻近关节疼痛和活动受限。瘤体表面皮肤一般无改变。

诊断

根据临床表现和影像学检查可初步作出诊断，必要时需作活检。诊断该病时需与骨肉瘤进行鉴别。软骨肉瘤在儿童几乎是继发的。无论原发还是继发，瘤体均有软骨组织所构成。X线片显示具有内生软骨瘤的基本特点。即皮质变薄，很少有穿破皮质现象。软骨帽可出现粗糙、不规则、颗粒状改变。在骨肉瘤无上述征象。

X线表现

1. 高度恶性软骨肉瘤　X线片表现大片没有钙化的肿瘤基质区域。如有钙化，表现为无定型、点状、散在的不规则阴影。肿瘤边缘分界不清。在正常骨与病变之间存在较广的移行区。

2. 低度恶性软骨肉瘤　X线片表现的钙化类型在软骨中形成很好的钙化环。

治疗

治疗原则是彻底切除。5年存活率约40%～50%，对低度恶性软骨肉瘤可行肿瘤内切除术，刮除植骨，同时使用液氮冷冻。对中度和高度恶性骨肉瘤施行扩大切除术，截肢术或关节离断术。用新辅助化疗和放疗尚有争议。低度和中度软骨肉瘤对化疗不敏感。对高度恶性软骨肉瘤应进行化疗。如果肿瘤不能完整彻底切除应加用放疗。

三、尤文瘤

尤文瘤（Ewing's sarcoma）系骨髓间质支架细胞演变而成的未分化网状细胞肉瘤。是儿童常见的恶性骨肿瘤。仅次于骨肉瘤，占小儿原发恶性骨肿瘤第二位。约占儿童恶性肿瘤的3%。发病年龄5～20岁，男性多于女性。任何骨均可发病。但半数以上病例发生在长骨，如股骨、胫骨、肱骨、腓骨等。扁骨好发于髂骨和肋骨。

病因

确切病因尚不清楚。

病理

（一）大体观察　肿瘤位于髓腔，向周围浸润。瘤体呈圆形、椭圆形或分叶状。瘤体较X线片阴影大。切面呈灰白色软肿物，瘤体内常有坏死，液化和出血区。

（二）镜下观察　显示密集多层的小多面形或卵圆形细胞，核仁不清楚，染色质细而均匀，胞浆浅，细胞膜境界不清。典型 Ewing's sarcoma 较少核分裂象，电镜可显示胞浆内糖原颗粒。免疫组化 Vimentin 阳性。基因检查主要表现为染色体异位，t(11;22)(q24;q12)，对诊断有意义。

临床表现

主要症状是局部疼痛。最初疼痛不剧烈，间隙性，活动时加重。并迅速发展成为持续性疼痛，夜间更甚。病变累及脊柱者，可出现脊髓受压症状；病变累及骨盆者，可向盆腔侵犯，出现大小便障碍；病变累及肋骨，可出现胸腔积液。

检查时可摸到肿块，有压痛。皮肤发红，皮温增高，静脉怒张等炎症表现。若触及的肿块大于X线片的肿瘤阴影时，表明瘤体已穿破骨皮质，形成软组织肿块。盆骨病变者约占半数，直肠指诊可摸到肿块。髂骨病变者，下肢或腹股沟部位可摸到肿块。

病儿常伴有发热、乏力、贫血、白细胞增高，血沉加快等全身症状。早期即可发生广泛转移。

诊断

Ewing's sarcoma 无论在临床还是X线诊断上，早期区别均比较困难。即使是活体组织检查，由于取材时未包括瘤细胞巢，确诊也很困难。需要电镜及免疫组织化学才能确诊。因此需要临床、X线、病理三者结合分析。如果局部疼痛剧烈，肿胀发展快，全身情况恶化迅速，经抗感染治疗无效或开始有效，很快又转为无效时，应考虑该病。

（一）X线表现为较广泛的溶骨性、浸润性骨破坏及骨增生。发生于长骨者，病变部位松质骨和骨皮质中均有斑点状骨质疏松区，呈虫蚀样或鼠咬样。骨皮质变薄，骨外膜掀起呈多层葱皮样改变。有时可见 Codman 三角（图 22-12）。Ewing 瘤没有边缘骨硬化，骨皮质膨隆和骨壳形成。

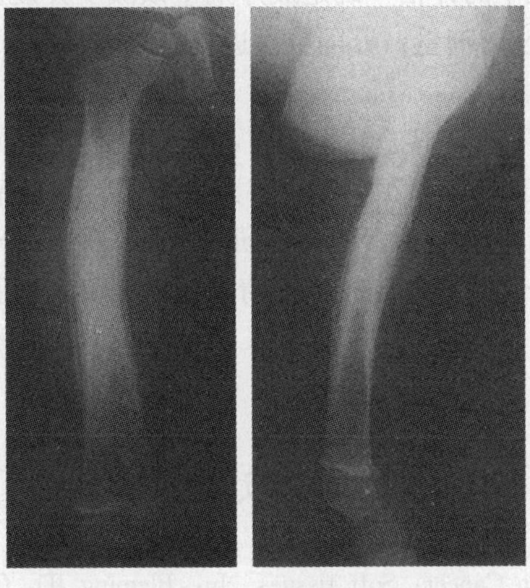

图 22-12　Ewing's 瘤

股骨 Ewing's 肉瘤，骨质破坏，骨膜增生呈"葱皮样"改变。

（二）MRI 呈溶骨性破坏，T_1加权像为低信号，T_2像为高信号，可为多样性。

（三）电镜观察细胞浆内可见糖原颗粒。

（四）免疫组化 Vimetin 阳性。

（五）基因检查染色体易位有诊断意义。

Ewing's sarcoma X 线片上表现的虫蚀状破坏、葱皮样改变或垂直样骨针或 Codman 三角。均不是 Ewing's sarcoma 所特有的，应与其它疾病相鉴别，特别是急性骨髓炎。

1. 急性骨髓炎　起病急，全身中毒症状重，疼痛较 Ewing's sarcoma 剧烈，但时间短，常在 2 周内。且骺端先受累，除骨质破坏、增生外，有死骨形成。细胞内糖原少或不含糖，含大量网状纤维。必要时可行脱落细胞检查或基因检查，有助于诊断。

2. 应与网状细胞肉瘤，嗜伊红肉芽肿、溶骨性骨肉瘤、转移性神经母细胞瘤和白血病等相鉴别。

治疗

由于 Ewing's sarcoma 恶性程度高，病程短，转移快。在诊断时有 20%～30%的患者已经发生转移，转移部位多位于肺、骨髓及全身骨骼系统。因此，单纯手术、放疗、或化疗效果均不理想。多数患者 2 年内死亡。5 年生存不超过 10%。近年来常采用综合疗法，使 5 年生存率达到 70%以上。

Ewing's sarcoma 的治疗应包括系统的化疗及局部的手术和放射治疗。化疗主要应用阿霉素、长春新碱、环磷酰胺、放线菌素 D 及异环磷酰胺、依托泊苷等。阿霉素在治疗中处于重要地位，在早期增加阿霉素的化疗剂量可提高无事件生存率。异环磷酰胺和依托泊苷应用提高了患者的生存率。在英国 Ewing's sarcoma 的研究中，将异环磷酰胺用于术前术后的辅助性化疗，使患者的 5 年生存率提高到 70%以上。对于手术治疗，过去认为，局部病灶手术治疗的指征是手术不会导致严重的功能障碍以及术后不需要特别的重建；而现在的观点认为，肿瘤病灶能够完整切除的均应实施手术切除，并重建患肢，保持患肢功能。对于放疗，一般认为单纯放疗后有较高的局部复发率，达 10%～30%。有回顾性研究表明，当放疗剂量达到 6000 cGy 时，继发恶性肿瘤发生率为 20%，放疗剂量为 4800～6000cGy，发生率为 5%，而放疗剂量<4800 cGy 时，没有发生继发恶性肿瘤。故放疗需要制定一个严密的计划，根据手术后肿瘤坏死率的评估，确定放疗剂量以减少并发症。一般认为放疗在辅助化疗之前进行，给予 5500 cGy 的剂量，分隔数次进行。

预后

Ewing's sarcoma 预后不良。其恶性程度高，早期极易发生肺、淋巴结和骨转移。多数 2 年内死亡。5 年生存率小于 10%。预后与许多因素有关。如肿瘤分期、年龄、部位、有无转移，对化疗的反应。在诸多影响因素中，有研究表明，肿瘤分期、LDH、ESR 与预后关系最密切。在细胞学上，分化肿瘤细胞核大而清晰预后较好，而肿瘤细胞低分化伴核深染往往提示预后较差。

（张锡庆）

参考文献

1. American Joint Committee on Cancer：Soft tissues. In：Fleming ID，Copper JS，Henson DE，et al，editors. AJCC Cancer Staging Manual，Edition5. Philadelphia：Lippincott-Raven，1997. 149-156

2. Eckardt JJ，Kabo JM，Kelley CM，et al. Expandable endoprothesis reconstruction in skeletally immature

patients with tumor. Clin Orthop，2000，(373)：51-61
3. Canadell J，Forriol F，Cara JA，et al. Removal of metaphyseal bone tumours with preservation of the epiphsis. Physeal distraction before excision. J Bone Joint Surg (Br)，1994，76 (1)：127-132
4. Innocenti M，Ceruso M，Manfrini M，et al. Free vascularized growth-plate transfer after bone tumor resection in children，J Reconstr Microisurg，1998，14 (2)：137-143
5. Alice MD，Thomas E，Sander MD. Treatment of recurrent eosinophilic granuloma with systemic therapy. Ophthal Plast Reconstr Surg，2003，19 (2)：140-144
6. Ngu BB，Khanna AJ，Pak SS，et al . Eosinophilic granuloma of the atlas presenting as torticollis in a child. Spine，2004，29 (5)：98-100
7. 蒋国梁. 现代肿瘤学. 上海：科学文献技术出版社，2004. 542-543
8. Yildiz Cemil，Erler Kaan，Atesalp A Sabr，et al. Benign bone tumor in children. Current opinion in pediatrics，2003，15：58-67
9. 潘少川. 实用小儿骨科学. 第二版. 北京：人民卫生出版社，2005. 403-417
10. Tsuchiya H，Abdel-Wanis ME，Uehara K，et al. Cannulation of simple bone cysts. J bone Joint Surg (Br)，2002，84：245-248
11. Grote HJ，Braun M，Kalinski T，et al. Spontaneous malignant transformation of conventional giant cell tumor. Skeletal Radiol，2004，33 (3)：169
12. Zhen W，Yaotian H，Songjian L，et al. Giant cell tumour of bone：the long term results of treatment by curettage and bone graft J Bone Joint Surg，2004，86：212-216
13. Lim YW，Tan MH . Treatment of benign giant cell tumours of bone in Singapore. Annals of the academy of medicine，Singapore，2005，34 (3)：235-237
14. Feigenberg SJ，Marcus JR，Zlotecki RA，et al. Radiation therapy for giant cell tumors of bone. Clin Orthop，2003，411：207-216
15. Martin M，Malawer，Paul H Sugarbaker. Musculoskeletal Cancer Surgery. Kluwer Academic Publishers，2001. 17
16. Longhi A，Pasini E，BertoniF，et al. Twenty-year follow up of osteosarcoma of the extremity treated with adjuvant chemotherapy. J Chemother，2004，16 (6)：582-588
17. Kempf-Bielack B，Bielack SS，Jurgens H，et al. Osteosarcoma relapse after combined modality therapy：an analysis of unselected patients in the Cooperative Osteosarcoma Study Group. J Clin Oncol，2005，23 (3)：559-568
18. Mankin HJ，Hornicek FJ，Rosenberg AE，et al. Survival data for 648 patients with osteosarcoma treated at one institution. Clin Orthop Relat Res，2004，(429)：286-291
19. Bacci G，Ferrari S，Longhi A，et al. Nonmetastatic osteosarcoma of the extremity with pathologic fracture at presention：local and systemic control by amputation of limb salvage after preoperative chemotherapy. Acta Orthop Scand，2003，74 (4)：499-454
20. Longhi A，Pasini E，Bertoni F，et al. Twenty-year follow -up of osteosarcoma of the extremity treated with adjuvant chemotherapy. J Chemother，2004，16 (6)：582-588
21. Bielack SS，Kempf-Bielack B，Delling G，et al. Prognostic factors in high-grade osteosarcoma of the extremities or trunk：an analysis of 1702 patients treated on neoadjuvant cooperative osteosarcoma study group protocols. J Clin Oncol，2002，20 (3)：776-790
22.. Hendershot E. Treatment approaches for metastatic Ewing's sarcoma：a review of the literature. Journal of Pediatric Oncology Nursing，2005，22 (6)：339-52
23. Burchill SA. Ewing's sarcoma：diagnostic，prognostic，and therapeutic implication of molecular abnormalities. J Clin Pathol，2003；56 (2)：96-102
24. Grier HE，Krailo MD，Tarbell NJ，et al. Addition of ifosfamide and etopside to standard chemotherapy

for Ewing's sarcoma and primitive neuroectodermal tumor of bone. N Engl J Med，2003，348 (8)：694-701

25. Schovanec J，Mracek J，Havlas V，et al. Ewing's sarcoma in children—current surgical treatment options，evaluation of our patients. Acta Chirurgiae Orthopaedicae et Traumatologiae Cechoslovaca，2004，71 (4)：220-7
26. Ilic I，Manojlovic S，Cepulic M，et al. Osteosarcoma and Ewing's sarcoma in children and adolescents：retrospective clinicopathological study. Croatian Medical Journal. 2004，45 (6)：740-5
27. Novik VI，Krasil'nikova LA，Kolygin BA，et al. Cytological diagnosis and prognosis in Ewing's sarcoma in children. Arkhiv Patologii. 2005，67 (2)：22-5

第23章 肾胚瘤和其它儿童期肾肿瘤

肾胚瘤为儿童期常见的腹部恶性肿瘤，1899年德国医生Max-Wilms系统描述了肾胚瘤的肿瘤特征，故用他的名字命名为Wilms瘤，(简称WT)。肾胚瘤的平均发病年龄3岁，发病率约为1/50000～1/10000，美国每年约有500例确诊为该病。肾胚瘤常发生于健康儿童，约有10%发生于畸形儿。肾胚瘤的表型可分为过度生长综合征型和非过度生长综合征两型。过度生长综合征多为产前或产后身体的过度生长引致的巨舌、巨肾及偏身肥大症等，其余还有Periman综合征（胎儿巨大发育、肾发育不全、肾胚瘤），Sotos综合征（大脑性巨人症），Simpson-Golabi-Behemel综合征（巨舌、巨体、肾、骨骼异常）。与肾胚瘤相关的非过度生长综合征包括WAGR综合征（无虹膜症，18染色三体，无虹膜症伴泌尿生殖系畸形和精神发育不全），Bloom综合征（蝴蝶状红斑综合征，为常染色体隐性遗传病），及Denys-Drash综合征（两性畸形、肾病、肾胚瘤）。

一、病因、流行病学

肾胚瘤（遗传性或散发性）是由一个或多个基因突变所致。这些基因中一个特异基因株（肾胚瘤基因1，WT-1）位于11p13，其突变不仅可引发肾胚瘤，还可引起泌尿生殖系的异常，如隐睾症和尿道下裂以及少见的Denys-Drash综合征。引起无虹膜症的基因位于11p13上WT-1的附近，它们的缺失可以解释为何肾胚瘤伴发无虹膜症。肾胚瘤伴发无虹膜，泌尿生殖异常，精神发育不全（WAGR）的患儿发生肾衰的可能性大，要加以监测。肾胚瘤伴无虹膜症而没有泌尿生殖异常的患儿发生肾衰的可能性较小，但也应该监测。第二个肾胚瘤基因位于11p15，患Beckwith-Wiedemann综合征（偏身肥大、无虹膜）的患儿发生肾胚瘤的风险增加。大约1/5 Beckwith-Wiedemann综合征继发肾胚瘤的患儿初诊时即为双侧病变，也有先后累及双侧肾脏的病例。

大约1/3肾胚瘤患儿出现11号染色体短臂遗传物质的丢失，累及一个或两个肾胚瘤基因。其它染色体上的基因也可能与肾胚瘤的发生有关，一些肿瘤患儿出现16号染色体或/和1p遗传物质的丢失。许多肾胚瘤源于异常退变的胚胎肾前体细胞，它们呈簇状排列，被称为肾源性残留发生。来源于残余肾小叶内的肾胚瘤常常含有异源性组织成分如平滑肌、软骨、脂肪细胞等，它同时发生11p缺失，偶发WT-1基因突变。相反，源于残留肾小叶外周的肾胚瘤，它发生在肾胚发育的稍后期，一般见于年长儿童，伴发IGF2印迹基因的缺失，此基因促进细胞增殖。通常情况下，IGF2基因在胚胎期不表达，当在肿瘤组织中表达时，产生2倍的IGF2 RNA，源于残留肾小叶外周的肾胚瘤常发生于有Beckwith-Wiedemann综合征的患儿。

尽管肾胚瘤涉及多个基因，但是遗传性的肾胚瘤并不多见，大约1%～2%患儿具有家族史。在单侧肾胚瘤患者的后代中发生此病的危险极低（低于2%），双胞胎中同时发生肾胚瘤的几率也较低。约4%～5%左右患者发生双侧肾胚瘤，但常常无家族性。许多双侧肾胚瘤在初诊时就已经确诊，但有1%～3%患者为一侧成功治疗后继发另一侧肾胚瘤。这种情况常见于确诊时年龄小于12个月和/或患侧肾切除仍有肾源性残余的患儿。

二、细胞学分类

（一）肾胚瘤

组织学诊断为肾胚瘤的大部分患儿经过现在的治疗，疗效很好，但仍有约10%左右的患儿具有预后不良的组织学特征，一些类型具有高复发率和死亡率。根据其组织病理学特征可分为预后不同的两组：

(1) 预后好的组织学类型：含有三种正常肾脏组织学发生时相似的细胞成分——胚基、上皮（管道）和基质，无间变。

(2) 预后不好的组织学类型：以间变为特征（细胞极度异形性，非典型性，弥漫性），灶性间变比弥漫性间变预后好，间变可以导致化疗耐药，这点在术前的化疗中可以被检测出来。

（二）肾透明细胞癌

肾透明细胞癌（CCSK）不是肾胚瘤的变异，但仍是原发于肾的重要肿瘤之一。与预后良好的肾胚瘤相比较具有更高的复发率和死亡率。除了转移到肺，它还转移至骨、脑和软组织。经典的CCSK表现为被纤维血管分隔为巢状和条索状。

（三）肾横纹肌样瘤

肾横纹肌样瘤（RTK）最初被认为是肾胚瘤的变异，但其实它们是有区别的。它与肾胚瘤不同，是一种高度恶性的肿瘤，典型的临床表现为：好发于婴幼儿（平均年龄11个月），发热，血尿，高分期，这些都提示肾横纹肌样瘤的诊断。RTK不仅易转移至肺，还易至脑，约有10%～15%患儿出现中枢神经系统病变，现在被认为是非典型性畸胎瘤样肿瘤。最具特征性的鉴别特点为：大细胞，泡状核，单个典型的核仁，一些细胞还具有球形嗜伊红包涵体。

RTK的特征性分子学异常为：hSNF5/INI1基因功能缺失性突变，该基因位于22q11.2，相同的分子学异常如发生于神经系统肿瘤，被称之为非典型性畸胎瘤样或横纹肌样瘤。一些具有hSNF5/INI1基因结构性突变的患儿往往具有更高的患第二种原发脑肿瘤的危险。

（四）肾神经上皮性肿瘤（NETK）

原发肾神经上皮性肿瘤包括原始神经外胚叶瘤（PNET），特征为CD99免疫染色阳性，EWS/FLI-1融合基因及蛋白产物阳性；以及染色阳性的小细胞癌。两种亚型间难以鉴别，在两种亚型组织病理学均可见局部非典型的透明细胞癌，恶性周围神经鞘瘤及副交感神经节细胞瘤。NETK比预后良好的肾胚瘤恶性度高，常穿透肾包膜扩散至肾静脉并发生转移。

三、临床表现

腹部肿块：腹部肿块为主要临床表现，有80%～90%患儿是以其为主要症状就诊。肿块通常为实性（易与肾积水鉴别），略可活动（不像神经母细胞瘤那样固定），位于左上或右上腹部，向胁肋部突出。由于早期多无症状，所以临床确诊时肿块往往已经很大并可能超越中线，此刻需与神经母细胞瘤相鉴别。

腹痛：为第二位常见的临床症状，约有1/5患儿表现为腹痛，可能由于肿瘤的侵袭或瘤内坏死、出血或输尿管梗阻所致。巨大的肿瘤可能因为肿瘤内的出血、坏死而自发破裂或由于外伤、触诊破裂发生急性腹痛。

发热：亦有 1/5 的病例有发热，可能由于肿瘤坏死的缘故。

血尿：血尿的发生系肿瘤组织侵及肾盂继发出血所致，表明肿瘤呈侵袭性生长，预后较差，出血程度与肿瘤大小无关。

高血压：文献报告约有 10%的患儿可发生暂时或持续性高血压，发病机制不详，可能与肾动脉部分梗阻和肾素水平较高相关。

其他临床表现：贫血或红细胞增多症，肿瘤可产生促红细胞生成素，导致红细胞增多；贫血多因肿瘤内出血所致，晚期病例还可出现恶液质。亦可出现因泌尿系感染所致的尿频、尿急、蛋白尿；因腹内器官受压所致的食欲不振、恶心、呕吐、下肢水肿、便秘、腹泻或部分小肠梗阻。晚期肿瘤转移可能会出现受累器官相应的临床症状，肾胚瘤常转移至肺、肝、对侧肾脏，但是骨转移较少发生，皮肤、脑和眶内转移则更少。

并发畸形的临床表现：巨舌、巨体、偏身肥大、肾发育不良、智力障碍、泌尿生殖器畸形、两性畸形和无虹膜症等。

四、影像学检查

腹部 X 光平片和静脉肾盂造影检查：腹部 X 光平片可示肿块影以及肿瘤有否钙化。肾盂造影了解肾盂、肾盏受压而变形，约有 10%的患侧肾不显影。胸部 X 片初步诊断有否肺转移。

腹部 B 超：可示肾脏肿瘤、有否腔静脉瘤栓以及肿瘤与周围脏器的关系。

胸、腹部强化 CT 或 MRI 检查：可显示有否肺转移以及肾原发肿瘤的位置，与周围器官特别是与大血管，诸如主动脉、下腔静脉的关系，肾静脉及下腔静脉有否瘤栓，腹膜后有无肿大淋巴结，肿瘤的质地和血供等情况。

PET-CT 检查：可显示肾原发瘤和全身其它部位的转移情况，亦可作为治疗后的评估和随访。

五、分期资料

肾胚瘤临床病理分期系统由国际肾胚瘤研究小组制定。临床分期由儿外科医师术中所见及术后病理医师确定，主要根据肿瘤肉眼侵犯情况以及镜下范围而定，此分期对预后良好和不好的类型都相同，所有患者必须同时对分期和预后进行描述（如Ⅱ期预后良好或Ⅱ期预后不好）。

第三届国际肾胚瘤研究会上关于肾胚瘤的分期和发生率详述如下：

Ⅰ期肾胚瘤（43%）：特指肿瘤局限于肾内并能完整切除，肾包膜表面未受累。切除前及切除中肿瘤未发生破裂，肾窦血管未受累，切缘肿瘤无残留。

Ⅱ期肾胚瘤（23%）：特指肿瘤已经扩散至肾外但仍完整切除，切缘无残留，须除外以下情况：

1. 肿瘤区域性扩散，即肿瘤穿透至肾包膜外达腹膜后软组织，或大于 1～2mm 肿瘤侵入肾窦。

2. 肾外血管受累或有瘤栓。

3. 肿瘤活检局部扩散至胁腹。

4. 第五次国际肾胚瘤研究会认为已证实肿瘤侵犯肾窦血管（无其它理由分为Ⅱ期者）就应归于Ⅱ期，而在第一次至第四次研究会上被划为Ⅰ期。

Ⅲ期肾胚瘤（23%）：特指在腹腔内有肿瘤残余，且含以下一种或多种情况：

1. 活检发现肾门淋巴结，主动脉旁或下淋巴结阳性。胸腔或其它腹腔外部位淋巴结受累被认为Ⅳ期。

2. 弥漫性腹膜种植如：术前、术中肿瘤溢出或肿瘤生长穿透腹膜表层。

3. 腹膜表面种植。

4. 切缘无论大体或镜下均残留肿瘤组织。

5. 局部侵犯重要结构而不能完全切除。

Ⅳ期肾胚瘤（10%）：特指发生血行转移。转移至Ⅲ期以外的部位如肺、肝、骨或脑，或同时转移至以上多个部位。

Ⅴ期肾胚瘤（5%）：特指初诊时即为双侧病变。

对双侧病变者根据上述标准以活检前病变范围为准，分别对每一侧分期。

六、儿童期肾肿瘤的治疗选择

（一）肾胚瘤

该肿瘤相对少见，所以患儿均应加入临床试验组，治疗计划应由具有治疗肾胚瘤经验的多领域肿瘤专科人员组制定（包括儿外科、儿童泌尿外科、儿童放射科和儿童肿瘤科医师）并修正至满意。

国际肾胚瘤研究组现已成为儿童肿瘤协会的分支机构，在北美已制定了肾胚瘤的标准治疗方案，主要是手术、术后化疗或放疗。胸片显示无肺淋巴结转移而CT可见淋巴结者不应行全肺放疗。国际肾胚瘤研究组（第一届至第四届肾胚瘤研究会）主要的治疗方案如下：

1. Ⅰ、Ⅱ期组织学分型良好的患儿常规术后不予以胁腹部放疗，而是给予包括VCR、DACT的化疗。

2. 对Ⅲ期组织学分型良好的患儿，给予DACT、VCR、ADM化疗加胁腹部1000cGy放疗；或DACT、VCR化疗加2000cGy方案治疗后可以得到良好的治疗效果。

3. Ⅳ期组织学分型良好的患儿，在VCR、DACT及ADM的基础上加用CTX也不能改善预后。

4. 以DACT单药（冲击强化治疗）治疗Ⅰ、Ⅱ期组织学分型良好及Ⅰ期组织学未分化型；以ADM冲击强化治疗Ⅲ期组织学分型良好的患儿，Ⅲ～Ⅳ期或Ⅰ～Ⅳ期肾透明细胞癌，其效果与分剂量化疗相同，较高剂量的强化疗毒性小，费用少。

5. 对Ⅰ期预后良好的患儿，18周治疗已足够，而其他病人则可治疗6个月而不是15个月（或替代15个月）。

NWTS试验已制定了手术原则，对外科医师最重要的是将肿瘤完整切除而不使之破裂，并术中评价肿瘤病变的范围，经腹切口是完成肾切除和淋巴结切检的最佳选择。即使通过B超确定体积非常小的肿瘤，也不主张行部分肾切除术。术中应切开对侧肾脏筋膜仔细触诊和查看。肾门，主动脉旁，回肠和盲肠淋巴结均应取检。切缘，残存肿瘤和可疑淋巴结处均应用钛夹标记。为彻底根治可切除肝缘，部分十二指肠或结肠。马蹄肾来源的肾胚瘤很少见，术前的确诊很重要，这可以确定手术方式。大部分患儿可一期切除，暂时不能手术者可于化疗后再手术切除。

对于巨大的、不能切除的单侧肿瘤，双侧肿瘤或肝静脉以上部位形成静脉瘤栓一期手术有很大危险，必须予以术前化疗。术前化疗必须先切检行病理诊断，可通过经皮穿刺活检。

术前化疗可以利于手术并可减少外科并发症。

新生儿及年龄小于 12 个月的患儿诱导化疗的剂量应为年长儿的 50%。加入 NWTS 的该组患儿经诱导化疗后发现效果很好而毒副作用极小。因为曾经报道治疗具有肝毒性（静脉闭塞性疾病），故肾胚瘤患儿治疗早期应密切监测肝功能。放疗期间不应给予 DACA，肾胚瘤患儿有继发第二种肿瘤的危险，这种危险源于治疗强度，如放疗或阿霉素的使用，也可能由于基因的易感性。由于阿霉素剂量的累积效应，心脏部位的放疗以及性别的影响（女性易患），用阿霉素治疗的患儿有患充血性心衰的危险。因此应努力尽可能减少治疗的强度。

（二）肾透明细胞癌

肾透明细胞癌的治疗方法与肾胚瘤不同，因为儿童透明细胞癌较组织学预后良好的肾胚瘤生存率低。第三届肾胚瘤研究会认为阿霉素联合 VCR，DACA 化疗和放疗可以改善肾透明细胞癌的无病生存率。

现在的研究表明，Ⅱ～Ⅳ期弥漫性未分化和Ⅰ～Ⅳ期肾透明细胞癌使用 VCR，DNR，CTX，和 VP-16 联合化疗可进一步改善高危组患儿的生存率。所有患儿均可接受瘤床放疗。

（三）肾横纹肌样瘤

尽管给予积极治疗，儿童肾横纹肌样瘤仍预后不佳，无论“标准的”还是经过“临床验证”的治疗方案均不能用作补救方案。

七、肾胚瘤的分期治疗

（一）Ⅰ期肾胚瘤

不管是什么组织学类型，Ⅰ期肾胚瘤患儿都可以给予相同的治疗并都能获得很好的预后效果。

组织学类型良好的肿瘤，肾切除及淋巴结取检并给予 VCR 加强化 DACT 化疗 18 周。

局灶性或弥漫性未分化瘤，肾切除及淋巴结取检并给予 VCR 加强化 DACT 化疗 18 周。

Ⅰ期肾胚瘤患者也许可以仅行手术治疗而不必术后化疗。儿童癌症协作组（CCG）正在进行一项大规模的研究来探讨此问题。NWTS-5 对小于 24 个月的Ⅰ期肾胚瘤（组织学分型良好）患儿进行试验性研究，他们的肾脏切除标本均小于 550 克。尽管在本研究中发现复发率是术后加以化疗的 2 倍，但大部分复发患儿仍可能经化疗成功救治。

（二）Ⅱ期肾胚瘤

组织学类型良好的肿瘤，肾切除及淋巴结取检并给予 VCR 加强化 DACT 化疗 18 周。

局灶性未分化型：肾切除及淋巴结取检，腹腔放疗并给予 VCR、ADM 加强化 DACT 化疗 24 周。

弥漫性未分化型：肾切除及淋巴结取检，腹腔放疗并给予 VCR、ADM 加 VP-16、CTX 和 Mesna 化疗 24 周。

（三）Ⅲ期肾胚瘤

组织学类型良好的肿瘤肾切除及淋巴结取检，腹腔放疗并给予 VCR、ADM 加强化 DACT 化疗 24 周。

局灶性未分化型：肾切除及淋巴结取检，腹腔放疗并给予 VCR、ADM 加强化 DACT 化疗 24 周。

弥漫性未分化型：肾切除及淋巴结取检，腹腔放疗并给予 VCR、ADM 加 VP-16、CTX

和 Mesna 化疗 24 周。

不能手术的肿瘤：

治疗意见：对于上腔静脉扩张或因肿瘤巨大手术风险太高的患儿应行活检和术前化疗。如果一个有腔静脉或心房扩张的患儿进行手术，必须保证建立有效的心肺旁路。NWTS－5 对该类患儿采取切检后给予 VCR、DACT、加或不加 ADM 方案化疗。如果经上述治疗后肿瘤没有减小，则应行放疗。外科手术应在肿瘤缩小后及时进行，常常在诊断后 6 周内。对Ⅲ期患者后续治疗包括放疗。因为肾肿瘤术前影像学评估的误诊率为 5%～10%，所以化疗前应经活检（可经皮穿刺）证实诊断。

（四）Ⅳ期肾胚瘤

组织学类型良好的肿瘤，肾切除及淋巴结活检，腹部放疗视肾肿瘤的局部分期情况而定，对胸片示肺转移者行双肺放疗，并给予 VCR、ADM 和强化 DACT 化疗 24 周。

局部未分化型：肾切除及淋巴结活检，腹部放疗视肾肿瘤的局部分期情况而定，对胸片示肺转移者行双肺放疗，并给予 VCR、ADM 和强化 DACT 化疗 24 周。

弥漫未分化型：肾切除及淋巴结活检，腹部放疗，对胸片示肺转移者行双肺放疗，并给予 VCR、ADM 和 VP-16、Mesna 化疗 24 周。

（五）Ⅴ期肾胚瘤

过去对于双侧肾胚瘤的手术只选择切除病灶较大的患侧肾，然而一期的单侧肾切除可能使这些患儿晚期发生肾衰。另外，研究表明：对于先行双侧切检，然后化疗，继之予以手术的患儿，其生存率与先手术切除再予以化疗的患儿无显著差别。手术方案的制定必须尽力保留肾以减少后期肾衰发生的危险。外科分期必须对双侧肾同时进行，故必须行双侧活检和淋巴结取检。6 周化疗后对患儿进行再次评估，如一系列影像学检查表明肿瘤没有明显减小，则应即行手术（部分肾切除或楔形切除）。除非切缘肿瘤细胞阴性，否则应对可见肿物再行切检。手术后是否行化疗或放疗要据患儿对初始治疗的反应而定，对于反应不足的患儿在下一阶段治疗时要加大治疗强度。

大约 10%双侧病变患儿组织学分型不良，这需要进行更强的化疗或放疗以及更彻底的二期手术探查。

（六）复发肾胚瘤

复发肾胚瘤患儿的治疗和预后受许多因素的影响，包括复发部位，肿瘤组织学分型，初次缓解持续的时间和初次化疗的方案等。

未分化或组织学分型不良的患儿，腹部放疗后复发，肾切除后 6 个月内复发，或首次 3 药联合化疗后复发者预后差。局部复发患儿的 2 年生存率为 43%，但近年来生存率已得到提高，对本组患儿采用 IFO、VP－16 和 DDP 联合治疗有效，但同时也具有很强的血液学毒性副作用。过去也有自体骨髓移植支持下的大剂量化疗，近来已有 POG/CCG 协作组进行 CTX/VP－16（CE）方案和 DDP/VP－16（PE）方案交替进行的挽救诱导化疗，再行延期手术。对于无瘤生存的患者还要继续行 5 周期上述方案交替进行的化疗。其余患者应切除肿瘤或自体骨髓移植。所有患者均应接受局部放疗。全部患者 3 年平均生存率为 52%，巩固化疗组和自体骨髓移植组的 3 年生存率分别为 64%和 42%。行挽救方案失败的患者应提供其加入Ⅰ、Ⅱ期临床研究以获取治疗机会。

NWTS 治疗复发肾胚瘤的方案也适用于复发肾透明细胞癌患儿。肾横纹肌样瘤和肾神经上皮样肿瘤复发者应考虑加入Ⅰ、Ⅱ期临床研究以试验治疗。

源于马蹄肾的肾胚瘤尽管罕见，大部分患者可手术切除，无法手术者先行化疗再手术。

八、其他肾肿瘤的治疗

（一）肾透明细胞癌

肾透明细胞癌Ⅰ～Ⅳ期的治疗意见：所有患者均行肾切除、腹部放疗，剂量为1080cGy，对肺转移的患者应行肺放疗，再行24周VCR、ADM，VP-16和CTX联合化疗。

（二）肾横纹肌样肿瘤

对该病目前无满意治疗方法，NWTS－5正在研究肾切除后再行CTX、VP-16和DDP联合化疗的疗效。VP-16、DDP方案及VP-16、IFO方案已被使用。

（三）肾神经上皮性肿瘤

该类肿瘤目前尚无理想治疗方法，可参考尤文瘤/PNET治疗方案。

九、预后和随访

近年有超过90％的患儿在确诊后可以存活4年，这较1975～1984年80％的存活率是一个进步。儿童肾肿瘤的预后与确诊时肿瘤的分期和组织学类型密切相关。

Ⅰ期肾胚瘤：组织学类型良好的肿瘤，2年无瘤生存率（RFS）为87.5％，2年生存率98.7％；局灶性或弥漫性未分化瘤，2年RFS为87.5％，2年生存率85.5％。

Ⅱ期肾胚瘤：组织学类型良好的肿瘤，2年无瘤生存率为85.9％，2年生存率97％；弥漫性未分化型4年生存率70％。

Ⅲ期肾胚瘤：组织学类型良好的肿瘤，2年无瘤生存率为91.1％，2年生存率98.2％；弥漫性未分化型4年生存率56％。

Ⅳ期肾胚瘤：组织学类型良好的肿瘤，2年无瘤生存率为80.6％，2年生存率89.5％；局灶性或弥漫性未分化型4年生存率低于50％。

肾透明细胞癌：Ⅰ～Ⅳ期的2年无瘤生存率84％，2年生存率100％，但有复发的可能。肾横纹肌样肿瘤：Ⅰ～Ⅳ期4年无瘤生存率25％。

对下述患儿应推荐定期腹部B超检查：在切除肾后仍有肾源性残余的患儿（初诊时年龄小于48个月）每3个月行一次B超检查，持续6年；对初诊时年龄大于48个月的患儿也每三个月一次B超检查，持续4年；其它患儿每6个月检查一次，持续2年，然后每年一次，维持1～2年。

（张广超）

参考文献

1. Green DM，Breslow NE，Beckwith JB，et al. Screening of children with hemihypertrophy，aniridia，and Beckwith-Wiedemann syndrome in patients with Wilms tumor：a report from the National Wilms Tumor Study. Med Pediatr Oncol，1993，21（3）：188-92
2. Hoyme HE，Seaver LH，Jones KL，et al. Isolated hemihyperplasia（hemihypertrophy）：report of a prospective multicenter study of the incidence of neoplasia and review. Am J Med Genet，1998，79（4）：274-8
3. Clericuzio CL. Clinical phenotypes and Wilms tumor. Med Pediatr Oncol，1993，21（3）：182-7
4. Diller L，Ghahremani M，Morgan J，et al. Constitutional WT1 mutations in Wilms' tumor patients. J Clin Oncol，1998，16（11）：3634-40
5. Breslow NE，Takashima JR，Ritchey ML，et al. Renal failure in the Denys-Drash and Wilms' tumor-

aniridia syndromes. Cancer Res, 2000, 60 (15): 4030-2
6. DeBaun MR, Tucker MA. Risk of cancer during the first four years of life in children from The Beckwith-Wiedemann Syndrome Registry. J Pediatr, 1998, 132 (3 Pt 1): 398-400
7. Coppes MJ, Haber DA, Grundy PE. Genetic events in the development of Wilms' tumor. N Engl J Med, 1994, 331 (9): 586-90
8. Grundy PE, Telzerow PE, Breslow N, et al. Loss of heterozygosity for chromosomes 16q and 1p in Wilms' tumors predicts an adverse outcome. Cancer Res, 1994, 54 (9): 2331-3
9. Beckwith JB. Nephrogenic rests and the pathogenesis of Wilms tumor: developmental and clinical considerations. Am J Med Genet, 1998, 79 (4): 268-73
10. Ravenel JD, Broman KW, Perlman EJ, et al. Loss of imprinting of insulin-like growth factor-II (IGF2) gene in distinguishing specific biologic subtypes of Wilms tumor. J Natl Cancer Inst, 2001, 93 (22): 1698-703
11. BonaÏti-Pellié C, Chompret A, Tournade MF, et al. Genetics and epidemiology of Wilms' tumor: the French Wilms' tumor study. Med Pediatr Oncol, 1992, 20 (4): 284-91
12. Breslow NE, Beckwith JB. Epidemiological features of Wilms' tumor: results of the National Wilms' Tumor Study. J Natl Cancer Inst, 1982, 68 (3): 429-36
13. Li FP, Williams WR, Gimbrere K, et al. Heritable fraction of unilateral Wilms tumor. Pediatrics, 1988, 81 (1): 147-9
14. Zuppan CW, Beckwith JB, Luckey DW. Anaplasia in unilateral Wilms' tumor: a report from the National Wilms' Tumor Study Pathology Center. Hum Pathol, 1988, 19 (10): 1199-209
15. Vujanić GM, Harms D, Sandstedt B, et al. New definitions of focal and diffuse anaplasia in Wilms tumor: the International Society of Paediatric Oncology (SIOP) experience. Med Pediatr Oncol, 1999, 32 (5): 317-23
16. Faria P, Beckwith JB, Mishra K, et al. Focal versus diffuse anaplasia in Wilms tumor—new definitions with prognostic significance: a report from the National Wilms Tumor Study Group. Am J Surg Pathol, 1996, 20 (8): 909-20
17. P, Perlman EJ, Breslow NE, et al. Clear cell sarcoma of the kidney: a review of 351 cases from the National Wilms Tumor Study Group Pathology Center. Am J Surg Pathol, 2000, 24 (1): 4-18
18. Amar AM, Tomlinson G, Green DM, et al. Clinical presentation of rhabdoid tumors of the kidney. J Pediatr Hematol Oncol, 2001, 23 (2): 105-8
19. Weeks DA, Beckwith JB, Mierau GW, et al. Rhabdoid tumor of kidney. A report of 111 cases from the National Wilms' Tumor Study Pathology Center. Am J Surg Pathol, 1989, 13 (6): 439-58
20. Rorke LB, Packer R, Biegel J. Central nervous system atypical teratoid/rhabdoid tumors of infancy and childhood. J Neurooncol, 1995, 24 (1): 21-8
21. Biegel JA, Zhou JY, Rorke LB, et al. Germ-line and acquired mutations of INI1 in atypical teratoid and rhabdoid tumors. Cancer Res, 1999, 59 (1): 74-9
22. Versteege I, Sévenet N, Lange J, et al. Truncating mutations of hSNF5/INI1 in aggressive paediatric cancer. Nature, 1998, 394 (6689): 203-6
23. Sévenet N, Sheridan E, Amram D, et al. Constitutional mutations of the hSNF5/INI1 gene predispose to a variety of cancers. Am J Hum Genet, 1999, 65 (5): 1342-8
24. Savla J, Chen TT, Schneider NR, et al. Mutations of the hSNF5/INI1 gene in renal rhabdoid tumors with second primary brain tumors. J Natl Cancer Inst, 2000, 92 (8): 648-50
25. Parham DM, Roloson GJ, Feely M, et al. Primary malignant neuroepithelial tumors of the kidney: a clinicopathologic analysis of 146 adult and pediatric cases from the National Wilms' Tumor Study Group Pathology Center. Am J Surg Pathol, 2001, 25 (2): 133-46

26. Wilms' tumor. status report, 1990. By the National Wilms' Tumor Study Committee. J Clin Oncol, 1991, 9 (5): 877-87
27. D'Angio GJ, Breslow N, Beckwith JB, et al. Treatment of Wilms' tumor. Results of the Third National Wilms' Tumor Study. Cancer, 1989, 64 (2): 349-60
28. Beckwith JB. National Wilms Tumor Study: an update for pathologists. Pediatr Dev Pathol, 1998, 1 (1): 79-84
29. D'Angio GJ, Breslow N, Beckwith JB, et al. Treatment of Wilms' tumor. Results of the Third National Wilms' Tumor Study. Cancer, 1989, 64 (2): 349-60
30. Jereb B, Burgers JM, Tournade MF, et al. Radiotherapy in the SIOP (International Society of Pediatric Oncology) nephroblastoma studies: a review. Med Pediatr Oncol, 1994, 22 (4): 221-227
31. Wilimas JA, Kaste SC, Kauffman WM, et al. Use of chest computed tomography in the staging of pediatric Wilms' tumor: interobserver variability and prognostic significance. J Clin Oncol, 1997, 15 (7): 2631-5
32. Meisel JA, Guthrie KA, Breslow NE, et al. Significance and management of computed tomography detected pulmonary nodules: a report from the National Wilms Tumor Study Group. Int J Radiat Oncol Biol Phys, 1999, 44 (3): 579-85
33. Green DM, Breslow NE, Beckwith JB, et al. Comparison between single-dose and divided-dose administration of dactinomycin and doxorubicin for patients with Wilms' tumor: a report from the National Wilms' Tumor Study Group. J Clin Oncol, 1998, 16 (1): 237-45
34. D'Angio GJ, Evans A, Breslow N, et al. The treatment of Wilms' tumor: results of the Second National Wilms' Tumor Study. Cancer, 1981, 47 (9): 2302-11
35. McNeil DE, Langer JC, Choyke P, et al. Feasibility of partial nephrectomy for Wilms' tumor in children with Beckwith-Wiedemann syndrome who have been screened with abdominal ultrasonography. J Pediatr Surg, 2002, 37 (1): 57-60
36. Neville H, Ritchey ML, Shamberger RC, et al. The occurrence of Wilms tumor in horseshoe kidneys: a report from the National Wilms Tumor Study Group (NWTSG). J Pediatr Surg, 2002, 37 (8): 1134-7
37. Tournade MF, Com-Nougué C, Voûte PA, et al. Results of the Sixth International Society of Pediatric Oncology Wilms' Tumor Trial and Study: a risk-adapted therapeutic approach in Wilms' tumor. J Clin Oncol, 1993, 11 (6): 1014-23
38. Shamberger RC, Ritchey ML, Haase GM, et al. Intravascular extension of Wilms tumor. Ann Surg, 2001, 234 (1): 116-21
39. Ritchey ML. Primary nephrectomy for Wilms' tumor: approach of the National Wilms' Tumor Study Group. Urology, 1996, 47 (6): 787-91
40. Shamberger RC, Ritchey ML, Haase GM, et al. Intravascular extension of Wilms tumor. Ann Surg, 2001, 234 (1): 116-21
41. Shamberger RC, Guthrie KA, Ritchey ML, et al. Surgery-related factors and local recurrence of Wilms tumor in National Wilms Tumor Study 4. Ann Surg, 1999, 229 (2): 292-7
42. Corn BW, Goldwein JW, Evans I, et al. Outcomes in low-risk babies treated with half-dose chemotherapy according to the Third National Wilms' Tumor Study. J Clin Oncol, 1992, 10 (8): 1305-9
43. Morgan E, Baum E, Breslow N, et al. Chemotherapy-related toxicity in infants treated according to the Second National Wilms' Tumor Study. J Clin Oncol, 1988, 6 (1): 51-5
44. Green DM, Norkool P, Breslow NE, et al. Severe hepatic toxicity after treatment with vincristine and dactinomycin using single-dose or divided-dose schedules: a report from the National Wilms' Tumor Study. J Clin Oncol, 1990, 8 (9): 1525-30
45. Raine J, Bowman A, Wallendszus K, et al. Hepatopathy-thrombocytopenia syndrome--a complication of

dactinomycin therapy for Wilms' tumor: a report from the United Kingdom Childrens Cancer Study Group. J Clin Oncol, 1991, 9 (2): 268-73

46. Breslow NE, Takashima JR, Whitton JA, et al. Second malignant neoplasms following treatment for Wilm's tumor: a report from the National Wilms' Tumor Study Group. J Clin Oncol, 1995, 13 (8): 1851-9
47. Green DM, Grigoriev YA, Nan B, et al. Congestive heart failure after treatment for Wilms' tumor: a report from the National Wilms' Tumor Study group. J Clin Oncol, 2001, 19 (7): 1926-34
48. Argani P, Perlman EJ, Breslow NE, et al. Clear cell sarcoma of the kidney: a review of 351 cases from the National Wilms Tumor Study Group Pathology Center. Am J Surg Pathol, 2000, 24 (1): 4-18,
49. Green D, Children's Oncology Group. Phase III Multimodality Therapy Based on Histology, Stage, Age, and Tumor Size in Children With Wilms' Tumor, Clear Cell Sarcoma of the Kidney, or Rhabdoid Tumors of the Kidney, COG-Q9401, Clinical trial, Active.
50. Green DM, Breslow NE, Beckwith JB, et al. Treatment with nephrectomy only for small, stage I/favorable histology Wilms' tumor: a report from the National Wilms' Tumor Study Group. J Clin Oncol, 2001, 19 (17): 3719-24
51. Green D, Children's Oncology Group. hase III Multimodality Therapy Based on Histology, Stage, Age, and Tumor Size in Children With Wilms' Tumor, Clear Cell Sarcoma of the Kidney, or Rhabdoid Tumors of the Kidney, COG-Q9401, Clinical trial, Active.
52. Green D, National Wilms' Tumor Study Group. Phase III Randomized Comparison of Short- vs Long-Term Maintenance Chemotherapy in Children with Stages III-IV Favorable Histology Wilms' Tumor and Clear Cell Sarcoma and Comparison of DACT/VCR/DOX vs DACT/VCR/DOX/CTX in Patients with Stages II-IV Anaplastic Wilms' Tumor (Summary Last Modified 11/94), NWTS-4, Clinical trial, Closed.
53. Ritchey ML. The role of preoperative chemotherapy for Wilms' tumor: the NWTSG perspective. National Wilms' Tumor Study Group. Semin Urol Oncol, 1999, 17 (1): 21-7
54. Thompson WR, Newman K, Seibel N, et al. A strategy for resection of Wilms' tumor with vena cava or atrial extension. J Pediatr Surg, 1992, 27 (7): 912-5
55. Ritchey ML, Kelalis PP, Haase GM, et al. Preoperative therapy for intracaval and atrial extension of Wilms tumor. Cancer, 1993, 71 (12): 4104-10
56. Green DM, Breslow NE, Evans I, et al. The effect of chemotherapy dose intensity on the hematological toxicity of the treatment for Wilms' tumor. A report from the National Wilms' Tumor Study. Am J Pediatr Hematol Oncol, 1994, 16 (3): 207-12
57. Ritchey ML. The role of preoperative chemotherapy for Wilms' tumor: the NWTSG perspective. National Wilms' Tumor Study Group. Semin Urol Oncol, 1999, 17 (1): 21-7
58. Green DM, Breslow NE, Evans I, et al. Treatment of children with stage IV favorable histology Wilms tumor: a report from the National Wilms Tumor Study Group. Med Pediatr Oncol, 1996, 26 (3): 147-52
59. Ritchey ML, Green DM, Thomas PR, et al. Renal failure in Wilms' tumor patients: a report from the National Wilms' Tumor Study Group. Med Pediatr Oncol, 1996, 26 (2): 75-80
60. Fuchs J, Wünsch L, Flemming P, et al. Nephron-sparing surgery in synchronous bilateral Wilms' tumors. J Pediatr Surg, 1999, 34 (10): 1505-9
61. HOrwitz JR, Ritchey ML, Moksness J, et al. Renal salvage procedures in patients with synchronous bilateral Wilms' tumors: a report from the National Wilms' Tumor Study Group. J Pediatr Surg, 1996, 31 (8): 1020-5
62. Wilms' tumor: status report, 1990. By the National Wilms' Tumor Study Committee. J Clin Oncol, 1991, 9 (5): 877-87

63. MOntgomery BT, Kelalis PP, Blute ML, et al. Extended followup of bilateral Wilms tumor: results of the National Wilms Tumor Study. J Urol, 1991, 146 (2 (Pt 2)): 514-8
64. Ritchey ML. The role of preoperative chemotherapy for Wilms' tumor: the NWTSG perspective. National Wilms' Tumor Study Group. Semin Urol Oncol, 1999, 17 (1): 21-7
65. Zuppan CW, Beckwith JB, Weeks DA, et al. The effect of preoperative therapy on the histologic features of Wilms' tumor. An analysis of cases from the Third National Wilms' Tumor Study. Cancer, 1991, 68 (2): 385-94
66. Abu-Ghosh A, Goldman S, Krailo M, et al. Excellent response rate (91%) to ifosfamide, carboplatin, and etoposide (ICE) in children with advanced and/or relapsed Wilms' tumor. [Abstract] Proceedings of the American Society of Clinical Oncology A2157, 559a, 1999
67. Kung FH, Bernstein ML, Camitta BM, et al. Ifosfamide/carboplatin/etoposide (ICE) in the treatment of advanced, recurrent Wilms tumor. [Abstract] Proceedings of the American Society of Clinical Oncology A2156, 559a, 1999
68. Garaventa A, Hartmann O, Bernard JL, et al. Autologous bone marrow transplantation for pediatric Wilms' tumor: the experience of the European Bone Marrow Transplantation Solid Tumor Registry. Med Pediatr Oncol, 1994, 22 (1): 11-4
69. Pein F, Michon J, Valteau-Couanet D, et al. High-dose melphalan, etoposide, and carboplatin followed by autologous stem-cell rescue in pediatric high-risk recurrent Wilms' tumor: a French Society of Pediatric Oncology study. J Clin Oncol, 1998, 16 (10): 3295-301
70. Tannous R, Giller R, Holmes E, et al. Intensive therapy for high risk (HR) relapsed Wilms' tumor (WT): a CCG-4921/POG-9445 study report. [Abstract] Proceedings of the American Society of Clinical Oncology, 2000, 19: A2315
71. Green D, Children's Oncology Group. hase III Multimodality Therapy Based on Histology, Stage, Age, and Tumor Size in Children With Wilms' Tumor, Clear Cell Sarcoma of the Kidney, or Rhabdoid Tumors of the Kidney, COG-Q9401, Clinical trial, Active
72. Green D, Children's Oncology Group. Phase III Multimodality Therapy Based on Histology, Stage, Age, and Tumor Size in Children With Wilms' Tumor, Clear Cell Sarcoma of the Kidney, or Rhabdoid Tumors of the Kidney, COG-Q9401, Clinical trial, Active.
73. Waldron PE, Rodgers BM, Kelly MD, et al. Successful treatment of a patient with stage IV rhabdoid tumor of the kidney: case report and review. J Pediatr Hematol Oncol, 1999, 21 (1): 53-7
74. Parham DM, Roloson GJ, Feely M, et al. Primary malignant neuroepithelial tumors of the kidney: a clinicopathologic analysis of 146 adult and pediatric cases from the National Wilms' Tumor Study Group Pathology Center. Am J Surg Pathol, 2001, 25 (2): 133-46
75. Green DM, Breslow NE, Beckwith JB, et al. Comparison between single-dose and divided-dose administration of dactinomycin and doxorubicin for patients with Wilms' tumor: a report from the National Wilms' Tumor Study Group. J Clin Oncol, 1998, 16 (1): 237-45
76. Green DM, Breslow NE, Beckwith JB, et al. Comparison between single-dose and divided-dose administration of dactinomycin and doxorubicin for patients with Wilms' tumor: a report from the National Wilms' Tumor Study Group. J Clin Oncol, 1998, 16 (1): 237-45
77. Green DM, Breslow NE, Beckwith JB, et al. Comparison between single-dose and divided-dose administration of dactinomycin and doxorubicin for patients with Wilms' tumor: a report from the National Wilms' Tumor Study Group. J Clin Oncol, 1998, 16 (1): 237-45
78. Green DM, Breslow NE, Beckwith JB, et al. Comparison between single-dose and divided-dose administration of dactinomycin and doxorubicin for patients with Wilms' tumor: a report from the National Wilms' Tumor Study Group. J Clin Oncol, 1998, 16 (1): 237-45

79. Green DM, Breslow NE, Beckwith JB, et al. Comparison between single-dose and divided-dose administration of dactinomycin and doxorubicin for patients with Wilms' tumor: a report from the National Wilms' Tumor Study Group. J Clin Oncol, 1998, 16 (1): 237-45
80. Paulino AC, Thakkar B, Henderson WG. etachronous bilateral Wilms' tumor: the importance of time interval to the development of a second tumor. Cancer, 1998, 82 (2): 415-20
81. Coppes MJ, Arnold M, Beckwith JB, et al. Factors affecting the risk of contralateral Wilms tumor development: a report from the National Wilms Tumor Study Group. Cancer, 1999, 85 (7): 1616-25

第 24 章 肾上腺嗜铬细胞瘤

嗜铬细胞瘤（pheochromocytoma）是一种肾上腺髓质嗜铬细胞或肾上腺外嗜铬细胞组织能分泌大量儿茶酚胺的肿瘤。虽多数嗜铬细胞瘤患者为中年成人，但10%左右肿瘤发生于儿童，而且常为肾上腺外肿瘤或多发肿瘤及家族发病倾向。小儿嗜铬细胞瘤的平均发病年龄为11周岁。Jonathan（2000年）收集文献，总结了儿童与成人间嗜铬细胞瘤流行病学的差异（表24－1）。

表 24－1 儿童与成人间嗜铬细胞流行病学比较

	儿童		成人
	范围（%）	平均（%）	（%）
男性比例	37～87	64	50
家族性	9～50	28	10
双侧肾上腺	7～53	20	5～10
肾上腺外	8～43	28	10～30
恶性	0～60	9	3～14

上海新华医院儿童医学中心近十年收治6例儿童嗜铬细胞瘤患者，均为男孩，其中双侧肾上腺髓质嗜铬细胞瘤2例，肾上腺外5例，多发5例，家族性1例，3例3～5年异时再发。嗜铬细胞瘤大多为良性。随着近年对本病症状、病理生理的认识，影像诊断技术提高，手术治疗的进展，嗜铬细胞瘤患儿应获得良好的预后。

1. 病理

嗜铬细胞瘤是一种源于神经内分泌肿瘤，早在1886年由Frankel报告了第一例患者。胚胎第十七周，嗜铬细胞从肾上腺髓质发生，并潜行于交感神经节，颈动脉、主动脉弓和腹主动脉旁的副神经节。因此，绝大部分嗜铬细胞瘤发生于肾上腺髓质。而肾上腺外的嗜铬细胞瘤可发生于腹膜后交感链从颅底到膀胱的任何位置，且相对多见于身体正中从膈肌到双肾下缘水平的大血管周围，肾上腺外嗜铬细胞瘤常被称为副神经节瘤。

嗜铬细胞瘤一般为圆形，包膜完整，表面光滑，瘤体大小不一，从2～3600g均有报道。肿瘤切面多见粉红、黄色或灰色，可有出血、坏死或囊性改变。瘤细胞呈不规则多面体，被纤维血管基质分隔成网状和条索状。尽管嗜铬细胞瘤的核分裂象、瘤组织的侵润性生长等一些迹象可提示肿瘤的恶性可能。但恶性嗜铬细胞瘤的诊断只能是在没有胚胎残留神经节细胞的脏器出现肿瘤生长，以及原发瘤局部侵润至非交感神经链组织时。罕见的恶性嗜铬细胞瘤可伴随着远距离的转移，骨、肝、肺和淋巴结转移相对最常见。恶性嗜铬细胞瘤应区别于发生在交感神经链上的多发性嗜铬细胞瘤。

神经嵴细胞是各种内分泌腺的始基，嗜铬细胞瘤源于神经内分泌细胞组织系统即APUD（amine precursor uptake and decarboxylation）系统。由于染色体或基因突变，APUD细胞可发生增生、肿瘤。这种变化可造成多个内分泌腺体同时或相继发生多发性肿瘤（multiple endocrine neoplasis，MEN）。MEN是一种常染色体显性遗传疾病，遗传缺陷的基因位于第1号、3号、10号和22号染色体上，往往呈家族性发病，也有研究表明家族性嗜铬细胞和VHL、SDH基因突变有关。MEN-Ⅱa型又称Sipple综合征及多发内分泌腺瘤，由染色体10q11.2的原癌基因RET突变所致，包括双侧肾上腺多灶嗜铬细胞瘤、甲状腺髓样癌、甲状旁腺肿瘤三联症；MEN-Ⅱb型（或称MEN-Ⅲ，黏膜-神经瘤综合征），除了嗜铬细胞瘤，还包括多发性黏膜神经瘤、消化道神经瘤、神经节瘤病。MEN-Ⅱ患者的甲状腺髓样癌特别具有侵润性，呈家族性发病的嗜铬细胞瘤还可伴有神经纤维瘤病、神经多发性血管母细胞瘤病（Vob Hippel-Lindau disease）、结节硬化症等。

2. 临床表现

嗜铬细胞瘤主要分泌儿茶酚胺，包括去甲肾上腺素、肾上腺素及多巴胺。另能分泌其它多种激素及生物活性物质。儿茶酚胺直接或间接激活α及β肾上腺素能受体而引发肾上腺素能综合征，表现为头痛、多汗、心悸、持续或阵发性高血压，也可表现各种非特异症状如震颤、恶心、疲乏、消瘦、烦渴。因肿瘤分泌血管活性肠肽（VIP）还可引起腹痛、水样腹泻和低血钾、甲状旁腺素增多引起高血钙症，较为罕见的是该肿瘤产生ACTH引起库欣综合征等。

由于患儿不能确切陈述发病过程，血压波动不易被发现，儿童嗜铬细胞瘤常被延误诊断。少数患儿症状发作迅速，突然出现剧烈头痛、出冷汗、呼吸急促、视力模糊、甚至抽搐和昏迷等症状。临床上有上述表现并伴有高血压的患儿均应考虑嗜铬细胞瘤的可能性并作进一步的检查。查体时可发现持续性或阵发性高血压，还可有直立性低血压，以及由高血压导致的心脏扩大及视网膜病。腹部偶可触及肿块。

3. 诊断

一旦被怀疑患嗜铬细胞瘤的儿童需作生化检查、药物试验及影像学检查作出定性和定位的诊断。

（1）生化检查　测定血或尿中过量的儿茶酚胺及其代谢产物，95%以上的嗜铬细胞瘤可明确诊断。首先监测静息时血浆儿茶酚胺水平，若浓度超过2000pg/ml可确定诊断，浓度在500～2000pg/ml时，为可疑需进一步检查。包括血浆和尿内的间甲肾上腺素（metanephrine）和间甲去甲肾上腺素（normetanephrine）是最可靠的筛选方法，阳性率可达98%，甚至24小时尿香草扁桃酸（VMA）测定，诊断阳性率为80%～90%。如同时测定血中儿茶酚胺的含量，对诊断更有帮助。

（2）药理试验　当高血压患儿的血浆儿茶酚胺达到嗜铬细胞瘤可疑水平，通过药理激发和抑制试验。前者用于阵发性高血压患儿血压正常时，用胰高血糖素或组胺作激发试验；后者用于高血压患儿发作期，用酚妥拉明或可乐定作抑制试验。药理检查由于特异性及敏感性差，假阳性及假阴性率高，加上有一定的危险性，因此国外在20世纪90年代以后逐渐少用或弃用。

（3）定位诊断　嗜铬细胞瘤生化诊断证据一旦建立，肿瘤必须定位以利于手术切除。B超检查可在肾上腺区内探及圆形或椭圆形，中等回声或低回声的嗜铬细胞瘤。腹盆腔CT平扫加增强是最常见的方法，因97%以上小儿嗜铬细胞瘤位于膈下至盆腔的范围。MRI的优点在于区别软组织特异性好，嗜铬细胞瘤在T_2加权像表现为特征性的高信号像，MRI对小儿可能高达 43%的肾上腺外及多发性的肿瘤有高灵敏度。^{131}I-间位碘代苄胍（^{131}I-MIBG）扫描既能定位，还能定性，但有人认为其形态学及灵敏度上可能较 CT 和 MRI 有一些距离。血管造影对嗜铬细胞瘤的定位也很有帮助，通过获得血样测定其儿茶酚胺的方法对小肿瘤及多发性肿瘤定位非常有价值，但安全性差。

4. 治疗

（1）术前治疗　诊断一旦确立，为防止严重高血压引起的心血管并发症，应开始用肾上腺素能拮抗剂进行治疗。主要运用的药物包括酚妥拉明（regitine），一种竞争性肾上腺素能拮抗剂；苯氨苄胺（dibenzyline），一种长效的非竞争性 α-肾上腺能拮抗剂，1～2mg/(kg·24h)，剂量随血压变化调整，亦可与钙通道阻滞剂联合运用。偶而需用β受体阻滞剂纠正心律失常，此时要防止高血压危象的发生，血压抑制在正常或接近正常范围 2 周后考虑手术治疗。除药物控制血压外，许多患儿存在着血容量不足，还需在手术前日进行一定量的生理盐水扩容。

（2）手术治疗　对所有手术患者需动脉和中心静脉插管以监视血流动力学的变化，准备快速扩血管药物如硝普钠和酚妥拉明，以对付切除肿瘤时可能发生高血压危象。手术者与麻醉师应互相通报手术进展情况。

根据肿瘤位置选择手术路径，传统上应用经腹腔途径（肋缘切口）。术中探查时，应触摸脊柱旁交感链到达主动脉分叉水平及对侧肾上腺，以排除存在多发的未被影像学检出的肿瘤。对于肾上腺嗜铬细胞瘤，应尽早结扎肾上腺主静脉，尽量少的触摸肿瘤操作而切除肿瘤。由于 CT、MRI 等现代影像技术的进展，小儿多发的较小的嗜铬细胞瘤均能被发现。许多学者提倡选择性采用腹膜外路径。新华医院 20 世纪 90 年代中后期均采用腰肋切口腹膜外路径切除嗜铬细胞瘤，避免经腹途径可能发现肠粘连、肠梗阻等并发症，手术效果良好。近年来随着腹腔镜手术技术的成熟，据报道 11cm 大的嗜铬细胞瘤均能经腹腔镜切除，较开放手术减少了并发症。

5. 术后处理及随访

切除肿瘤后可出现低血压甚至休克，通常由于血容量不足所致，宜充分补充血容量。在中心静脉压的监测下，血容量恢复正常而血压不升者，才能根据需要使用去甲肾上腺素。低血糖偶有发生，术后应常规监测血糖。小儿异位及多发嗜铬细胞瘤较成人常见，且青春期患儿异时复发肿瘤不少见。手术后应经常复查血压，术后血压持续不降，或随访中又升高的患儿，应复查血、尿生化及影像学检查。早期诊断及切除肿瘤，对异时多发的肿瘤及时手术切除，由于 90%左右嗜铬细胞瘤为良性，只要安全度过手术，小儿嗜铬细胞瘤的预后是良好的。

6. 恶性嗜铬细胞瘤

小儿嗜铬细胞瘤的恶性率约占 10%～20%，尽管有数十年成活的报道。但恶性嗜铬细胞瘤的平均 5 年生存率为 40%，对不能手术的恶性肿瘤或转移的患儿而言，只能进行长期的内科治疗。化疗效果不肯定，放疗可能对肿瘤骨转移有效。药物治疗可使用α-肾上腺素能拮抗剂苯氧苄胺及儿茶酚胺生物合成限速酶的抑制剂 α-甲基酪氨酸，用^{131}I-MIBG 治疗恶性嗜铬细胞瘤可抑制原发肿瘤及其转移病灶，使肿瘤缩小，对减轻患儿痛苦和延长生命有一定疗效。

7. 家族性嗜铬细胞瘤

Calkins 和 Howard（1947）首先报道了家族性嗜铬细胞瘤，本病可伴发其他少见的遗传性疾病，如多发性分泌腺病综合征（MENⅡ型），神经纤维瘤病、VHL 病等。

家族性嗜铬细胞瘤约占嗜铬细胞瘤的6%～10%，其特点包括：好发于儿童，发病年龄相对较早；常为双侧肾上腺发病，对家属性嗜铬细胞瘤患儿手术治疗时应探查对侧肾上腺；和一些家族性综合征的基因改变有关。

（徐卯升）

参考文献

1. 黄澄如主编．小儿泌尿外科学．济南：山东科学技术出版社，1996．351-354
2. Ross JH. Phenchromoeytoma. Special consideration in children urol. Clin North Am，2000，27：393-402
3. Ein SH，Pullerits J，Creighton R，et al. Pediatric pheochromocytoma-a 36-year review. Pediatr Surg Int，1997，12：595-598

第 25 章 神经母细胞瘤

一、概述

神经母细胞瘤（Neuroblastoma）起自正常情况下可产生肾上腺髓质及交感神经节的原始神经嵴细胞，为婴幼儿最常见的颅外实体瘤，年发病率为 1/7000 活产婴儿。在各种儿童恶性肿瘤中，发病率占 8%～10%。36%患儿年龄在 4 岁以下确诊，90%病例在 10 岁以下确诊。

表 25－1 与神经母细胞瘤发病相关的疾病

1. 神经纤维瘤
2. 先天性巨结肠
3. 家族性嗜铬细胞瘤
4. 胎儿乙内酰脲（Hydantoin）综合征
5. 胎儿酒精综合征
6. 胰岛细胞增殖病

在年龄小于 3 个月婴儿尸检材料中，原位神经母细胞瘤的发病率为 1/259，故尸检材料示：神经母细胞瘤的发病率要较临床肿瘤的发病率高 400 倍，提示在大多数婴儿中，这种肿瘤可自然退化或成熟而消失，在罕见情况下，患儿在出生后因发现已有胎盘转移，而迅速作出诊断。男孩较女孩为常见，男：女＝1.2：1。

二、病理分类

表 25－2 根据 Shimada 及 Joshi 组织病理学分类与预后组比较

预后	组织病理学特征/年龄
预后良好型	
Shimada 分类	基质丰富，无结节性表现，见于各年龄组
	基质缺乏，年龄 1.5～5 岁，瘤细胞已分化，MKI 指数＜100
	基质缺乏，年龄＜1.5，MKI 指数＜200
Joshi 分类	Ⅰ级，见于各年龄组；Ⅱ级：≤1 岁
预后不良型	
Shimada 分类	基质丰富，见于各年龄组，呈结节状
	基质缺乏，年龄＞5 岁
	基质缺乏，年龄 1.5～5 岁，瘤细胞未分化
	基质缺乏，年龄 1.5～5 岁，瘤细胞已分化，MKI 指数＞100
	基质缺乏，年龄＜1.5，MKI 指数＞200
Joshi 分类	Ⅱ级，年龄＞1 岁；Ⅲ级，各年龄组

MKI：核有丝分裂-核碎裂指数（显微镜下计数，每 5000 个细胞中的核分裂及核碎裂数。

Ⅰ级：有丝分裂数低（每 10 个高倍视野下≤10 个细胞有丝分裂）并有钙化。

Ⅱ级：有丝分裂数低或存在钙化。

Ⅲ级：有丝分裂数高，且无钙化。

三、临床特征

神经母细胞瘤为：交感神经组织肿瘤，肿瘤沿交感神经通路分布，65%病例原发肿瘤发生于腹部，最常见的临床表现为：无症状性腹部肿块，75%病例在肿瘤确诊时已有转移。

（一）解剖学部位

临床表现取决于原发肿瘤的解剖学部位。

1. 头颈部

（1）单侧性颈部肿块

（2）何纳（Horner）综合征（上睑下垂，眼球内陷，瞳孔缩小，睑裂狭窄，无汗症）。

2. 眼眶及眼部

（1）继发性眼眶周围出血（“浣熊”眼）。

（2）眼球突出，可触及眶上肿块眼睑及结合膜淤斑水肿，上睑下垂。

（3）脑部受累：视神经乳头水肿，视网膜出血，视神经萎缩，外直肌轻瘫及斜视。

（4）颈交感神经受累：虹膜异色症，瞳孔大小不等，何纳综合征，斜视眼阵挛（“眼跳舞综合征”）。

3. 胸部

（1）上胸部肿瘤：呼吸困难，肺部感染，吞咽困难，淋巴管受压，何纳综合征。

（2）下胸部肿瘤：通常无症状。

4. 腹部

（1）食欲不佳，呕吐。

（2）腹痛。

（3）可触及肿块。

（4）肝转移致肝肿大，亦可有呼吸窘迫（特别在新生儿）。

5. 盆腔部

（1）便秘。

（2）尿滞留。

（3）肛指检可发现骶前肿块。

6. 椎旁区：（“哑铃状”或“沙漏型”）神经母细胞瘤

（1）局部性背部疼痛及触痛。

（2）跛行。

（3）下肢软弱。

（4）肌张力减低，肌肉萎缩，无反射或下肢反射亢进，截瘫，脊柱侧凸，膀胱及肛门括约肌功能障碍。

7. 淋巴结肿大。

8. 骨：疼痛，跛行，年幼儿童在有骨或骨髓转移时，可伴有烦躁不安。

9. 肺部：肺及胸膜罕见受累，发生率仅0.7%，故疑及肺受累时应作肺活检确诊。

10. 脑：罕见，但可发生脑转移性受累。

（二）非特征性全身症状

包括：嗜睡，食欲不佳，面色苍白，体重减轻，腹痛，软弱及烦躁不安。

疑似肿瘤综合征

（三）局限性及全身性播散性肿瘤有关，主要表现为：

1. 儿茶酚胺（VMA/HVA）分泌增多的症状及体征：呈间歇性发作性多汗、面色发红、苍白、头痛、心悸及高血压。通常高血压是由于肾血管受压、肾素分泌所致，1%～5%的病儿有此症状，尿VMA/HVA（香草基苦杏仁酸/高香草酸）水平可升高或正常。

2. 血管活性肠肽分泌导致的症状及体征：难治性水样腹泻，而致消瘦、腹胀、低血钾，系由于神经母细胞瘤分泌肠激素（血管活性肠肽）所致。又称，Kerner-Morrison综合征，但大多数分泌肠激素的肿瘤为组织学上分化较成熟的肿瘤（如神经节神经母细胞瘤或神经节细胞瘤）。

3. 急性肌阵挛性脑病：斜视眼阵挛及肌阵挛综合征，包括：

（1）发作性快速非自主性随机眼多方向运动（斜视性眼阵挛）。

（2）由于肢体及躯体肌肉经常不规则性急性抽动而致运动不协调（肌阵挛性抽动）。

（3）在肿瘤切除后这些症状可仍然存在或消失，或在肿瘤切除数月后消失。但某些患儿，这些症状可持续存在。

（4）由于肿瘤通常呈预后良好型特征，故预后较好，但若肿瘤呈预后不良型，则预后不佳。

故所有存在斜视眼性阵挛综合征的患儿均应除外神经母细胞瘤（因>30%的患儿有隐性神经嵴起源的肿瘤），故应作：过碘苄胍（MIBG）扫描，八肽扫描（生长抑素受体），头颈、胸部、腹部及盆腔CT检查及小便VMA/HVA测定。

斜视性眼阵挛综合征的病理生理：

（5）本综合征不是直接由于中枢神经系统受累或儿茶酚胺产生所致，而是与小脑浦金原细胞胞浆结合的IgG及IgM型自身抗体有关，这些抗体亦与周围神经大小轴突及脑白质的某些轴突相结合。用Western印迹分析法可见与神经细丝，儿种神经元蛋白不同的结合表现，但这些抗体在产生斜视性眼阵挛中的发病机制尚不明。淋巴滤泡内可见弥漫性及大量的淋巴细胞浸润，亦是本综合征的特征，从而提示，这种罕见的综合征与免疫机制有关。

（6）斜视性眼阵挛综合征的治疗

1）地塞米松　0.9mg/（kg·d）口服。

2）若地塞米松治疗无效，可静脉注射丙种球蛋白150～500mg/(kg·d）×4～5天。

3）化疗：由于疾病晚期已接受化疗的患儿，对本综合征的控制效果较未用化疗者为好。

（四）新生儿神经母细胞瘤

新生儿神经母细胞瘤患者，常表现下列特点：

1. 皮下结节：如果按摩这些结节，由于儿茶酚胺分泌，回绕此结节的周围可呈苍白区。

2. 广泛肝转移±呼吸窘迫。

3. 骨髓受累。

4. 大量肾上腺出血。

5. 胎儿水肿及/或呈现胎儿有核细胞增多症之体征（即Rh血型不合之体征）。

6. IVs期神经母细胞瘤。

出生前作超声波检查可发现神经母细胞瘤，这些出生前发现的神经母细胞瘤常呈预后良好的临床病程，且可通过手术切除而治愈，大多数患儿不能触及腹部肿块，仅25%的病例可有尿儿茶酚胺代谢产物升高。

四、诊断

表 25－3 国际神经母细胞瘤分期系统会议（International Neuroblastoma staging System，INSS）推荐的标准

光学显微镜下肿瘤组织的明确的病理诊断（±免疫组化，电镜检查）及/或血清或尿儿茶酚胺或其代谢产物升高。
骨髓穿刺或活检见明确的花瓣状或免疫细胞化学染色阳性成族的瘤细胞及尿或血清儿茶酚胺或其代谢产物增高。

通过筛查计划早期诊断的神经母细胞瘤

利用小便儿茶酚胺测定所得到的筛查结果提示，通过群体筛查计划发现的大多数患儿根据分期（70%～90%）病例为Ⅰ、Ⅱ及Ⅳ期病例，肿瘤的生物学标记，预后良好的组织学类型（93%）。高二倍体（75%～100%）MYCN拷贝数及染色体1p异常（13%）及Ha-ras，p21表达情况（60%～80%）属低危型病例。仅极少数呈预后不良的组织学类型及预后不良。但在1.5到2岁通过筛查发现且无高危生物学特征者及早期治疗能否改善预后，则尚有待进一步的观察。因有些患儿在6个月筛查时为假阴性，但在1岁以后仍发生恶性的神经母细胞瘤。因此，关于在出生后6个月左右，广泛筛查神经母细胞瘤的做法是否值得尚有争论。

若在生后6个月左右，筛查试验阳性，则应进一步检查原发肿瘤，若找到原发肿瘤，则应做CT、骨髓检查及活检、过碘苄胍（MIBG）检查，以确认是否有转移，Ⅰ、Ⅱ期患儿应定期随访尿儿茶酚胺测定、CT及MIBG扫描，每月一次测定尿儿茶酚胺，腹部B超至少1年，随后每3个月复查一次。

对纵隔肿块患儿，至少应每3个月作一次尿儿茶酚胺测定及CT检查，在出生后6个月左右通过筛查发现的晚期病例应作手术切除，并对肿瘤标本作有预后特征的生物学指标检查，然后接受相应强度的治疗。

表 25－4 推荐为评估疾病程度而作的检查

肿瘤部位	检查项目
原发部位	CT及MRI检查项目作三维检查、MIBG扫描
转移部位	
骨髓	二侧后髂嵴作骨髓穿刺及活检以除外骨髓受累
骨	MIBG扫描，如：MIBG扫描阴性或无则应作^{99}锝扫描阳性病变作应摄X线平片
淋巴结	临床检查可触及的淋巴结，然后作组织学检查确诊，CT则对未能触及的淋巴结作三维检查
腹/肝脏	CT及MRI扫描
胸部	应摄前后位及侧位片，如胸片阳性，必要时应作CT/MRI检查，如腹部肿块/淋巴结延伸到胸，亦作为胸部CT/MRI检查

五、分期

表25－5示：两种目前采用的神经母细胞瘤分期方法比较，即：国际神经母细胞瘤分期系统（简称INSS）及美国儿童肿瘤协作组（COG）

表 25－5　神经母细胞瘤分期系统比较

INSS 系统（International staging System）	COG 系统（Children's Oncology Group）
Ⅰ期：局限性肿瘤，可完全切除±显微镜下残留病，同侧淋巴结阴性	Ⅰ期：肿瘤局限于起源脏器
Ⅱ期 A：局限性肿瘤不完全切除，同侧淋巴结阴性	Ⅱ期：肿瘤越过起源脏器，向邻近扩展，但未超越中线，同侧区域淋巴结可能受累
Ⅱ期 B：局限性肿瘤±大体完全切除，同侧淋巴结检查阳性，对侧淋巴结可肿大，但活检阴性	
Ⅲ期*：不能切除的肿瘤浸润越过中线±区域淋巴结受累。或局限性单侧性肿块伴对侧区域淋巴结受累。或肿瘤位于中线部位，通过浸润（不能切除）或淋巴结受累，向两侧扩展。	Ⅲ期：肿瘤越过中线向邻近扩展两侧区域淋巴结可能受累
Ⅳ期*：任何部位原发肿瘤伴向远方淋巴结、骨、骨髓、肝脏、皮肤及/或其他脏器播散（Ⅳs 期例外）	Ⅳ期*：肿瘤向骨、骨髓、软组织及远方淋巴结播散
Ⅳs 期：局限性原发肿瘤（属Ⅰ、Ⅱ期）但限于向皮肤、脏器及/或骨髓播散，且患儿年龄＜1 岁	Ⅳs 期：与左相同

注：1. Ⅳs 期骨髓播散的肿瘤细胞应＜10%，若骨髓广泛受累，则仍应为Ⅳ期。

2. 任何大小的肿瘤伴肿瘤性腹水或腹膜肿瘤种植均属Ⅲ期，但胸腔肿瘤伴单侧性肿瘤性胸腔积液则属于ⅡB 期。

3. 起自盆腔神经节或主动脉分叉处副神经节的巨大可切除的中线肿瘤属Ⅰ期，中线肿瘤超过脊柱一侧扩展且不能完全切除者属ⅡA 期，若伴同侧淋巴结受累，则属ⅡB 期，而两侧淋巴结受累属Ⅲ期。

六、疗效评估标准

表 25－6　修订的国际标准神经母细胞瘤疗效评估标准
（Modified International Neuroblastoma Response Criteria（INRC））

疗效	原发肿瘤	转移灶
CR	无	无，且儿茶酚胺水平正常
VGPR	缩小 90%～99%	无，儿茶酚胺水平正常，但用 99 锝作骨扫描可见残留灶
PR	缩小＞50%	所有可测量部位的转移灶均缩小＞50%，骨及骨髓阳性受累部位减少＞50%。骨髓阳性受累不超过 1 个部位
MR	无新病灶，任何可测量到的病灶缩小＞50%，或任何现存病灶增加＜25%	
SD	无新病灶，任何现存病灶增大不超过 25%	
PD	出现新病灶，任何可测量到的病灶增大＞25%，以前阴性的骨髓转为肿瘤细胞阳性	

注："CR"：完全有效，"VGPR"：非常良好的部分疗效；"MR" 混合疗效；"SD" 病情稳定；"PD" 疾病恶化。

七、总的治疗方法

神经母细胞瘤所用的治疗方法：包括手术切除、化疗及放疗，每种治疗方法所起的作用根据病儿的年龄，肿瘤的分期及生物学标记特征（MyCN 基因表达状态），组织病理学特征及 DNA 倍体而定。

表 25-7 神经母细胞瘤患儿评估预后意义的因素

组织病理学，预后良好者＞预后不良者。
诊断时年龄＜2 岁者较＞2 岁者为好
神经元特异性烯醇酶水平正常者（1～100ng/ml）好于异常者（＞100ng/ml）
铁蛋白水平：正常水平（1～150ng/ml）好于异常者（＞150ng/ml）
VMA/HVA 比例：高于 1 者较低于 1 者为好
Ⅰ期、Ⅱ期、Ⅳs 期患者预后好于Ⅲ期、Ⅳ期者
Ⅳ期 n（即有淋巴结转移者）预后优于Ⅳ期患者
原发肿瘤部位：颈部或后纵隔或盆腔部肿瘤预后好于原发于腹部者
肿瘤对镓（Gallium）的摄取情况：不摄入者好于摄取者
MyCN 基因扩增情况：1 个 MyCN 拷贝者优于 1 个以上拷贝者
神经母细胞瘤流式细胞 DNA 分析：非整倍体干细胞系及细胞增殖周期 S、G2 或 M 期肿瘤细胞数少者，预后较好
骨髓转移灶免疫细胞学检测：骨髓穿刺物免疫细胞学检测检查较常规检测瘤细胞的方法敏感，并具预后意义
诊断时，肿瘤细胞的 P-糖蛋白水平，治疗前即有 P-糖蛋白表达者有预后意义
神经生发因子受体基因（TRK）表达情况，肿瘤细胞由 TRK 基因的信使 RNA 表达高水平者，强烈预示预后良好
乳酸脱氢酶（LDH）低水平者（＜1500U/ml）较＞1500U/ml 者为好
神经肽-γ（NPγ）：可用血浆 NPγ 水平来诊断及早期发现神经母细胞瘤复发
Ha-ras，P21 表达情况：高表达者有较高的无病生存期
Bcl-2 癌基因表达与预后不良有关
端粒酶：疾病进展者，端粒酶活性增加
染色体 Ip 缺少者生存率低

（一）手术治疗

在任何其他治疗应用前，外科手术的作用在于：

1. 确定诊断及提供组织作生物学检查。
2. 疾病分期。
3. 若能在不危及生命重要结构的情况下，则可切除肿瘤。

若能安全除去至少 90%肿瘤者（IVs 期例外），则应作手术切除，否则仅作活检。若有任何残留肿瘤，则在接受化疗中应定期作适当的影像学检查。

4. 第二次手术的目的在于

（1）评估对化疗的效应。

（2）尽可能除去残留肿瘤。

（二）化疗

美国儿童肿瘤协作组（COG）已开发一种神经母细胞瘤危险因素分组系统，该系统利用以下临床因素作危险因素分组：

1. 国际神经母细胞瘤分期。
2. 诊断时患儿年龄（＜1 岁及 1～2 岁）。
3. MyCN 基因拷贝数。
4. Shimada 组织病理学分类。
5. DNA 指数。

根据上述因素，将病儿分为：低危组、中危组及高危组。

1. 低危组

(1) 国际神经母细胞瘤分期Ⅰ期病例。

(2) 年龄<1岁，国际神经母细胞瘤分期 2A 及 2B 期。

(3) 各年龄组 2A、2B 型 MyCN 无扩增及 Shimada 组织病理分类预后良好型。

(4) 各年龄组，国际神经母细胞瘤分期属 2A 及 2B 或 MyCN 扩增，Shimada 预后良好型组织病理学变化。

(5) 国际神经母细胞瘤分期属 IVs 期的婴幼儿，Shimada 组织病理呈预后良好型，MyCN 基因无扩增（一个拷贝），及高 2 倍体。

治疗

1) 所有国际神经母细胞瘤分期Ⅰ期病例

A. 手术切除原发肿瘤

B. 无病生存率（DSF）：90%

C. 化疗指征：仅在复发时用

D. 化疗方案：环磷酰胺（CPM）/阿霉素（ADR）联合应用方案如下：

CPM 150mg/（m^2·d） 口服 第 1～7 天 口服

阿霉素 35 mg/m^2 iV 第 8 天用

E. 每 21 天重复疗程，共用 5 个疗程

2) 所有年龄≤12 个月，国际神经母细胞瘤分期属 2A 或 2B 期病例

对这些局限性肿瘤 Shimada 分类属于后良好型组织病理学改变的病儿，虽未能完全切除肿瘤，但并不影响无复发生存率。

这是一种独特特征的神经母细胞瘤。

治疗：手术切除+化疗 化疗包括 5 个疗程低剂量序贯 CPM/Adr 化疗。（见上型）

2 年无病生存率：85%，若未获完全缓解，则应用顺铂/VM26 联合化疗方案如下：

顺铂 90 mg/m^2 iV 滴 6 小时以上，疗程第一天用。

V_{M26}（Teniposide）：100mg/ m^2 静脉滴注 1 小时，疗程第 3 天用，每 4 周重复一疗程，连用 2 个疗程，然后再作影像学检查，若获得疗效，则再用 4 个疗程以上的化疗。

3) 所有年龄≥12 个月，分期属 2A 或 2B 期病儿，若原发肿瘤未能切除或存在大体残留肿瘤，则应用如下化疗（即） “OPEC”方案与“OJEC”方案交替进行，每 21 天一疗程。

A. “OPEC”疗程方案为，1，3 及第 5 周各用一疗程

长春新碱	1.5mg/m^2/次（最大剂量为 2mg），疗程第一天用	
顺铂	80 mg/m^2静脉持续滴注 24 小时，疗程第一天用	
足叶乙甙	200mg/m^2 iV 滴 6 小时，疗程第二天用	

B. “OJEC”治疗疗程为，第 2 及 4 周各用一个疗程

长春新碱	1.5mg/m^2/次	iV 推，疗程第一天用
环磷酰胺	600 mg/m^2	iV 滴 20 分钟，疗程第一天用
足叶乙甙	200mg/m^2	iV 滴 4 小时，疗程第一天用
碳铂	500 mg/m^2	iV 滴 1 小时，疗程第一天用

在 5 个疗程后，作第 2 次手术，若达完全有效则在第 2 次手术后，再各接受“OPEC”、

"OJEC"疗程各疗程。其他病例则需要接受放疗。

4）国际神经母细胞瘤分期属Ⅳs的婴幼儿，大多数属低危组总生存率达85％

A. 评估肿瘤的生物学特征，以计划按与危险因素相关性而进行计划治疗。

B. Shimada组织病理学改变属预后良好型，且MyCN无扩增者，通常可自行缩小，特别是年龄小于6个月的婴幼儿病例，应仔细观察，而无须任何治疗。

C. 然而在疾病病程中，由于原发肿瘤部位后期复发机会极少见，故原发肿瘤应切除。

年龄2个月以下Ⅳ-s期婴儿，有较高的发生肝脏肿大，多脏器受累而可致死性结局。死于Ⅳs期神经母细胞瘤的新生儿，均有广泛的肝脏受累可致呼吸窘迫，弥散性血管内凝血及肾脏、下腔静脉或胃肠道受累。

若明显肿大的肝脏影响呼吸功能，则应用短疗程低剂量口服环磷酰胺5 mg/（kg·d）×5，每2～3周用一疗程，可诱导缓解，此外小剂量放疗（150cGy）。

通过侧斜野，给前2/3肝脏照射2～3次，以避免对肾脏、卵巢及脊柱放疗，此剂量放疗通常即足以终止肿瘤的进展，并诱导肿瘤退缩，对新生儿肝脏进行放疗的缺点是继后可致肝纤维化或肝硬化。

Ⅳs期伴预后不良型生物学特征（如：二倍体，预后不良型组织病理变化及MyCN基因扩增者应考虑为中危型（二倍体或预后不良型Shimada组织病理学特点）或高危型（MyCN扩增）。

治疗方案

2. 中危组

中危组病例包括：

（1）国际神经母细胞瘤分期3期，年龄小于1岁，MyCN基因无扩增，Shimada组织病理学检查，属预后良好型或预后不良型。

（2）国际神经母细胞瘤分期3期，年龄大于1岁，MyCN基因无扩增，Shimada组织病理学检查，属预后良好型。

（3）国际神经母细胞瘤分期Ⅳ期，年龄小于1岁，MyCN基因无扩增，Shimada组织病理学检查，属预后良好型或预后不良型。

（4）年龄小于1岁的Ⅳs期患儿，且MyCN基因无扩增，呈预后良好型或预后不良型组织病理学变化，DNA指数等于1。

中危组神经母细胞病儿，3年生存率为75％～98％

治疗

手术指征如前，最近美国COG协作组根据患儿临床分期，年龄及选择性生物学特征如：MyCN基因扩增情况，Shimada组织病理学变化及染色体倍体情况，开发了一个旨在维持或提高以前研究中的无事件生存率，并尽量减少本组患儿急性及长期病残率的化疗方案，包括应用4种对神经母细胞瘤治疗最有效的药物，一即：碳铂、足叶乙甙、环磷酰胺、阿霉素。呈预后良好生物学特征的中危组神经母细胞瘤患儿接受4疗程的此方案治疗，而具有预后不良生物学特征者，则接受8个疗程，每隔3周用一疗程。

预后良好生物学特征的中危组病儿治疗方案：

（1）碳铂（Carboplatin）560mg/m^2或18mg/kg静脉滴注1小时，疗程第一天用

（2）足叶乙甙120 mg/m^2或4mg/kg静脉滴注2小时以上，每天一次×3天

（3）环磷酰胺1000mg/m^2或33mg/kg静脉滴注1小时以上×1天

（4）阿霉素 30 mg/m²或 1 mg/kg 静脉滴注 1 小时以上 ×1 天
具体应用时间

疗程数	天	药物名称
1	0	碳铂及足叶乙甙
	1	足叶乙甙
	2	足叶乙甙
2	21	碳铂、环磷酰胺及阿霉素
3	42	环磷酰胺及足叶乙甙
	43	足叶乙甙
	44	足叶乙甙
4	63	碳铂、足叶乙甙及阿霉素
	64	足叶乙甙
	65	足叶乙甙

对年龄小于 1 岁或体重小于 12 公斤者，化疗剂量应按每公斤体重算。
对具有预后不良生物学特征的中危组患儿，则应再用 4 个疗程，具体分配情况如下：

疗程数	天	所用药物及剂量同上
5	84～86	重复应用第 3 疗程的药物
6	105	重复应用第 2 疗程的药物
7	126～128	重复应用第 1 疗程的药物
8	147	环磷酰胺及阿霉素

对年龄小于 60 天的婴儿，应给于 G-CSF 或 GM-CSF：、儿童亦可接受这些生长因子，G-CSF 剂量 5μg/（kg・d）皮下注射或 GM-CSF250μg/（m²・d）皮下注射。在化疗疗程结束后 24 小时开始应用直到中性粒细胞绝对值大于 1000/μl 连用 2 天。

3. 高危组

包括：

（1）年龄大于 1 岁的 2A、2B 期病儿伴 MyCN 基因扩增，Shimada 预后不良型组织病理学特点。

（2）年龄小于 1 岁的Ⅲ期病儿伴 MyCN 扩增，Shimada 病理分型属预后良好型或预后不良型。

（3）年龄大于 1 岁，MyCN 基因不扩增，但为预后不良型组织病理学。

（4）年龄大于 1 岁的Ⅲ期病儿伴 MyCN 扩增，呈预后良好型或不良型组织病理学。

（5）年龄小于 1 岁的Ⅳ期病儿，MyCN 基因扩增，呈预后良好型或不良型组织病理学。

（6）年龄大于 1 岁的 Ⅳ 期病儿，MyCN 基因扩增或不扩增，呈预后良好型或不良型组织病理学。

（7）Ⅳs 期伴 MyCN 基因扩增，组织病理呈预后良好或不良型病例。

治疗：

手术治疗指征及原则同上，本组病例长期生存可能性小于15%，但应用下列一揽子治疗方案后，总生存率可提高到43%～50%，包括：

(1) 诱导化疗。

(2) 大剂量巩固治疗＋自身造血干细胞救援。

(3) 微小残留病治疗。

1) 肿瘤部位放疗。

2) 非细胞毒药物治疗。

(1) 诱导化疗

因神经母细胞瘤对化疗敏感（甚至有MyCN基因扩增者）。故诱导治疗的目的是最大限度地降低原发灶及转移灶肿瘤细胞负荷，根据第二次手术检查诱导化疗的疗效，有多种诱导治疗方案可利用。

表25-8示：美国"POG"、"CCG"及欧洲神经母细胞瘤研究组应用的诱导方案及疗效

研究组	方案	CR＋PR（%）率
POG-8742（方案1）	顺铂40mg/m^2/天　iV滴注d1～5，足叶乙甙100mg/(m^2·d) iV滴注d2～4，每隔21天与环磷酰胺150mg/(m^2·d) 口服d1～7及第8天用阿霉素35mg/m^2　iV交替应用总疗程：5个	77
CCG-3891	顺铂40mg/m^2　iV疗程第1天用阿霉素30mg/m^2　iV疗程第3天用足叶乙甙100mg/（m^2·d）　iV疗程第3～6天用环磷酰胺900mg/m^{2}疗程第4～5天用每28天重复一疗程×5个疗程或	78
ENSG-3C	顺铂40mg/（m^2·d）　iV疗程第1～5天用足叶乙甙100mg/（m^2·d）　iV疗程第1～5天用异环磷酰胺：3g/（m^2·d）　iV疗程第21～23天用长春新碱：1.5mg/m^2/次　iV疗程第21天用阿霉素60mg/m^2/次　iV疗程第23天用每3～4周用一疗程×4疗程	55

注："POG"＝Pediatric Oncology Group，"COG"＝Children's Cancer Group，ENSG＝European Neuroblastoma Study Group.

每个方案诱导治疗的持续期为4～5个月，大量证据表明：诱导治疗期结束时，缓解的质量与长期生存率密切相关，获得完全缓解或非常良好部分效应者，随着应用巩固性大剂量骨髓清除性化疗，具有很好的机会会转变成完全缓解。

持续存在骨病变及骨髓受累为仅有的独立的预后不良因素。

(2) 巩固治疗

其目的在于应用骨髓清除性细胞毒药物及自身干细胞救援以清除残留的肿瘤细胞，应用本方法治疗患儿的3年无事故生存率远优于单用化疗者（前者为：38%～50%，而后者仅15%），对非常高危的病儿，如：年龄＞1岁，MyCN基因扩增性转移性疾病患儿，更是如此。

目前有几个巩固性化疗在应用中，因外周血干细胞移植，植活率高及快，且移植相关重病发生率较骨髓移植物为低以及外周血造血干细胞中较少可能含肿瘤细胞，故美国儿童肿瘤研究组（COG）喜用外周血干细胞救援，常在 2～3 个化疗后采集干细胞，因而允许用体内方法净化肿瘤细胞。

表 25－9　最近美国“POG”“CCG”及欧洲神经母细胞瘤研究组应用的巩固治疗方案及3 年无事伴生存率

研究组	方案	3 年无事伴生存率％
CCG-3891	－8 天→－5 天，碳铂 250 mg/（m^2·d）iV（如：儿童体重小于 12kg，则按 8.33mg/kg/天计算）－8 天→－5 天，足叶乙甙 160mg/m^2/天　iV（如：儿童体重小于 12kg，则按 5.33mg/kg/天计算）－7 天，应用马法兰 140 mg/m^2 iV（如：儿童体重小于 12kg，则按 4.7mg/kg 计算）－6 天，应用马法兰 70 mg/m^2　iV（如：儿童体重小于 12kg，则按 2.4mg/kg 计算）－4 天，休息－3 天→－1 天，每天全身放疗 330CGY“0”天，回输自身干细胞	43％
POG-8844	－6 天→－4 天，马法兰 mg/（m^2·d）－3 天→－1 天，每天全身放疗 200CGY“0”天，回输自身干细胞	38％
CCG-321P3	－8 天→－5 天，碳铂 300 mg/（m^2·d）iV－8 天→－5 天，足叶乙甙 200mg/（m^2·d）iV－7 天，马法兰 140 mg/m^2×1 天 iV－6 天，马法兰 70mg/（m^2·d）iV－4 天，休息－3 天→－1 天，每天全身放疗 333CGY“0”天，回输自身干细胞	50％

（3）微小残留病治疗

虽应用有效的诱导性化疗及骨髓清除性巩固治疗，大多数高危型神经母细胞瘤患儿仍然复发，故本阶段治疗的目的在于利用对肿瘤部位放疗及理论上对强烈诱导化疗及巩固性化疗后残存的对化疗耐药的肿瘤细胞有作用的非细胞毒性药物，以清除任何残留的肿瘤细胞，故对诊断时，肿瘤容积大或存在肝脏转移者最好在移植后给予放疗。

几种新的药物如：顺式维甲酸、抗 GD_2 单克隆抗体或白细胞介素－2 能靶向神经母细胞瘤的生物学特点，从而有效清除微小残留病灶，已发现对难治性神经母细胞瘤患儿有效，这种方案还未常规用于临床实践，故仅用于多中心临床试用。

与特定部位复发的危险因素：

（1）在原发部位局部复发的危险因素

原发肿瘤未完全切除，积极完全手术切除原发肿瘤是决定预后的最重要因素。

（2）骨髓复发的危险因素

1）采集骨髓时，骨髓的肿瘤细胞含量＞0.1％

2）在确诊时，骨已受累

（3）骨复发的危险因素

确诊时，骨髓已受累

随访检查

确诊后第一年，应每月体检一次，第 2 年每 2 个月复查一次，第 3 年每 3 个月复查一次。

4. 对有哑铃形神经母细胞瘤及脊髓压迫状患儿的治疗

应作神经科急诊处理，以脊髓解压，可用3种方法，即放疗手术及化疗。

若神经功能未丧失或神经症状无明显的进展表现，则可用地塞米松0.25～0.5mg/kg口服，每6小时一次。

表25-10　随访实验室检查项目以确定疾病状态

检查项目	检查频度		
	第一年	第二年	二年后
评估按解剖学部位			
疾病状态			
a. 原发部位			
CT及/或MRI检查	每3个月一次或根据临床指征	每3个月一次或按临床指征	按临床指征
过碘苄胍扫描MIBG	每6个月一次或按临床指征	每6个月一次或按临床指征	按临床指征
b. 转移灶			
骨			
99锝全身扫描	6个月	6个月	按临床指征
骨髓			
从2个不同部位作二次穿刺涂片及活检（即：左右后髂嵴）	每3个月一次或根据临床指征	每6个月一次或按临床指征	按临床指征
评估肿瘤标记24小时尿VMA/HVA及肌酐测定	每3个月一次或根据临床指征	每6个月一次或按临床指征	按临床指征

放疗

若存在脊髓功能异常症状迅速发展，则首选治疗方法是立即：静脉推注地塞米松1.0～2.0mg/kg，随后单用放疗或与椎板切开术联合应用，以迅速减轻脊髓压迫，每天放疗剂量为180及400CGY。与地塞米松同时应用，根据对首次治疗的疗效决定放疗总剂量。

外科手术

必须密切随访患者，以决定适当的通过椎板切开术解压的指征（即用放疗及大剂量激素后，不能立即生效或神经压迫症状及体征迅速进展），65%～70%患者经上述处理后神经症状及体征可改善，30%～40%患儿，神经症状可完全消失。椎板切开术的危险性包括：无效及发生脊柱后侧凸及脊柱不稳定。

化疗

按分期及年龄危险标准决定化疗强度，重要的是应用中高剂量（1.0～2.0mg/kg）地塞米松，对有神经功能异常者，应用化疗的危险性包括：可能产生耐药，延迟生效及血液学毒性，使病儿在化疗无效的情况下，全身情况不佳，因为不能耐受手术切除。然通常大多数病儿（80%～85%病儿）疗效良好，其优点是通过化疗使肿瘤缩小，从而使外科手术安全进行。

预后

预后取决于治疗开始时神经症状严重程度，当治疗开始时病儿能走动者，则通常治疗后仍能行走，50%在治疗开始时不能行走的患儿，在急症处理后能再次恢复行走。

八、青少年及成人期神经母细胞瘤

1. 此年龄组患者原发性神经母细胞瘤分布部位与儿童组相同。

2. 青少年及成人期神经母细胞瘤的生长速率较儿童组为慢。

3. 此年龄组患者的神经母细胞瘤对化疗相对耐药。

4. 目前最佳的治疗方法仍有待决定，但公认强化疗＋外周血干细胞移植，手术切除及放疗，有助于改善预后。

（王耀平）

参考文献

1. Bessho F. Colloquy on Neuroblastoma Screening. Is there a future for Neuroblastoma mass screening? Med Pediat Oncol，1998，31：106～110
2. Bowman LC，Castleberry RP，Cantor A，et al. Genetic staging of unresectable or metastatic Neuroblastoma in infants；a pediatric Oncology Group Study. J Natl Cancer Inst，1997，89 (5)：373～80
3. Cheung NK. Monoclonal antibody-based therapy for Neuroblastoma. Curr Oncol Rep，2000，2 (6)：547-53
4. Cooper R，Khakoo Y，Mathay KK，et al. Opsoclonus-Myoclonus - Ataxia Syndrome in Neuroblastoma. Histopathologic features - a report from the Children's Cancer Group. Med Pediatr Oncol，2001，35 (6)：623-9
5. Cojean N，Entz-Werle N，Fyer D，et al. Dumbell Neuroblastoma：an uncommon cause of spinal cord compression. Arch Pedia，2003，10 (12)：1075-8
6. Hsu LL，Evans AE，D'Angio Gj. Hepatomegaly in Neuroblastoma stage 4s ：Criteria for treatment of Vulnerable Neonate. Med pediatr Oncol，1996，27 (6)：521-28
7. Katzenstein HM，Bowman LC，Brodeur GM，et al. Prognostic Significance of age. MyCN oncogene amplification，tumor cell ploidy and histology in 110 infants with stage D (S) Neuroblastoma；The Pediaetric oncology Group experience-a pediatric oncology Group Study. J Oncol，1998，16：2007-17
8. Kerbl R，Urban CE，Ambras IM，et al. Neuroblastoma mass Screening in late infancy insight into the biology of Neuroblastic tumors. J clin oncol，2003，21 (22)：4228-34
9. Matthay KK，Brisse H，Couanet D，et al. Central Nervus System metastases in Neuroblastoma：radiologic，clinical and biological features in 23 patients. Cancer，2003，98 (1)：155～65
10. Mathay KK，Edeline V，Lumbrosa J，et al. Correlation of early metastatic response by ^{123}I-metaiodobenzylguanidine Scintigraphy with overall response and event-free Survival in Stage IV Neuroblastoma. JClin Oncol，2003，21 (13)：2486-91
11. Pollono D，Tomarchia S，Drut R，et al. Spinal cord compression ：a Review of 70 Pediatric Patients. Pediatr Hematol Oncol，2003，20 (6)：457-66
12. Reynolds CP，Villablance JG，Stram DO，et al. 13-CIS-Retinoic acid after intensive consolidation Therapy for Neuroblastoma improves event-free Survival，a randomized Children's Cancer Group (CCG) Study. Proc AM Soc Clin Oncol，1998，17：A5，2a
13. Rubie H，Coze C，plantaz D，et al. Localised and unresectable Neuroblastoma in infants：excellent outcome with Low-dose primary. Chemoththerapy，Br J Cancer，2003，89 (9)：1605-9
14. Tchirkov A，Paillard C，Halla P，et al. Significance of Molecular quantification of minimal residual disease in metastatic Neuroblastoma. J Hematother Stem cell Res，2003，12 (4)：435-42
15. Philip LanzKowsky. Neuroblastoma. Manual of Pediatric Hematology and Oncology. Fourth Edition. Amsterdam：Elsevier Academic Press，2005：530～547
16. G M BRODEUR，TSawada，Y Tsuchida，et al. Neuroblastoma. Amsterdam：Elsevier Academic Press，2000.

第 26 章 儿童肝脏肿瘤

肝母细胞瘤是婴幼儿期常见的恶性肿瘤之一，小儿肝脏恶性肿瘤发病率占小儿恶性肿瘤的1%～2%，其中近80%为肝母细胞瘤，在腹腔恶性肿瘤中发病率仅次于肾母细胞瘤及神经母细胞瘤而居第3位。婴幼儿肝脏恶性肿瘤中肝母细胞瘤发病率最高。近年Weinberg等统计11组共计1256儿童原发性肝脏肿瘤中43%为肝母细胞瘤，23%为肝细胞癌，13%为良性血管瘤，6%为中胚层错构瘤，6%为肉瘤，2%为腺瘤，2%局限性结节增生，还有5%为其它肿瘤，最新统计显示美国肝母细胞瘤发病率为1.5/百万人口，每年约150个新病例。

肝母细胞瘤是一种胚胎性实体恶性瘤，右叶多于左叶，约30%病变累及肝脏左右两叶，少数可同时数个并发肿瘤病灶。

肝母细胞瘤病因不清，在某些综合征发病率较高，例如Beckwith-Wiedenmann综合征，Li-Franmeni综合征，Alagille综合征，18三体，家族性腺瘤样息肉病，神经纤维瘤样病。这些疾病或综合征易感基因多位于11、17、18号染色体。

根据肝母细胞瘤组织病理学特点可分为4个亚型：胎儿型、胚胎型、巨小梁型及退变型。其中以胎儿型最为多见，胚胎型次之。胎儿型的肿瘤细胞小于正常肝母细胞，较少有丝分裂，细胞核小呈多型性，核仁小，细胞核与细胞浆比例大，电镜下肿瘤细胞超微结构显示胚胎型肿瘤细胞内细胞器较少。少数病例肿瘤细胞形态上处于胚胎型与胎儿型之间，给分类鉴别带来一定困难。巨小梁型及退变型临床上相对少见。

肝母细胞瘤间质可含有骨样或软骨样组织及鳞状上皮细胞成分，骨样组织是肿瘤血栓形成后的继发产物。胎儿型肝母细胞瘤肿瘤细胞分化较好，在各种类型中预后最好，如能完整切除治愈率可达90%左右。

早期肝母细胞瘤多为单一椭圆形肿块，伴随肿瘤细胞局部浸润，可呈结节状肿块，局部转移以腹腔周围脏器及淋巴结为主，随肝静脉血转移后最常见在肺，也可转移至骨髓。

近年国际小儿肿瘤研究小组结合肝母细胞瘤组织学特点及外科手术治疗将肝母细胞瘤分为4期。

Ⅰ期：完整手术切除（32%）。

A. 仅含胎儿型组织；

B. 其他类型组织。

Ⅱ期：大体完整切除，镜下残留肿瘤组织（9%）。

A. 残留肿瘤仅限于肝脏；

B. 肝外发现残留肿瘤组织。

Ⅲ期：术中肿瘤不能完整切除，包膜破裂，肉眼可见残留肿瘤组织（39%）。

A. 肿瘤切除，淋巴结残留肿瘤组织；

B. 肿瘤组织残留物肉眼可见。

Ⅳ期：转移病例，肺或其它组织转移（20%）。

一、临床表现

国际儿童肿瘤协作组（Pediatric Oncology Group，POG）最新统计肝母细胞瘤平均确诊年龄为 19 个月。尽管有成人肝母细胞瘤的个例报告，但 4 岁以上肝母细胞瘤患者仅占总数 5%。

上腹部膨隆是最常见的临床症状，小婴儿可出现呕吐、食欲下降、体重减轻及腹痛，但极少出现黄疸。

曾有报告兄弟、姊妹同患肝母细胞瘤，或并发 Beckwith-Weidemann 综合征、胎儿酒精综合征伴有消化道憩室、先天性半身肥大症、肾母细胞瘤、肠息肉病、低血糖症提示这类以组织增生为主的异常与肝母细胞瘤在发生上有某些相同的特点。Lack 等报告在肝母细胞瘤因肿瘤组织分泌性腺激素使男婴出现性早熟。Kobinson 报道 1 例妊娠 23 周因肝母细胞瘤胎盘转移阻塞血管致使胎儿死亡的病例。

二、诊断

1. 临床症状：出现上腹膨隆及腹块，应注意肝母细胞瘤的诊断及鉴别诊断。

2. 体征：腹围增大，右上腹或中上腹可扪及肿大的腹块。

3. 实验室检查：血清 AFP 测定，AFP 是肝母细胞瘤及少数几个儿童恶性肿瘤的生物标记，因此测定患儿血清 AFP，特别是测定血清 AFP 的动态变化，对肝母细胞瘤的诊断及治疗效果、预后判断均有重要价值。AFP 可由胎儿肝脏及卵黄管分泌，因此在分析 AFP 含量的临床意义时必须考虑年龄因素，新生儿期 AFP 可逐日升高，平均为 62.7ng/ml，生后 1 个月达到高峰，平均为 1200ng/ml，3 个月以后平均水平 3.15ng/ml，达到成人水平。最新研究提示 AFP 中碳水化合物含量取决于正常胎儿或肿瘤中转葡萄糖基酶的含量，而这种酶的活性在正常肝脏及卵黄囊、恶性细胞中是不同的。在正常良性肝脏增殖中，转葡萄糖基酶 AFP 增加，在恶性肿瘤中转葡萄糖基酶减少，有利于鉴别新生儿 AFP 值正常升高还是由于恶性肿瘤引起，对临床诊断有重要价值。

4. 腹部 X 线检查：90%X 线检查发现异常，但仅显示上腹占位性病变，腹部 X 线平片显示右上腹或中上腹增大肝脏影像，但较少发现钙化影，右叶肝母细胞瘤常使右侧结肠气体影向右移位，左叶肝母细胞瘤使胃液影向左侧移位。肿瘤巨大时可使膈肌抬高，膈肌活动受限或减弱。

5. 超声波检查：超声波检查是一种适用的非侵入性方法，通过肝母细胞瘤与周围肝实质密度差异作出定性诊断，但约 20%病例超声检查由于受到肠腔内气体、肋骨的影响，给诊断带来困难。通过瘤体密度变化程度可了解化疗药物疗效，也可对大块肝脏切除后肝脏再生情况的估计。

6. CT 检查：CT 是精确的诊断肝母细胞瘤的方法，它可显示直径 2mm 的病变，加用造影剂还可显示肿瘤的血管解剖。CT 对鉴别肝母细胞瘤与肝癌有一定意义：①肝母细胞常见坏死区，因血管消失，造影剂不被血管吸收，CT 片上可见大片低密度区域；②在肝母细胞瘤常见钙化影；③肝母细胞瘤可见一较大囊性肿块与肝脏良性囊肿等。

MRI 分辨率及组织显示比 CT 更清晰。

由于 CT、MRI 有明显的优点，肝动脉造影已很少采用。

7. 放射免疫标记物检查：采用 AFP 抗体放射标记物可直接显示 AFP，此方法已应用于临床，缺点是还不能鉴别肝母细胞瘤与肝细胞癌。

三、治疗

完整切除肿瘤是肝母细胞瘤治疗的决定性因素。

Exelby 报告 227 例肝母细胞瘤，在不能手术完整切除或仅作组织检查的病人中几乎没有 1 例能长期生存，手术方式多采用肝叶切除。

初诊时约 50%病例不能完整切除肿瘤，不能完整切除肿瘤的病例给以抗癌药物治疗后可为再次手术切除创造条件，提高了二次完整肿瘤切除率。有效抗癌药物有：阿霉素、长春新碱、环磷酰胺、5-FU、博来霉素、顺铂、更生霉素等。

化疗方案：

1. 可外科手术切除肿瘤的方案，POG 推荐，顺铂 $90mg/m^2$、长春新碱 $1.5mg/m^2$。5-氟尿嘧啶 $600\ mg/m^2$，2～5 个疗程，60 个病例，长达 4 年随访，67%生存率。

2. 不可手术切除肿瘤的方案，经化疗后再行手术，德国儿童血液肿瘤学会方案：异环磷酰胺 $3.5\ mg/m^2$，顺铂 $100mg/m^2$，阿霉素 $60mg/m^2$，2～4 个疗程，手术切除肿瘤，术后 2 个疗程，72 个病例，平均 64 个月随访，75%生存率。

还没有足够的经验证明放射疗法的疗效，但也有少数病例证明放射治疗后使完整切除肿瘤成为可能。有作者报告放射治疗对成功的化疗起到很好的辅助作用。在放疗中应充分考虑放射剂量不宜太大，以免术后抑制肝脏的再生。由于新生儿对放射线耐受有限，因此新生儿期肝母细胞瘤慎用放射治疗。

近年来国内采用高强度超声聚焦治疗中、晚期肝脏恶性瘤。在非手术情况下经皮超声聚焦使肝脏肿瘤明显减小，为不久将来应用该方法治疗小儿肝母细胞瘤提示了光明应用前景。

近 10 年来，采用肝脏移植治疗不能切除的肝母细胞瘤已获成功，其中包括第 4 期肝母细胞瘤患者。化疗后行肝移植手术，5 年成活率已高达 83%。尽管移植术后生活质量有所提高，但患儿能否长期存活仍是挑战。

影响肝母细胞瘤预后的因素：

(1) 能否完整切除肿瘤。

(2) 胎儿型预后较好。

(3) 肿瘤切除后 AFP 明显下降接近正常，提示预后好。

(4) 不能切除肿瘤化疗后能二次切除提示预后较好。

(5) 术中先进技术超声刀、术中超声造影、YAG 激光器的应用。

（金先庆）

第 27 章 胰腺肿瘤

婴儿与儿童胰腺肿瘤十分罕见。据 Jaksic（1992 年）复习其 20 年工作期间的统计仅遇到 6 例，其中恶性胰腺肿瘤 5 例；上海新华医院自 1973 年以来也仅收治过 5 例。据统计，儿童胰腺肿瘤在诊断时平均年龄为 7.9±4.6 岁，男女之比为 1∶1.2。

一、临床表现与分类

最常见的主诉为腹痛。家长或体格检查时发现有腹块、黄疸以及消化道症状，如食欲差、腹泻和呕吐。有的患儿还可有贫血、便血和呕吐。甚至一开始即主诉发热、体重下降。按照世界卫生组织推荐方法，可将胰腺肿瘤分类如下：

1. 原发性肿瘤：

(1) 外分泌型胰腺肿瘤

1) 良性肿瘤

2) 交界型恶性肿瘤

3) 恶性肿瘤

(2) 内分泌型胰腺肿瘤

1) 良性肿瘤

2) 交界型恶性肿瘤

3) 低度恶性肿瘤

4) 高度恶性肿瘤

2. 非上皮型肿瘤

(1) 良性肿瘤

(2) 恶性肿瘤

3. 继发性肿瘤

4. 类肿瘤样外分泌型肿瘤

5. 类肿瘤样内分泌型肿瘤

(一) 原发性胰腺肿瘤

1. 良性原发性外分泌型胰腺肿瘤

胰腺外分泌型肿瘤无论良性还是恶性均可分为囊性或实质性，来源于胰腺导管或腺泡组织。

(1) 浆液囊腺瘤（serous cystadenoma）：

在儿童中少见，可有两种类型：浆液性微小囊腺瘤和罕见的浆液性少囊肿腺瘤。

浆液性微小囊腺瘤包含有无数个微小囊肿，围绕一个中心以星形状排列，覆以上皮细胞，并有导管样分化的表现。多发生于女孩，肿瘤通常位于胰体和尾部，单发性，约 1/3 患儿无症状并在偶然事件中被发现。该肿瘤无明确的肿瘤标志物，在某些病例中 X 线检查可见有钙化表现，CT 显示边界清晰的多房性囊肿，有时可见中央星形状排列。若无症状，该肿瘤可无需切除，但必须有明确的组织学诊断。

浆液性少囊肿腺瘤是由有导管分化的相对较大的几个囊肿组成。肿瘤发生在性别上没有差异，病因不清，但在 2 例患儿中分离出巨细胞病毒。肿瘤多发生于胰腺头部和体部。在婴儿腹部可触及包块。有临床症状表现时需行肿瘤切除术。

(2) 粘液囊性瘤（mucinous cystadenomas）：

由粘液分泌型上皮细胞组成。虽为良性，但仍属于粘液囊性肿瘤范围，属于该类肿瘤的疾病有粘液囊腺癌，具有潜在的恶变倾向。多发生于女孩。肿瘤主要位于胰腺尾部，通常为单一单房较大囊性肿瘤，内含粘稠的、凝胶状粘液物质。因该肿瘤具有潜在的恶变可能，因此需行较为广泛的手术切除。

(3) 成熟性囊性畸胎瘤（mature cystic teratomas）：

发生在胰腺的发育成熟的畸胎瘤少见。通常为从全部三个胚层来源的良性生殖细胞囊肿，可发生于胰腺的任何部位或胰腺旁。肿瘤通常巨大，单房或多房，内含有粘稠、黄色、油脂状物质。囊肿通常覆有单层纤毛或复层鳞状上皮。

2. 恶性原发性外分泌型胰腺肿瘤

(1) 浆液囊腺癌（serous cystadenocarcinoma）：

尚未在儿童中有报道。

(2) 粘液囊腺癌（mucinous cystadenocarcinoma）：

在临床表现和病理表现上与粘液囊性瘤相似，但发生率仅为后者的一半。肿瘤可在局部播散，完整切除则愈后良好。

(3) 导管腺癌（ductal adenocarcinoma）：

该肿瘤在成人中最常见，但在小儿中仍属罕见，在学龄儿童中曾有报道。肿瘤常发生于胰腺头部，实质性，边界不清，可侵犯胰腺其他部位，肿瘤生长快，常见转移部位在肝、肺及周围淋巴结。癌胚抗原检测均为阳性，组织学上导管癌细胞具有粘液颗粒，而缺乏酵素原颗粒。临床上除上腹部可触及坚硬肿物、阻塞性黄疸外还伴有消化系统等症状，如腹痛、呕吐、恶心、食欲不振、消化道出血等。晚期出现恶液质、腹水，预后差。X 线钡餐检查显示十二指肠向前推移、变形、十二指肠框增宽，胃向左推移，结肠肝曲亦可移位。需行手术切除肿瘤，但仅有 10%～20%的有效率。

(4) 腺泡状腺癌（acinar adenocarcinoma）：

属腺泡细胞分化的上皮样肿瘤。男性多于女性，发病年龄可从 3 岁至 90 岁。肿瘤为具有完整包膜的结节样肿块，可侵占整个胰腺组织。病人可由于肿瘤局部增大或转移而引起症状。约 15%的病人可有多发性关节痛、胰腺外脂肪坏死和嗜酸性粒细胞增多症。B 超和 CT 表现为中等密度的肿块，边界清晰。治疗应为完整切除原发灶，预后较导管细胞腺癌为好，化疗和放疗通常能有效缓解。

(5) 胰母细胞瘤（pancreatoblastoma）：

少见，但在小儿中为最多见的胰腺肿瘤。该肿瘤是在胰腺分化早期的胚胎性肿瘤，因此它包含有胰腺外分泌和内分泌两种细胞类型。在 1957 年由 Becker 首次描述，1977 年 Horie 等称之为胰母细胞瘤。该肿瘤可发生于任何年龄段，如出生后数小时至成年人，但在 4 岁内的小儿最多见。男性较女性多见，约 2∶1。胰母细胞瘤与 Beckwith-Wiedemann 综合征有一定关联。

肿瘤可生长在胰腺的任何部位，可为单一巨大肿块，质软或实质性肿块，可侵占整个胰腺或位于一侧。肿瘤常有纤维包膜，晚期病人包膜可被侵润。胰母细胞瘤的组织学特征上有争论。Buchino 等认为肿瘤由上皮细胞组成，同时伴有腺泡分化、鳞状细胞团，偶有内分泌细胞，在少数病例中还伴有间质成分，包括软骨和骨组织。由于具有包膜，因此该肿瘤的生长方式较腺泡状腺癌为好。肿瘤可向周围生长，累及十二指肠壁、胃壁，以及周围组织，亦可转移至局部淋巴结、肝脏和肺脏。症状一般很轻微，直至腹块生长快、体积增大时才被发觉。病人常表现为腹部膨胀，腹部可触及包块，可不伴有其他症状或仅伴有非典型症状，如上腹部疼痛（约 40%病人存在）、食欲差、呕吐和腹泻、体重下降。约 15%的患儿可有黄疸，肿瘤标记物有甲胎蛋白（AFP）和乳酸脱氢酶（LDH）升高，其中超过 1/3 的患儿 AFP 升高，其他肿瘤标志物均正常。B 超和 CT 可发现边界清楚、实质性、低密度和多小叶的肿瘤。邻近器官可有移位。MRI 在 T2 影像上显示高信号强度，与 T1 影像的信号强度明显不同。增强造影有助于区别胰母细胞瘤和其他胰腺肿瘤。

Horie 提出这种肿瘤往往有胰腺 Wirsung 导管缺如异常。非功能性胰腺肿瘤局限于胰脏头部，与十二指肠降部相邻近且有包膜形成，这对外科根治术有利，预后较为满意。手术行胰十二指肠切除，其预后较腺泡癌和成人导管腺癌为好，局部播散可行扩大范围的切除术。局部复发可行放疗，效果良好。对于转移病例，有报道化疗取得较好结果。目前，总体上 1 年生存率约为 70%，5 年无瘤存活率 30%。有 1 例报道无瘤生存随访 28 年。但十分重要的是与胰腺癌相区别，后者在儿童中罕见，一般侵及胰腺头部及体部，手术治疗效果远不如前者。

（6）乳头囊性瘤（papillary-cystic tumor）：

属良性或低度恶性肿瘤。也有称之为实体假乳头状瘤、囊实性肿瘤、囊性乳头状瘤、实性乳头上皮瘤和 Franz's 肿瘤。所有这些名称，均包含有实性和囊性成分。肿瘤可侵占整个胰腺，表现为巨大的单个圆形肿块，少数可侵犯邻近器官。肿瘤通常为常规体检或意外情况下发现，有时可引起腹部不适。肿瘤完整切除为首选，95%以上患儿可治愈，甚至一些肿瘤局部播散或转移的病人，亦有手术切除后长期存活的报告。

3. 良性原发性内分泌型胰腺肿瘤

胰腺内分泌性肿瘤可分为功能性和非功能性肿瘤。在这组肿瘤中良性和恶性肿瘤的生物学特性有较广泛的重叠。

胰岛素瘤（insulinoma）：

为最常见的胰腺功能性内分泌性肿瘤，90%～95%为良性，有时为局限性良性肿瘤，约占胰腺内分泌性肿瘤的 70%～80%。肿瘤起源于胰腺的 β 细胞，故由 β 细胞构成，99%的肿瘤位于胰腺内，仅约 1%位于胰腺外。肿瘤可发生于胰头、胰体或胰尾部，肿瘤有完整包膜，多数为单发性，约 10%～20%是 2 个以上多发，常常较小，有时 B 超也很难发现。发病年龄以 4～15 岁多见，亦有个别报道见于新生儿期。需与新生儿胰岛细胞增殖症和一些其他形式的胰岛细胞发育不良相区别。β 细胞主要分泌胰岛素，此类患儿血清胰岛素增高，且有明显低血糖表现，如饥饿或较大活动量后即出现苍白、出冷汗、恶心、呕吐、脉率快甚至抽搐；血糖过低抑制了大脑皮质而呈现精神、神经系症状，如眩晕、昏睡、惊厥、谵妄和共济失调等。血糖测定一般低于 2.8mmol/L。当注入高浓度葡萄糖后至血糖增高，临床上症状也随之可缓解。此即为临床典型的"Whipple 三联征"（禁食后诱发低血糖症状、血糖低于 2.8mmol/L、静脉注射葡萄糖后症状缓解）。低血糖伴有胰岛素水平上升有助于明确诊断，血浆胰岛素和血糖比值测定 > 0.3 可作为确诊指标。术前选择性动脉造影和术中超声有助于进行肿瘤定位。对于良性胰岛素瘤和无转移的恶性胰岛素瘤，手术切除效果良好。如果儿童中有 MEN-1 综合征的家族史，胰岛细胞瘤常常为多发性和多灶性，需行整体的胰腺切除术。恶性胰岛素瘤生长趋于缓慢，且对激素治疗、化疗和放疗有不同的反应。

4. 恶性原发性内分泌型胰腺肿瘤

（1）胃泌素瘤（gastrinoma）：

1955 年 Zollinger 和 Ellison 报道胃酸分泌亢进、暴发性溃疡病、伴有胰腺分泌非胰岛素的肿瘤，后来称之为卓-艾综合征（Zollinger-Ellison 综合征），又可称为溃疡性胰岛细胞瘤，但许多人认为胃泌素瘤命名则更确切。可发生于胰腺内或胰腺外部位，如十二指肠、空肠、胃或肝脏。它是由 G 细胞构成，不产生胰岛素，半数以上为恶性且伴局部浸润和转移。M 细胞可产生胃泌素，后者促进胃液和胃酸的分泌，刺激胃蠕动，增加胰酶和胆汁的排出，影响胃肠道功能。在 25%的病例中，胃泌素瘤可以和其他内分泌器官的变化相关。常发生于男性，且 65%为恶性。肿瘤常多灶性，并导致胃酸分泌的增加、严重的消化性溃疡和胰腺的非 β 胰岛细胞肿瘤。胃泌素瘤临床表现为胃酸分泌高，顽固性胃、十二指肠溃疡，出现间歇性腹痛、呕吐、腹泻、黑便和脂肪痢，导致水、电解质平衡失调。有时可能发生大量吐血和穿孔。X 线检查显示多发性十二指肠溃疡、空肠溃疡、胃粘膜皱襞肥厚、十二指肠瘢痕性变形等。对药物治疗无效的多发性溃疡、十二指肠溃疡伴慢性脂肪泻、十二指肠第一段远端溃疡术后反复、十二指肠溃疡伴高胃酸分泌和严重的反流性食管炎，需高度怀疑胃泌素瘤的存在。放免测定胰腺胃泌素水平可见明显升高。需施行完整的肿瘤切除方能缓解症状，但完整切除很难，因此术后需行化疗。肿瘤未完整切除或有残留的病人需行全胃切除术，但也有其缺点和远期并发症。

（2）舒血管肠肽瘤（vasoactive intestinal peptide，VIPoma）

舒血管肠肽瘤分泌舒血管肠肽，临床罕见，发病率约为 1/1000 万，主要发生在胰腺的内分泌性肿瘤，与 Verner-Morrison 综合征（水样泄、低钾血症、胃酸缺乏）相关。肿瘤以胰体和胰尾多见，10%的 VIP 瘤位于胰外，而儿童中 VIP 瘤多位于胰外。VIP 瘤在儿童中罕见，有显著的恶变趋势，通常发现时已有 50%的患者呈恶性表现，30%的恶性 VIP 瘤在诊断确立时已有远处转移，交感神经系统肿瘤发生率同时上升，如节细胞神经瘤和神经母细胞瘤。与成人相比，发生于儿童中的 VIP 瘤恶性度相对较低。

本病的主要临床表现为分泌性腹泻和由此引起的低钾血症和代谢性酸中毒、低胃酸状态、高血糖和高血钙、皮肤红斑（与 VIP 引起血管扩张有关）。

血清 VIP 水平明显升高可作为确诊指标。免疫组化显示约 60%～90%的患者 VIP 细胞反应为阳性（其他胰腺内分泌肿瘤中只有 10%可见该细胞），故免疫组化对本病也有较大的诊断意义。

虽然诊断并不难，但肿瘤定位常常非常困难。在儿童中，该肿瘤可发生于肾上腺区域、整个结肠和直肠、脊柱旁和胰腺。大部分 VIP 瘤均可手术切除，肿瘤切除后症状即可消失。不可切除者，作肿瘤减体积切除，也可缓解症状。对于不能切除的 VIP 瘤，可作化疗。

（3）胰高血糖素瘤和生长抑素瘤（glucagonoma and somatostatinomas）：

在儿童中未曾见有报道。

(4）胰岛细胞癌（islet cell carcinoma）：

功能性胰岛细胞癌通常与低血糖或是 Zollinger-Ellison 综合征相关。非功能性胰岛细胞癌在儿童中较成人多见，表现为腹部包块，往往不能及时诊断，且易转移。

（二）非上皮型肿瘤

1. 良性非上皮型肿瘤：

纤维组织细胞瘤（fibrous histiocytoma）、幼年性血管内皮瘤（juvenile hemangioendothelioma)、淋巴管瘤（lymphangioma）等在儿童中均有发生在胰腺的报道。

2. 恶性非上皮型肿瘤：

横纹肌肉瘤（rhabdomyosarcoma）、淋巴肉瘤（lymphosarcoma）和淋巴瘤（lymphoma）在儿童中也有报告。

（三）胰腺继发性肿瘤

直接侵犯到胰腺的肿瘤相对较少，通常有胃腺癌、肠腺癌，或胆管肿瘤。多见为血液播散，如恶性黑色素瘤、肾肿瘤、肺部肿瘤和白血病。

（四）类肿瘤样外分泌型肿瘤

包括胰腺囊肿、慢性胰腺炎、导管病变（如鳞状细胞化生、粘液腺细胞肥大、导管乳头增生过盛、导管腺样增生过度）、腺泡病变（灶性腺泡形成）、异位胰腺、胰腺中存在异位脾脏、错构瘤、炎性假瘤。

（五）类肿瘤样内分泌型肿瘤

包括胰岛过度增生、胰岛发育不良、婴儿持续性高胰岛素低血糖血症（以前称之为胰岛细胞增殖症 nesidioblastosis）。胰岛细胞弥散性增加导致高胰岛素血症而引起持续性低血糖。及时诊断和处理低血糖至关重要，能预防癫痫发作、脑损伤甚至死亡。如低血糖持续存在，中心静脉置管输注 20%葡萄糖有助于维持适当的血糖水平。小于 1 岁婴儿因不能对氯甲苯噻嗪的应用有合适的反应，因此是手术的指征之一。术前影像学检查和术中应用超声波探查以定位肿瘤，可施行保留脾脏的胰大部切除，如果尚有较多的胰腺组织残留，术后仍可应用药物治疗，或进一步再次手术切除。

二、诊断

对小儿胰腺肿瘤诊断除临床表现外，B 超与 CT 检查是术前明确肿瘤部位与大小的合适检查；往往可显示出质地及与周围邻近脏器的关系，当然对小的肿瘤（<0.5cm）确定较为困难。核磁共振和选择性动脉造影对诊断也有一定的帮助。近年 Jaksic 提出小儿病例中也可作针刺抽吸活检，可使术前获取病理诊断。

β胰岛细胞瘤在临床上与垂体功能减退和肾上腺疾病引起的低血糖很难区分，甲苯磺丁脲（Tolbatamike D860）试验意义不大。葡萄糖耐量试验显示低禁食曲线，3～4h 后又发生低血糖。空腹检查血清胰岛素增高有助于诊断，小儿血清胰岛素正常值约为8～10 uu/ml。空腹激发试验十分有助于诊断，即持续禁食达 72 小时，密切观察低血糖症的出现。低血糖症状出现时即刻抽血测血糖和胰岛素。发作时证实有低血糖，给予静脉注射葡萄糖可立即终止发作。如果临床表现符合，但空腹激发试验不出现低血糖症，则可进一步作其他激发试验，如静脉注射甲苯磺丁脲试验、钙剂刺激试验、L-亮氨酸试验和胰高血糖素试验等。动脉造影和经皮经肝门造影，并可在门脉分段取血测定胰岛素，对诊断有帮助，但有损伤等副作用，且都不能确定肿瘤所在正确位置，不宜作为常规检查手段，但对于再手术者则多是必要。Rothmund（1990 年）收集了 396 例资料对各种术前定位诊断胰岛细胞瘤的检查方法作了一个评估，得出 CT 定位诊断阳性率低，仅 33.3%，B 超 39.2%，动脉造影 61.6%，其他如钡餐、放射性核素扫描、磁共振等占 57.6%，而经皮经肝门造影术较高，可达 88.7%。

对小儿胰腺癌早期诊断困难，出现时大多已有转移，为判断了解肿瘤扩散程度，可作肠系膜门静脉造影术，以了解门脉系统与肿瘤的关系。

胃泌素瘤诊断依据主要是病史和临床表现，即顽固难治消化性溃疡病、胃酸分泌亢进（未作过手术者空腹基础胃酸（BAO）>15mmol/h，作过降酸手术者>5mmol/h）、空腹血清胃泌素升高（>92pmol/L）、促胰泌素激发试验阳性（升高绝对值>200pg/ml）。腹部超声检查对胃泌素瘤及其可能出现肝转移的检出率达14%～48%。CT应用静脉大剂量对比剂增强技术，对胃泌素瘤术前定位率达40%～49%。CT术前检查有无肝转移敏感性为72%，特异性为93%。血管造影对肝外或肝内转移胃泌素瘤定位取得良效。经皮经肝穿刺门静脉取血测定胃泌素进行定位诊断成功率73%～90%。但是，该法有两个缺点使其术前常规应用受到限，即技术要求高和标准值，另一则是特异性低和假阳性。生长抑素受体闪烁扫描利用^{111}In-DTPA标记的奥曲肽（Octreotide）特异性与生长抑素受体结合，来检测肿瘤的原发病灶，其阳性检测率可达80%～100%。

30%胃泌素瘤患儿兼有MEN-1型综合征。这些患儿中，甲状旁腺增生最常见，约88%，垂体促乳泌素瘤占16%～65%，肾上腺皮质受累者发生率达9%～19%。

三、治疗

小儿胰腺肿瘤治疗以手术为主，对恶性者尚可加用放疗与化疗。现对良、恶性胰腺肿瘤和胃泌素瘤治疗分述如下：

（一）良性胰岛细胞瘤　首次手术以肿瘤摘除法为主。胰腺尾部良性胰岛细胞瘤手术方法以胰远端体尾部切除术为主，但也可作肿瘤摘除术。术中连续监测血糖，可帮助了解胰岛素瘤是否切净，对警惕、发现和完全切除多发性胰岛细胞瘤也有帮助。术中超声探查辅助肿瘤定位可靠性达90%～100%。术中辅助寻找肿瘤方法还有：取活体组织作冰冻切片检查、快速血清胰岛素放免法测定以及针吸活检、细胞学检查等。术后死亡率则较低，约2%左右。外科手术治疗成功标准是低血糖症消失、病理检查证明切除胰内分泌肿瘤、糖耐量试验正常或血清胰岛素正常，对治疗中还着重补充说明以下两个问题：

1. 内分泌型胰腺肿瘤的定位　内分泌型胰腺肿瘤的定位对手术完整切除肿瘤极为重要，但有时非常困难甚至不可能做到，因为很多情况下这些肿瘤小于1cm，而且可能为多发性。术中进行肿瘤定位常常非常困难，甚至有时手术一无所获。外科医师希望手术前能确定其位置，但术前定位的方法正如前述有一定局限性，特别是对实验室检查确诊为高胰岛素血症而未能确定肿瘤位置者即隐匿性胰岛素瘤，近期很多文献介绍评价术中触诊与术中超声检查在定位上有着十分重要的地位。具体步骤包括：①系统探查有无转移；②游离胰腺后仔细触诊；③术中超声检查；④根据肿瘤位置及其与胰管、血管的关系决定手术方式。术中超声的典型征象为低回声块影，其外被高回声实质包绕。术中超声还能显示肿瘤与主胰管及血管的毗邻关系，供选择术式时参考。

2. 术中胰腺肿瘤的细胞学检查　传统的术中楔形活检和Silverman粗针穿刺活检是一种危险的检查方法，由于不能获取代表性组织和术中冰冻切片造成的问题，其结果常不能令人满意。现已证明细胞学检查对于鉴别胰腺癌肿是一种可靠的方法，其价值优于冰冻切片。Bodner推荐采用逆行胰管插管收集胰液和术中细针穿刺两种途径获取标本。前者取离心后的胰液沉渣，后者取细针抽吸的材料作涂片检查，结果总的阳性检出率为91.6%，且无假阳性的结果。

（二）恶性胰腺癌　可分为全胰切除术和区域性胰腺切除术。对于病变在主胰管内连续进展、病变向体部广泛进展和/或体尾部萎缩以及尾部有假性囊肿的病例，可试行全胰切除术，但目前无人主张全胰切除术作为胰头癌的首选手术。区域性胰腺切除术要求行部分或全胰切除同时切除肠系膜上动脉、肝总动脉和门静脉。在此基础上的更大范围的清除术越来越多地被应用于临床，它不仅提高了切除率，同时改善了病人的生活质量。它的特点在于：防止胰腺后方剥离面肿瘤残存，行广泛的腹膜后和腹主动脉旁淋巴结清除；胰头神经丛、肠系膜上动脉周围神经丛和腹腔神经丛完全廓清；合并门静脉等血管切除。根据每一个患儿的疾病性质、特点和受侵害范围，综合考虑疗效和生活质量，制定个体化的治疗方案，有针对性地选择手术方法，非常重要。对于儿科患儿中最常见的胰母细胞瘤，位于胰腺尾部和体部的原发性肿瘤而无转移的，行胰腺部分切除术可完整切除肿瘤。但如病损累及到头部则仅能作胰十二指肠切除术，即 Whipple 手术，主要切除胰、十二指肠及胰、胆、胃的重建。肿瘤存在转移、手术无法完整切除、或局部复发者预后很差。患儿死亡率与病变进展及诊断时癌肿转移范围等有关，仅小于 10%患儿可经外科根治手术治愈。1990 年报道的 1 例年仅出生后 3 周的新生儿患有胰母细胞瘤而行胰十二指肠切除术，目前已无瘤生存 4 年以上。另一例新生儿病例施行了非常保守的治疗方案，也取得了相同的疗效。放疗、化疗对大多数患儿有一定作用。放射治疗对不能切除的肿瘤在一定周期内能减轻症状、延长成活期。放疗形式多样，如外光束照射、裂隙照射与术中放疗等。但据文献统计放疗对胰腺癌患儿平均或长期生存时间并无重大影响。临床上观察化疗作用差，有作用的抗癌药物有氟尿嘧啶、丝裂霉素 C（Mitomycin C）、链佐星（Streptozocin）和阿霉素（Doxorubicin）等，其有效率仅约10%～20%。多种化疗药物配合治疗可改善患儿成活率，但也仅有 10%～48%，由此可知总的治疗结果仍不满意。

对不能切除的胰腺癌患儿可尝试以下外科措施：

（1）胆道旁路手术

主要目的为解除胆管梗阻，治疗和预防胆管感染，保护肝功能。方法可有胆囊和胆总管引流，Roux－en－Y 和襻式吻合及非手术胆道减压，即经皮经肝穿刺胆道引流。65%～75%的胰腺癌患儿可出现黄疸，56%～85%的患儿经胆道旁路手术后，症状显著改善，瘙痒消失，肝功能好转，食欲恢复。

（2）常规与选择性采用胃空肠吻合

胰腺癌同时表现有十二指肠梗阻＜5%，但十二指肠最终多被侵犯；为此，许多学者主张这类患儿均应常规加做胃空肠吻合。

（3）疼痛的控制

胰腺的神经支配主要源于腹腔神经丛，该丛主要由内脏大神经、内脏小神经、腰交感干的上半神经结、两侧迷走神经和膈神经的分支参与组成。胰腺的痛觉神经位于交感神经内，主要经过胰头丛的胰支到达腹腔神经节，再由内脏大神经、内脏小神经上行传导至丘脑腹后外侧核。因此，阻滞或切断上述部位的任何一个环节，均可起到缓解疼痛的效果。50%～90%患儿有疼痛，位于体尾部肿瘤者更为严重，其治疗方法有：①胆道旁路手术：缓解率可达 20%～60%，尤其对右上腹部疼痛有较好的疗效，但对于内脏神经及后腹膜有侵犯者无效；②内脏神经切断术：可经胸腔镜或经腹施行手术。缓解期短，疗效有限；③神经节封闭术：Bridenbaugh 报道 50%乙醇 50ml，于经皮穿刺后封闭腹腔神经节，25 例中 24 例患儿治疗后获得缓解。此后 Crile 等应用 50%乙醇或 6%石碳酸作术中封闭也取得较满意的止痛效果；④胰管减压术：Cattell 应用胰空肠吻合治疗 26 例胰管阻塞病例，其疼痛大多获得缓解，但大多数外科医师顾虑胰瘘的并发症，反对行此手术。

（三）胃泌素瘤

1. 内科治疗　主要针对胃酸分泌亢进、消化性溃疡病和腹泻等。1977 年 H_2受体阻滞剂问世后，胃酸分泌亢进和暴发性消化性溃疡病可用药物控制，有助于围手术期处理，增加探查手术安全性。常用药物有西米替丁、雷尼替丁、法莫替丁和阿米普拉唑等。对其疗效评定有客观标准，患者主观症状不可靠。胃酸降低要求空腹 10mmol/h 以下。如果作过降酸手术则要求 5mmol/h 以下，且需定期（6～12 月）胃镜复查溃疡已愈，才能评定优良。

2. 外科治疗　胃泌素瘤如同其他大多数内分泌肿瘤，合理治疗是手术切除肿瘤。术前除用胃镜、胃肠 X 线钡餐检查、CT、B 超及选择性动脉造影外，还经皮经肝门静脉抽血，测定胃泌素含量及与周围血中含量的差别。1988 年选择性动脉造影时注射促胰激素，并测定不同部位静脉血胃泌素含量，藉以确定原发性胃泌素瘤部位。一般不主张行全胰切除、全胃切除。常用的术式包括肿瘤局部切除、胰体尾切除和胰周淋巴结清扫。外科治疗应达到切除所有肿瘤，空腹血清胃泌素浓度正常，促胰泌素激发试验阴性，影像学检查阴性，不用抗胃酸分泌药物和长期随访无肿瘤复发。以往报道胃泌素瘤外科治疗率仅 2%～5%，术中找到胃泌素瘤的成功率 40%～90%不等。近年来，由于重视手术适应证，术前肿瘤定位技术改善和对不同类型胃泌素瘤的临床病理认识水平提高等，外科治疗率提高到 30%。

3. 兼有 MEN-1 型综合征的患儿和已有肝转移的患者的治疗　则非目前外科手术可治愈。胰外或肠道外胃泌素瘤，即使已有局部淋巴结转移，只要得到完全切除，远期疗效优良，并不一定出现肝转移或体内广泛转移。胃泌素瘤患儿不兼有 MEN-1 型综合征、无肝转移者均可手术。根据近年经验，90%胃泌素瘤可在“胃泌素瘤三角区”内找到。其界限是：上角在胆囊管和胆总管交接处，下角在十二指肠第二、三段与之相平行线交接处，内角在胰颈体连接处。术中可以触摸到的肿块和淋巴结，都应摘除并送冰冻切片检查。术中可用超声仪器帮助探查，它有助于胰内小肿瘤的发现和定位，据报道敏感性达 83%，但是假阳性率也高达 31%。因此，触诊和细心探查仍是最基本的方法。此外，大小网膜、脾门、腹腔神经丛周围、肠系膜根部、十二指肠各部位直至曲氏韧带和空肠近端等，都要细心地探查。胃泌素瘤要求得到完整彻底切除。全胃切除术适应于药物治疗无效，又由于有肝转移或兼有 MEN-1 型综合征，因而不能作肿瘤切除治疗者。Wilson（1991 年）对 5 例胃泌素瘤儿童行全胃切除后随访 25 年结果表明：①与成人相比，儿童期胃泌素瘤表现为低度侵袭力；②在高胃酸分泌得到控制情况下，即使肿瘤发生转移，“根治性”肿瘤切除也有价值；③儿童全胃切除危险性低、生长活动不受影响；④当持续出现高胃泌素血症时，儿童和青年行全胃切除优于长期应用胃酸抑制剂。

术后处理：

由于手术原因或内分泌状态改变所出现的并发症可在手术后很快出现。根据不同肿瘤的类型，一些指标可出现确实的反弹。如分泌胰高血糖素的肿瘤手术后出现高血糖症的反弹，表明体内可能有肿瘤残存，必须再次手术。术中可用超声仔细探查以确定残留的肿瘤组织，如果仍无法确定，则外科医师可在原发部位作扩大范围的手术切除。如术后仍有高分泌状态出现，则可用化疗（5-FU，Decarbazine，阿霉素等）和抑制分泌药物（生长抑素，链唑霉素，chlorozotocin）。

（王　俊）

参考文献

1. Paul R，V Johnson，Lewis Spitz. Cysts and Tumors of the Pancreas. Seminars in Pediatric Surgery，2000，9（4）：209-15

2. Fernback DJ，Vietti TJ. Pediatric clinical oncology 4th tumors of the pancreas. St Louis：Mosby，1991，p619

3. Montero M，Vazquez JL，Rihuete MA，et al. Serous cystadenoma of the pancreas in a child. J Pediatr

Surg，2003，38（9）：E6-7

4. Grosfeld JL，Vane DW，Rescorla FJ，et al. Pancreatic tumors in childhood：analysis 13 cases. J Pediatr Surg，1990，25（10）：1057-62
5. Dhebri AR，Connor S，Campbell F，et al. Diagnosis，treatment and outcome of pancreatoblastoma. Pancreatology，2004，4（5）：441-51
6. Rich RH，Weber JL，Shandling B. Adenocarcinoma of the pancreas in a neonate managed by pancreatoduodenectomy. J Pediatr Surg，1986；21：806-8
7. Jenkins JM，Biemann Othersen H. Cystadenoma of the pancreas in a newborn. J Pediatr Surg，1992，27：1569
8. Jaksic T，Yaman M，Thornrr P，et al. A 20-years review of pediatric pancreatic tumors. J Pediatr Surg，1992，27（10）：1315-7
9. Pitman MB，Faquin WC. The fine-needle aspiration biopsy cytology of pancreatoblastoma. Diagn Cytopathol，2004 Dec；31（6）：402-6
10. Schirmer WJ，Rossi RL，Braasch JW，et al. Common difficulties and complications in pancreatic surgery. Surg Clin North Am，1991，71（6）：1391-417
11. Marshall Z Schwartz. Unusual peptide-secreting tumors in adolescents and children. Swminars in Pediatric Surgery，1997，6（3）：141-6

第 28 章 恶性生殖细胞肿瘤

第一节 睾丸肿瘤

小儿睾丸肿瘤（tumor of testis）根据肿瘤发生的来源分原发性及继发性两类，睾丸原发性肿瘤来源于睾丸组织成分。继发性肿瘤多见于白血病或恶性淋巴瘤转移，罕见发生于肾母细胞瘤或神经母细胞瘤扩散转移。

一、病因

小儿睾丸原发性肿瘤来源于睾丸组织的生殖细胞、内分泌细胞和支持细胞 3 种组织成分。

（一）睾丸生殖细胞肿瘤

生殖细胞肿瘤来源于潜在多功能的原始生殖细胞。在人体胚胎发育过程中，某些多能细胞逃逸组织导体和胚胎诱导体的控制，从整体上分离或脱落下来，使细胞基因发生突变，分化异常，则可发生生殖细胞瘤。生殖细胞肿瘤的形成与分化见图 28－1。

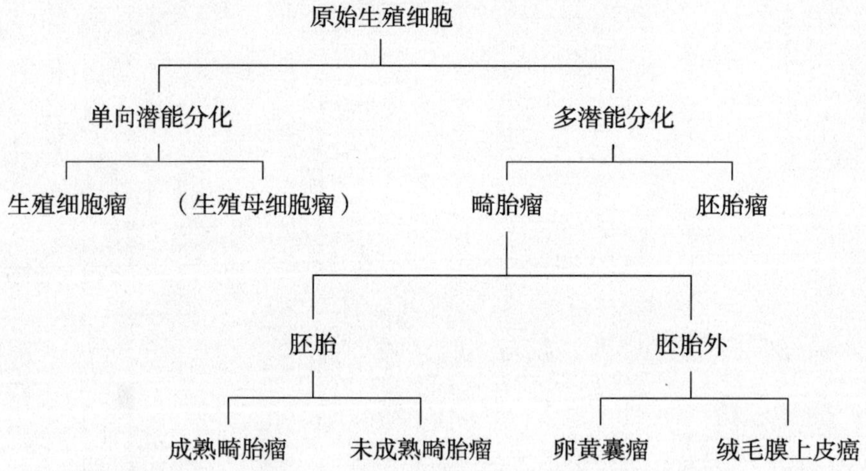

图 28－1 生殖细胞肿瘤分化途径

睾丸肿瘤中 60%～75%为生殖细胞瘤，其中卵黄囊瘤（yolk sac tumor）最多见，约占生殖细胞肿瘤的 85%～90%，其次为畸胎瘤（teratoma）。精原细胞瘤（seminoma）儿童期罕见，但与隐睾有关系，据统计隐睾恶变率比正常睾丸高 20～40 倍。儿童生殖细胞瘤有两个发病高峰，第一发病高峰在婴儿和幼儿期，主要病理类型有畸胎瘤（新生儿期和婴儿期）和卵黄囊瘤（婴儿期和幼儿期）。第二发病高峰在 10 岁后，主要病理组织类型有胚组织瘤和胚胎癌、卵黄囊瘤。

（二）睾丸内分泌细胞肿瘤

很少见，睾丸内分泌肿瘤分泌的激素包括有雄激素、雌激素、孕激素和皮质类固醇。因所分泌的激素不同，患儿有不同的临床表现。有表现为男性性早熟、骨龄提前、乳房发育等。肿瘤的命名一般不根据内分泌性临床表现，而根据组织形态。来源于内分泌的睾丸肿瘤有支持细胞-间质细胞瘤（Sertoki-Leydig's cell tumor）和间质细胞瘤（Leydig 细胞瘤）。支持细胞-间质细胞瘤可发生于任何年龄，其发生可能是幼稚睾丸基质所致，有时出现男性乳房肥大。间质细胞瘤可引起男性患儿的性早熟。

（三）睾丸支持细胞肿瘤

横纹肌肉瘤（rhabdomyosarcoma）来源于精索、附睾、睾丸包膜及睾丸。还有 Sertoli 细胞瘤。

小儿睾丸继发性肿瘤主要是继发于急性白血病、恶性淋巴瘤、肾母细胞瘤、神经母细胞瘤，还可发生于网状内皮系统肿瘤和其它转移癌。

二、病理

（一）卵黄囊瘤（yolk sac tumor）

又称为内胚窦瘤（endodermal sinus tumor），还有称睾丸母细胞瘤，绝大多数患儿发病年龄小于 3 岁。组织学特点有：

1. 上皮成分形成腺管-腺泡结构、小囊、乳头和实性细胞巢（多由透明细胞构成）。

2. 上皮-血管结构，血管扩张，其外为一厚层无透明变性的纤维组织，再外为比较整齐放射状排列的上皮细胞。

3. 间质呈纤维粘液样或腺泡状。

4. 肾小球样结构，上皮细胞大致构成腺泡。上皮细胞来自一侧突入腺泡腔、形成不规则的细胞巢。巢中有小血管。

5. PAS 阳性的嗜酸性透明小球，可见于瘤细胞内外。

6. 有许多类似卵黄囊空泡的小囊，因而此肿瘤也称为卵黄囊瘤。

卵黄囊瘤具有分泌甲胎蛋白（AFP）的生物学特性，90%以上卵黄囊瘤的患儿血清 AFP 明显升高，因而 AFP 是该肿瘤的瘤标，用于评价疗效及术后监测肿瘤残留和复发的依据。

（二）畸胎瘤（teratoma）

是新生儿期的肿瘤，睾丸畸胎瘤一般多在 5 岁前发现。睾丸畸胎瘤多由分化良好的成熟成分的内、中、外三种胚层组织构成，多呈良性过程。仅 15%为恶性，相对而言其预后良好。未成熟畸胎瘤亦含有内、中、外三胚层组织，但存在未成熟原始神经上皮。根据肿瘤中未成熟组织成分的数量分为 0～3 级。分级越高，越有可能含有卵黄囊成分。

（三）精原细胞瘤（seminoma）

分为三型，除常见的典型精原细胞瘤，还有精母细胞型和异型性。

恶性生殖细胞肿瘤的转移　常转移到后腹膜、胸腔和颈淋巴结、肺和骨与骨髓。睾丸卵黄囊瘤主要转移至腹膜后淋巴结和腹股沟淋巴结，或经血行转移至双肺。

（四）支持细胞-间质细胞瘤（Sertoki-Leydig's cell tumor）

分为三型，即弥漫间质型、混合型和小管型。

（五）间质细胞瘤（Leydig 细胞瘤）

多为良性，恶性缺少组织形态学标准。

（六）睾丸横纹肌肉瘤（rhabdomyosarcoma）

横纹肌肉瘤可分为胚胎型横纹肌肉瘤和胎儿型横纹肌肉瘤。被认为是睾丸附件的肿瘤，生长迅速、早期转移，约半数确诊时已有淋巴结和肺转移，预后不良。

临床病理分期　以临床上最常见的卵黄囊瘤为例，临床上按有无转移及转移部位分为三期：

Ⅰ期：肿瘤局限于睾丸内，胸部及腹膜后影像学检查阴性，术后甲胎蛋白（AFP）恢复正常。

Ⅱ期：又分为ⅡA期和ⅡB期。ⅡA期与Ⅰ期相似，病理学确诊腹膜后淋巴结转移。ⅡB期影像学证实有腹膜后淋巴结转移且AFP持续升高。

Ⅲ期：有腹膜后以外的远处转移。

临床上约80%患儿获确诊时属Ⅰ期。小于1岁者，肿瘤恶性度低，生长缓慢，预后明显优于2岁以上患儿。

三、临床表现

睾丸肿瘤临床上表现为阴囊内无痛性睾丸肿大，小儿的睾丸恶性肿瘤因多发生于5岁前，患儿年龄小，不会表达不适。多由家长在给患儿洗澡、更换衣服和尿布时无意中发现阴囊肿大。但早期几无症状，家长多忽视，当肿瘤逐渐增大后才引起家长的关注。睾丸成熟畸胎瘤可发生睾丸扭转、坏死。表现为阴囊内剧烈的疼痛和阴囊皮肤变红、阴囊肿胀、触之疼痛。间质细胞瘤有性早熟现象，出现阴茎增粗、增长、常勃起，出现阴毛，声音变粗、嘶哑。恶性肿瘤晚期可侵犯被膜，向阴囊皮肤浸润，使阴囊皮肤变红，皮肤血管充盈怒张，再发展可使皮肤感染坏死。可转移至腹股沟淋巴结，淋巴结肿大。有时可发生原发肿瘤较小，但已有转移，甚至转移瘤较大。体查睾丸肿瘤多为实质性，沉重而透光试验阴性，手托起阴囊时有沉甸甸的感觉。畸胎瘤触之软硬程度不均，阴囊内活动度好。睾丸肿瘤时阴囊内虽为实性肿块，偶尔合并有积液，体检时常不注意阴囊内的肿块，而误认为透光试验阳性。睾丸肿瘤不宜行诊断性穿刺，以免促使肿瘤的淋巴及血行转移。

四、诊断

睾丸肿瘤需与睾丸鞘膜积液、睾丸炎、附睾结核等鉴别。B超、CT检查对小儿睾丸肿瘤的诊断很有价值，可排除上述疾病并确定肿瘤良恶性，发现腹膜后淋巴结转移灶。胸部X线检查能发现肺转移病灶，血清AFP测定对卵黄囊瘤有确诊价值。绒毛膜上皮癌、胚组织瘤、胚胎癌及少数未成熟的畸胎瘤可分泌绒毛膜促性腺激素（HCG），故β-HCG也可作为这些恶性肿瘤的瘤标。各类型生殖细胞瘤对肿瘤标记物的反应见表28-1。

表28-1　各类型生殖细胞瘤对肿瘤标记物的反应

生殖细胞瘤	肿瘤标记	
	AFP	β-HCG
卵黄囊瘤	+++	−
未成熟畸胎瘤	+	−
精原细胞瘤	−	+
胚胎癌	+	+
绒毛膜上皮癌	−	+

五、治疗

（一）手术方式

经腹股沟睾丸切除加高位精索结扎术为小儿睾丸肿瘤的主要治疗方式。过去认为对Ⅱ期、Ⅲ 期睾丸生殖细胞肿瘤患儿需行腹膜后淋巴结清扫，而对Ⅰ期患儿行清扫术则有争论。近年来随着化疗药物和综合治疗的发展，目前多数作者认为不但Ⅰ期患儿无需作腹膜后淋巴结清扫术，Ⅱ期、Ⅲ 期睾丸生殖肿瘤也不需行腹膜后淋巴结清扫术，其主要依据为：①睾丸卵黄囊瘤主要经血行转移，淋巴结清扫阳性率低，清扫对预后并无改善；②术后化疗的进展与完善，使其日益规范有效；③术后瘤标的动态监测以及 B 超、CT 扫描对腹膜后淋巴结的定期检查，可为二次补行腹膜后淋巴结清扫提供及时而明确的依据；④根治性腹膜后淋巴结清扫除创伤大外，尚可造成阳痿、逆行射精等射精功能障碍并发症，影响生活质量。因此，对睾丸生殖细胞肿瘤的患儿，仅行高位精索睾丸切除术，术后每月复查 AFP、腹部 B 超、胸部 X 线检查，如术后 4 周 AFP 仍高于正常，应考虑有残留肿瘤和存在转移灶，如 CT 证实腹膜后淋巴结肿大，再行腹膜后淋巴结清扫以提高生存率。新近的研究还发现，腹膜后淋巴结清扫副作用大，特别是远期的生活质量受到严重的影响，而化疗和综合治疗使大部分患儿也可获得治愈，特别是含铂类药物的发展，已降低了腹膜后淋巴结清扫所起的作用。目前综合治疗睾丸生殖细胞肿瘤的生存率已超过 90%，Ⅲ期睾丸生殖细胞肿瘤大部分患儿也可获得治愈。故新近提出的观点是包括Ⅲ期在内的睾丸肿瘤行经腹股沟睾丸切除加高位精索结扎术，术后联合铂类为主的化疗。

经腹股沟睾丸切除加高位精索结扎术为小儿睾丸肿瘤的主要治疗方式，手术操作的要点为先行腹股沟切口并显露精索，先于内环口处行高位精索血管阻断，再行睾丸精索切除，有时尚需切除与肿瘤紧密附着的部分阴囊皮肤。手术切口于腹股沟区作斜切口，长约 5～6cm。切开皮肤、皮下组织及腹外斜肌腱膜。分离睾提肌，找到精索组织，尽量向内环口处游离精索，然后高位切断、结扎。将阴囊内睾丸肿瘤顶出切口，逐渐分离、切除。首先阻断精索血流的目的是预防术中肿瘤受挤压时引致血行性播散。

对确实需行腹膜后淋巴结清扫者，清扫范围应包括患侧肾周筋膜内全部脂肪组织，以及从肾蒂上 2cm 水平以下的腹主动脉、下腔静脉前侧壁外 1cm，至同侧髂总动脉上 1/3，对侧髂血管分叉处的淋巴结及脂肪，并切除腹膜后残留的精索。

对良性畸胎瘤应行留睾丸的肿瘤剔出术。在睾丸组织较少的部位切开，将肿瘤挤出。也可用小针头注射少量生理盐水于睾丸内，使正常的睾丸组织与肿瘤分离，便于把肿瘤剔出。

（二）化学治疗

占小儿睾丸肿瘤绝大多数的卵黄囊瘤及恶性畸胎瘤均为恶性生殖细胞肿瘤，化疗对其有良好疗效，术后均应给予化疗 4～6 疗程。Ⅰ期患儿采用 VAC 方案（长春新碱每日 1.5mg/m^2，第 1、5 天；更生霉素每日 15μg/kg，第 1～5 天；环磷酰胺每日 5～7mg/kg，第 1～5 天）。Ⅱ期、Ⅲ 期患儿可采用 PVB 方案（长春新碱每日 1.5mg/m^2，第 1 天；博来霉素每日 20 mg/m^2，第 2、9、16 天；顺铂每日 20 mg/m^2，第 1～5 天）或 PEB 方案（博来霉素每日 20 mg/m^2，第 2、9、16 天；足叶乙甙每日 100 mg/m^2，第 1～5 天；顺铂每日 20 mg/m^2，第 1～5 天），每 3 周重复。PEB 方案是目前儿童和成人恶性生殖细胞瘤的标准化疗方案。但 PEB 方案的毒性包括肾脏损伤、听力下降占 10%（高频听力下降）和肺毒性，博来霉素能使肺发生纤维化。降低 PEB 方案毒性的措施有博来霉素每疗程仅用一次、用卡铂取代顺铂、行 4 个疗程取代 6 个疗程。

目前对包括睾丸肿瘤在内的生殖细胞肿瘤的治疗策略，是根据不同病理类型、不同年龄和肿瘤标记物高低划分危险因素，采用不同的治疗强度。而因为早期患儿治愈率高，应减低治疗剂量强度，所以早期和低危患儿的治疗是保证疗效的基础上减少治疗强度以降低毒性，达到减少副作用。高危患儿的治疗则应增加治疗强度，改善生存率。

未成熟畸胎瘤主要治疗方法为手术切除。化疗未能证实获益，婴幼儿的未成熟畸胎瘤有良性的临床行为，手术完整切除后是否需行辅助化疗仍有争论。研究结果显示婴幼儿的未成熟畸胎瘤，手术完整切除可获得80%～100%的生存率，故目前的最新观点是手术完整切除肿瘤后，定期复查，不需行术后化疗。一旦复发后可通过再手术和化疗后可获得很好的生存。但成人的未成熟畸胎瘤有恶性临床行为需行手术切除加化疗。但肿瘤不能完整切除、组织学分级高和骶尾部未成熟畸胎瘤有较高的复发危险，可考虑化疗。

（三）放射治疗

精原细胞瘤对放射治疗高度敏感，术后可行同侧髂淋巴结和腹膜后淋巴结预防性照射，此为成人常规治疗措施。但儿童对化疗耐受性相对比成人强，而儿童未发育成熟的组织因放疗而引起的放射性损伤却比成人严重，这是儿童肿瘤患者常多采用术后化疗而较少加用放疗的重要原因。

第二节　卵巢肿瘤

小儿卵巢肿瘤（ovarian tumor）好发于学龄期儿童，5岁以前少见，但随着影像学的发展，婴幼儿甚至新生儿期的病例会逐渐增多。

一、病因

小儿卵巢肿瘤90%以上为单侧，肿瘤分类繁多，主要包含上皮性肿瘤、生殖细胞肿瘤及性腺间质肿瘤。良性肿瘤以囊性畸胎瘤等成熟畸胎瘤最常见，其次为上皮性肿瘤的浆液性囊腺瘤和粘液性囊腺瘤。与成人卵巢肿瘤以上皮性肿瘤为主（67%～90%）不同，儿童卵巢肿瘤的60%～90%为生殖细胞瘤，其中又以畸胎瘤为最常见。儿童卵巢肿瘤约20%～30%为恶性，来源于生殖细胞的恶性肿瘤常见的为未成熟畸胎瘤、无性细胞瘤、卵黄囊瘤、恶性混合性生殖细胞瘤及胚胎癌等。支持-间质细胞瘤被视为低度恶性或潜在恶性，可于手术后数年甚至几十年后出现复发和转移，应长期随诊。

关于卵巢生殖细胞肿瘤来源、形成和分化见本章第一节睾丸肿瘤。

卵巢的恶性生殖细胞瘤与睾丸的相似，在睾丸为精原细胞瘤，发生在卵巢为无性细胞瘤。其余与睾丸相同。

卵巢的生殖细胞瘤与睾丸相同，亦有两个发病高峰，发病时间、主要病理组织类型亦相似。

二、病理

（一）卵黄囊瘤（yolk sac tumor）

又称为内胚窦瘤（endodermal sinus tumor），绝大多数患儿发病年龄小于3岁。组织学特点有：

1. 上皮成分形成腺管-腺泡结构、小囊、乳头和实性细胞巢（多由透明细胞构成）。

2. 上皮-血管结构，血管扩张，其外为一厚层无透明变性的纤维组织，再外为比较整齐放射状排列的上皮细胞。

3. 间质呈纤维粘液样或腺泡状。

4. 肾小球样结构，上皮细胞大致构成腺泡。上皮细胞来自一侧突入腺泡腔、形成不规则的细胞巢，巢中有小血管。

5. PAS 阳性的嗜酸性透明小球，可见于瘤细胞内外。

6. 有许多类似卵黄囊空泡的小囊，因而此肿瘤也称为卵黄囊瘤。

卵黄囊瘤具有分泌甲胎蛋白（AFP）的生物学特性，90%以上卵黄囊瘤的患儿血清 AFP 明显升高，因而 AFP 是该肿瘤的瘤标，用于评价疗效及术后监测肿瘤残留和复发的依据。

（二）畸胎瘤（teratoma）

是新生儿期的肿瘤，睾丸畸胎瘤一般多在 5 岁前发现。卵巢畸胎瘤多由分化良好的成熟成分的内、中、外三种胚层组织构成，多呈良性过程。仅 15%为恶性，相对而言其预后良好。未成熟畸胎瘤亦含有内、中、外三胚层组织，但存在未成熟原始神经上皮。根据肿瘤中未成熟组织成分的数量分为 0～3 级。分级越高，越有可能含有卵黄囊成分。

（三）无性细胞瘤

如睾丸的精原细胞瘤。

恶性生殖细胞肿瘤的转移　常转移到后腹膜、胸腔和颈淋巴结、肺和骨与骨髓。卵黄囊瘤主要转移至腹膜后淋巴结和腹股沟淋巴结，或经血行转移至双肺。

（四）支持细胞-间质细胞瘤（Sertoki-Leydig's cell tumor）

分为三型，即弥漫间质型、混合型和小管型。

（五）间质细胞瘤（Leydig 细胞瘤）

多为良性，恶性缺少组织形态学标准。

（六）横纹肌肉瘤（rhabdomyosarcoma）

横纹肌肉瘤可分为胚胎型横纹肌肉瘤和胎儿型横纹肌肉瘤。生长迅速、易早期转移，约半数确诊时已有淋巴结和肺转移，预后不良。

临床病理分期　以临床上最常见的卵黄囊瘤为例，临床上按有无转移及转移部位分为四期：

Ⅰ期：肿瘤无局部区域扩散，完整切除，无转移。胸部及腹膜后影像学检查阴性，术后甲胎蛋白（AFP）恢复正常。

Ⅱ期：肿瘤有局部区域扩散，有或无淋巴结侵犯。完整切除，无转移。

Ⅲ期：肿瘤有局部区域扩散，不能完整切除，伴镜下或肉眼残留。无转移。

Ⅳ期：肿瘤远处转移。

临床上约 80%的患儿获确诊时属Ⅰ期。小于 1 岁者，肿瘤恶性度低，生长缓慢，预后明显优于 2 岁以上患儿。

三、临床表现

小儿卵巢肿瘤的临床表现以腹痛、腹胀及腹部肿块为常见症状及体征，腹痛常较轻，至出现腹胀就诊时，肿瘤已较巨大，瘤径常超过 10cm，因甚少粘连，活动度常较大。儿童卵巢肿瘤的常见并发症是蒂扭转，常诱发剧烈腹痛，扭转严重且持续时间长时，可使肿瘤缺血坏死而出现急性腹膜炎表现，可误诊为急性阑尾炎。间质肿瘤可分泌性激素而出现性早熟、阴蒂肥大或阴道出血等性征异常表现，这常见于卵巢颗粒细胞瘤。

四、诊断

B超、CT扫描及瘤标测定为常用辅助诊断措施，对肿块有定位和定性诊断价值。瘤标监测中，AFP单项异常增高有助于卵黄囊瘤的诊断，β-HCG单项的升高提示为绒毛膜上皮癌，两者均增高见于胚胎癌及混合型生殖细胞瘤。各类型生殖细胞瘤对肿瘤标记物的反应见第一节表28-1。

五、治疗

卵巢肿瘤直径大于5cm时一经诊断，应及早手术治疗，以预防肿瘤蒂扭转的发生及恶性肿瘤的转移。根据术中肿瘤冰冻切片的病理结果及临床分期选择不同的术式。恶性肿瘤术后再辅以化疗。

治疗的原则是Ⅰ期卵巢恶性肿瘤，行单侧输卵管卵巢切除术，保留子宫和对侧卵巢。密切观察随访。Ⅱ期～Ⅳ期卵巢恶性肿瘤，手术联合PEB方案化疗（博来霉素每日20 mg/m^2，第2、9、16天；足叶乙甙每日100 mg/m^2，第1～5天；顺铂每日20 mg/m^2，第1～5天），每3周重复。晚期患者，术前化疗可避免广泛手术切除术。盆腔放疗影响生育，尽可能避免。综合治疗，治愈率超过80％。

1. 良性卵巢肿瘤　可采用肿瘤剔除或患侧卵巢输卵管切除，良性肿瘤剔除术有尽可能多地保留卵巢组织以减少对患儿生育能力影响的优点。方法是于卵巢门以上3cm处环绕一周切开卵巢皮质，沿肿瘤包膜外剥除肿瘤，预先小针头注入水于卵巢皮质与肿瘤囊壁之间，有助于肿瘤的剔除。对巨大的囊性畸胎瘤，可先放出瘤内液体，以利于卵巢组织的辨认、保留及肿瘤的剜出。但对浆液性或粘液性囊腺瘤，一般禁忌穿刺，以免组织细胞及囊液溢出引发浆液性或粘液性腹膜瘤以及肠粘连。

2. 恶性卵巢肿瘤　现强调尽量采用保留患儿生育能力的术式，其适应证不受肿瘤期别的限制。因此，原则上仅行患侧卵巢和附件切除，除非子宫已受累，一般不切除子宫及对侧卵巢，腹膜后淋巴结清扫亦无必要。

（1）恶性生殖细胞肿瘤　主要有未成熟畸胎瘤、卵黄囊瘤和无性细胞瘤等，此类肿瘤恶性度高，但对化疗敏感，未成熟畸胎瘤尚有向良性逆转的倾向。切除单侧附件为常规术式。一期患者切除患侧的附件及大网膜，Ⅱ期、Ⅲ期、Ⅳ期患者如子宫及对侧卵巢正常，应予保留。所有患者，术后均应给予化疗4～6个疗程，常用VAC（长春新碱、更生霉素、环磷酰胺）或PEB方案。

（2）性索间质肿瘤

多数性索间质肿瘤为良性，包括纤维瘤、泡膜细胞瘤、支持细胞瘤等，治疗原则按良性卵巢肿瘤处理。颗粒细胞瘤、间质细胞瘤、环管状性索间质瘤属低度或潜在恶性，按恶性卵巢肿瘤原则处理，此类肿瘤有晚期复发的特点，术后应长期随诊。

对复发的恶性生殖细胞肿瘤、性索间质肿瘤和交界性瘤，应积极再次手术。

（刘钧澄）

参考文献

1. Marina NM, Cushing B, Giller R, et al. Complete surgical excision is effective treatment for children with immature teratomas with or without malignant elements: A Pediatric Oncology Group/ Children's Cancer

Group Intergroup Study. J Clin Oncol，1999，17（7），2137～2143

2. Schlattre M，Rescorla F，Giller R，et al. Excellent outcome in patients with stage Ⅰ germ cell tumors of the testes：a study of the Children's Cancer Gorup/Pediatric Oncology Group. J Pediatr Surg，2003，38（3）：319～324
3. Rogers PC，Olson TA，Cullen JW，et al. Treatment of children and adolescents with stage Ⅱ testicular and stages Ⅰ and Ⅱ ovarian malignant germ cell tumors：A Pediatric Intergroup Study-Pediatric Oncology 9048 and Children's Cancer Group 8891. J Clin Oncol，2004，22（17）：3563～3569

第 29 章　横纹肌肉瘤

横纹肌肉瘤（rhabdomyosarcoma，RMS）是来源于原始骨骼肌细胞的恶性肿瘤，占儿童癌症的第七～八位，是 0～20 岁儿童及青少年期软组织肉瘤（soft tissue sarcoma）中最常见的类型，约占 50%。横纹肌肉瘤是一种少见肿瘤，发病率为 4.6/百万人口/年；男∶女为 1.3∶1.0；40 岁以上年龄者罕见。横纹肌肉瘤可发生在除骨之外的任何组织，常见部位有头颈、躯干和四肢、腹膜后、盆腔、泌尿生殖系、甚至胆道或心脏等一些无骨骼肌组织的部位。病变发生在膀胱、前列腺、阴道和中耳的，多见于小年龄者（平均年龄 4 岁）；病变在睾旁、四肢区域者，年龄偏大（平均年龄 14 岁）。横纹肌肉瘤恶性度很高，可以转移到肺、淋巴结、骨和骨髓。如果病情有播散，80%的患儿在 5 年内死亡。

一、病因

横纹肌肉瘤的发病机制不明。正常情况下，原始的间质细胞分化成熟为骨骼肌、平滑肌、脂肪、纤维、骨和软骨组织。横纹肌肉瘤是由原始间质细胞来源的横纹肌母细胞在分化成熟为骨骼肌细胞的过程中，发生了染色体的易位、丢失或融合，抑癌基因的改变。细胞遗传学和分子生物学研究发现，染色体异常与横纹肌肉瘤的分型和预后有非常密切的关系：如 2 号染色体上 PAX3 和 1 号染色体上 PAX7 与 13 号染色体的 FKHR 融合，可见于 85%～90%的腺泡状横纹肌肉瘤；胚胎性横纹肌肉瘤常见 11p 15 区域杂合丢失；P53 的突变在小儿横纹肌肉瘤中可达 45%。

一般将儿童青少年软组织肉瘤分为“横纹肌肉瘤（RMS）”、“非横纹肌肉瘤（non-RMS）”两大类；国际儿童肿瘤分型（ICCC）则将其分为五个亚系列：①横纹肌肉瘤：包括各组织亚型，如胚胎型、腺泡型等；②纤维肉瘤：纤维性恶性肿瘤和恶性神经鞘瘤；③卡波济肉瘤；④其它：包括滑膜、血管、脂肪等肉瘤、骨外尤文肉瘤和原始神经外胚层肿瘤；⑤无法分类的软组织肉瘤。

二、病理

横纹肌肉瘤的诊断极具挑战性，仅靠光镜下类似纹状肌的交叉条纹常不足以确定诊断，需要电镜、免疫组化及细胞生物学等方法来确定诊断，帮助分型。正确的诊断、分型对治疗和存活有决定性的意义。

（一）病理亚型

横纹肌肉瘤分型方案有许多种。其中最早提出、最为著名和被广泛接受的是 Horn 和 Erterline 于 1950 年提出，以后被 WHO 所采用的分类方案，即将横纹肌肉瘤分为：胚胎性、葡萄状、腺泡状、多形性四种亚型。但多形性横纹肌肉瘤主要见于成人，儿童罕见。其它的病理分型方案有 SIOP（国际儿科肿瘤协会）、NCI（美国国家癌症研究所）、IRS（美国横纹肌肉瘤协作组）、ICR（横纹肌肉瘤国际分类）等（图 29-1）。北京儿童医院病理科结合新老分类方案及本单位工作实际，一般将横纹肌肉瘤分为：①胚胎性（Embryonal rhabdomyosarcoma）；②葡萄状（Botryoid rhabdomyosarcoma）；③梭形细胞型（Spindle cell rhabdomyosarcoma）；④实性型（Solid Alveolar rhabdomyosarcoma）和⑤腺泡状（Alveolar rhabdomyosarcoma）五型。葡萄状 RMS 是胚胎型 RMS 的一种特殊形式，发生于空腔器官：如鼻腔、膀胱、阴道、胆道等；其转移瘤亦是胚胎型。

1 改良传统分类

(Horn & Enterline/IRS-I, II)

胚胎性

葡萄状

腺泡状

多形性

无法分级肉瘤

小圆细胞肉瘤

骨外 Ewing's 肉瘤

2 SIOP 分类

胚胎性肉瘤

胚胎性 RMS

疏松葡萄状，疏松非葡萄状

致密高分化，致密低分化

腺泡状

成人型（多形性）

其它软组织肿瘤及肉瘤

3 NCI 分类

胚胎性 RMS（预后良好型）

经典型

多形性

平滑肌瘤型

侵袭细胞型

腺泡状 RMS（预后不良型）

经典型

实性

多形性 RMS

其它 RMS

4 国际分类

预后优良

葡萄状 RMS

梭形细胞 RMS

中等预后

胚胎性 RMS

预后不良

腺泡状 RMS

未分化肉瘤

预后无明显意义的亚型

有横纹特点的 RMS

图 29-1 横纹肌肉瘤病理分类

（二）病理亚型与发病年龄

一些大宗临床研究发现，2%横纹肌肉瘤出生时即发病；5%患儿年龄<1 岁；胚胎性、葡萄状、梭形细胞亚型常见于 0～15 岁年龄组，平均年龄 8 岁；腺泡状亚型常见于 15～20 岁年龄组，平均年龄 16 岁。美国某病理研究所（Armed Forces Institute of Pathology）一项 10 年期 558 例横纹肌肉瘤的统计分析表明：一半以上病例发生在生命的第一个十年内，且绝大多数为胚胎性亚型；第二个高峰在 15～20 岁，常见的病理亚型为腺泡状（图29-2）。

（三）病理亚型与预后

以往的研究提示病理亚型与患儿存活率有非常明显的关系，美国癌症研究所统计1985～1994 年横纹肌肉瘤 5 年存活率：胚胎性 RMS 为 68%；腺泡状 RMS 为 50%。

（四）免疫组化

用于标记横纹肌肉瘤的抗体主要有：结蛋白（Desmin）、肌肉特异性肌动蛋白（Muscle specific actin MSA，HHF35），阳性率达 95%～100%；Sarcomeric Actin、Troponin-T 阳性率为 67%～89%；平滑肌动蛋白（Smooth muscle actin SMA）阳性率为 0%～14%，主要

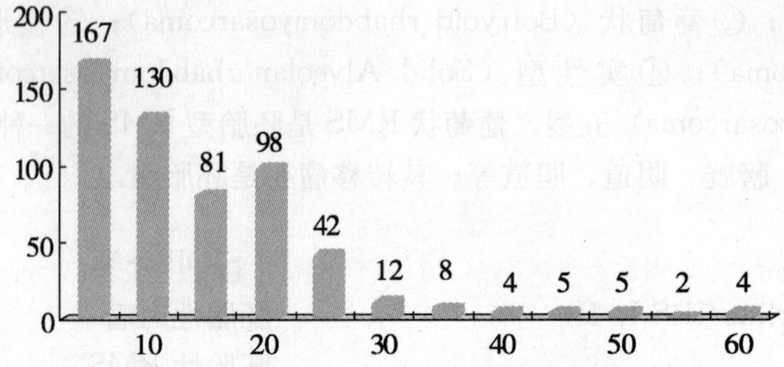

图 29-2 AFIP558 例 RMS 0～60 岁年龄分布

用于鉴别诊断。

三、临床表现

由横纹肌肉瘤发生的部位不同而不同。美国横纹肌肉瘤协作研究组 2747 例病例统计，原发瘤位泌尿生殖道 24%、四肢 19%、脑膜旁区域 16%（鼻咽、鼻腔、副鼻窦、外耳道、中耳-乳突、翼腭突、颞内窝、舌、唇、口腔）、腹膜后 11%、头颈部其它部位 10%（头皮、腮腺等，不包括眼眶、脑膜旁）、眼眶 9%和其它部位（胸壁、腹壁、背部、胆道、心脏等）。

在腔道器官发生的肿物，常如葡萄样脱垂腔内甚至体外，可引起梗阻、出血、烂肉样组织脱落；在实性组织中发生的肿物呈膨胀性生长，压迫周围组织器官引起相应症状。转移常见于区域淋巴结、肺、骨髓等。

眼眶部位肿瘤可引起突眼、脑神经压迫症状；鼻腔可引起鼻塞、流脓涕、血涕；膀胱部位可出现血尿、尿潴留；前列腺和盆腔部位可引起便秘、排尿困难；腮腺、四肢和躯干常见局部肿胀、生长迅速的无痛性包块、皮肤静脉扩张。

四、诊断

（一）原发瘤情况：B 超、CT 平扫加增强、MRI 可以显示肿瘤部位、大小和毗邻器官的关系。

（二）转移瘤情况：B 超、CT 平扫加增强、MRI、PET 等检查有无区域淋巴结、肺、肝、脑和骨转移；骨髓穿刺检查骨髓有无瘤细胞；脑膜旁肿物应做腰穿，检查脑脊液。

（三）组织学检查：肿物切除、小切口活检或带芯穿刺针穿刺，取足够的组织以进行光镜、电镜和免疫组化检查，明确病理诊断和分型。

（四）肿瘤标记物：横纹肌肉瘤无特异性血清学标记物。

（五）病情估计：根据肿瘤部位、肿瘤大小进行分组；原发瘤有无残留、有无区域/远处淋巴结受累、远处转移进行分期及活检病理亚型的确定决定治疗方案。（由于中外概念不同，试将分期和分组的概念演绎成更符合中国习惯，以方便临床使用）

部位分组（“stage”）

1 组：肿瘤无论大小，侵犯周围组织与否；

位于眼眶、头颈部（除脑膜旁）、泌尿生殖系（除膀胱、前列腺）

2 组：肿瘤≤5cm，无论侵犯周围组织与否；

位于膀胱、前列腺、躯干、四肢、脑膜旁、腹膜后

3 组：肿瘤＞5cm，无论侵犯周围组织与否；

位于膀胱、前列腺、躯干、四肢、脑膜旁、腹膜后

4 组：肿瘤无论大小，侵犯周围组织与否；

以上所有部位；有/无淋巴结转移；有远处转移。

外科手术分类（type of surgical procedure）

R0 广泛切除，镜下边缘无残留；

R1 沿边缘切除，肉眼无残留，镜下有残留；

R2 经肿瘤切除，肉眼有残留。

临床分期（“group”）

Ⅰ期　R0；

A 局限于起源的肌肉或器官内，区域淋巴结无受累；

B 肌肉或器官周围组织受侵，区域淋巴结无受累；

Ⅱ期　R1

A 区域淋巴结无受累；

B 受累区域淋巴结已切除，无镜下残留；

C 受累区域淋巴结已切除，镜下有残留/有远处淋巴结转移；

Ⅲ期　R2

Ⅳ期　就诊时有远处转移（肺、肝、骨、骨髓、脑、远处肌肉和淋巴结）。

预后因素

（一）预后良好

1. 年龄：婴儿和儿童；
2. 眼眶、泌尿生殖系（除膀胱、前列腺）部位；
3. 肿瘤直径＜5cm；
4. 组织亚型为葡萄状 RMS 或梭性细胞型 RMS；
5. 局限肿瘤，无淋巴结受侵犯、无远处转移；
6. 首次完整切除。

（二）预后不良

1. 成人；
2. 局限于头颈部（非眼窝处）、脊柱旁区域、腹部、胆道、腹膜后、会阴部或四肢；
3. 肿瘤直径＞5cm；
4. 腺泡状亚型（特别是伴有 PAX3/FKHR 融合、交叉错位）、或多形性亚型；
5. DNA 双倍体；
6. 肿瘤局部浸润、特别是脑膜旁或脊柱旁区域、鼻窦和骨；
7. 局部复发；
8. 治疗中局部复发；
9. 区域淋巴结转移或远处转移；
10. 肿瘤未能完整切除（R2）或不能切除。

五、治疗

根据“肿瘤部位＋分期＋病理亚型”决定治疗方案，采用综合治疗的方法，以彻底去除原发灶、消灭转移灶为目的。

（一）外科手术

1 大块彻底切除病灶是决定分期的主要因素，亦是局部控制的关键步骤。肿瘤局限时手术应切至正常组织内 5mm（radical，wide excision），或沿纤维组织筋膜切除为宜（R0＝clear margin）；如果手术沿肿瘤假包膜切除（marginal excision），很可能有镜下残留肿瘤细胞（R1＝microscopic residual）；肿瘤内切除会有肉眼残留组织（R2＝gross residual），应尽量避免；无计划的肿瘤切除将造成肿瘤分期的增高、局部复发和远处转移的危险加大、放化疗强度比正常要高出许多、副作用及远期生活质量下降等一系列问题。

2 延期手术　横纹肌肉瘤肉瘤体过大，完全切净有困难，应选择术前化疗 3～6 个月，或局部化疗，待肿瘤缩小后再手术，争取全部切净，也可达到保器官、保功能的目的。

3 二次探查术　肿瘤手术分期不明，可在术后一月内再次手术，切除原瘢痕组织和全部可疑组织，争取达到 R0。

4 小切口活检术及组织穿刺活检术　当肿瘤较大，不能确定诊断时用小切口的方法或带芯的组织穿刺针（core needle）取活检，可以提供足够的组织做各项必要的病理检查及分型，并且对正常生理干扰小，可很快开始其它治疗。

5 其它：截肢术一般不予采用。治疗必须采用综合治疗的方针，仅靠根治性手术肿瘤会很快复发转移；肢体的缺残患儿和家长很难接受。

（二）放疗

横纹肌肉瘤特别是 1 组的胚胎型 RMS 对放化疗非常敏感。放疗是局部控制的重要措施，一般 4～6 周 4000～5000cGY。但放疗对儿童和青少年损伤大，造成局部骨骼生长永久性停止、第二肿瘤的发病率增加，远期生活质量受到很大影响，应注意以下几点。

1. 单用放疗预后很差，仅 30％的病例肿瘤可以得到控制。

2. R0 且 I 期的胚胎型 RMS 可不放疗。

3. 四肢肿瘤 80％是腺泡状 RMS，大部分肿瘤＞5cm，属预后不良，多需放疗。

4. 目前有欧洲中心在局部出现复发后方进行放疗，与北美强调局部控制，放疗病人多、放疗剂量强两种方案的比较：虽然局部复发率不同，但总存活率却是相同的。

（三）化疗

北京儿童医院 RMS 化疗方案有多药联合、低剂量、门诊进行和较为经济的特点。主要药物有：长春新碱、环磷酰胺、阿霉素、顺铂、足叶乙甙、更生霉素和拓扑替康。

美国儿童肿瘤组 COG 化疗方案以 VOA（长春新碱、环磷酰胺和更生霉素）为主；欧洲 SIOP 用异环磷（Ifosfamide）取代环磷酰胺以减少不孕的副作用，并观察其脑损伤和肾毒性；但异环磷的费用明显提高。阿霉素大剂量冲击治疗及长春瑞宾（Vinorelbine）用于腺泡状亚型已进入临床三期的研究。

1. 术前化疗，也称新辅助化疗。用于肿瘤巨大，无法全部切净；部位与周围重要器官邻近的情况下，是一种明智的、有益的选择。作者的经验，一般术前化疗 3～6 个月，同时观察肿瘤对化疗的敏感程度。方案常用：长春新碱、环磷酰胺、阿霉素、更生霉素与长春新碱、环磷酰胺、顺铂、足叶乙甙，每两周交替使用。

2. 术后化疗，也称辅助化疗。1 组 I 期胚胎性 RMS 可用长春新碱、环磷酰胺、阿霉素与长春新碱、环磷酰胺、更生霉素每两周交替使用，一般疗程 12 个月。2 组 I 期、II 期化疗一般同术前化疗，12 个月后停用阿霉素改用拓扑替康，可以获得较好的无瘤存活率。

3. 局部动脉灌注化疗　常用于保肢手术的术前化疗。由于局部药物浓度可以增高数十倍甚至百倍，使肿瘤迅速缩小，为彻底切除肿瘤、减少损伤、保留肢体的功能提供必要的条件。由于插管装置的改进，动脉留置的时间延长，此方法能否取代全身化疗需要再观察。

4. 骨髓移植　一般用自体骨髓移植。用于分期高、或病理亚型差的病例。由于花费较高，目前国内只用于个案。

疗效　美国 SEER 统计 5 年存活率可达到 64%，其中<5 岁年龄组为 79%、5～9 岁年龄组 68%、10～14 岁及 15～19 岁年龄组均为 45%。

国内各单位由于治疗较为分散、标准正在逐步统一、化疗方案亦在不断地完善中，治愈率差别较大，北京儿童医院总的 5 年存活率目前仅达 40%左右。

（祝秀丹）

参考文献

1. Cancer Incidence and Survival among Children and Adolescents：United States SEER program 1975-1995：112-122
2. Wexler L，Helman L. Rhabdomyosarcoma and the undifferentiated sarcomas. In Principles and Practice of Pediatric Oncology (Pizzo P，Poplack D，eds). Philadelphia：Lippincott-Raven Publishers，1997，799-829
3. Kramarova E，Stiller CA. The international classification of childhood cancer. Int J Cancer，1996，68：759-65
4. 李佩娟主编. 小儿肿瘤病理学. 北京：北京出版社，2001. 134-142
5. Lobe TE，Wiener ES，Hays DM，et al. Neonatal rhabdomyosarcoma：the IRS experience. J Pediatr Surg，1994，29：1167
6. Sharon WW，John RG. Soft tissue tumors. Fourth edition，Health Science Asia，Elsevier Science 人民卫生出版社，2002. 786-788
7. Newton WA Jr，Gehan EA，Webber，et al. Classification of rhabdomyosarcomas and related sarcomas：pathologic aspects and proposal for a new classification - an Intergroup rhabdomyosarcoma Study. Cancer，1995，76：1073
8. Rhabdomyosarcoma 5-year relative survival rates by sex，race，subtype，and age，SEER 1985-94：120
9. Wijnaendts LCD，van der Linden JC，van Unnik AJM，et al. The expression pattern of contractile and intermediate filament proteins in developing skeletal muscle and rhabdomyosarcoma of childhood：diagnostic and prognostic utility. Am J Pathol，1994，174-283
10. Steven RA，Bouvet N，Ellershaw C，et al. Treatment of nonmetastatic rhabdomyosarcomain childhood and adolescence：third study of SIOP-Malignant Mesenchymal Tumor 89. J Cli Oncol，2005，23：2618-2628
11. Schuck A，Mattke A，Schmidt B，et al. Group II rhabdomyosarcoma and rhabdomyosarcoma like tumours：is radiotherapy necessary? J Clin Oncol，2004，22：143-49
12. Vinswanathan AN，Grier HE，Litman HJ，et al. Outcome for children with or without radiotherapy. Int J Radiat Oncol Biol Phys，2004，58：1208-14
13. Casanova M，Ferrari A，Bisogno G，et al. Vinorelbine and low-dose cyclophosphamide in paediatric sarcomas：pilot study for the future European Rhabdomyosarcoma Protocol. Cancer，2004，101：164-71

第 30 章 畸胎瘤和胚芽细胞瘤

儿童胚芽细胞肿瘤是一组相对较为少见的肿瘤，在小于15岁被诊断为癌症的病例中约占到1%。畸胎瘤是较具代表性的一种胚芽细胞肿瘤，并可以包含有各种胚芽细胞肿瘤成分。下面通过对儿童畸胎瘤的描述以达到对畸胎瘤及胚芽细胞瘤的认识。

畸胎瘤是一种来源于全能干细胞，至少包含有两个胚层，但更多的是3个胚层组织来源的（内胚层、中胚层、外胚层）胚胎性肿瘤。畸胎瘤几乎可发生在身体的任何部位和任何器官，但最常见于躯体中线部位或中线二侧，从头部大脑到骶尾部都可以见到，肿瘤可表现为实性或囊性，有的可呈混合性。除睾丸畸胎瘤外，75%～80%的畸胎瘤患者为女性，约80%为良性，20%为恶性。畸胎瘤发生的位置与病人年龄有关，婴幼儿畸胎瘤常发生在性腺外组织，颈部、口咽部、前纵隔、腹膜后、骶前和骶尾部为常见的好发部位。而大龄儿童则以性腺畸胎瘤多见，新生儿最常发生的位置是骶尾部和骶前区。

一、病因

畸胎瘤确切的病因仍不清楚。因在畸胎瘤内存在多种组织成分和它们可发生于不同的解剖部位，导致了对这一肿瘤发生的许多不同理论，主要有：①肿瘤来源于原始生殖细胞；②肿瘤来源于非生殖性胚细胞；③肿瘤来源于胚胎外细胞；④来源于干细胞；⑤肿瘤来源于异常发育的双胞胎；⑥根据不同的解剖位置肿瘤来源于多种不同细胞。目前，这些理论中较为广泛被接受的是原始生殖细胞学说。这一理论认为原始胚芽细胞最早在内胚层卵黄囊中能被发现，这些细胞在妊娠19天时发生移行并结合到后肠，这些细胞继续沿着后肠背侧系膜向生殖嵴移行并最终在此停留发育成性腺，原始胚芽细胞具有发育成任何类型的细胞所必需的DNA，即它们是一些全能细胞，具有形成在畸胎瘤中所见的各种不同类型组织的能力。当原始胚细胞移行过程中，这些全能细胞可在这些区域分化成胚内型结构或胚外型结构或两者均有。如分化成胚内型即成为畸胎瘤，这些部位通常在骶尾部至颅内的中线部位，尾骨的Hersen's结是全能细胞集中的部位，因此骶尾部畸胎瘤多见。如分化成胚外结构则形成内胚窦瘤或由滋养层衍化成绒毛膜癌，由于始基细胞的相同和分化变异的不同，因此在一些畸胎瘤中可看到内胚窦瘤成分和绒毛膜癌成分（恶性畸胎瘤）（见图30－1，不同胚细胞来源的肿瘤中组织病因学关系）。这一理论也解释了畸胎瘤为什么常见于性腺或在躯体中线和中线二侧部位。在动物实验中将胚鼠生殖嵴种植到成年大鼠的睾丸可形成畸胎瘤，而同样将已突变的无生殖能力的胚鼠生殖嵴同样种植到成年鼠则不形成畸胎瘤也证实了这一理论。

其他关于畸胎瘤的发生理论可用于一些特殊类型的畸胎瘤，如在骶尾部畸胎瘤患儿的家族中，双胞胎的发生率增多（10%），由此产生一种理论，即肿瘤也许来源于异常发育的双胞胎。但畸胎瘤既没有经过一个原始的发育阶段，又没有系统器官发育的证据。

然而，来自于泌尿系统生殖嵴的全能细胞被认为是性腺畸胎瘤的来源，这些肿瘤的基因研究和性染色体测定显示，卵巢畸胎瘤都存在女性性标志物，而睾丸肿瘤可以有男性或女性

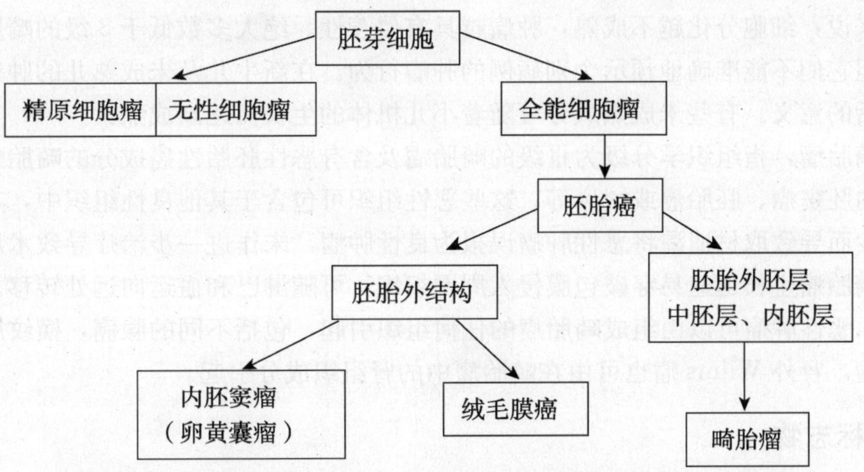

图 30-1 在胚芽细胞来源的不同肿瘤中组织病因学关系和程度的区别

标志物。其他的一些理论也提出卵巢畸胎瘤也可能是由单性生殖引起（由单个的未受精的配偶子发育而来）。

许多涉及畸胎瘤病因的问题仍不完全明了，还有待分子学和基因上证据的积累。Sakurai 发现单个隐性基因（ter 基因存在于小鼠 8 号染色体）能引起生殖细胞缺陷并导致小鼠 129/sv-ter 株的先天性睾丸畸胎瘤的发生率增高。分析表明 ter 基因是参与小鼠原始胚细胞发育过程的突变基因。Gabra 等报道在卵巢肿瘤患者中有 11 号染色体等位基因的不平衡。

二、组织病理改变

畸胎瘤的组织学表现可变化很大，即使在同一瘤体内也可因取材部位不同而表现为不同的组织或不同性质的肿瘤。肿瘤可含有不同胚层来源的组织，常见的良性畸胎瘤可包含有上皮组织、毛发、脑组织、周围神经组织、软骨、骨、牙齿、腺体、消化道和呼吸道粘膜、脂肪、淋巴组织、肌肉、粘液和钙化组织等，以及其他一些较为少见的组织，如胰腺、肝脏、胸腺组织等。

由于肿瘤可含有各种不同的组织成分，肿瘤的外观和结构可差别很大，有的以囊性为主，呈圆形或椭圆形，囊性畸胎瘤与一般的囊肿区别在于其囊壁有局部增厚，内可找到各种不同的组织成分。实质性畸胎瘤呈不规则结节状，内含有各种不同组织成分。但许多肿瘤表现为囊性和实性相混杂。囊液可为浆液或粘液，有的可为黄色皮质样物。肿瘤大多有完整的包膜，与周围组织分界清楚，骶尾部畸胎瘤多与尾骨关系密切或将尾骨包裹其中。

肿瘤细胞的组织学分级按其未成熟组织和胚层上皮的多寡分为 0～3 级或 1～4 级（表 30-1）（图 30-2～3，成熟畸胎瘤和未成熟畸胎瘤）。

表 30-1 畸胎瘤的组织学分级

级别	特点
0 级	均为成熟组织，细胞核无有丝量分裂
Ⅰ级	少量未成熟组织，没有或仅少外胚叶上皮
Ⅱ级	中等量未成熟组织，少量外胚叶上皮
Ⅲ级	大量未成熟组织，伴有较多的外胚叶上皮

一般来说，细胞分化越不成熟，肿瘤越具有侵袭性。绝大多数低于3级的畸胎瘤呈良性畸胎瘤，但它们不能准确地预示个别病例的肿瘤行为。在新生儿及未成熟儿的肿瘤组织很少有估计预后的意义。有些未成熟成分可随着小儿机体的生长而逐渐成熟。

恶性畸胎瘤，指组织学分级为Ⅲ级的畸胎瘤及含有恶性胚胎性癌成分的畸胎瘤，如精原细胞瘤、内胚窦瘤、胚胎癌或绒癌等，这些恶性组织可包含于其他良性组织中，有时可因恶性成分较少而导致取材遗漏将恶性肿瘤误报为良性肿瘤，未作进一步治疗导致术后复发和转移。恶性畸胎瘤生长迅速易穿破包膜侵入周围组织，可随淋巴和血运向远处转移。

另外，恶性肿瘤可以由组成畸胎瘤的任何组织引起，包括不同的腺癌，横纹肌肉瘤和神经母细胞瘤，肾外 Wilms 瘤也可由在畸胎瘤中的肾组织成分引起。

三、肿瘤标志物

胎儿主要的血浆蛋白是甲胎蛋白（AFP），是一种 α-球蛋白，甲胎蛋白主要来源于胎儿肝脏，虽然在胎儿早期一些甲胎蛋白可由卵黄囊和胎儿肠道产生。正常新生儿 AFP 水平远高于正常，至6个月时降至接近正常水平。95%的患儿可根据 AFP 半衰期的变化曲线区分正常和有肿瘤影响的患儿。将产生 AFP 的肿瘤完全切除后4～5天中，血清 AFP 水平恢复到接近单纯由肝脏合成的正常水平。术后 AFP 水平监测对于早期发现肿瘤复发非常有效。用植物凝集素检测 AFP 异质体，可区别肝源性和卵黄囊来源的 AFP，从而判断瘤体内是否存在卵黄囊成分和胚胎癌成分。

血清 AFP 的含量测定近年来已经发展为诊断恶性畸胎瘤的一种常用方法，约2/3的恶性畸胎瘤 AFP 为阳性，其值增高（表30－2）。

表30－2　胚芽细胞原性肿瘤的生物标记

肿瘤组织类型	相对发病率	最常见部位	AFP	HCG
胚芽瘤	＋	卵巢，前纵隔，松果体，未下降睾丸	阴性	阴性
胚胎癌	＋＋	年轻成人睾丸	阳性	阳性
卵黄囊瘤	＋＋＋	婴儿睾丸，骶尾部，卵巢	阳性	阴性
绒毛膜癌	＋	纵隔，卵巢，松果体	阴性	阳性
成熟畸胎瘤	＋＋＋＋	骶尾部中线部位	阴性	阴性
未成熟畸胎瘤	＋＋＋＋	骶尾部中线部位	阳性?	阴性
多胚瘤	＋		阳性	阳性
性腺母细胞瘤	＋		阴性	阴性

胎盘是产生 HCG 的正常部位，这种糖蛋白激素是由 α 和 β 亚单位组成，对 HCG 的免疫检测是通过测量 β 亚单位获得。对这一激素来说，β 亚单位更为特异。HCG 常由睾丸肿瘤和妊娠期的滋养层分泌，绒毛合胞体滋养层和睾丸中的原始性胚芽细胞产生 β-HCG。另外，其他分泌 β-HCG 的肿瘤包括肝细胞瘤、肝母细胞瘤和松果体腺的生殖细胞瘤。接近4%的青春期性早熟男孩患有产生 β-HCG 的肿瘤。

四、临床表现和治疗

因畸胎瘤的临床表现和处理主要根据肿瘤的部位而不同，故分别进行讨论。

（一）骶尾部畸胎瘤（sacrococcygeal teratoma，STC）

骶尾部畸胎瘤是新生儿期最常见的肿瘤，估计每 35000 个存活婴儿中有 1 例，骶尾部也是儿童畸胎瘤最常见的部位，新生儿病例中女性居多（>70%），约 10%的患儿有双胞胎家族史，由于肿瘤巨大，常在出生时或产前获诊断，盆腔内的肿瘤可导致延迟诊断。

分型

目前比较通用的分类方法为 Altman 分类法，Altman 和同事通过美国儿科学会外科组提供的 405 例骶尾部畸胎瘤根据肿瘤与骶尾骨的关系将其分为四型，即：

Ⅰ型（45.8%）：肿瘤显著突出于骶尾部，仅有极小部分位于骶前（图 30－2A）。

Ⅱ型和Ⅲ型（34%和 8.6%）：瘤体骑跨于骶骨前后，其中Ⅱ型肿瘤的主要部分位于骶骨外，骶前部分未进入腹腔。Ⅲ型：则以骶前瘤体为主，并可由盆腔伸展至腹腔（图 30－2－B、C）

Ⅳ型：肿瘤完全位于骶前，体表无肿瘤可见（图 30－2D）。

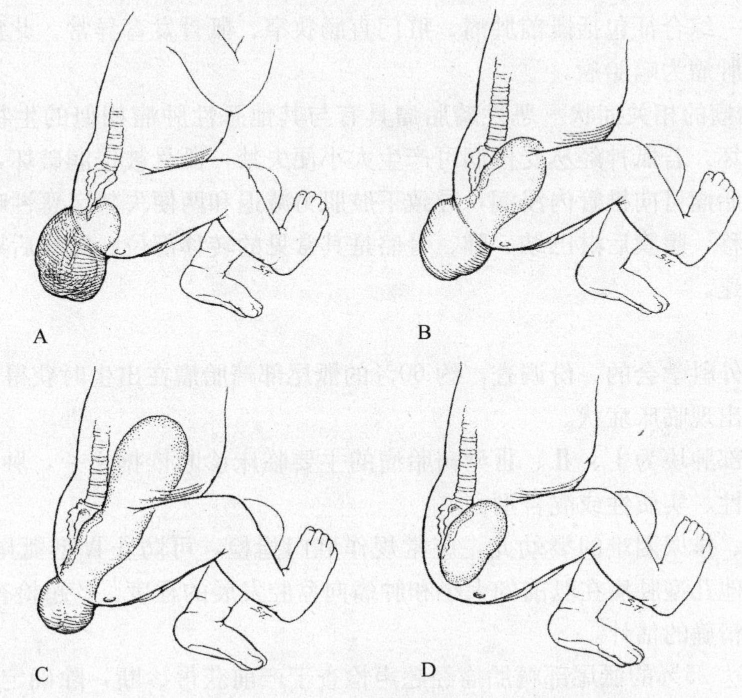

图 30－2 Altman 骶尾部畸胎瘤分型

A：Ⅰ型，B：Ⅱ型，C：Ⅲ型，D：Ⅳ型

［临床表现］

骶尾部畸胎瘤的临床表现可因肿瘤类型和大小及对周围组织的影响而不同。

1. 骶尾部肿块　为本病最常见的临床症状，出现于Ⅰ～Ⅲ型肿瘤中，因各型的特点肿块显露部分所占整个肿瘤的比例不同。肿块形态为圆形或椭圆形，小的仅在骶尾部有一突起，常不被注意。巨大的Ⅰ型肿瘤悬垂于两腿之间，大的瘤体可如婴儿头部大小，并可引起难产。有些明显地偏向一侧臀部，使两侧臀部呈不对称状，甚至肿瘤可将肛门向前下方推移，使肛管外翻，粘膜显露。肿瘤表面可呈不规则，皮肤张力大，因瘤体内所含组织成分的不同，肿瘤质地可呈囊性、实性甚至骨性感。

2. 便秘　在Ⅱ、Ⅲ、Ⅳ型肿瘤常因骶前肿块压迫直肠导致粪便变形、排便困难。尤其在Ⅳ型畸胎瘤早期常无明显自诉症状，后期因瘤体增大，压迫盆腔器官，便秘及排尿困难可为其首发症状及就诊原因。症状严重者甚至可出现完全性肠梗阻。

3. 小便困难　如骶前肿块巨大压迫膀胱颈可导致小便困难、滴尿或尿潴留。

4. 局部皮肤改变　覆盖于肿瘤表面的皮肤一般与正常皮肤无异，当肿瘤过大时，表面皮肤张力增大、皱折消失，表面皮肤往往很薄、有光泽。

5. 肿瘤继发感染　如瘤体继发感染则可出现局部红肿，并可溃破和坏死，引起出血，破溃处可流出黄色囊液及排出坏死组织、脓液及毛发等。Ⅲ型Ⅳ型肿瘤感染后可向会阴部、直肠内溃破，并可从肛门内流出毛发或皮脂及坏死组织等，在肿瘤破溃或切开处后可经久不愈，形成慢性瘘道。

6. 贫血　如肿瘤巨大，大量血液进入瘤体，患儿可出现贫血及高输出性心衰。如发生瘤内出血，患儿可出现相关的急性失血症状。

7. 其他的相关合伴畸形　约有 20%的骶尾部畸胎瘤伴有先天性畸形。肌肉骨骼异常较为多见，也可出现肾脏发育异常及中枢神经系统、心脏和消化道畸形。Currarino 三合征可伴有畸胎瘤，这一综合征包括骶前肿瘤、肛门直肠狭窄、骶骨发育异常。此症较为少见，其中约 1/3 的骶前肿瘤为畸胎瘤。

8. 恶性畸胎瘤的相关症状　恶性畸胎瘤具有与其他恶性肿瘤相似的生物学特性，可向周围组织侵润破坏，若骶神经丛受侵润可产生大小便失禁，骶骨被侵润破坏，可发生局部疼痛。骶前恶性畸胎瘤可向椎管内浸润，导致下肢肌力减退和两便失禁。恶性畸胎瘤可随淋巴或血运向远处转移，腹膜后淋巴结、肺、骨骼是其常见的转移部位。肿瘤后期患儿恶病质症状明显并发展迅速。

［诊断］

据美国小儿外科学会的一份调查，约 60%的骶尾部畸胎瘤在出生时获得诊断，仅 6%的婴儿在 2 岁后始出现临床症状。

新生儿骶尾部肿块为Ⅰ、Ⅱ、Ⅲ型畸胎瘤的主要临床诊断依据之一，肿块可偏向一侧。肿块触诊可呈囊性、实质性或混合型。

对于有排便、排尿困难的婴幼儿，应常规作肛门指检，可防止Ⅳ型骶尾部畸胎瘤的漏检，并可估计其他几型肿瘤在骶前的大小和肿瘤向盆腔发展的程度。B 超检查可对肿瘤在盆腔内的范围作出精确的估计。

有报道，多达 25%的骶尾部畸胎瘤经超声检查于产前获得诊断，除确定肿瘤的存在外，常能发现某些因肿瘤导致的胎儿及孕妇的变化。如因巨大肿瘤导致胎儿水肿和巨大胎盘等。而这些改变常与胎儿的死亡有关。

测定血清 AFP 水平常作为判断良恶性畸胎瘤的重要指标。但正常新生儿出生时 AFP 可高达 5×10^4ng/ml，因此对于<6 个月婴儿 AFP 高于正常值者需考虑到生理因素。用植物凝集素检测 AFP 异质体，可区别肝源性和卵黄囊来源的 AFP，从而判断瘤体内是否存在卵黄囊成分和胚胎癌成分。

血清 β-HCG 的异常升高可作为判断肿瘤内是否有绒毛膜癌成分，以及术后有这种成分的恶性畸胎瘤是否复发。

X 线检查，在骨盆的正侧位片，可见到骶骨前后的软组织块影，并常在肿块内见到点状或密集的钙化灶，其中部分被认为会形成牙齿和骨骼。通常在恶性畸胎瘤中钙化灶相对较少。骶骨的缺损提示肿瘤浸染椎管，但需与先天性脊柱裂相鉴别。

超声、CT 和磁共样振检查对于确定肿瘤在盆腔、腹腔内的伸展情况和它们邻近组织的解剖关系极有帮助。

骶尾部畸胎瘤诊断时应考虑到需与之鉴别的其他骶尾部肿块，如脊膜膨出、脂肪瘤、淋巴管瘤、局部脓肿等。脊膜膨出多位于腰骶部中线位置，按压肿块可缩小同时前囟饱满，在患儿哭吵时肿块可稍增大。脊膜膨出患儿常伴有下肢麻痹和大小便功能障碍。骨盆平片及髓管造影及磁共振检查可进一步证实脊柱裂及脊膜膨出的存在。脂肪瘤肿块质地均一、质软、无软骨改变，CT和磁共振检查通常能根据肿块的密度作出诊断。但对于脂肪瘤合伴脊膜膨出、以脂肪成分为主的畸胎瘤及畸胎瘤与脊膜膨出同时存在的病例术前诊断仍有一定困难，主要依据CT和磁共振检查加以鉴别，有些在术中才能发现。骶尾部淋巴管瘤较少见，但与以囊性结构为主的畸胎瘤较难鉴别，甚至需术中病理才能加以确定，囊性畸胎瘤的囊壁可有部分增厚，各种组织成分在该处生长。局部脓肿可有典型的局部感染史，穿刺为脓液，引流后迅速好转。

小的骶尾部畸胎瘤有时与潜毛囊肿和瘘管相混淆。

［治疗］

骶尾部畸胎瘤一经确诊，即应尽早施行手术切除。新生儿麻醉、监护、手术技术的进步，使肿瘤切除术能为大多数新生儿所耐受。新生儿畸胎瘤90%为良性肿瘤，随着年龄的增长，恶变的发生率大幅度上升。如能将肿瘤早期完整切除，大多数能获得治愈。并可将死亡率降至最小程度，并避免了瘤内出血、恶变的风险。因此，畸胎瘤患儿应尽量在出生后1周内行完整肿瘤切除。即使早产儿也非手术禁忌。

肿瘤的解剖位置决定了手术径路，骶后进路适用于大多数骶尾部畸胎瘤。进入盆腔的肿瘤或一个以盆腔肿瘤占优势的混合型畸胎瘤（Ⅲ、Ⅳ型），首先应从腹腔进入并配合于骶后切口将肿瘤完整切除。

具体方法：1. 骶后进路肿瘤切除术：全麻下取蛙式俯卧位，选择在骶尾部肿瘤上做一横的弧形切口或倒“V”字形切口，尽量远离肛门以防术后感染。切口两侧达肿瘤边缘，切口应避开肿瘤感染溃破处。游离皮下脂肪达肿瘤包膜，沿肿瘤包膜游离肿瘤，防止剥破包膜，包膜破裂后易使肿瘤组织植入创面导致术后复发。在游离肿瘤时要注意保护臀部肌肉。在分离肿瘤前缘时要避免损伤直肠，具体方法为：助手将食指伸入直肠内作为引导指示直肠壁，在直肠与肿瘤间仔细分出间隙，再沿此间隙将肿瘤与直肠完全分离。在肿瘤切除时应将尾骨一并切除，以免术后复发，未切除尾骨的患儿术后局部肿瘤的复发率高达37%。如骶前瘤体较大，可先切断尾骨，以便于骶前瘤体的游离，术中应尽早结扎骶前动脉以减少术中出血。严密止血后骶前放置引流管经一侧臀肌作外引流，将肛提肌和臀部肌肉复位缝合，恢复盆腔组织的解剖关系。多余的皮肤经裁剪后缝合。（图30-3）

2. 腹、骶联合切口肿瘤切除术：先取平卧位，在完成腹部操作后再改为蛙式俯卧位。先取下腹横形切口进腹探查，沿肿瘤包膜游离肿瘤，可于肿瘤前先将直肠、乙状结肠左侧腹膜打开，将结肠向系膜缘推开，以便于肿瘤的显露和游离，减少误伤肠系膜血管的机会。为避免损伤输尿管，在肿瘤游离前应先找到两侧输尿管并加以保护。对肿瘤的滋养血管给予严密的结扎。盆底肿瘤游离完成后关闭腹部切口。将患儿转换体位为蛙式俯卧位，进行骶尾部手术操作，具体过程与上述相同。

3. 对高危产妇的处理

在孕37至40周期间胎儿畸胎瘤发生死产和胎儿水肿的风险增加，少数巨大肿瘤能引起难产和可能因进入肿瘤的血液过多导致高输出性心衰。分娩时因瘤内出血或肿瘤破裂可迅速发生呼吸窘迫导致产后转诊给外科治疗前患儿迅速死亡。因此当产前发现胎儿存在骶尾部畸

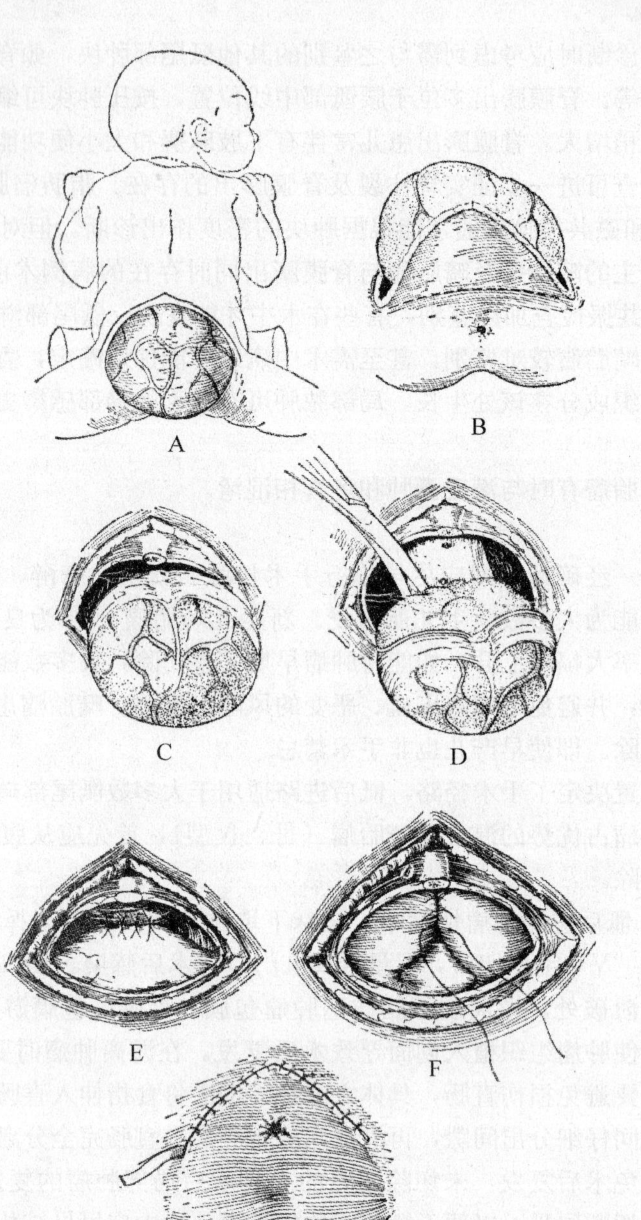

图 30-3　骶尾部畸胎瘤手术切除步骤

胎瘤时，应对孕妇采取相应措施：①作定期产前超声检查，监测胎儿情况；②临产前应转移到配备有新生儿重症监护和小儿外科专家及训练有素的小儿麻醉师的高危产科中心。在孕32周后发现大于5cm的骶尾部肿瘤可作为高危病人择期剖腹产的指征。

4. 胎儿外科

胎儿外科的兴起，为胎儿巨大骶尾部畸胎瘤切除提供了机遇。胎儿手术的指征是孕37周时胎儿出现进行性水肿。手术将胎儿从子宫内取出，肿瘤切除后再将胎儿放回子宫。这一治疗方法仅仅在选定的地点、并由那些熟悉胎儿外科技术的医师进行。目前国内尚未有相关报导。

5. 常见并发症

骶尾部畸胎瘤手术最常见的并发症是术中出血和术后伤口感染，骶前和盆底腹膜后肿瘤切除后可出现暂时或持续性的尿闭，这和术中泌尿生殖神经水肿损伤有关。手术主要死亡的原因是失血性休克。绝大多数婴儿术后具有正常的肛门排便功能。

6. 骶尾部恶性畸胎瘤术后外科分期（见表 30－3）

表 30－3 骶尾部恶性畸胎瘤分期

分期	特点
Ⅰ期	肿瘤切除完全，术后肿瘤标志物恢复正常，淋巴结阴性
Ⅱ期	镜下有残留病灶，肿瘤标志物可持续阳性，淋巴结阴性
Ⅲ期	肉眼可见残留病灶，肿瘤标志物可呈阳性，淋巴结阳性或阴性
Ⅳ期	远处转移

7. 化疗

恶性畸胎瘤术后常规应用联合化疗，对于确诊时年龄远大于 1 岁，血清 AFP 升高的患儿，即使肿瘤标本中未检出恶性成分，最好术后也给予联合化疗。对于复发的畸胎瘤应再作手术切除并加以化疗。目前认为最有效的化疗药物包括博来霉素、长春新碱、顺铂和 VP－16。有报告一组异环磷酰铵、卡铂和 VP－16（ICE 方案）用于儿童生殖细胞肿瘤有非常好的短期效果。对产生耐药性的复发肿瘤，使用大剂量化疗和骨髓移植有效。作为新的辅助治疗或术前治疗，这些联合药物组合对于缩小瘤体也有效。

8. 放疗

放疗仅限于恶性畸胎瘤局部有残留或因肿瘤破裂而行腹腔保护性照射。虽然放疗可延缓肿瘤的复发生长，但仍无确切的证据说明放疗可提高除中枢神经系统外的恶性畸胎瘤的总体生存率。

未成熟畸胎瘤

儿童未成熟畸胎瘤总的生存率显著低于成熟型肿瘤，所有生殖细胞肿瘤中 20％含有未成熟成分，在儿童的未成熟畸胎瘤切除后是否需要辅助治疗还不确定，因为以后恶变的可能性还没完全了解。已有报告在含有未成熟成分的良性生殖细胞肿瘤中出现恶性成分，提示这些未成熟灶是恶变前病变，对于那些小婴儿肿瘤，其组织学尚不能完全可靠的预示其以后生物学行为。

在婴幼儿，只要肿瘤完全切除，未成熟成分的存在并不影响预后，然而，发生在青少年的病例有很高的复发死亡率。这提示含有未成熟成分的畸胎瘤应考虑辅助治疗。尤其是肿瘤发生在青少年。

预后

大多数良性畸胎瘤术后可获治愈。新生儿肿瘤切除后的长期生存率达 92％～95％，其中最常见的死亡原因是伴有其他的先天性畸形和术中失血。随着年龄增长，恶性率增高，生存率下降。约有 23％的未成熟畸胎瘤在术后复发。大多为局部复发，但也可发生远处转移。诊断为良性畸胎瘤的患儿在成功的手术切除后个别也可发生恶性复发。其发生率为 3％～10％，复发的时间常在第一次手术后的 6～30 个月。因此，在临床随访中要强调血清 AFP 的监测及勤作直肠指检，以期尽早发现肿瘤复发。尤其是对分化未成熟的畸胎瘤。

由于多种形式的化疗，恶性畸胎瘤总的生存率已从 1970 年的 10％提高到 1992 年的接近70%～80%。与肿瘤预后不良相关的因素有：①年龄大于1岁；②病变范围大；③肿瘤不能完全切除；④混合性生殖细胞肿瘤。

（二）性腺外其他部位畸胎瘤的诊治

1. 纵隔畸胎瘤

纵隔畸胎瘤是仅次于骶尾部、性腺的第三处畸胎瘤好发部位，约占所有儿童纵隔肿瘤的15%～20%。肿瘤可发生于新生儿到青少年的任何年龄。大多位于前纵隔，后纵隔畸胎瘤少见，男女比例相当。纵隔畸胎瘤的临床症状常与肺或支气管受压有关，可表现为急性呼吸窘迫、慢性咳嗽、胸痛或喘鸣。偶然，因肿瘤破裂进入支气管可导致咯血或咳出毛发。一些男孩因肿瘤分泌β-HCG可出现青春期性早熟，其中一些男性患儿可出现青春期乳房女性化。测定染色体的核型可与Klinefelter综合征相鉴别。

胸部X线侧位片可见一前纵隔肿块影，在约35%的病例中，肿瘤内有钙化。胸部超声检查显示为囊实性混合性肿块，CT检查能更好地明确肿瘤的范围和它与周围结构的关系。近年来有用细针抽吸细胞活检以作前纵隔肿块细胞学检查的报道，借以与婴儿肿大的胸腺相鉴别。

鉴别诊断包括胸腺瘤、淋巴瘤、胸腺囊瘤、纵隔非霍奇金淋巴瘤、食管重复畸形和支气管源性囊肿。约15%～20%的纵隔畸胎瘤为恶性，血清中测定AFP和β-HCG有助于诊断。在文献复习中，女孩恶性纵隔肿瘤的病理结果几乎全是卵黄囊瘤，相对而言，在男孩能看到卵黄囊瘤、生殖细胞瘤，绒毛膜癌和以一种为主要成分的混合性恶性肿瘤。

对于纵隔畸胎瘤，不管良恶性，首选早期手术治疗。对于恶性肿瘤浸润重要胸腔内结构无法一期完全切除肿瘤的患儿，术前化疗可能有利于作延期肿瘤切除。对于恶性肿瘤，生存率取决于原发肿瘤是否完全切除和术后化疗的应用，单纯切除肿瘤很少能获得治愈。在组织学检查中大约20%的病例有未成熟细胞成分，对于早期患儿，这些成分几乎不增加恶性风险。但含有不成熟成分的青春期纵隔畸胎瘤患儿有较高恶变率。

原发性心包畸胎瘤罕见。主要发生在1岁以内婴儿（25%发生在新生儿期），男女区别不明显。临床表现包括：充盈性心力衰竭的一系列表现和心包填塞的表现。通过超声心动图可证实有肿块压迫心脏房室并影响心脏排血，肿瘤常常来自于升主动脉根部并压迫主动脉。治疗首选肿瘤切除，因在分离过程中可能发生主动脉破裂，所以手术风险较大。

来自各协作组的资料显示，恶性畸胎瘤术后给予VP-16、博来霉素和顺铂的联合化疗效果较好。4年生存率为71%，无瘤生存率69%。对无法一期切除的肿瘤活检后给予化疗，可控制肿瘤的进展，多数病例肿瘤可明显缩小，并获得手术切除肿瘤的机会，从而可大大提高生存率。

极少有畸胎瘤来自于心脏。所见的心脏畸胎瘤几乎都是女孩，临床表现为充血性心衰，肿瘤大多位于右侧心脏。心脏畸胎瘤的25%为恶性。胸部X线检查通常显示心脏扩大。因肿瘤侵犯传导系统，心电图可显示心室内传导阻滞，也可出现心律紊乱。通常由超声检查提示可疑诊断，表现为一多囊性心内肿块。这些患儿同时伴发先天性心脏病的较为常见（房间隔缺损、室间隔缺损）。治疗：在出现完全性流出道梗阻或发生致命的心律紊乱之前尽可能早的切除肿瘤。恶性畸胎瘤应作化疗。一些良性畸胎瘤，但无法作肿瘤切除的病例，可选择心脏移植。

2. 头颈部畸胎瘤

头颈部畸胎瘤多数在新生儿期发现，在出生后2个月内发现的所有脑肿瘤中畸胎瘤约占50%。肿瘤的第二个好发人群为12～16岁儿童。肿瘤的原发部位可来自脑、眼、眼眶、舌、鼻咽、腭、额窦、下颌骨、扁桃体、前颈部和甲状腺。

在颅内畸胎瘤中，松果体腺是最常见的肿瘤原发部位，畸胎瘤也可发生于丘脑下部、脑室、蝶鞍上区域和小脑。大多数新生儿畸胎瘤为良性，然而，在年长儿童和青年，多数颅内畸胎瘤呈恶性。观察所有的肿瘤病理类型，包括成熟和未成熟畸胎瘤、卵黄囊瘤、胚胎癌和绒毛膜癌，几乎50%的病例为生殖细胞瘤。在许多病例，肿瘤呈一混合性的组织类型。新生儿颅内畸胎瘤最常见的症状是因梗阻性脑积水出现颅内压增高，这些肿瘤多数为良性，男女发生率相同。在学龄儿童，颅内畸胎瘤以男性多见（男女之比 2∶1），50%的病人常常出现剧烈头痛，其他的临床表现包括：嗜睡、视觉障碍、癫痫发作和呕吐，因肿瘤产生 β-HCG 男孩可出现青春期性早熟。

通过头颅 X 线片、CT、MRI 可获得本病的诊断。位于中线部位或旁中线的幕上肿瘤常有钙化。颅内畸胎瘤的治疗较为困难，有的治疗效果不佳，许多新生儿脑肿瘤无法手术切除。如肿瘤不能够切除，作分流术减低颅内压力，减轻脑积水，只能带来短期的效果。另外，分流术可使肿瘤播散到颅外。化疗对于需作分流术的病人也许是有价值的。肿瘤完全切除的病人可获得长期生存。对于患生殖细胞瘤的年长儿童，可能有相对较好的预后，约66%的病人经诊断性活检后，对放疗、化疗的联合方案有效。颅内内胚窦瘤的生存率小于20%。这种很差的生存率可能与这一肿瘤在超过20%的病例中存在椎管内播散的倾向有关。

发生在口咽部的畸胎瘤约占全身畸胎瘤的2%，肿瘤多见于新生儿或小婴儿，男女发生率相同。肿瘤的原发部位可来自于舌、鼻咽、上腭、鼻窦、下颌骨或扁桃腺。在极少数病例，发现有两个部位以上的多发性肿瘤。肿瘤可通过产前超声检查在宫内获得诊断。由于肿瘤阻塞口咽部影响胎儿吞咽的原因，在孕妇可观察到羊水过多。出生时，一些肿瘤可以很大并从口中突出，可引起严重的呼吸窘迫，需要立即插管。有些病例，虽然肿瘤很大但并不引起呼吸窘迫。颈、胸部平片和颈部 CT 常常显示肿瘤内有钙化并可提示肿瘤范围。这些患儿也需作血浆 AFP 测定。因肿瘤继续生长可导致呼吸窘迫和喂养困难，应选择早期肿瘤切除，多数肿瘤为良性，在肿瘤完全切除后复发不常见。

颈部畸胎瘤是一种相对少见的肿瘤，约占全身畸胎瘤的 1.5%～5.5%，这一肿瘤可使早产和死胎的发生率增加。因胎儿吞咽梗阻可导致羊水过多，产前超声检查可作出疑似诊断，在超过20%的病例中可发现羊水增多，这些肿瘤大多超过 10cm。一些患儿可伴发肺发育不全。肿瘤呈囊实性，在50%的病例瘤体中可见到钙化灶。分娩时，患儿可出现严重的呼吸窘迫，并常因此需要立即作气管内插管。如果胎儿存在大的颈部畸胎瘤可能需剖腹产，并通过气管内插管及时干预避免分娩后危及生命的严重呼吸窘迫。如果气管被完全阻塞，为避免窒息，患儿出生后仍保留子宫胎盘血液循环时作气管内插管或气管切开。鉴别诊断包括囊性淋巴管畸形、鳃裂囊肿或先天性甲状腺肿大。颈部平片显示有钙化影高度提示畸胎瘤。CT 可显示肿瘤范围及瘤体内容，多数肿瘤为混合性病灶。治疗首选肿瘤切除，如肿瘤来源于甲状腺，应将一侧甲状腺与肿瘤一起切除。因有甲状腺功能减退的报告，颈部畸胎瘤切除后应作甲状腺功能评估。

在成人颈部畸胎瘤有很高的恶变率（>60%）。新生儿颈面部恶性畸胎瘤极少见，神经外胚层成分和未成熟神经组织是转移灶中最常见的组织，15%的新生儿发现同时或非同时的肺、胸膜或肝脏转移。对新生儿颈部恶性畸胎瘤尚无标准的化疗方案。含有分化成熟的畸胎瘤转移灶与不良预后无关。约 1/3 的病例转移局限于区域淋巴结。

3. 腹膜后畸胎瘤

腹膜后畸胎瘤仅占所有畸胎瘤的 4%～5%，虽然腹膜后畸胎瘤可发生于儿童期的各个年龄，但在婴幼儿最多见。约50%的病例发生在1岁以内，5岁以内的病例占75%，男女之比为1∶2。主要症状为腹痛、腹胀。体检时于腹部可扪及固定肿块，可呈囊性和囊实性。肿块可导致消化道压迫症状，但很少发生肠梗阻。腹部平片常显示肠道被推压移位，肿瘤内可见钙化灶，偶尔能见到牙齿或骨样结构。在诊断时需与腹部更为常见的神经母细胞瘤和Wilm's瘤相鉴别。腹部超声显示肿瘤显囊实性，腹部CT可排除肿瘤来源于肾脏和肾上腺，并提示肿瘤不同于神经母细胞瘤或Wilm's瘤，X线检查中见到钙化影，将有助于术前诊断的成立。偶尔，肾外Wilm's瘤可来源于腹膜后畸胎瘤。

鉴别诊断还包括：腹膜后淋巴管瘤、大网膜或肠系膜囊肿和寄生胎。寄生胎是一种罕见的畸形。可能来源于一个已经终止发育的孪生胎。在妊娠早期，一对孪生胎中的一个（寄生胎）进入另一个成为宿主的胎儿（联胎自养体）腹腔并附着于腹膜后，寄生胎的血供来源于宿主的肠系膜上动脉。这种少见病例中可见到成形的器官和一有轴向的骨骼，与寄生胎不同，畸胎瘤不会出现成形的器官。

约20%的病例获诊时为恶性畸胎瘤，与其他部位的畸胎瘤相同，腹膜后畸胎瘤首选手术切除。良性成熟畸胎瘤经完整切除预后好，恶性畸胎瘤和含有高度未分化成分的畸胎瘤在肿瘤切除后应给予化疗，一些处理原则与其他部位的畸胎瘤相同。

4. 胃畸胎瘤

胃畸胎瘤是一罕见的肿瘤，发生在婴幼儿期，男孩多于女孩，临床表现为胃出口梗阻导致的一系列症状，或者出现上消化道出血并伴有上腹部可触及的肿块。肿瘤通常较大（平均10～15cm），多囊性常见，在腹部X线平片中常有钙化灶，上消化道造影检查能明确与胃相关的肿瘤。上消化道内镜检查可发现一外部肿块压迫胃腔或发现肿瘤浸润胃壁。肿瘤切除是首选的治疗方式，常常需要在切除肿瘤的同时切除部分胃（楔形切除或胃部分切除）。

5. 阴道畸胎瘤

阴道畸胎瘤罕见，发生于小于1岁的婴儿期，主要出现在新生儿期。主要临床表现包括，出现很容易就可发现的阴道肿块或阴道出血。主要需与胚胎性横纹肌肉瘤相鉴别。这些肿瘤多数为内胚窦瘤，血清AFP和β-HCG可作为术前评估，摄胸片有助于排除肺转移，CT可显示肿瘤的范围。如果肿瘤局限于阴道，采取手术治疗作包括局部肿瘤一起的阴道切除术，并在新生儿和婴儿作小剂量（半量）的联合化疗。如子宫被肿瘤累及，需作子宫切除，先作辅助化疗可能会减少需要切除的范围。

6. 卵巢畸胎瘤

儿童最常见的卵巢肿瘤是畸胎瘤。在儿童年龄组，畸胎瘤占所有卵巢肿瘤的50%，多数卵巢畸胎瘤发生在6～15岁的患儿，2～3岁内并不常见。最常见的临床症状为腹痛，所见报告病例中，50%～90%的病例有腹痛，近25%的病例中急腹痛可由肿瘤扭转引起。多数畸胎瘤瘤体较大，平均达10～15cm，50%的病例中腹部平片见有钙化，常有类似于牙齿影的钙化灶。肿瘤发生在左右卵巢的机会相同，腹部超声检查显示一包含囊、实性成分的肿块。

治疗选择卵巢切除术，良性肿瘤在组织学检查中表现为成熟的组织成分并有一完整的囊。手术中，应收集所有腹水，分析其中的肿瘤细胞，对没有腹水的病例，应作适当的腹腔冲洗，收集冲洗液作细胞学分析。虽然与成人上皮性肿瘤相比累及腹膜的机会非常小，但仍须对腹膜表面，包括膈面作仔细的检查，观察有无腹膜种植，如有怀疑应作活检。如果肉眼见到肿瘤累及大网膜，也建议作大网膜切除。

在治疗含有未成熟成分的肿瘤和卵巢外腹膜神经胶质种植的病例尚有争议。未成熟组织具有恶性倾向，可被分为Ⅰ～Ⅲ级。结果已证实手术的安全性仅仅针对未成熟畸胎瘤，但在集中病理学回顾中发现卵黄囊瘤或原发性神经外胚层肿瘤在卵巢也有相当的发生率（几乎占总数的1/3）。总的儿童畸胎瘤3年无瘤生存率为93%，但它因肿瘤部位的不同有着明显区别，卵巢畸胎瘤为97.8%，睾丸畸胎瘤为100%，性腺外畸胎瘤为80%。尽管也有个别恶性转移的记载，但多数有神经胶质种植的女孩具有良性的过程。对种植的神经胶质细胞分级可能是可取的，化疗仅限于Ⅱ级和Ⅲ级的病人。血清AFP水平升高也表明这些组织学上未成熟的肿瘤有恶性倾向，因为大多数卵巢良性畸胎瘤病人AFP指标正常。使用以顺铂为基础的联合化疗，卵巢局限性胚芽细胞恶性肿瘤的生存率分别为：Ⅰ期和Ⅱ期达95%～100%，Ⅲ期、Ⅳ期为94%～96%，这一结果超过了非性腺胚芽细胞瘤用相同的化疗方案所获得的生存率。有中年人成熟卵巢畸胎瘤发生进展型鳞状细胞癌或其他肿瘤恶性转移的报告。因此，不能忽视这些病灶。

7. 睾丸畸胎瘤

儿童畸胎瘤中最常见的是睾丸畸胎瘤。在小于2岁的婴幼儿和青少年二个年龄组的人群中多发。婴幼儿患者常表现为一质硬无症状的阴囊肿块，10%的病例可出现鞘膜积液，术前应检测血浆AFP和β-HCG，胸片和腹部CT检查可以排除腹膜后淋巴结、肝脏和肺部的转移。

睾丸畸胎瘤选择手术治疗，作包括至内环口水平的精索在内的睾丸根治性切除。如肿瘤为良性畸胎瘤，无需其他的辅助治疗。小于1岁婴儿Ⅰ期恶性肿瘤（占病例80%）仅作根治性睾丸切除术，生存率为78%。多数婴儿恶性肿瘤为内胚窦瘤，这一肿瘤很少转移到腹膜后淋巴结，如果术前腹部CT正常，对小于2岁的Ⅰ期肿瘤患儿无需作腹膜后淋巴结清扫。如肿瘤标志物（AFP和β-HCG）术后恢复正常，也证实病程为Ⅰ期。如肿瘤标志物术后仍高于正常，提示病程为Ⅱ期或Ⅲ期（占病例的20%），需作腹膜后淋巴结清扫和化疗。对Ⅲ期病例，需切除CT扫描中腹膜后增大的淋巴结并化疗。目前的资料显示，Ⅰ期肿瘤病人仅作根治性睾丸切除术能获得很好的生存率（92%），与睾丸切除加腹膜后淋巴结清扫的效果（85%）相同，甚至更好。当肿瘤转移，腹膜后淋巴结累及时（Ⅱ期），腹膜后淋巴结清扫和化疗能提高生存率。单侧腹膜后淋巴结与双侧清扫效果相同。有转移的患儿应用化疗有效，顺铂和VP-16联合化疗可避免使用博来霉素引起的肺部并发症，进一步有关睾丸肿瘤的情况见睾丸肿瘤章节。

（吴晔明）